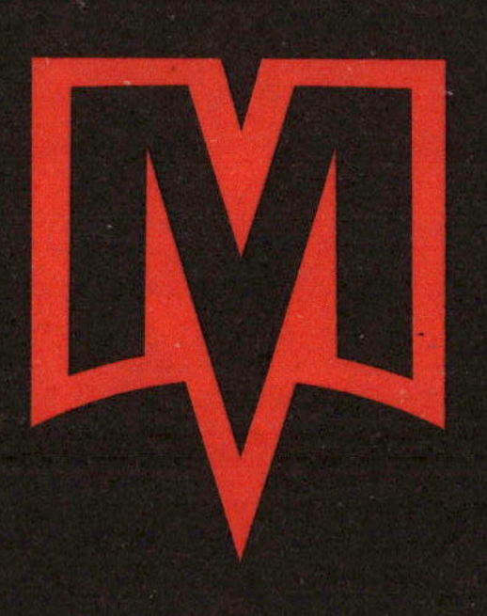

CB041146

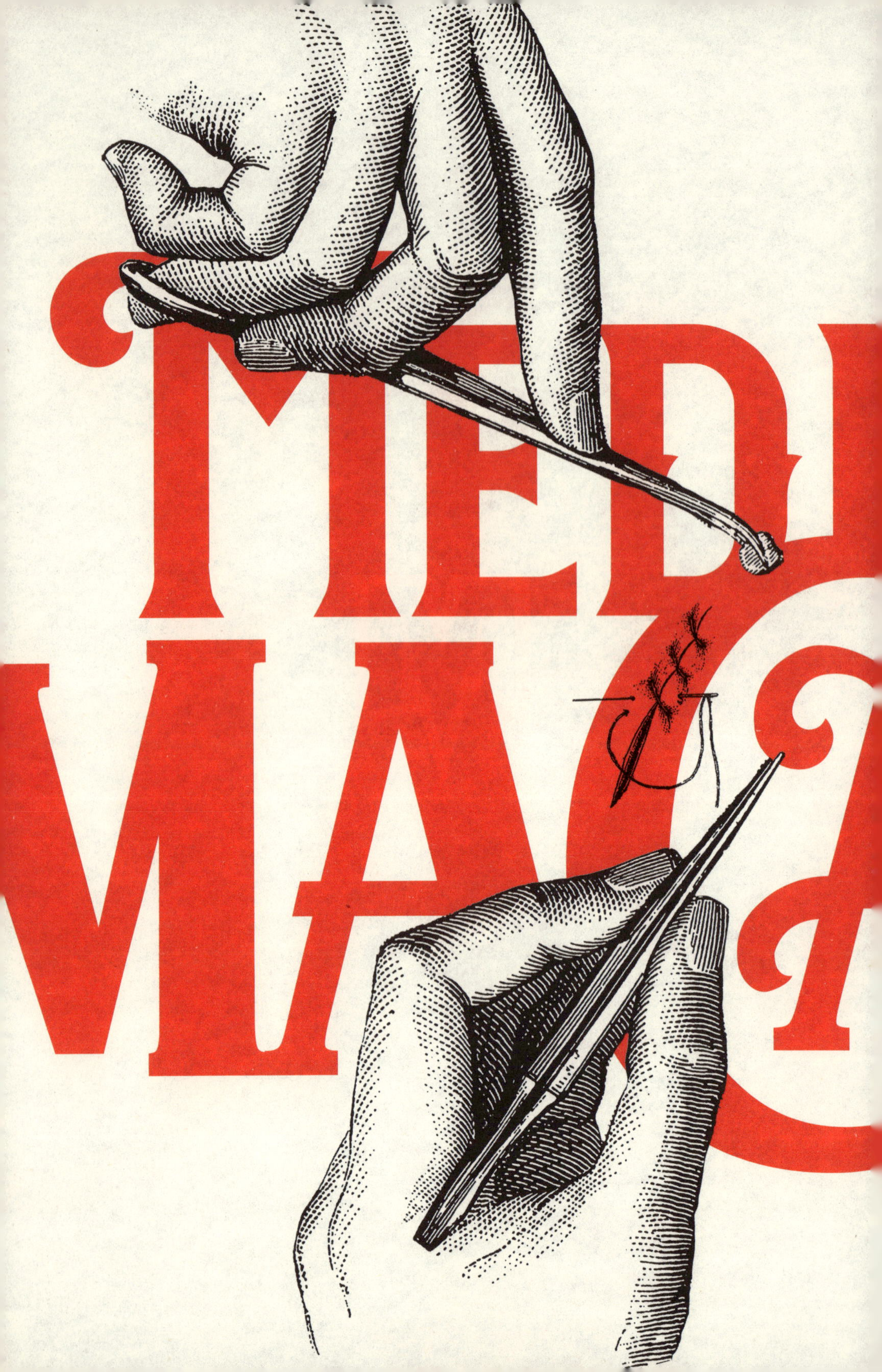

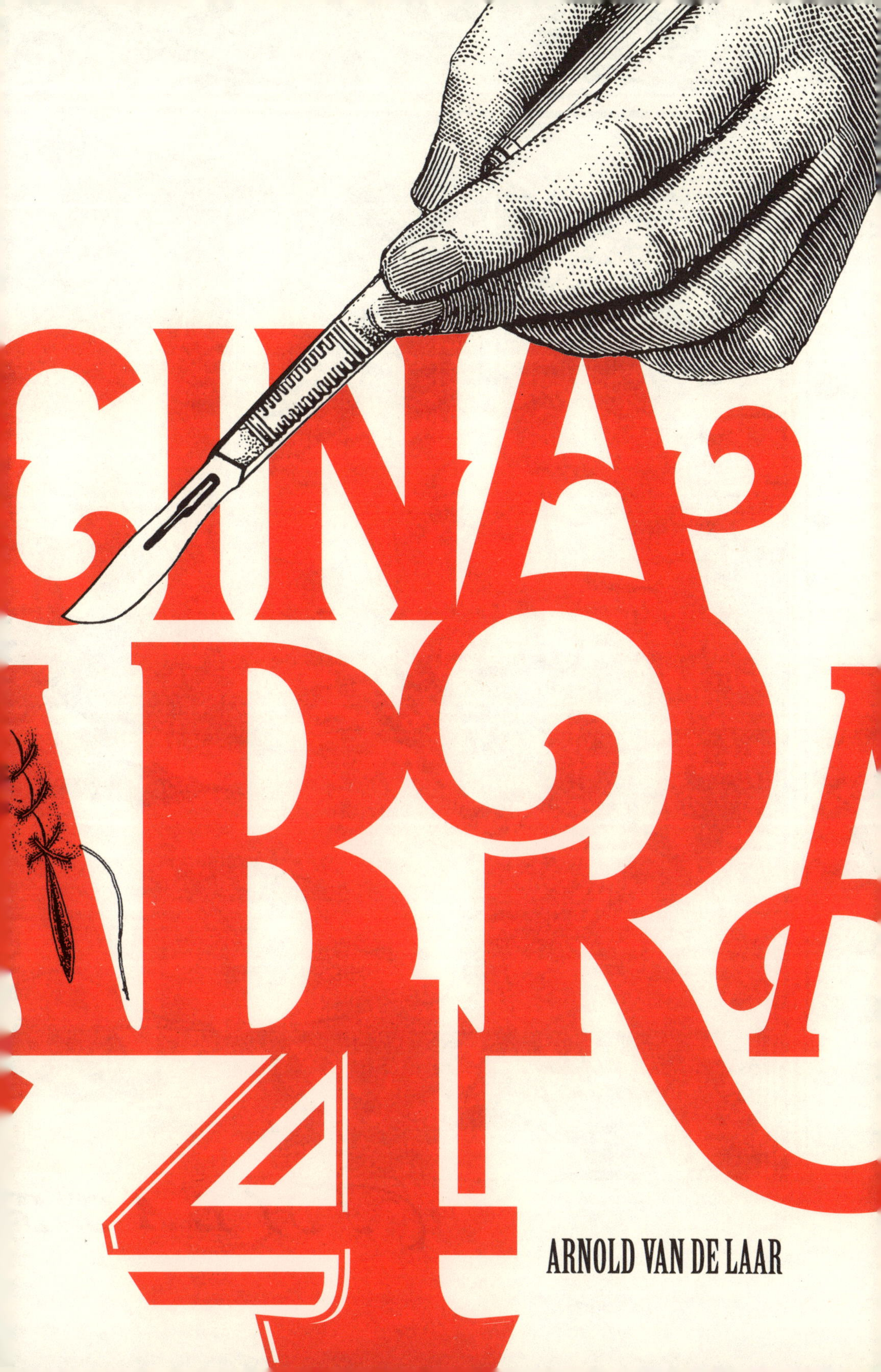
ARNOLD VAN DE LAAR

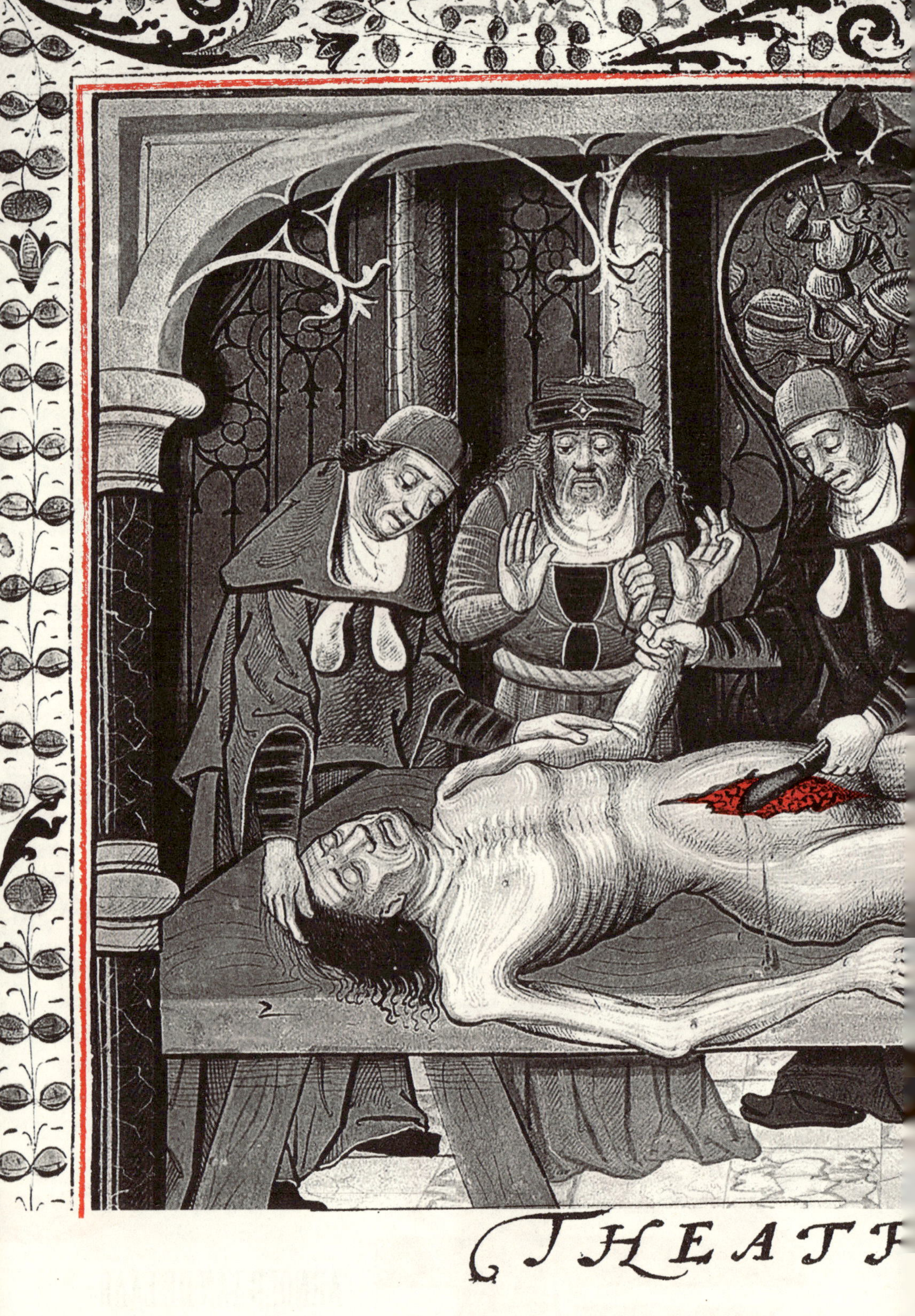
THEAT

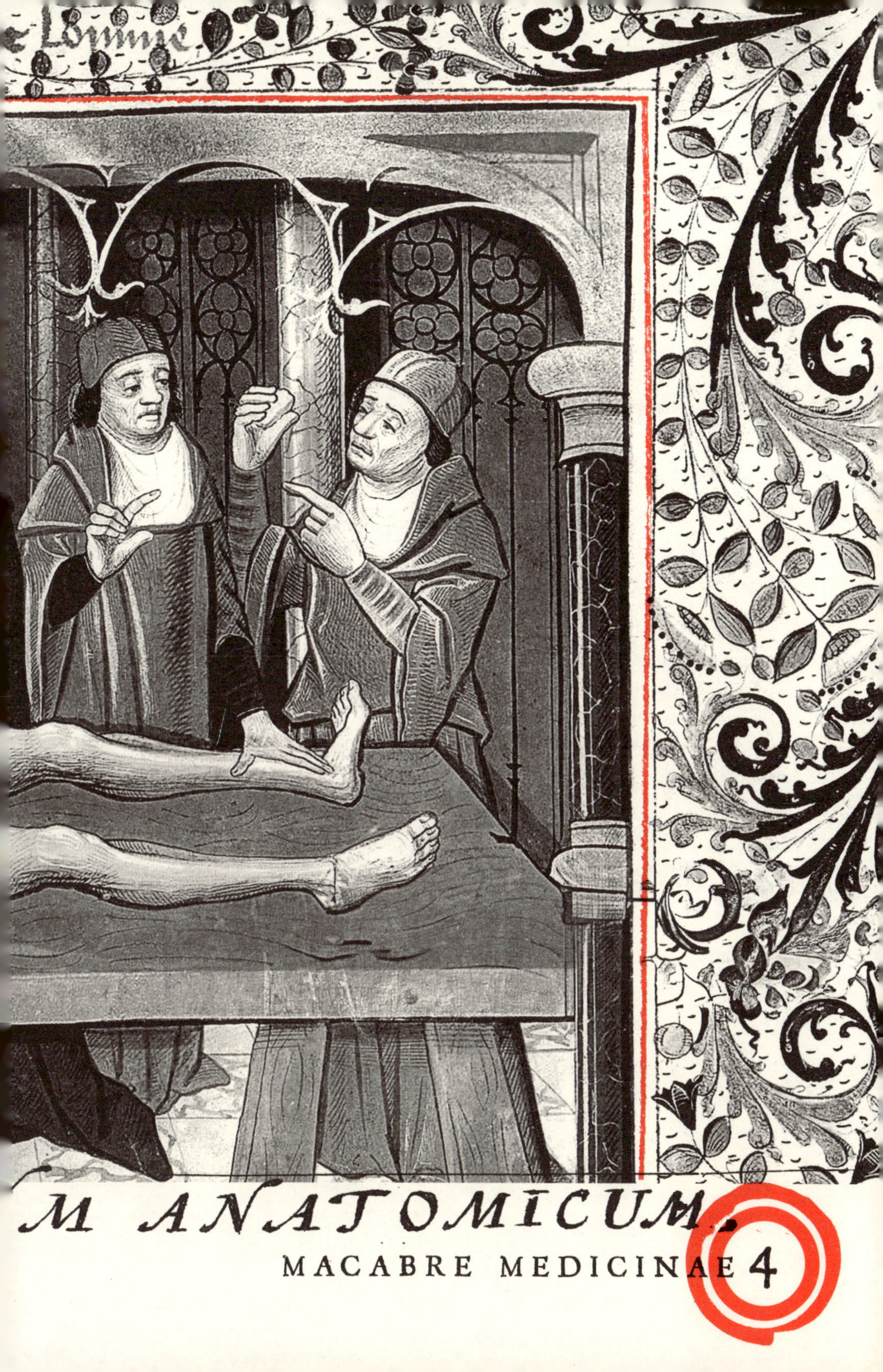
Lomme
M ANATOMICUM
MACABRE MEDICINAE 4

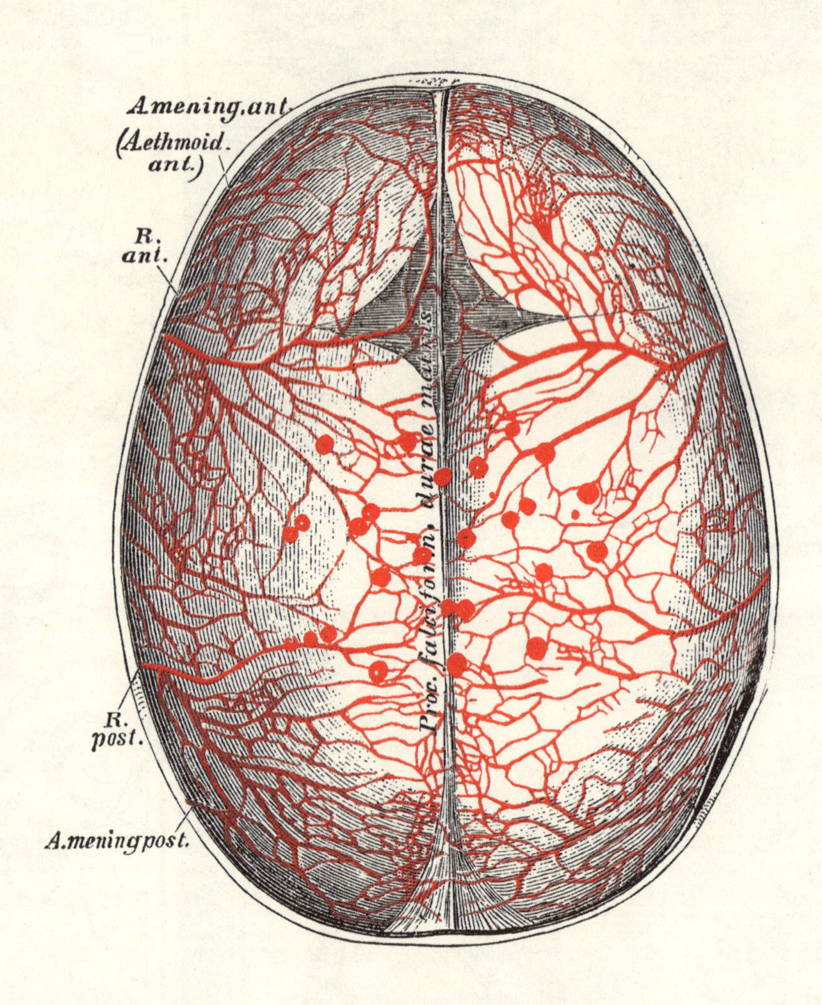
A.mening.ant.
(Aethmoid.
ant.)
R.
ant.
R.
post.
A.meningpost.
Proc. falciform. durae matris

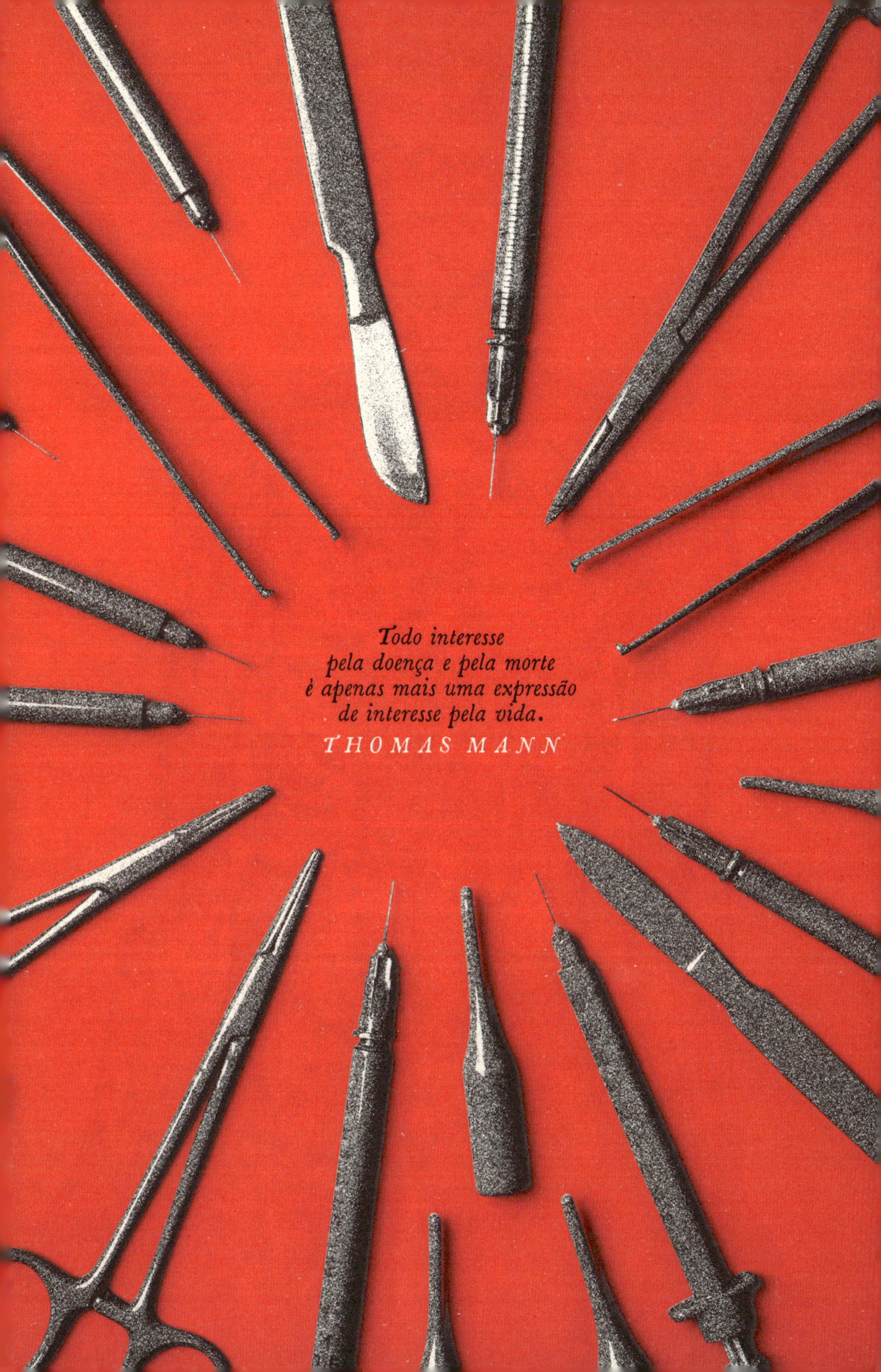
Todo interesse
pela doença e pela morte
é apenas mais uma expressão
de interesse pela vida.
THOMAS MANN

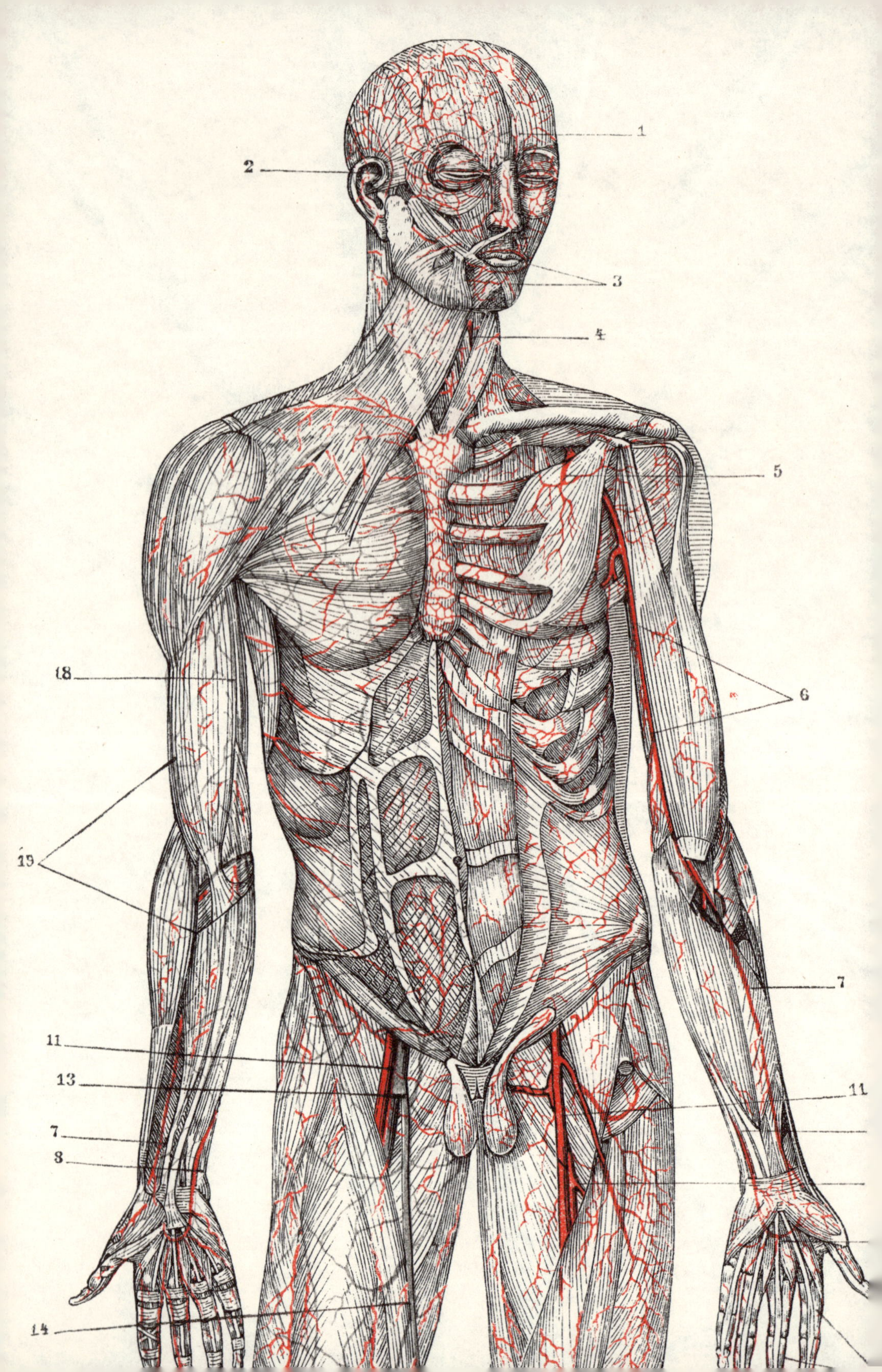
1
2
3
4
5
6
18
19
7
11
13
7
8
11
14

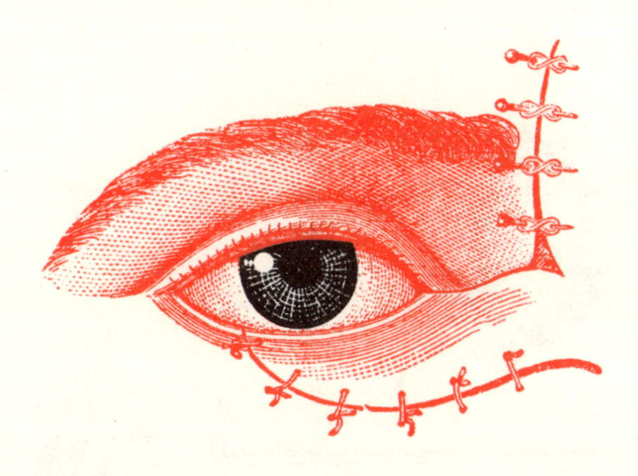

Somos criaturas sem forma,
mas ficamos pela metade,
caso alguém mais sábio, melhor,
mais estimado que nós, assim
deve ser tal amigo, não nos
ajude a aperfeiçoar nossa
natureza fraca e imperfeita.
– FRANKENSTEIN –

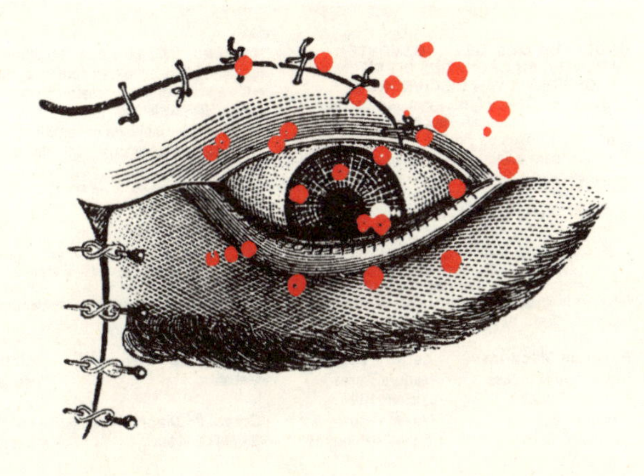

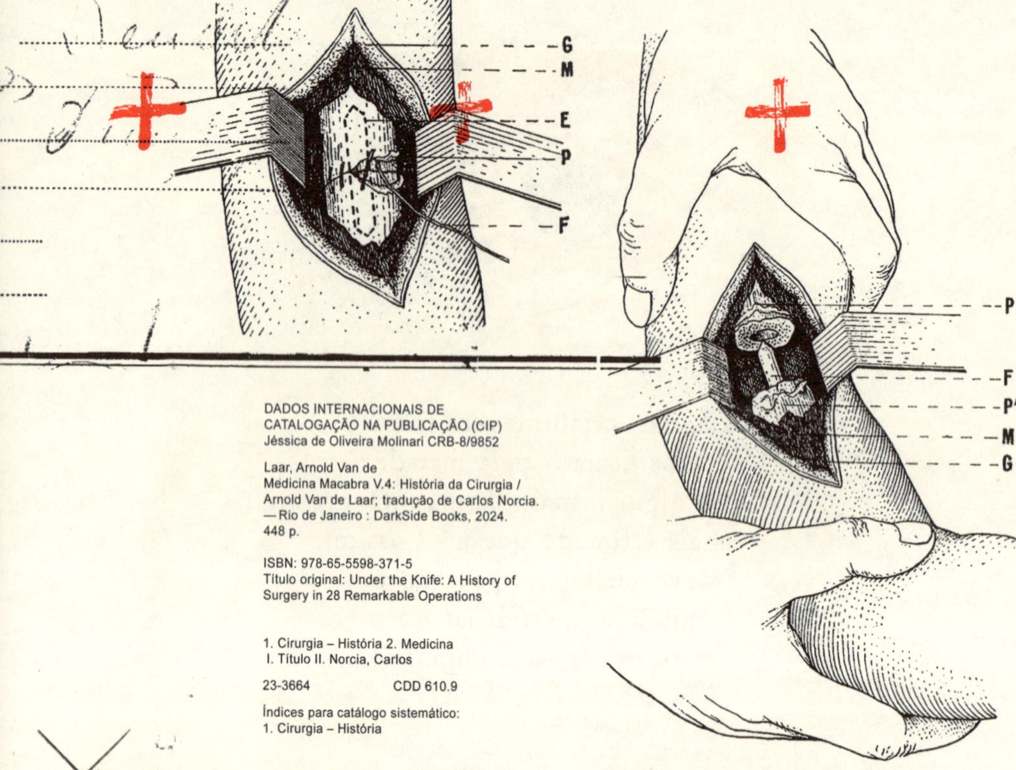

DADOS INTERNACIONAIS DE
CATALOGAÇÃO NA PUBLICAÇÃO (CIP)
Jéssica de Oliveira Molinari CRB-8/9852

Laar, Arnold Van de
Medicina Macabra V.4: História da Cirurgia /
Arnold Van de Laar; tradução de Carlos Norcia.
— Rio de Janeiro : DarkSide Books, 2024.
448 p.

ISBN: 978-65-5598-371-5
Título original: Under the Knife: A History of
Surgery in 28 Remarkable Operations

1. Cirurgia – História 2. Medicina
I. Título II. Norcia, Carlos

23-3664 CDD 610.9

Índices para catálogo sistemático:
1. Cirurgia – História

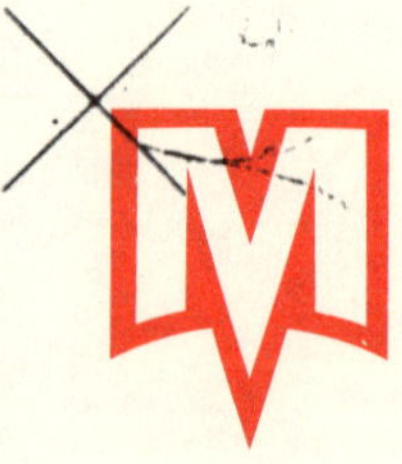

Na jornada após a tragédia, encontramos coragem na união e nas conexões com os outros. A resiliência é testemunhada na reconstrução das vidas e na superação dos limites. Esta Colheita Macabra celebra a força da humanidade em enfrentar desafios. Juntos, compartilhamos histórias, apoiamos uns aos outros e transformamos a dor em esperança. Em homenagem às vítimas da tragédia no Rio Grande do Sul.
— Maio de 2024

Acervo de Imagens: © Johns Hopkins University, © Columbia University, © Stanford University, © Washington University St. Louis, © Dreamstime, © Rawpixel, © Getty Image, © Depositphotos, © Alamy Stock Photo, © Gijsbert Hanekroot, © Wikimedia Commons, © Royal College of Surgeons of England, © Medical Heritage Library, © Freepik Imagebank, © National Library of Medicine, © Bentley Historical Library, Acervo DarkSide/Macabra
Impressão: Gráfica Geográfica.

Fazenda Macabra
Reverendo Menezes
Pastora Moritz
Coveiro Assis
Caseiro Moraes

Leitura Sagrada
Isadora Torres
Luciana Kühl
Maximo Ribera
Tinhoso e Ventura

Direção de Arte
Macabra

Coord. de Diagramação
Sergio Chaves

Colaboradora
Jessica Reinaldo

A toda Família DarkSide

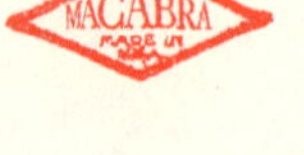

MACABRA™
DARKSIDE

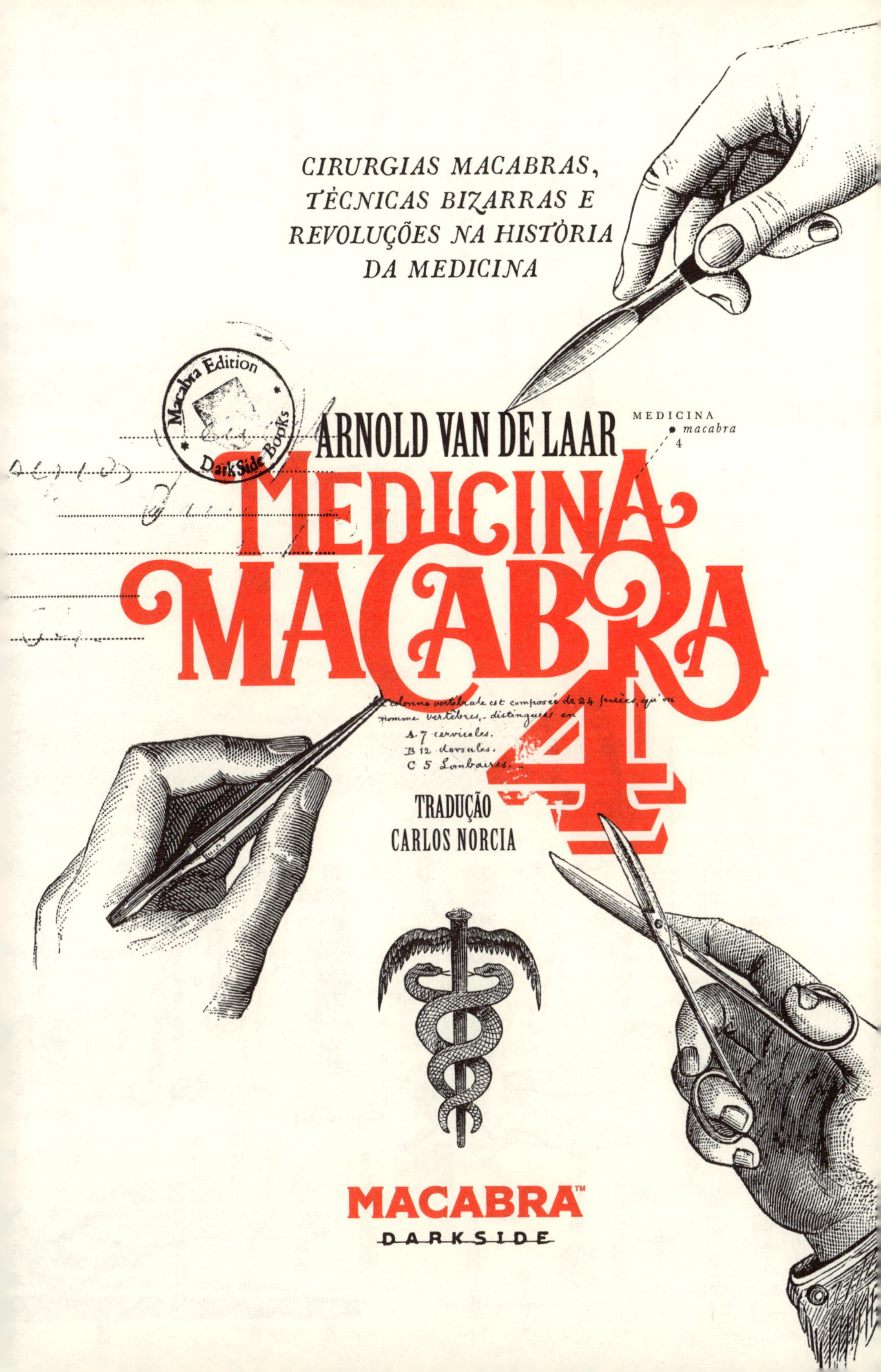

CIRURGIAS MACABRAS, TÉCNICAS BIZARRAS E REVOLUÇÕES NA HISTÓRIA DA MEDICINA

ARNOLD VAN DE LAAR

MEDICINA MACABRA 4

TRADUÇÃO
CARLOS NORCIA

MACABRA™
DARKSIDE

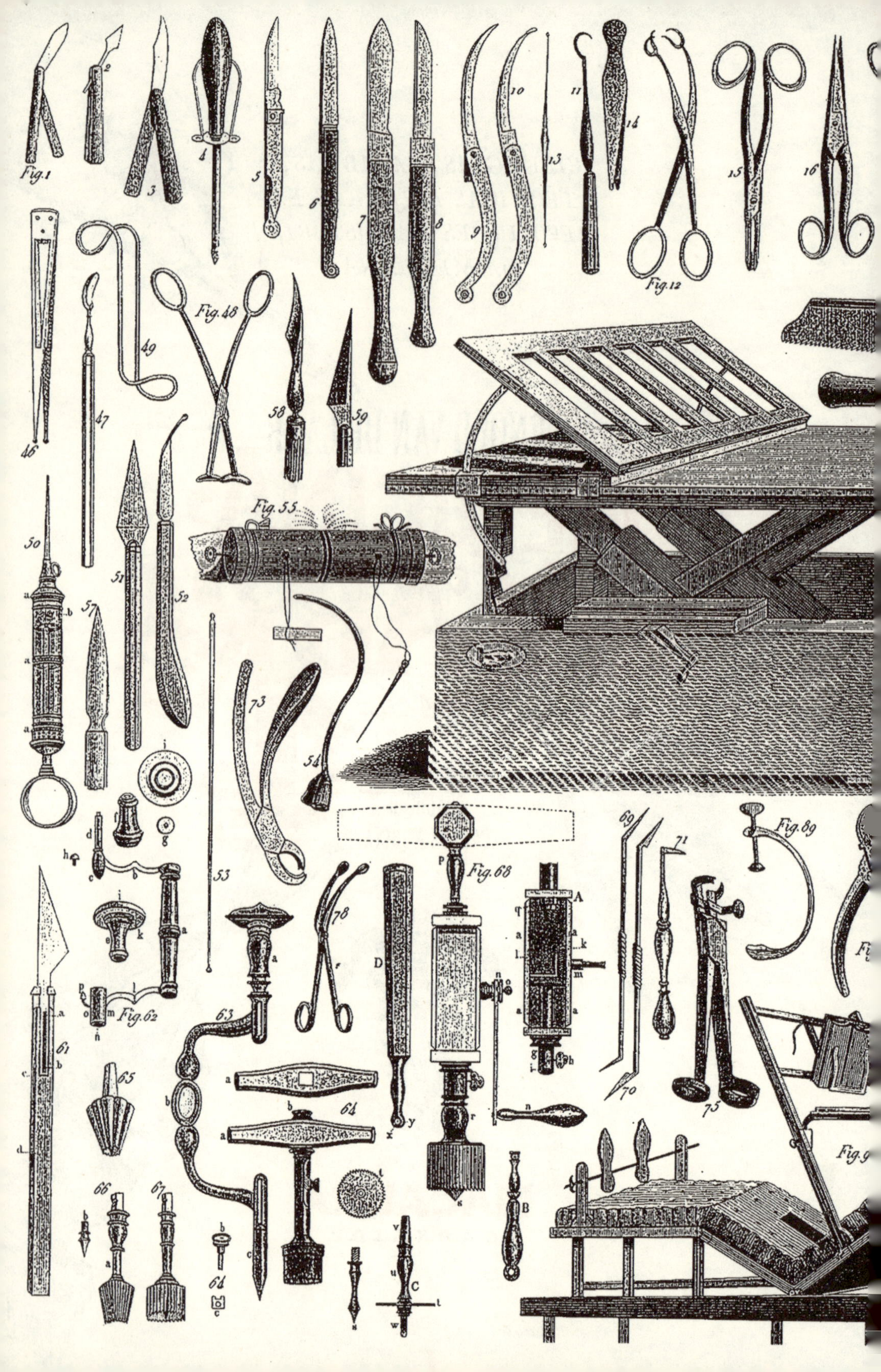
Fig. 1
Fig. 12
Fig. 48
Fig. 55
Fig. 62
Fig. 68
Fig. 89
2
3
4
5
6
7
8
9
10
11
13
14
15
16
46
47
49
50
51
52
53
54
57
58
59
61
63
64
65
66
67
69
70
71
73
75
78

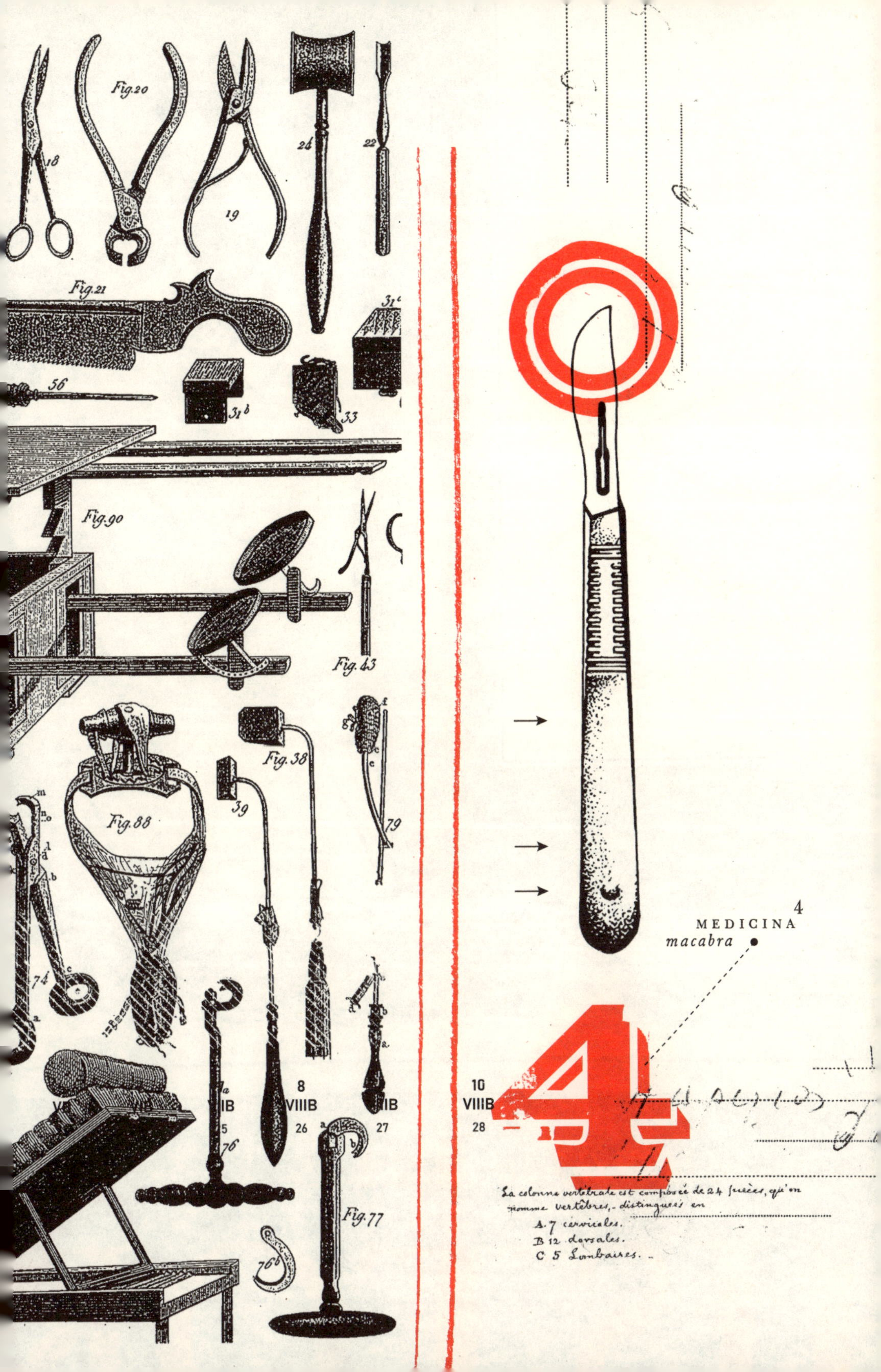

Fig.20
18
19
24
22
Fig.21
56
31 b
33
Fig.90
Fig.43
Fig.38
39
79
Fig.88
74
8
VIIIB
26
VIIB
5
76
27
10
VIIIB
28
Fig.77
76b
4
MEDICINA
macabra
4
La colonne vertébrale est composée de 24 pièces, qu'on nomme vertèbres, - distinguées en
A. 7 cervicales.
B 12 dorsales.
C 5 Lombaires.

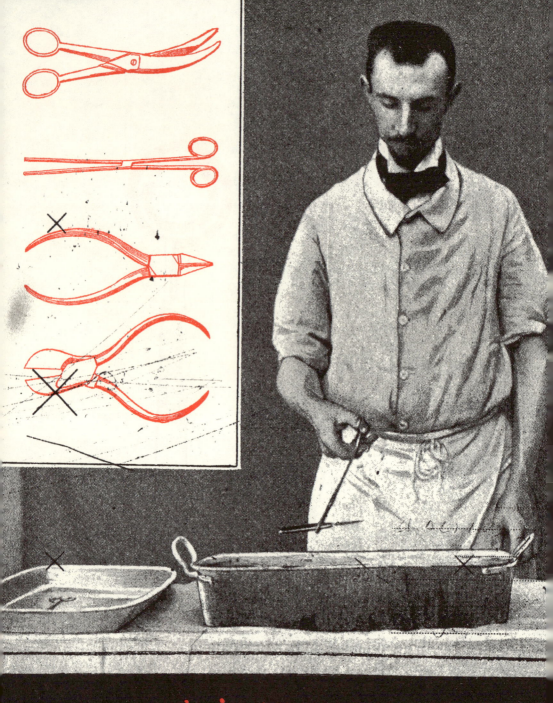

sumário THE

HISTOR

ARNOLD VAN DE LAAR

MEDICINA MACABRA 4

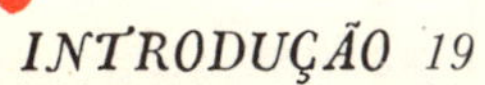

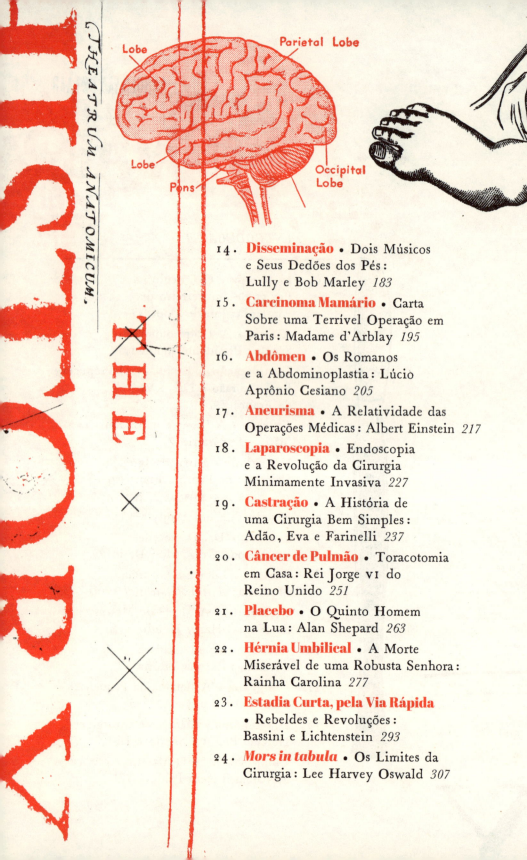
Lobe
Parietal Lobe
Lobe
Occipital Lobe
Pons
THEATRUM ANATOMICUM.
THE

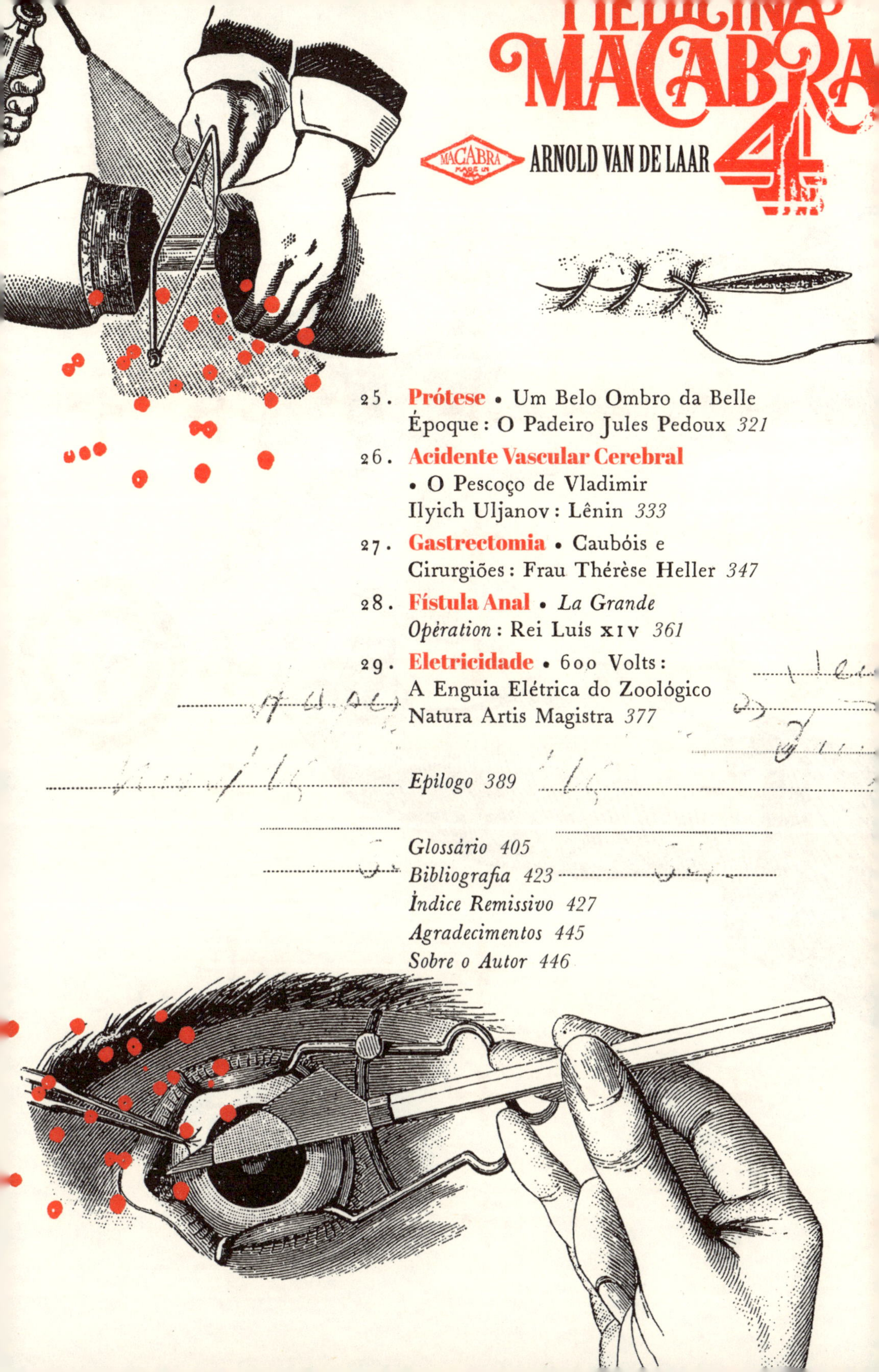
MEDICINA MACABRA 4
MACABRA
ARNOLD VAN DE LAAR

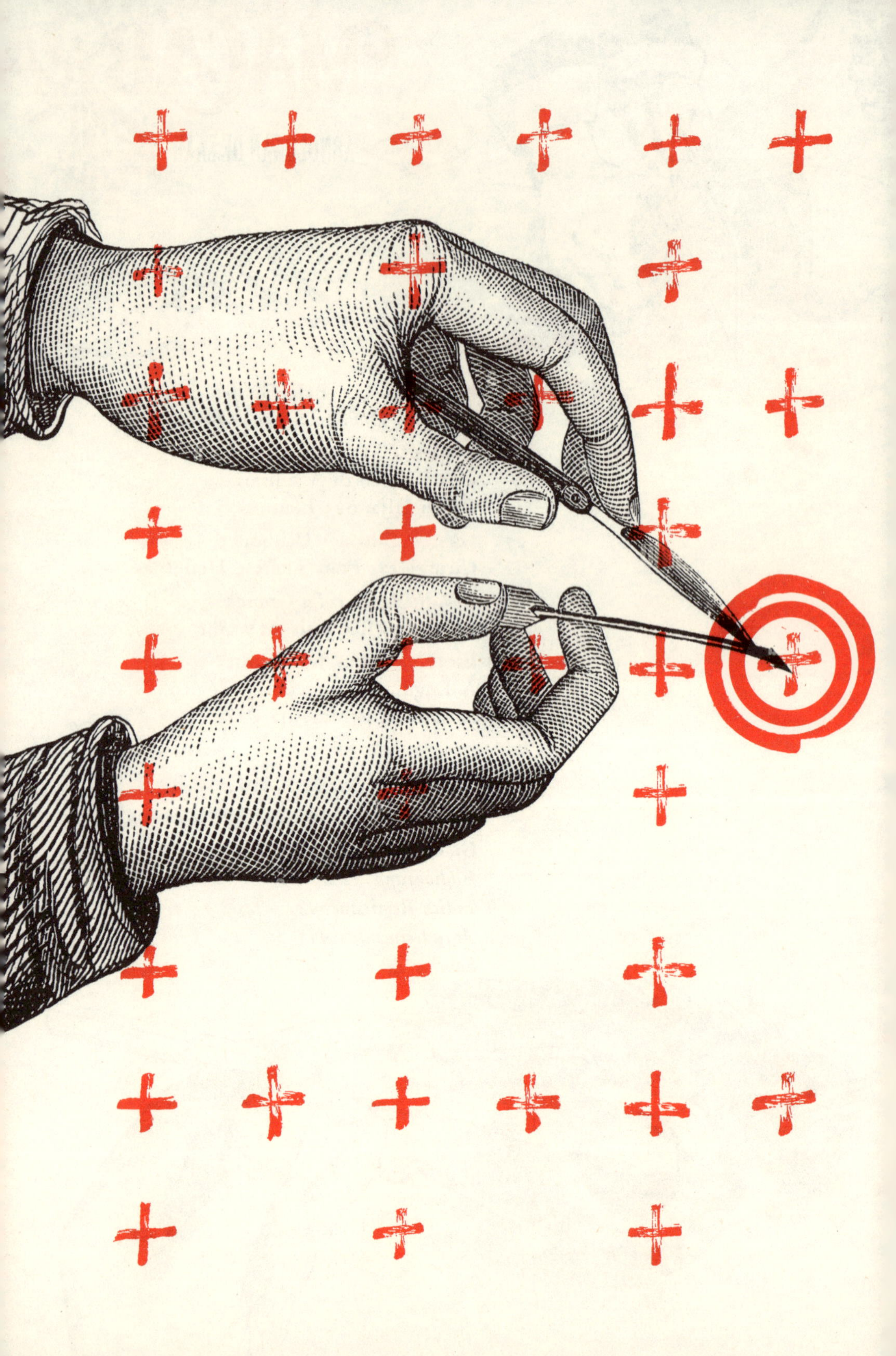

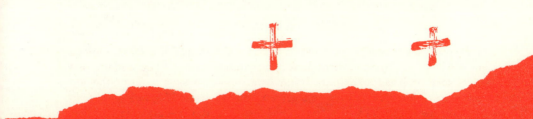

CURANDO COM AS MÃOS

Intro.

"Quando você olha para o espaço do cérebro — como ele está dividido e onde seus recursos são investidos — uma grande parte dele é dedicada ao movimento, e especialmente ao movimento voluntário das mãos."

KELLY LAMBERT

Professora de comportamento e neurociência • Universidade de Richmond • Virgínia

---

Certa noite no ano de 1537, após um longo dia participando da batalha por Turim, Ambroise Paré, o jovem cirurgião do exército francês, não conseguia dormir. Sua mente estava perplexa. O campo de batalha estivera tomado por soldados feridos por arcabuzes e mosquetes — até então, Paré nunca se deparara com tais ferimentos. Tempos atrás, ele lera em um livro que o melhor tratamento para esses casos seria derramar óleo fervente sobre as feridas, para conter o efeito tóxico da pólvora. Por isso, Paré se dedicara a despejar o óleo borbulhante sobre a pele ensanguentada dos soldados, o que causava um som estalado parecido com o de um bife sendo preparado na frigideira. No entanto, Paré tivera que tratar de tantos soldados que seu caldeirão de óleo acabou esvaziando-se no meio de sua ronda pelo campo de batalha. Com o fim do óleo, Paré decidiu tentar aliviar o sofrimento dos soldados feridos com uma pomada feita de óleo de rosas, gema de ovo e aguarrás. No decorrer da noite, os gritos dos soldados que lutavam para sobreviver chegaram aos seus ouvidos. Paré estava certo de ser o culpado por todo aquele sofrimento, acreditando que os soldados estavam com tanta dor em função de terem sido submetidos ao tratamento com a pomada, ao invés do método com óleo fervente. Na manhã seguinte, ele ficou espantado ao se deparar com o seguinte fato: os soldados que passaram a noite gritando, na verdade, eram aqueles que foram tratados com óleo escaldante, e não os que passaram pelo tratamento com a pomada. A partir dali, Paré abandonou o uso do óleo fervente e, tempos depois, ele se tornaria um cirurgião de muito renome. Essa decisão de Paré significou também o primeiro passo que a medicina deu na direção dos procedimentos cirúrgicos modernos.

Aquela época distante do passado da humanidade, quando os seres humanos começaram a andar pela terra, sofrendo com ferimentos que precisavam ser tratados "pela mão", deve ter sido também a mesma época em que os procedimentos cirúrgicos começaram a nascer. O curandeiro que usava suas próprias mãos para tratar os pacientes passou a ser conhecido como cirurgião, uma palavra cuja origem vem do grego *kheirourgia*, nascida dos radicais "mão" (*kheir*) e "trabalho" (*ergon*). Lutar, caçar, migrar, cavar para coletar raízes, cair de árvores e fugir de predadores — por causa desse árduo cotidiano, os nossos ancestrais estavam expostos a riscos inumeráveis. Essa é a provável origem da primeira e mais básica forma de procedimento cirúrgico: o ato de cuidar de feridas. Nosso senso comum nos diz que devemos lavar nossas feridas sujas com água, aplicar pressão sobre uma hemorragia para interromper o sangramento e cobrir as feridas abertas para que não infeccionem. Quando alguém realiza um desses procedimentos e observa que o ferimento melhorou em decorrência deles, a tendência é que essa pessoa passe a repetir o mesmo procedimento dali em diante. Entretanto, durante a Idade Média, o senso comum foi deturpado por práticas tradicionais cheias de falhas. Ao invés de tentarem aprender observando os resultados dos tratamentos aplicados, nossos antepassados costumavam seguir aquilo que fora escrito em algum livro antigo por um sábio de uma época ancestral. Por isso, eles não costumavam limpar as feridas, mas sim cauterizá-las aplicando um ferro escaldante ou despejando óleo fervente, para então cobri-las com um pedaço de pano sujo. Foi somente depois dessa época tenebrosa, e porque um médico passou a noite em claro em Turim, que o senso comum voltou a prevalecer e uma nova forma de cirurgia pôde surgir, agora baseada no procedimento de experimentação e observação.

Mas vamos voltar para o começo de tudo. Quando será que os nossos antepassados, ao se depararem com feridas purulentas, pústulas, tumores gangrenosos e abscessos, tiveram a brilhante ideia de tratar essas infecções por meio de incisões? O ato de drenar o pus é o segundo procedimento cirúrgico básico. Para se realizar esse procedimento, basta algo afiado, tal como um espinho de acácia, uma ponta de flecha de pedra, uma adaga de bronze ou um bisturi de aço. Foi assim que as lâminas adentraram o rol das ferramentas utilizadas em cirurgias. Até hoje, nós, cirurgiões, ainda nos referimos ao antigo adágio *ubi pus, ibi evacua* — do latim, "onde há pus, remova-o".

O terceiro procedimento básico para os cirurgiões é o tratamento de fraturas. Fugir de lobos, caçar mamutes, tropeçar em pedras e galhos de árvore... A vida na pré-história oferecia muitas oportunidades para se quebrar ossos. Será que naquela época existia alguém perspicaz o suficiente para perceber a importância de se colocar os ossos quebrados de volta no lugar certo, por mais que isso causasse dor em quem estava ferido? De qualquer forma, considerando o tanto de coragem necessária para alguém ser capaz de colocar ossos quebrados de volta no lugar, além do fato de que o paciente teria de estar disposto a passar por esse procedimento, o tratamento não devia ser algo que se fazia toda hora. O responsável pelo procedimento teria de ser alguém com muita coragem, autoridade e experiência, além de ser uma pessoa capaz de demonstrar um certo nível de empatia, para conseguir conquistar

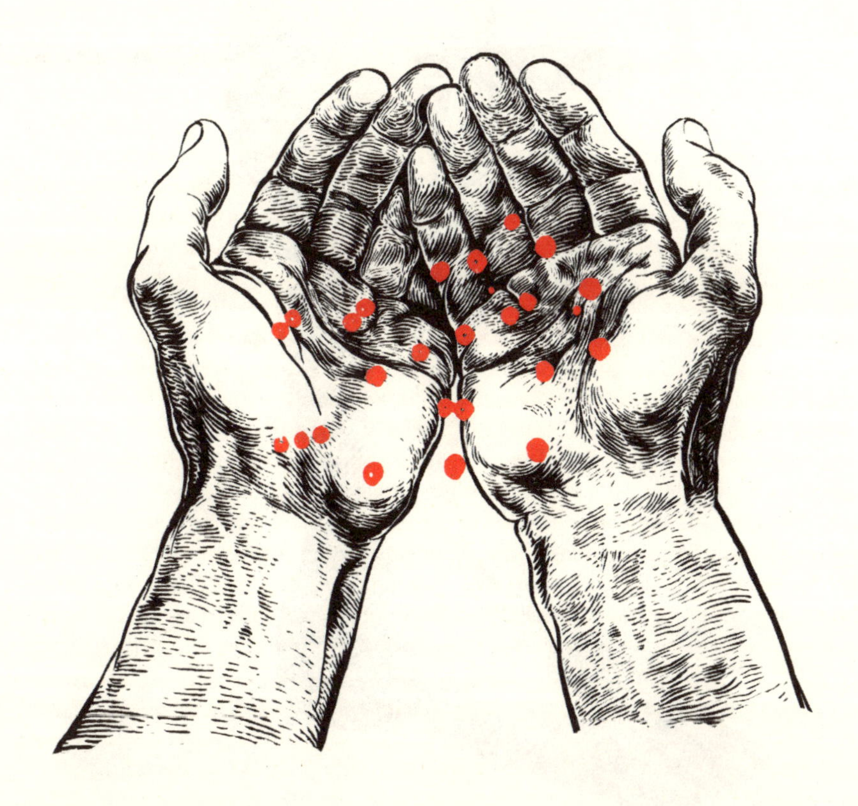

a confiança necessária do paciente para realizá-lo. Além disso, a pessoa responsável pelo tratamento também tinha de ser hábil com as mãos. Foi daí que surgiu o termo *cirurgião* — aquele que é capaz de produzir curas com as próprias mãos.

Até hoje, realizar tratamentos de emergência faz parte do trabalho dos cirurgiões. Lidar com ferimentos e frear hemorragias severas, além de garantir que os pacientes continuem a respirar e mantê-los estáveis, ainda são as principais tarefas dos cirurgiões nos departamentos de atendimento de emergência dos hospitais. Os fundamentos citados acima são bem estabelecidos e seguros. Oferecer tratamento para feridas, abscessos e fraturas, assim como conceder tratamento de emergência a pessoas que estão passando por um grande sofrimento, tende a resultar em pacientes gratos pelo cuidado dispensado a eles.

No entanto, conduzir uma operação é outra história, é dar um passo além. Realizar uma operação significa não apenas curar uma ferida, mas também causar outra. Um cirurgião consciente do que está fazendo (assim como um

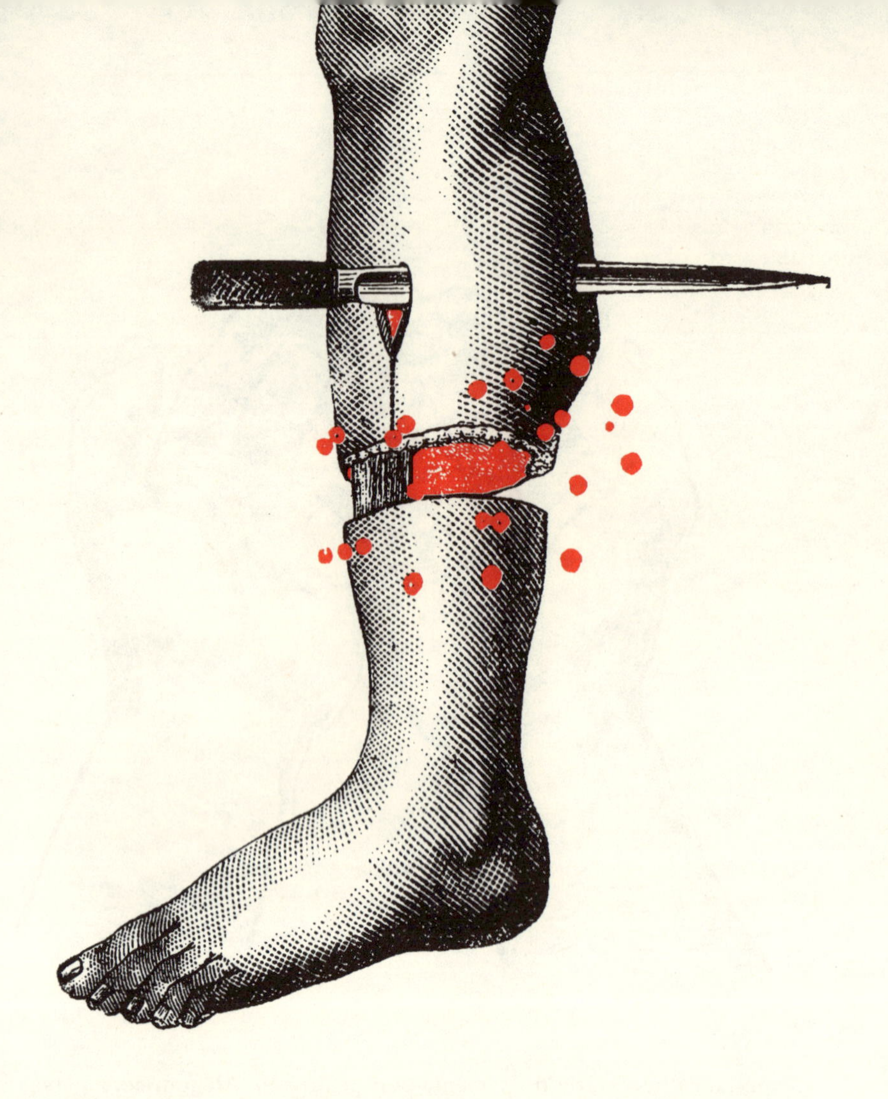

paciente sensato) tem que calcular os riscos de uma operação. Ao considerar a cirurgia necessária para cada caso, ele deve se perguntar: esse tipo de operação costuma dar certo? Existem alternativas? Caso não se faça nada, como ficará a condição de saúde do paciente? O que acontecerá comigo caso a cirurgia dê errado? No fundo, trata-se de tentar manter um equilíbrio entre dar o melhor de si e evitar causar prejuízos ao bem-estar alheio. Ainda assim... O cônsul romano Caio Mário ordenou que um cirurgião removesse as varizes de uma de suas pernas. Ele sobreviveu à cirurgia e continuou a governar por muitos anos. Por outro lado, o cirurgião John Ranby acreditava que operar a hérnia umbilical da rainha Guilhermina Carlota Carolina da Inglaterra seria a melhor opção, e isso a levou a morrer de forma lastimável. Enquanto o colega cirurgião romano sofreu uma pesada reprimenda, sendo proibido de operar a outra perna do cônsul Mário, Ranby terminou recebendo o título de cavaleiro pelos serviços prestados à corte real inglesa. Ou seja, a profissão de cirurgião também é cheia de fatores imprevisíveis.

Lesões, fraturas, infecções causadas por pus, cirurgias e outras dificuldades deixam cicatrizes, enquanto resfriados, diarreias e enxaquecas podem sumir sem deixar nenhum rastro em nossos corpos. Tal diferença é ilustrada por duas palavras diferentes que utilizamos para descrever o processo de recuperação: quando estamos nos referindo a cirurgias, feridas, hematomas e fraturas, geralmente usamos a palavra "cicatrizar", que significa "regenerar"; já para doenças, geralmente falamos em "curar", que significa "recuperar a saúde". Grosso modo, um cirurgião é responsável por regenerar seus pacientes, enquanto um médico é responsável por curá-los. Não por acaso, há muito que os cirurgiões também são médicos; no entanto, geralmente os cirurgiões tendem a se especializar em mazelas que podem ser tratadas por meio de operações, e estas representam a menor parte das moléstias que podem acometer uma pessoa. A maior parte dos casos não necessita de uma operação realizada por um cirurgião para ser resolvida. Durante o século XVI, o espectro de serviços realizados por um cirurgião era tão simples e limitado que estes profissionais podiam realizar suas funções dentro de um pequeno estabelecimento, como qualquer outro comerciante da época. Naqueles tempos, na cidade de Amsterdã, os cirurgiões formavam uma classe de trabalhadores tão pequena em termos de números que eles dividiam sua guilda profissional com outras três especialidades: os fabricantes de patins, os fabricantes de sapatos e os barbeiros.

Até bem tarde no século XVIII, as feridas, infecções e fraturas representavam a imensa maioria das mazelas que eram tratadas por cirurgiões. Os procedimentos de cortar fora ou de queimar tumores e inchaços de origens incompreendidas também podem ser adicionados a essa lista, além da realização de sangrias — as quais, apesar de serem o tratamento cirúrgico mais popular da época, eram realizadas mais por superstição do que por eficácia. A verdade é que ser um cirurgião costumava ser simples e entediante. Se eu fosse um cirurgião naquela época, muito provavelmente teria bem menos satisfação de fazer o que faço profissionalmente do que tenho hoje em dia.

Conforme os métodos e o conhecimento médico avançaram com a experiência, também se ampliou a variedade de mazelas que passaram a ser tratadas por meio de cirurgias. Como seres humanos, muitas das doenças comuns que enfrentamos são provenientes do fato de que a maior parte de nós anda apoiada sobre os dois pés e com as costas eretas. Os primeiros passos que os nossos ancestrais deram há mais de 4 milhões de anos, na mesma época distante que citamos há pouco, acabaram nos causando uma série de problemas de saúde cujo tratamento representa uma parte substancial das intervenções cirúrgicas realizadas cotidianamente. Varizes, hérnias na virilha, hemorroidas, o fornecimento desigual de sangue para as pernas (chamada de claudicação intermitente), o desgaste e rompimento das articulações do quadril e do joelho (artrose), a hérnia espinhal (hérnia de disco), a azia e o rompimento do menisco nos joelhos são algumas das condições causadas pelo ato de andar sobre as duas pernas.

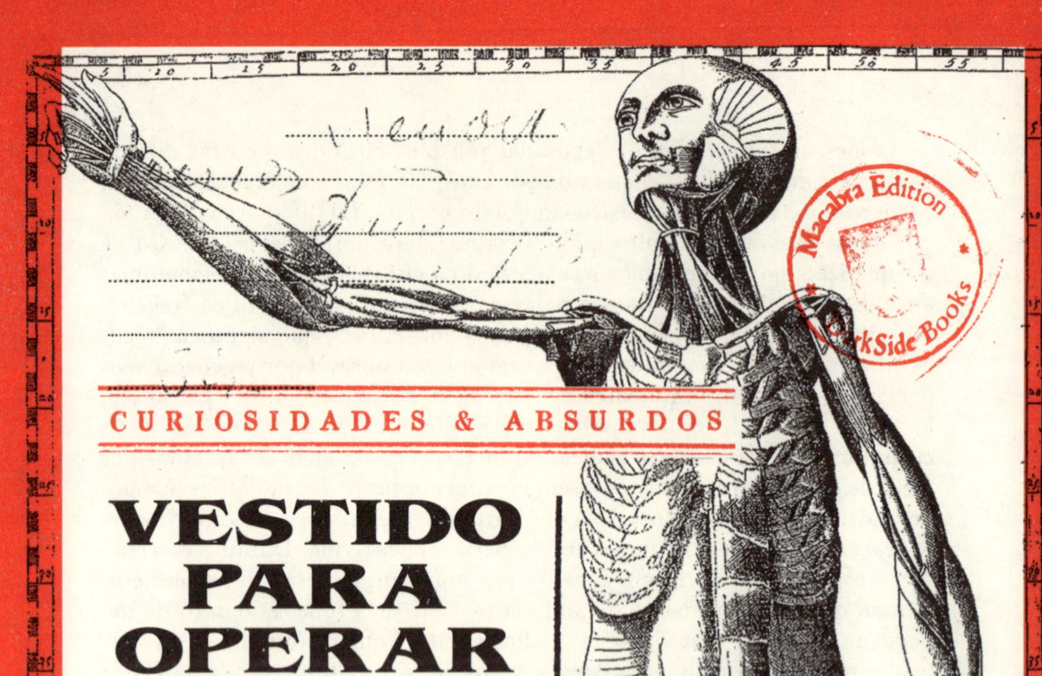

CURIOSIDADES & ABSURDOS

VESTIDO PARA OPERAR

Os cirurgiões de hoje em dia trocam suas roupas constantemente. Antes de realizarem uma operação, eles se vestem com um uniforme (conhecido como *pijama cirúrgico*): uma calça e uma camisa azul-claro ou verde-claro, sapatos médicos brancos e uma touca cirúrgica. Dentro do centro de operações, eles também usam uma máscara cirúrgica e, durante as cirurgias, vestem uma capa para operações (conhecida como bata cirúrgica) sobre o uniforme e luvas de borracha estéreis. No final do século XIX, com a descoberta de que os germes podiam se espalhar por meio de gotículas minúsculas de saliva dispersas pelo ar, Johann von Mikulicz, um cirurgião de Breslávia, na Polônia, decidiu não só que falaria o mínimo possível durante as operações, como também que passaria a usar uma máscara para cobrir sua boca. A princípio, é possível que as máscaras de pano usadas pelos cavalheiros cirurgiões da época fossem utilizadas principalmente para cobrir suas barbas, assim como as toucas cirúrgicas tinham a intenção de cobrir os cabelos. Ainda assim, segundo Johann von Mikulicz, os cirurgiões logo se acostumaram com o uso de máscaras faciais — de acordo com um artigo dele publicado em 1897 pela revista médica *Centralblatt für Chirurgie*, o hábito de respirar através das máscaras médicas se tornava tão fácil quanto "a facilidade com que uma dama respira debaixo de seu véu quando caminha pela rua". Mais para frente, a epidemia de aids fez com que muitos cirurgiões adotassem o uso de óculos à prova de respingos durante as operações. Trabalhar vestido com esse tipo de óculos pode ser difícil, pois as lentes tendem a ficar embaçadas se a máscara não estiver bem ajustada nas bochechas e sobre o nariz. Durante a realização de cirurgias de precisão, também são utilizadas lupas cirúrgicas, que podem vir acompanhadas de uma luz presa à testa do cirurgião. No rol de acessórios do vestuário cirúrgico, os itens mais difíceis de usar são as pesadíssimas jaquetas de chumbo, feitas para serem vestidas sob a bata cirúrgica durante as operações que requerem o uso de raio X.

Até o passado recente, dois dos piores problemas de saúde que recaem sobre uma imensa parte dos casos com que os cirurgiões têm de lidar ainda não representavam um perigo possível para uma parcela significativa da humanidade. Estamos falando do câncer e do endurecimento das artérias (a arteriosclerose), que se tornaram um perigo mais presente para as nossas vidas apenas nos últimos dois séculos, como resultado de uma mudança no estilo de vida das pessoas, que passaram a ter uma dieta mais calórica e a consumir mais tabaco. Além do mais, no passado, quando essas doenças tendiam a atingir majoritariamente a população mais velha, as pessoas costumavam morrer antes de chegarem à idade com maiores chances de desenvolver um câncer ou uma arteriosclerose.

Do século XIX em diante, no Ocidente, uma evolução incrível teve um impacto maior nos procedimentos cirúrgicos modernos do que qualquer outra descoberta ou legado de cirurgiões renomados, tornando possível que as pessoas vivam por mais tempo: nós nos tornamos mais conscientes sobre a importância da higiene. Isso levou a uma mudança radical no campo da cirurgia. Hoje, é difícil para nós entendermos os motivos que atrasaram o cruzamento entre as práticas de higiene e os métodos cirúrgicos. Caso fôssemos parar em uma sala de operações do século XVIII, ficaríamos simplesmente chocados com as condições ao nosso redor. Haveria gritos de dor indescritíveis, sangue estaria jorrando para todos os lados e um fedor capaz de nos causar ânsia de vômito, proveniente do procedimento de cauterização de membros amputados. As salas de operação daquela época, para nós, seriam como um cenário de filme de terror.

Hoje em dia, os centros de operação geralmente são ambientes silenciosos, com cheiro de desinfetante. Geralmente há um aspirador ligado, para remover resquícios de sangue ou de outros fluidos. O único ruído ambiente constante é o dos batimentos cardíacos do paciente no monitor. Pode ser que o rádio esteja ligado, mesmo assim, a equipe responsável pela cirurgia consegue falar entre si sem precisar gritar. No entanto, a principal diferença entre as cirurgias de antigamente e as realizadas atualmente é bem mais sutil, além de não ser facilmente reconhecível para alguém que não é da área médica. Essa diferença se chama esterilidade, que é obtida por meio da aplicação de regras rigorosas que formam a base de toda a medicina moderna.

No mundo da cirurgia, *estéril* significa "totalmente livre de bactérias". Os nossos uniformes, luvas, instrumentos cirúrgicos e outros equipamentos são todos esterilizados. Todos esses itens são colocados dentro de uma autoclave — um aparelho de desinfecção que se assemelha a uma panela de pressão — e ficam ali por diversas horas, sendo tratados com vapor de água ou submetidos a raios gama, que matam todas as bactérias e outros germes. Durante as cirurgias, nós seguimos medidas quase draconianas para criar uma zona estéril ao redor da ferida, onde nada e ninguém dentro da zona pode tocar nada e ninguém de fora da zona. Caso você faça parte de uma equipe da operação, você estará estéril, ou seja, não há nenhuma bactéria sequer em suas roupas ou em suas luvas. Para manter esse nível de esterilidade, é necessário seguir um procedimento rigoroso ao vestir a bata cirúrgica e ao caminhar ao redor do paciente: deve-se sempre manter as mãos acima da linha da cintura, olhar para os outros ao lhes entregar instrumentos cirúrgicos, dar a volta completa ao fechar a bata cirúrgica e nunca dar as costas ao paciente. Para restringir ainda mais a presença de bactérias na sala de operações, todos devem usar toucas cirúrgicas e máscaras, o número de pessoas presentes durante a cirurgia deve ser o mínimo possível e a porta deve ser mantida tão fechada quanto possível.

Todas essas medidas trouxeram resultados bem visíveis. Antigamente, considerava-se normal que uma ferida escorresse pus logo após uma cirurgia. Naquela época, até o mais desinformado dos cirurgiões sabia disso. Portanto, costumava-se deixar os ferimentos abertos, para facilitar a saída do pus. Foi só com o estabelecimento da esterilidade durante as cirurgias que as recorrentes infecções pós-operatórias passaram a ser evitadas, pois as feridas agora podiam ser fechadas imediatamente após o fim da operação. Portanto, a higiene não é o único elemento novo presente nas cirurgias contemporâneas: realizar suturas nos ferimentos também é um avanço relativamente recente para a medicina.

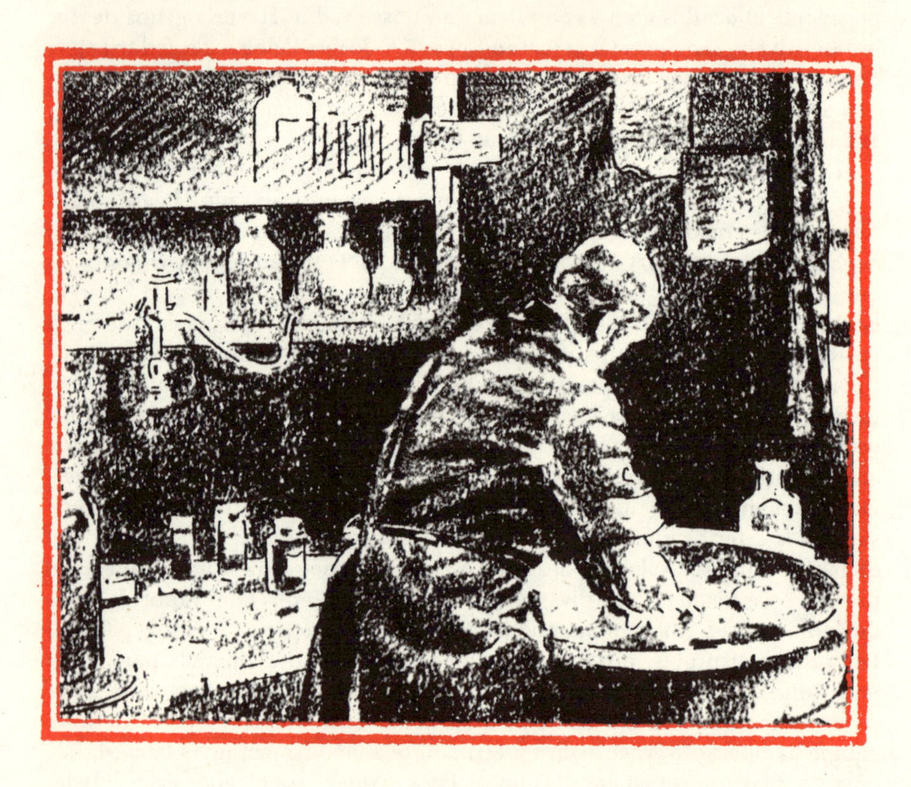

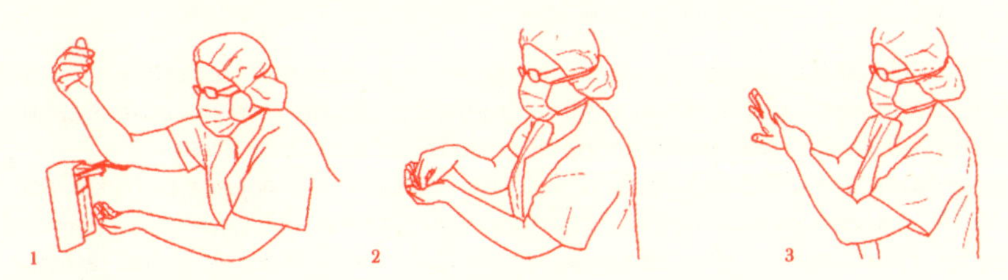

Que tipo de pessoas são os cirurgiões? O que diabos faz alguém querer abrir outra pessoa, mesmo que o paciente esteja anestesiado? Como um cirurgião é capaz de dormir sabendo que um paciente que ele acabou de operar pode estar lutando para sobreviver? Como um cirurgião segue em frente caso um de seus pacientes venha a falecer em decorrência de uma operação, mesmo que o cirurgião não tenha cometido nenhum erro médico? Seriam os cirurgiões insanos, brilhantes, inescrupulosos ou mesmo exibidos? Todo cirurgião sabe que há muita pressão envolvida na nossa profissão. A capacidade de operar nossos pacientes é algo maravilhoso, mas também representa uma responsabilidade bem pesada de se carregar.

Durante uma operação, os cirurgiões se tornam eles mesmos parte do tratamento de seus pacientes, afinal, as mãos do cirurgião e as suas habilidades são os seus instrumentos de trabalho. Considerando esse fato, um cirurgião precisa ter firmeza sobre suas capacidades, principalmente quando surgem eventualidades. Ao nos depararmos com um imprevisto, nós precisamos nos perguntar se o problema foi causado em decorrência da nossa participação no tratamento do paciente, ou se o imprevisto é resultado de outro fator. Afinal, a verdade é que nós nunca sabemos como um problema de saúde vai se desenvolver, independentemente da qualidade do tratamento que está sendo empregado na cura do paciente. Novos problemas podem surgir em decorrência da evolução da própria doença. No entanto, como um cirurgião, nós precisamos saber fundamentar o curso do tratamento que estamos empregando, até mais do que os outros médicos, pois eles não usam as próprias mãos para lutar contra as doenças. Nós estamos sempre nos perguntando se fizemos o nosso melhor, ou se fizemos a coisa certa. A atitude derivada desse processo mental acaba fazendo com que os cirurgiões tenham uma imagem que se assemelha à de pessoas onipotentes e intocáveis. Entretanto, mesmo entre os cirurgiões com mais autoconfiança, essa imagem exterior é apenas uma fachada que nos permite suportar as responsabilidades da profissão e manter o sentimento latente de culpa que carregamos dentro de nós longe dos nossos pensamentos. O nosso lema dita que devemos apenas seguir em frente.

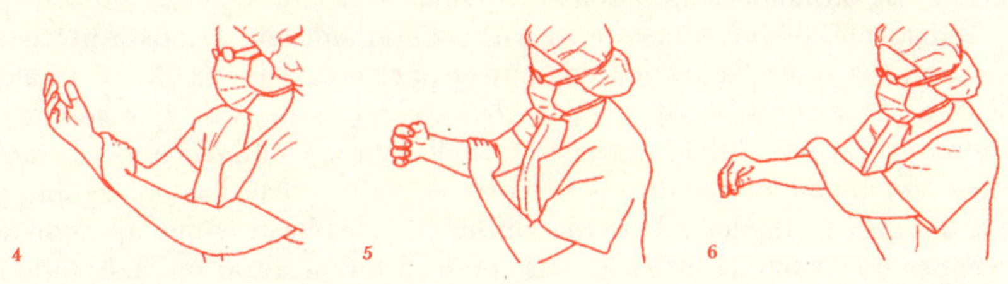

Todo cirurgião já perdeu algum paciente, seja durante ou depois de uma operação, mesmo que ele não tenha cometido nenhum erro durante a cirurgia. Nesses casos, nós precisamos superar a infelicidade e seguir adiante, pois geralmente o nosso próximo paciente está à nossa espera para ser tratado. A situação se assemelha um pouco a um operador de trem que acerta alguém na linha, mas que não pode fazer nada sobre isso. A linha de trens precisa continuar funcionando. Toda morte de paciente é um evento dramático em nossas vidas, e alguns casos são mais fáceis de superar do que os outros, dependendo das circunstâncias do caso ou dos motivos que levaram o paciente a precisar de uma operação. Caso um paciente esteja com um câncer ou tenha sofrido um acidente grave, não há outra opção que não seja operá-lo. Os casos de falecimento mais difíceis de superar são os que ocorrem durante cirurgias eletivas ou quando o paciente é uma criança.

Evidentemente, a experiência acaba fazendo diferença. Muita coisa muda se você já realizou a mesma cirurgia cinco ou quinhentas vezes. Todo tipo de operação tem uma curva de aprendizado específica. Das primeiras vezes que um cirurgião realiza uma operação, existem mais chances de complicações; no entanto, conforme você acumula mais experiência, as chances de imprevistos diminuem. Todo cirurgião deve passar por essa curva de aprendizado, não existe um meio de contorná-la. No século XVII, Charles-François Félix de Tassy não era um cirurgião novato — muito longe disso. Todavia, ao ser procurado pelo rei Luís XIV para que realizasse uma operação de remoção de uma fístula anal, Charles-François não realizara até ali nenhuma cirurgia desse tipo. Por isso, ele pediu para que o rei esperasse por seis meses, durante os quais ele realizou a mesma cirurgia em 75 pacientes antes de ter coragem de tentar fazer a operação no rei. De minha parte, eu me pergunto se os meus primeiros pacientes tinham consciência da minha falta de experiência durante o início da minha carreira, em comparação com o nível de experiência que tinham os meus colegas cirurgiões de então.

Para ser um cirurgião, também é necessário ser capaz de trabalhar por muitas horas seguidas lidando com a pressão de um prazo apertado, geralmente de pé e sem pausas programadas. Além disso, temos também que cumprir turnos noturnos e continuar trabalhando manhã adentro, escrever relatórios de alta, treinar cirurgiões novos, liderar uma equipe, manter-nos amigáveis com os outros, saber dar notícias ruins para as pessoas, assim como lhes dar um pouco de esperança, memorizar tudo que dizemos e fazemos, explicar tudo de forma adequada; ademais, não podemos deixar o próximo paciente aguardando tempo demais na sala de espera.

Felizmente, os infortúnios e as partes desagradáveis da nossa profissão são compensados pela gratidão de nossos pacientes e de suas famílias; além disso, o prazer de se realizar operações cirúrgicas mais do que compensa o fato de termos de lidar com tanto trabalho duro. Conduzir uma operação é algo complexo, mas muito prazeroso. A maior parte das coisas que temos de fazer é simples e baseada em habilidades básicas que aprendemos na época do jardim da infância, tais como cortar, costurar ou fazer tudo de modo cuidadoso. Durante minha infância, se eu não tivesse brincado com peças de Lego ou me divertido criando e montando diversas coisas, eu não teria desenvolvido meu talento para ser um cirurgião. Há também outro aspecto da rotina como cirurgião que torna o nosso trabalho satisfatório: tentar descobrir o que há de errado com um paciente se assemelha ao trabalho de um detetive. Buscar desvendar qual é a causa escondida dos problemas de saúde de nossos pacientes e conversar com nossos colegas para tentar encontrar a melhor solução para cada caso são distrações muito bem-vindas.

Toda a responsabilidade, as habilidades e o conhecimento adquiridos por uma pessoa capaz de salvar vidas significam que, para alguém que não tenha nada a ver com a profissão de cirurgião, talvez o nosso trabalho pareça algo mágico. É por isso que, no decorrer da história, os cirurgiões geralmente têm sido tratados com um imenso senso de respeito, talvez até reverência, sendo representados como heróis que mesmo diante das adversidades, ou trabalhando em condições terríveis, seguiram tentando salvar seus pacientes usando seus bisturis. No entanto, de maneira geral, essa imagem é uma representação distorcida da realidade. Muitas vezes, os cirurgiões foram pessoas de comportamento indiferente ou ingênuas, grosseiras, movidas apenas pela busca por dinheiro fácil e fama.

Neste livro, contarei algumas das histórias da minha profissão e falarei sobre alguns pacientes famosos, cirurgiões renomados e cirurgias extraordinárias. Não se trata de uma tarefa fácil, pois, assim como o próprio trabalho de cirurgião, abordarei um assunto que não é apenas interessante e estimulante — trata-se, acima de tudo, de algo bem técnico. O campo de conhecimento cirúrgico se devota à compreensão dos complexos detalhes do funcionamento do corpo humano, por isso, acaba sendo uma área que usa diversos termos praticamente incompreensíveis para quem não é do ramo. Os leitores que não têm nenhuma experiência prévia em cirurgia não teriam a menor ideia do significado de termos como, por exemplo, "aneurisma agudo da aorta abdominal", "perfuração do cólon sigmoide" ou "ressecção gástrica". Portanto, esses conceitos cirúrgicos precisam ser explicados para que todos os leitores possam entender cada uma das histórias a fundo. Por consequência, este livro não é apenas sobre a história das cirurgias, mas também sobre como os nossos corpos funcionam e aquilo que um cirurgião pode fazer para garantir que continuem funcionando.

Alguns termos cirúrgicos podem precisar de uma explicação um pouco mais aprofundada. As palavras "incisão" e "ressecção" são provenientes do latim e literalmente significam "talhar" e "retirar". "Trauma" vem do grego e significa "ferida" ou "machucado". Um trauma pode ser algo psicológico, no sentido de alguém sofrendo com um trauma após passar por uma experiência ruim; no campo cirúrgico, todavia, a palavra trauma significa que algo está fisicamente danificado. "Indicação" significa "o motivo para uma operação", enquanto "complicação" significa que algo inesperado ou um acidente ocorreu. Há outros termos que podem ser encontrados no Glossário ao final do livro.

Os diversos relatos deste livro não formam uma história completa da medicina cirúrgica. Mas esta coleção de histórias nos dão uma boa noção do que a cirurgia significou e do que ainda significa tanto para as nossas vidas quanto para o mundo. O que exatamente é uma cirurgia? Como eram as operações no passado? O que acontece durante uma operação? O que é necessário para se realizar uma cirurgia? Como o corpo humano reage ao ser atacado por uma faca, por uma bactéria, por uma célula cancerígena ou por uma bala de revólver? Quais são os princípios por trás de um estado de choque, de um câncer, de uma infecção ou da cura de ferimentos e fraturas? O que pode ou não ser curado por meio de uma operação? De onde a maior parte dos procedimentos cirúrgicos surgiu e quem se colocou contra eles? A maior parte dos capítulos a seguir se debruça sobre cirurgias realizadas em pessoas famosas e contém detalhes bem interessantes. Por exemplo, você sabia que Albert Einstein viveu bem mais do que deveria ser possível? Ou que Houdini se apresentou uma última vez sofrendo de apendicite aguda? Ou que a imperatriz Sissi foi esfaqueada aos 60 anos de idade? Ou ainda que John F. Kennedy e Lee Harvey Oswald foram operados pelo mesmo cirurgião? Ou que um homem de Amsterdã removeu um cálculo de sua própria bexiga? Você sabia que, durante uma cirurgia, há uma corrente elétrica percorrendo todo o seu corpo? Ou que os cirurgiões só começaram a lavar as próprias mãos antes das operações há cerca de 150 anos?

Algumas dessas histórias estão entre as minhas favoritas. Jan de Doot, o homem com um cálculo na bexiga, representa um caso especial para mim, pois eu mesmo vivo em Amsterdã, em um lugar relativamente próximo de onde De Doot realizou uma operação em si mesmo. A história sobre os papas glutões também me fascina, porque realizar operações em pacientes com casos de obesidade é uma das minhas especialidades. Há também os relatos sobre o xá da Pérsia, pois eu tive a honra de ser o cirurgião de sua fascinante viúva, e sobre Peter Stuyvesant, com o qual me relaciono por ter trabalhado por alguns anos como cirurgião na bela ilha caribenha de São Martinho. Também me interesso pela história sobre a cirurgia de buraco de fechadura, pois estive presente quando o meu chefe realizou a primeira operação cirúrgica a distância de todos os tempos. Por fim, há muito tempo, outro cirurgião de Amsterdã também escreveu um livro sobre as suas observações acerca da prática cirúrgica. Seu nome era Nicolaes Tulp, ele foi retratado por Rembrandt na pintura *A Lição de Anatomia do Dr. Nicolaes Tulp*. Tulp concluiu o seu livro *Observationes Medicae* [Observações Médicas] com um capítulo dedicado a um chimpanzé. Por isso, estou trilhando o mesmo caminho de meu colega de Amsterdã e devoto o último capítulo desta obra a um animal especial.

Nicolaes Tulp dedicou seu livro a seu filho. Por minha vez, estou dedicando este livro aos meus filhos, Viktor e Kim, que por tantas noites e fins de semana tiveram de se despedir de mim para que eu pudesse ir trabalhar no hospital.

ARNOLD VAN DE LAAR
Amsterdã, 2014

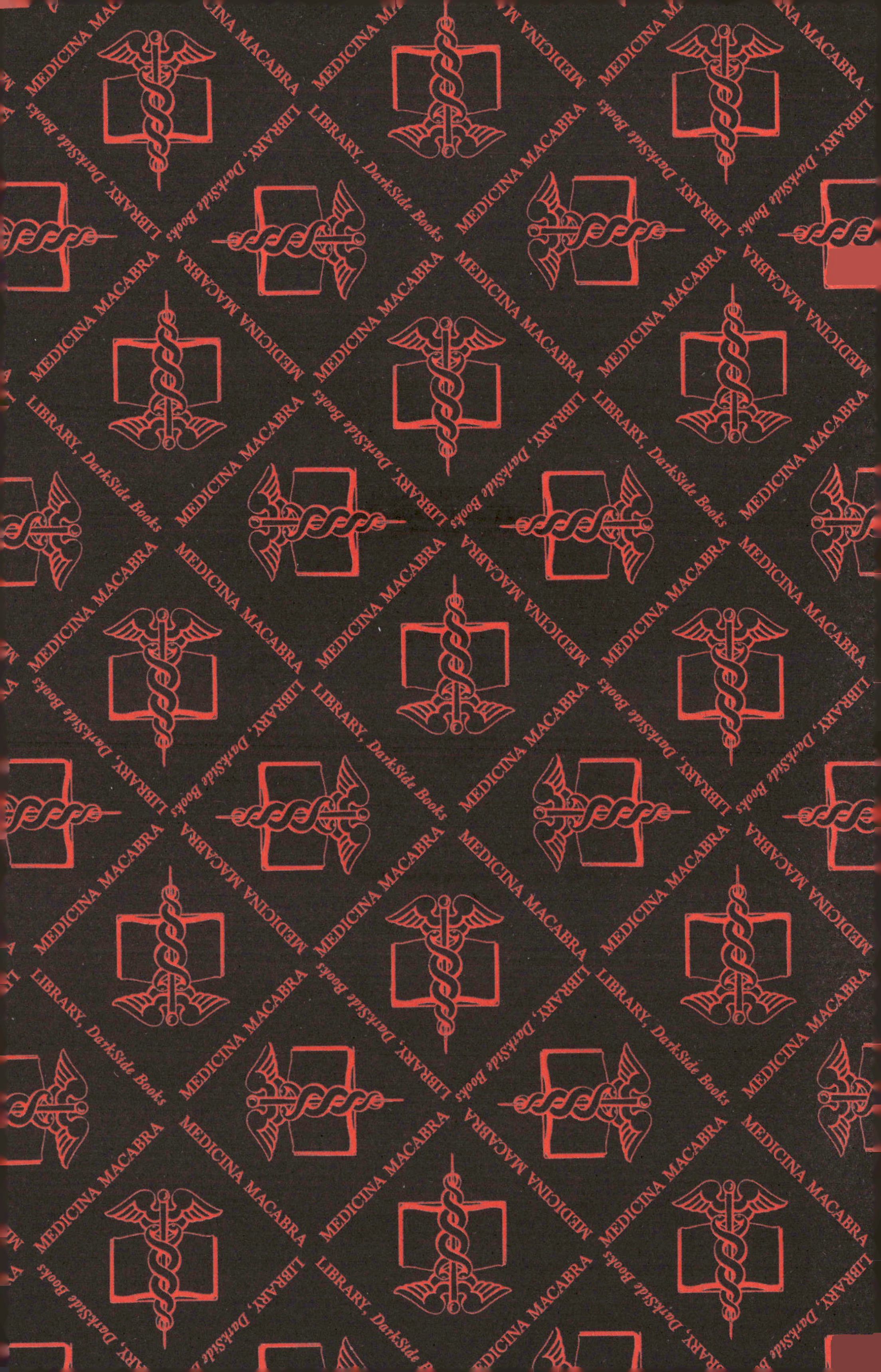
MEDICINA MACABRA
LIBRARY, DarkSide Books

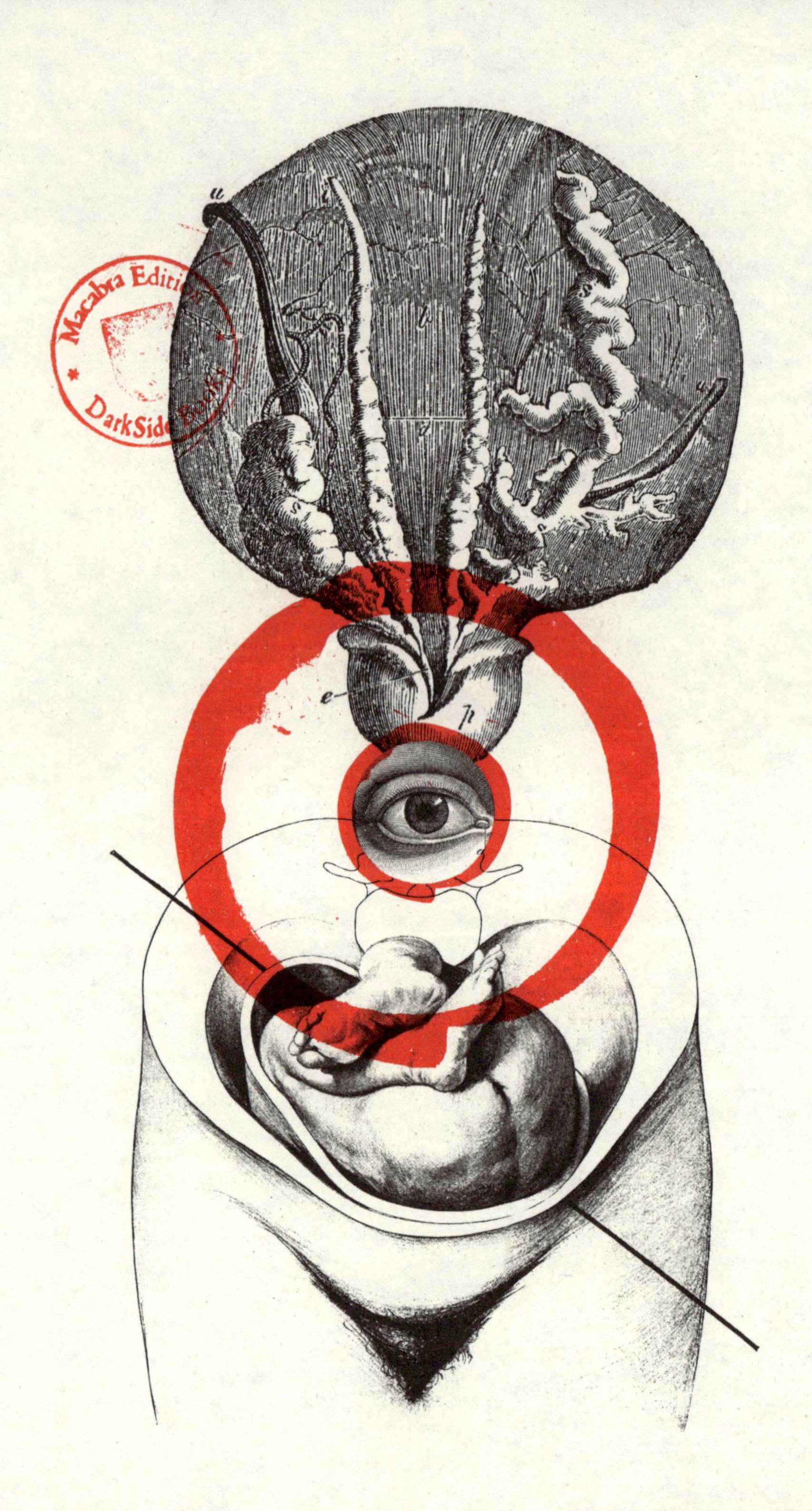
Macabra Edition
DarkSide Books

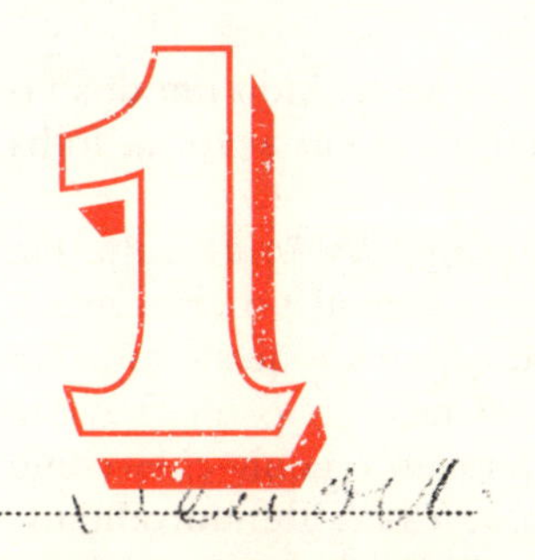

LITO-TOMIA

O Cálculo na Bexiga de um Ferreiro de Amsterdã: Jan de Doot

No bizarro mundo médico do século XVII, nos horrorizamos com casos excêntricos, desde soluços intermináveis até autolitotomia, onde um homem remove sua própria pedra na bexiga. Enquanto rimos das desventuras dos pacientes, somos lembrados das condições precárias de higiene da época.

"*Aeger sibi calculum praecidens*", cuja tradução é literalmente "um homem doente que retirou de si mesmo um cálculo pela sua parte da frente", é o título de um capítulo em um livro de Nicolaes Tulp, que foi mestre cirurgião e prefeito de Amsterdã no século XVII. Nessa obra, Tulp descreve uma série de problemas e curiosidades médicas com as quais se deparou durante sua prática médica na cidade. Entre os casos, há um "ataque de soluços de doze dias de duração", "a mortificação de um dedão após a realização de uma sangria", "o caso raro da respiração repreensível", "uma mulher grávida que comeu 1400 arenques em conserva", "perfuração no escroto", "excreção diária de minhocas pela urina", "dores no ânus quatro horas após a evacuação", "piolhos púbicos" e o macabro relato sobre "o quadril queimado com um ferro fervente". Tulp escreveu o livro *Observationes Medicae* em latim com o intuito de que fosse lido por seus colegas cirurgiões e médicos. No entanto, sua obra foi traduzida para o holandês sem que ele soubesse, tornando-se um sucesso de vendas entre o público leigo. A descrição de Tulp sobre o caso do ferreiro Jan de Doot, que removeu a própria pedra na bexiga, deve ter sido um dos favoritos do público, considerando que Jan foi retratado em ação na folha de rosto do livro.

Por ter perdido completamente sua confiança na profissão de Tulp, Jan de Doot decidiu — literalmente — cuidar do assunto com as próprias mãos. De Doot sofrera com um cálculo vesical por muitos anos e quase morrera durante duas operações diferentes, realizadas por cirurgiões que haviam tentado, sem sucesso, remover o cálculo. Tal operação é conhecida como litotomia, do grego "cortar pedra". Naquela época, a taxa de mortalidade das cirurgias de litotomia — ou seja, as chances do paciente vir a falecer por causa do procedimento — era de 40%. Entre os itens mais importantes para um litotomista, o principal era sempre ter à disposição um bom cavalo, que possibilitasse uma fuga rápida antes que a família da vítima percebesse o que estava ocorrendo e tentasse se vingar. Portanto, ser um litotomista, por causa dos riscos envolvidos no seu trabalho, assim como os riscos enfrentados por um arrancador de dentes ou pelo profissional que furava os olhos dos clientes para tentar resolver casos de catarata, significava ter uma profissão itinerante. A vantagem dessa vida nômade era que sempre se podia contar com a existência de um pobre coitado na próxima vila, alguém que estaria sofrendo tanto com as dores causadas pela sua condição de saúde, que também estaria disposto a aceitar o risco de ser operado pelo litotomista — e ainda por cima pagar para isso.

Àquela altura, De Doot já tinha sobrevivido após ter sido exposto duas vezes ao risco de 40% de morrer sob o bisturi — em termos estatísticos, ele sobrevivera a uma porcentagem que somava 64% de chances de morrer. Portanto, o fato de ele ainda estar vivo se devia única e exclusivamente à sorte. A dor que De Doot sentia era massacrante, seu desconforto se tornara insuportável, fazendo com que fosse impossível para ele dormir de noite. As pedras na bexiga sempre existiram, no decorrer de toda a história da humanidade. Resquícios delas foram encontrados em múmias da Antiguidade; além disso, os relatos sobre litotomistas existem desde tempos imemoriais. Assim como a sarna e a diarreia, as reclamações por causa de dores causadas pelas pedras na bexiga faziam parte do cotidiano e eram tão presentes que se poderia comparar às queixas atuais sobre dores de cabeça, dores nas costas ou de síndrome do intestino irritável.

Os cálculos na bexiga são causados por bactérias, sendo um resultado direto da falta de higiene. Trata-se de um equívoco enxergar a urina como algo naturalmente sujo. Em circunstâncias normais, o fluido amarelado é totalmente livre de quaisquer patógenos, desde sua origem nos rins até ser expelido pela uretra. Portanto, a presença de bactérias na urina não é normal. Quando há bactérias na urina, isso pode levar ao surgimento de sangue e pus na bexiga, o que pode levar à formação de um sedimento arenoso. Enquanto o paciente for capaz de expelir esses sedimentos pela urina, ele não sentirá nenhuma dor. No entanto, caso ele tenha uma sucessão de infecções de bexiga, uma após a outra, aí os sedimentos podem se tornar tão grandes que

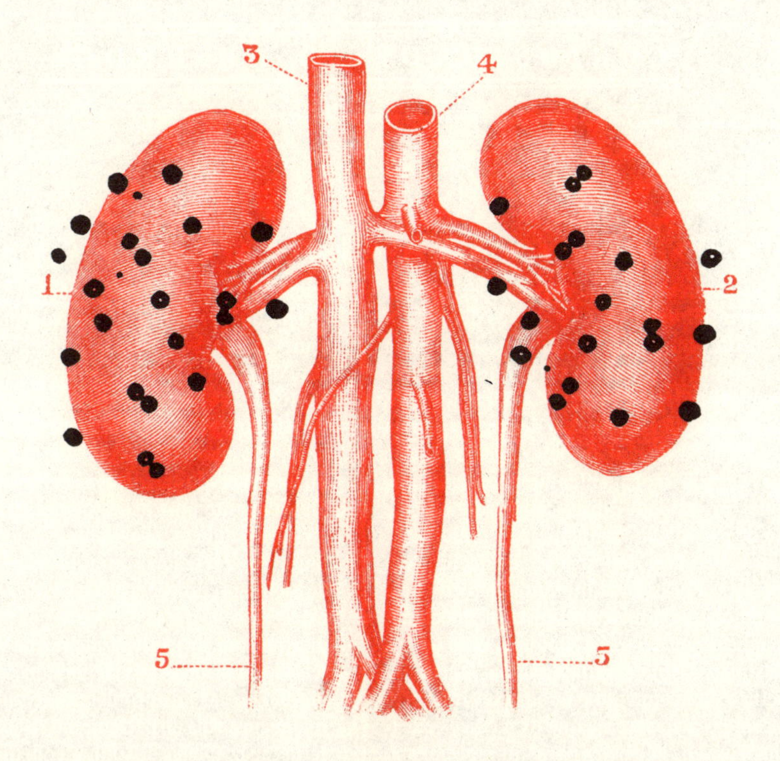

se torna impossível expeli-los pela uretra. É assim que se forma uma pedra. Uma vez que o cálculo dentro da bexiga do paciente se torne grande demais para ser expelido, isso acaba causando novas infecções. Portanto, naquela época, quem tinha uma pedra na bexiga não conseguia se livrar dela e, a cada infecção, o cálculo ficava ainda maior. É por esse motivo cíclico que os cálculos vesicais são caracterizados por uma estrutura com camadas, tal como uma cebola.

Se hoje em dia os casos de cálculo na bexiga se tornaram raros, por que tantas pessoas sofriam desse mal durante o século XVII? As casas em cidades como Amsterdã eram frias e úmidas, além de seus interiores estarem sujeitos a ventos constantes. O vento atravessava por entre as frestas das portas e das molduras das janelas, as paredes ficavam molhadas por causa da umidade que subia pelo chão e a neve acabava invadindo a casa, passando por debaixo da porta. Não havia muito o que se pudesse fazer sobre tudo isso, consequentemente, fosse de noite ou de dia, as pessoas estavam sempre vestidas com roupas grossas. Os retratos pintados por Rembrandt nos mostram pessoas vestidas com casacos de pele e usando chapéus. Naquela época, as pessoas não conseguiam se banhar com água limpa diariamente. A água nos canais era a mesma água do esgoto. Ratos mortos estavam sempre flutuando nos canais, além disso, as pessoas faziam as suas necessidades e jogavam os resíduos nessas águas. No distrito de Jordaan, os canais não

CURIOSIDADES & ABSURDOS

HIPÓCRATES E O LITOTOMISTA

Quando proferem o juramento de Hipócrates, os médicos recém-formados fazem aos deuses um conjunto de promessas. Essas promessas podem ser resumidas em quatro princípios básicos: o dever de cuidar (sempre fazer o melhor para todos os que estão doentes), o de manter a ética profissional (sustentar respeito e lealdade aos colegas de profissão), manter também sigilo profissional (privacidade e discrição) e o abrangente ponto de partida de "primeiro, não prejudicar" (do latim, *primum non nocere*). De acordo com Hipócrates, a prática da litotomia não cumpria esses requisitos. Em seu juramento, ele clama aos médicos que deixem a litotomia para outros profissionais. Hoje em dia, essa passagem em específico do juramento passou a ser interpretada como um apelo para que os médicos encaminhem os seus pacientes para um especialista, caso não sejam capazes de tratá-los por conta própria — mas essa interpretação, na verdade, não faz sentido para o texto original. Hipócrates queria dizer exatamente o que está no texto de seu juramento, com a intenção de manter os litotomistas fora do campo da medicina, juntamente com os arrancadores de dentes, videntes, fabricantes de venenos e outros charlatões. Na época de Hipócrates, devia haver algum motivo bem justo para ele tomar a decisão de excluir os litotomistas do rol dos médicos genuínos. Não importava o quanto uma pedra na bexiga dificultasse a vida de alguém, provavelmente as chances de uma pessoa ser morta durante um procedimento de litotomia eram bem altas. Desde aquela época, entretanto, os riscos de passar por uma cirurgia diminuíram em centenas de vezes. Não faz mais sentido ter medo de passar por uma cirurgia, nem mesmo no caso de problemas de saúde que não coloquem a vida do paciente em risco. Hipócrates seria capaz apenas de sonhar com uma época na qual as intervenções cirúrgicas não apenas salvam a vida das pessoas, como também melhoram suas condições de vida.

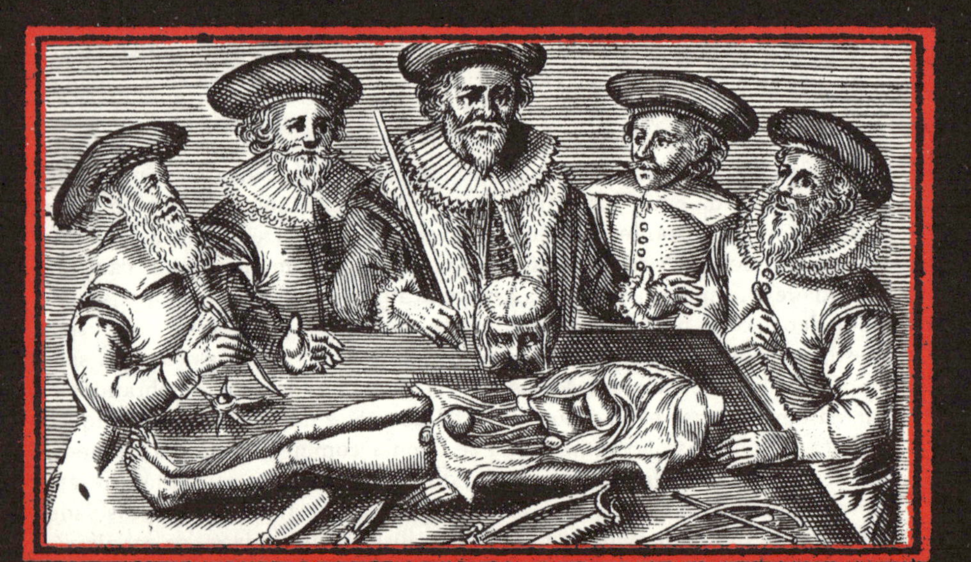

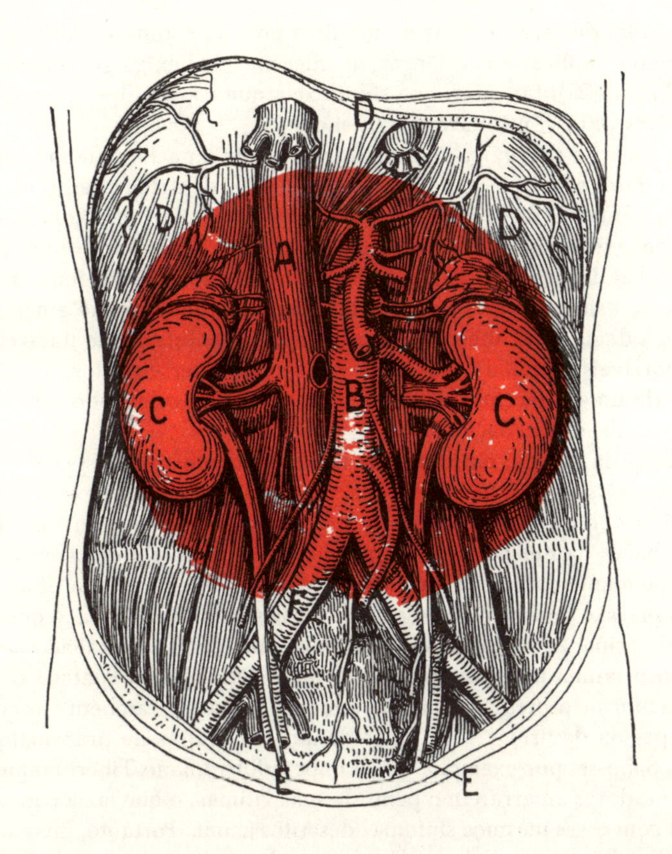

passavam de extensões das valas lamacentas que atravessavam os pastos ao redor da região, o que fazia com que o estrume de vaca fluísse diretamente dos pastos até o rio Amstel. Ou seja, em uma época anterior à invenção do papel higiênico, era impossível tomar um banho decente nas águas do rio ou mesmo lavar as roupas de baixo.

Por consequência, essas pessoas que trajavam roupas tão grossas para se proteger do frio estavam sempre com suas virilhas e partes íntimas sujas. Nesses casos, a uretra, o canal pelo qual o corpo elimina a urina, representava apenas um pequeno obstáculo contra a entrada de bactérias na bexiga. O melhor remédio contra esse ataque de bactérias vindas de fora era urinar o máximo possível, para manter limpas tanto a uretra quanto a bexiga. Entretanto, isso significava que a pessoa tinha de beber bastante água, e não era fácil encontrar água limpa e própria para o consumo. A água proveniente das bombas de água nem sempre era confiável. A melhor maneira de se garantir que a água fosse segura era fazer uma sopa com ela. Por outro lado, o vinho, o vinagre e a cerveja podiam ser mantidos seguros para o consumo por mais tempo; por volta do ano de 1600, o consumo médio de cerveja do cidadão holandês era de mais de um litro por dia. Como o hábito de beber cerveja não se aplicava às crianças, as infecções de bexiga geralmente começavam durante a infância, o que significava que os cálculos vesicais tinham muitos anos para continuarem crescendo.

Uma infecção de bexiga sempre fará com que o paciente tenha três sintomas bem desagradáveis: polaciúria (necessidade de urinar muito mais vezes do que o comum), disúria (dor ao urinar) e urgência (uma vontade incontrolável de urinar). Levando em consideração que Tulp descreveu o procedimento realizado por Jan de Doot como uma demonstração impressionante e aflitiva de esforço, e que De Doot decidiu fazer uma incisão em si mesmo, sua bexiga devia estar lhe causando uma dor absolutamente terrível. Quais outros horríveis sintomas estavam acometendo o ferreiro, fora os sintomas normais de uma infecção de bexiga, que acabaram o levando a tomar uma decisão tão desesperada?

Na saída da bexiga, na parte inferior da uretra, há uma espécie de sensor de pressão. O sensor é acionado quando você está com a bexiga cheia, por isso você fica com vontade de urinar. No entanto, a presença de um cálculo na parte de baixo da bexiga faz com que a pessoa tenha a mesma sensação, independentemente da bexiga estar cheia ou não. Nesse caso, se a pessoa tentar urinar, a pressão fará com que o cálculo feche a saída da bexiga, o que impede a saída de urina. Além disso, essa tentativa também leva o cálculo a pressionar o sensor ainda mais, o que só aumenta a sensação da vontade de urinar. Assim, conforme a pressão aumenta e menos urina sai, também cresce a vontade da pessoa de urinar — trata-se de um ciclo capaz de tirar qualquer um do sério. Sabe-se, por exemplo, que o imperador romano Tibério mandava os seus torturadores amarrarem o pênis de suas vítimas, o que fazia com que elas ficassem com esses mesmos sintomas descritos acima. Portanto, imagine sofrer tanto assim, dia e noite, independentemente de sua bexiga estar cheia ou não... Neste caso, você se preocuparia com uma chance de 40% de sobrevivência?

Quem nunca sofreu com uma pedra na bexiga tem dificuldades de imaginar onde seria necessário fazer uma incisão para remover o cálculo. Como a pedra acaba bloqueando a saída da bexiga e fazendo pressão para baixo, um paciente com os sintomas de Jan de Doot saberia indicar exatamente onde o problema se encontra: entre o ânus e o escroto, uma área chamada de períneo. Entretanto, quem tem alguma familiaridade com a anatomia humana nunca decidiria sair fazendo um corte nessa área do corpo, pois essa região tem muitos vasos sanguíneos e esfíncteres, todos próximos uns dos outros. Seria mais fácil alcançar a bexiga por cima, mas essa outra região também é perigosa, já que fica perto do abdômen e dos intestinos. Como os litotomistas não eram anatomistas, mas sim charlatões com bem pouca compreensão acerca do que estavam fazendo, eles costumavam operar seus pacientes por baixo, buscando alcançar a pedra em uma linha reta, sem se preocuparem com os danos que estavam causando ao funcionamento da bexiga da vítima. Por isso, a maior parte dos sobreviventes do tratamento oferecido pelos litotomistas costumava ficar com incontinência.

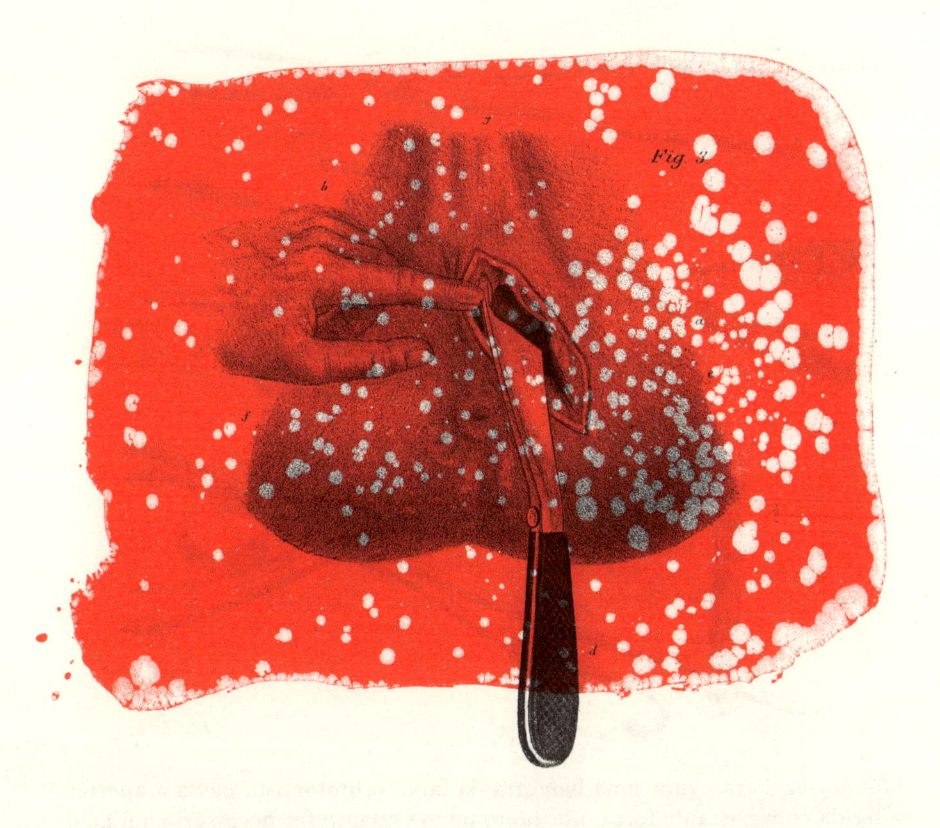

Na época de Jan de Doot, existiam duas maneiras de se remover um cálculo vesical: a operação "menor" (utilizando-se uma "aparelhagem menor") e a operação "maior" (que empregava uma "aparelhagem maior"). O primeiro método foi descrito pela primeira vez no século I d.C. pelo romano Aulo Cornélio Celso, apesar de sua utilização ter sido registrada séculos antes disso. O princípio por trás da operação "menor" é simples. Primeiro, o paciente se deita de barriga para cima, com as duas pernas para o alto, em uma posição que até hoje é chamada de "posição de litotomia". Então, o litotomista insere o dedo indicador dentro do ânus do paciente para sentir a pedra na bexiga logo à frente do dedo inserido, além da parede do reto do paciente. Depois, o litotomista empurra o cálculo na sua direção, contra o períneo do paciente. O litotomista pede para que o paciente, ou outra pessoa, segure o escroto para cima. A partir daí, o litotomista faz uma incisão entre o escroto e o ânus, até alcançar a pedra na bexiga do paciente. Após a incisão, o litotomista pede para que o paciente empurre o cálculo para fora, como uma pessoa grávida tem de fazer durante o parto. Se necessário, alguém pode ajudar no procedimento, fazendo pressão sobre o abdômen do paciente, ou o próprio litotomista pode puxar a pedra com um gancho. Se o cálculo vesical for retirado, o problema se torna outro: impedir que o paciente sangre

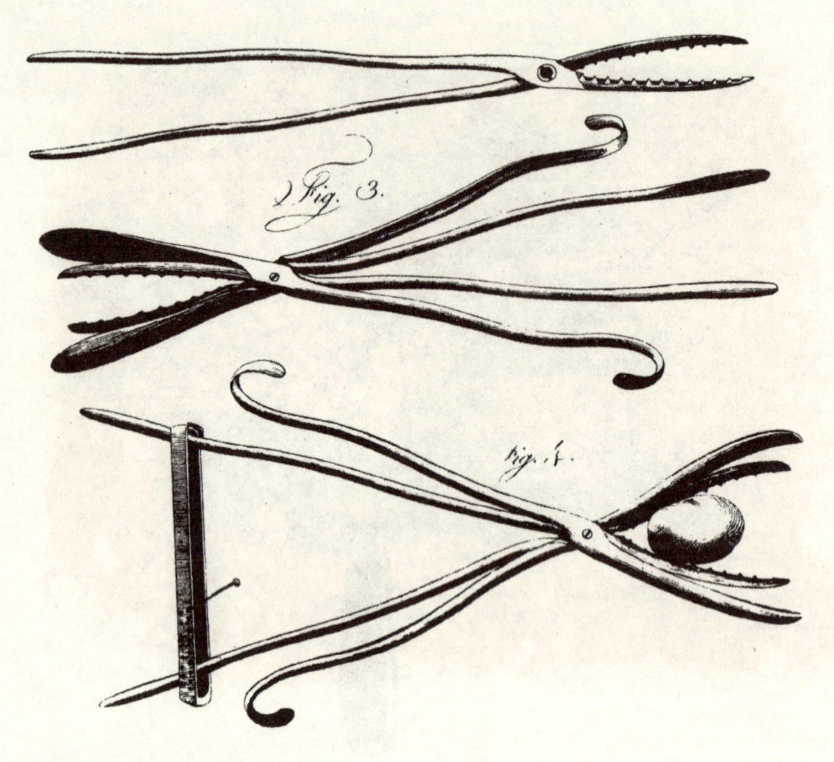

até morrer. Para evitar uma hemorragia fatal, o litotomista passa a apertar a ferida com bastante força, por tanto tempo quanto for necessário, ou pelo período que o litotomista conseguir manter a pressão.

Tratava-se de uma operação que só podia ser realizada em homens cisgênero, e apenas se eles tivessem no máximo uns quarenta anos de idade. Mais ou menos nessa idade, uma glande começa a inchar, impedindo a realização da incisão necessária para a cirurgia. É por esse motivo que a glande da próstata recebeu esse nome, saído do latim *pro-status*, que significa "colocado na frente".

Em 1522, a operação "maior" foi descrita por Marianus Sanctus Barolitanus, que estava escrevendo sobre um novo método criado por seu mestre, Joannes de Romanis de Cremona, na Itália. Neste caso, em vez da cirurgia envolver puxar o cálculo vesical na direção dos instrumentos cirúrgicos, os instrumentos eram levados até a pedra. A "operação Marianus" requeria o uso de um número maior de instrumentos cirúrgicos, por isso o termo "aparelhagem maior". O simples ato de avistar a quantidade de ferramentas de metal envolvidas no procedimento costumava ser o suficiente para fazer com que alguns pacientes desmaiassem ou mudassem de ideia. A operação "maior" também era feita na posição de litotomia, mas o escroto do paciente não precisava ser movido para sair do caminho da cirurgia. Primeiro, o litotomista inseria uma vareta torta na bexiga por meio do pênis. Com um bisturi, realizava-se uma incisão vertical na direção da vareta, entre o pênis e o escroto, seguindo a linha central do períneo. Então, inseria-se bexiga adentro uma "gargantilha", um instrumento com ranhuras que servia para permitir que o cálculo fosse esmagado e os seus fragmentos retirados, utilizando espátulas, fórceps e ganchos. A vantagem da operação "maior" sobre a "menor", por incrível que pareça, é que ela causava uma ferida menor, o que reduzia o risco do paciente ficar com incontinência após a realização da cirurgia.

Entretanto, De Doot não tinha meios de conseguir nenhum desses instrumentos complicados, por isso, sua única opção foi tentar fazer a cirurgia da maneira mais simples possível. Ele dispunha apenas de uma faca, o que o levou a realizar uma operação "menor", fazendo uma incisão grande e cruzada. Antes da operação, o ferreiro havia feito ele mesmo a faca que foi usada na cirurgia; antes de dar início à operação, ele também tomou outra decisão importante: De Doot deu um jeito de pedir para que a sua esposa — que não tinha a menor ideia do que estava prestes a acontecer — fosse ao mercado de peixes. A cirurgia aconteceu no dia 5 de abril de 1651. Além de De Doot, a única pessoa presente era seu aprendiz, que teve de segurar o escroto do paciente para fora do alcance da faca. Tulp escreve "*scroto suspenso a fratre uti calculo fermato a sua sinistra*" ("o camarada segurou o escroto para cima, para que a pedra ficasse firme em sua mão esquerda"). No entanto, ao lermos o trecho do livro de Tulp, que foi escrito em um latim misturado ao holandês, é difícil precisar qual dos dois homens estava com o dedo indicador no reto de Jan. É possível que De Doot tenha tentado fazer tudo por conta própria, enquanto seu assistente simplesmente observava a "operação" com uma curiosidade cada vez maior. Jan realizou três cortes, mas a incisão ainda não era grande o bastante. Por isso, ele enfiou seus dois dedos indicadores (um dos quais, obviamente, tinha de ser o indicador de sua mão esquerda) na ferida, para alargá-la ainda mais. É possível que ele não tenha sentido muita dor, nem perdido muito sangue, já que estava mexendo nos tecidos cicatrizados que haviam passado pelas cirurgias anteriores, realizadas quando era mais novo. Em decorrência de De Doot ter apertado a incisão com força e, de acordo com o dr. Tulp, por mais sorte do que juízo, a pedra finalmente brotou da ferida, sendo expelida acompanhada de um som de algo sendo triturado e rachando, acabando por cair no chão. O cálculo era maior do que um ovo de galinha e pesava cerca de 113,4 gramas (4 onças). Tanto a pedra quanto a faca de Jan foram imortalizadas em uma gravura presente no livro de Tulp. Esse desenho mostra de forma evidente a presença de uma ranhura que cortava o cálculo vesical de lado a lado, provavelmente causada pela forma como De Doot utilizou sua faca durante o procedimento.

O ferimento causado pela operação era imenso, por isso, eventualmente De Doot teve de ser tratado por um cirurgião. Ainda assim, por muitos anos, a ferida continuou a supurar. O retrato que Carel van Savoyen fez de Jan, pintado quatro anos depois do seu feito heroico, retrata o ferreiro de pé (curiosamente, ele não está sentado!) e com um sorriso amargo nos lábios, enquanto segura tanto a pedra quanto a faca.

Pouco tempo depois do ato desesperado de Jan de Doot, o primitivo procedimento de se fazer uma incisão no meio do períneo acabou sendo substituído por outros métodos. Infelizmente, esses novos métodos também traziam riscos à saúde dos pacientes. O francês Jacques Beaulieu nasceu no mesmo ano que Jan arrancou a pedra de sua própria bexiga. Sob a alcunha de frade (ou irmão) Jacques, Beaulieu viajou por toda a Europa como um litotomista, realizando a operação "maior" por meio de uma incisão na lateral do corpo de seus pacientes, a poucos centímetros da linha média do abdômen. Nos primeiros anos do século XVIII, Beaulieu ficou famoso por realizar essa operação em Amsterdã. Conforme as fatalidades e as complicações pós-cirúrgicas diminuíram, a incisão foi ficando cada vez menor, possibilitando que o cálculo vesical pudesse ser retirado com maior precisão. Em 1719, John Douglas realizou a primeira *sectio alta*, a "alta secção" pelo abdômen inferior. Até ali, essa via de acesso à bexiga fora vista como um tabu devido a um alerta de Hipócrates, que acreditava que qualquer ferimento na parte de cima da bexiga sempre seria fatal. No entanto, provou-se que Hipócrates estava errado. No século XIX, a litotomia praticamente caiu em desuso, em função da ascensão da litotripsia transuretral — um nome difícil para descrever a pulverização (-tripsia) da pedra (lito) por meio (trans) da uretra. Esse tipo de litotripsia era feito da seguinte forma: fórceps e lixas dobráveis eram inseridos até a bexiga por meio do pênis, para que se quebrasse o cálculo em pedaços menores. Em 1879, o cistoscópio foi inventado em Viena — trata-se de uma pequena sonda que pode ser introduzida diretamente na bexiga através da uretra, facilitando o processo de pulverizar e remover as pedras na bexiga. Mesmo assim, até hoje a prevenção continua sendo o melhor tratamento. O uso de roupas de baixo limpas representou um avanço com maior impacto no combate aos cálculos vesicais do que qualquer inovação de métodos cirúrgicos. Por consequência, hoje em dia é raro que se realize uma cirurgia apenas de litotomia, e quando isso acontece, a operação não é feita pelo períneo. Além do mais, essa operação já não é mais parte das responsabilidades dos cirurgiões — hoje em dia, elas ficam a cargo dos urologistas.

Caso você ainda esteja curioso sobre como devia ser a sensação de passar por uma litotomia pelo meio das pernas, o compositor francês Marin Marais escreveu uma peça musical sobre a operação "maior" pela qual ele passou em 1725. A peça se chama "Tableau de l'opération de la taille" [Retrato da operação do corte], tendo sido composta para ser executada por uma afinada viola da gamba em Mi menor. A música dura três minutos e retrata os catorze passos da operação, sob a perspectiva do paciente: a visão dos instrumentos cirúrgicos; o medo; recompondo-se e aproximando-se da mesa de operação; subindo na mesa de operação; descendo da mesa; reconsiderando a ideia de passar pela cirurgia; permitindo ser amarrado à mesa de operação; a incisão; a introdução do fórceps; a extração da pedra; a quase perda da voz; o sangue fluindo; ser solto da mesa de operação e levado até a cama.

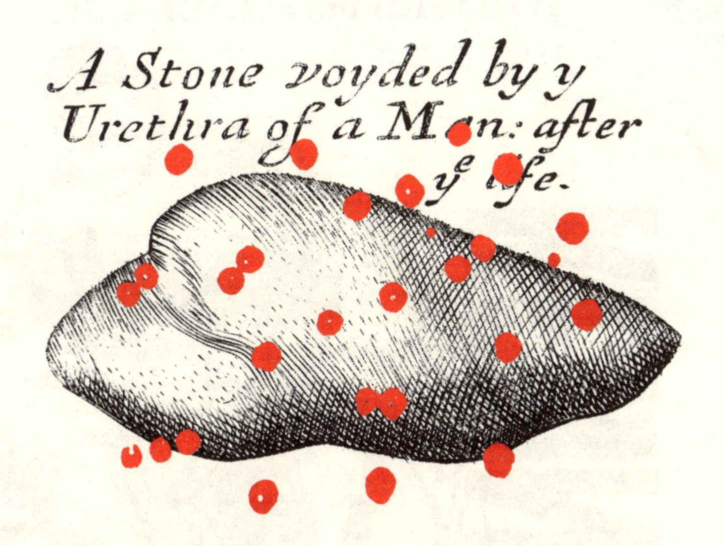

Jan de Doot se tornou uma celebridade por todo o país. Muitos teriam declarado que ele era insano. Um mês após a operação, em 31 de maio de 1651, na cidade de Amsterdã, De Doot narrou suas ações para um notário chamado Pieter de Bary, que redigiu uma escritura oficial a partir do relato. Segundo o documento, "Jan de Doot, residente em *Engelsche Steeg*, aos 30 anos de idade..." teria também criado um poema sobre o ocorrido, "... escrito, rimado e composto do seu próprio punho". Nos versos, o orgulhoso ferreiro menciona o fato de que, apesar de suas ações e de seu último sobrenome sugerirem que ele deveria estar morto, ele ainda estava vivo:

Toda a terra, indaga, maravilhada
Sobre esta mão, que foi tão afortunada?
Embora de um homem seja tal feito
A ser guiado por Deus, ele foi o eleito
Quando o horizonte era só finitude
A vida, Ele quem devolveu a De Doot.

Agora, imaginem comigo: o que será que a esposa dele pensou quando chegou em casa do mercado?

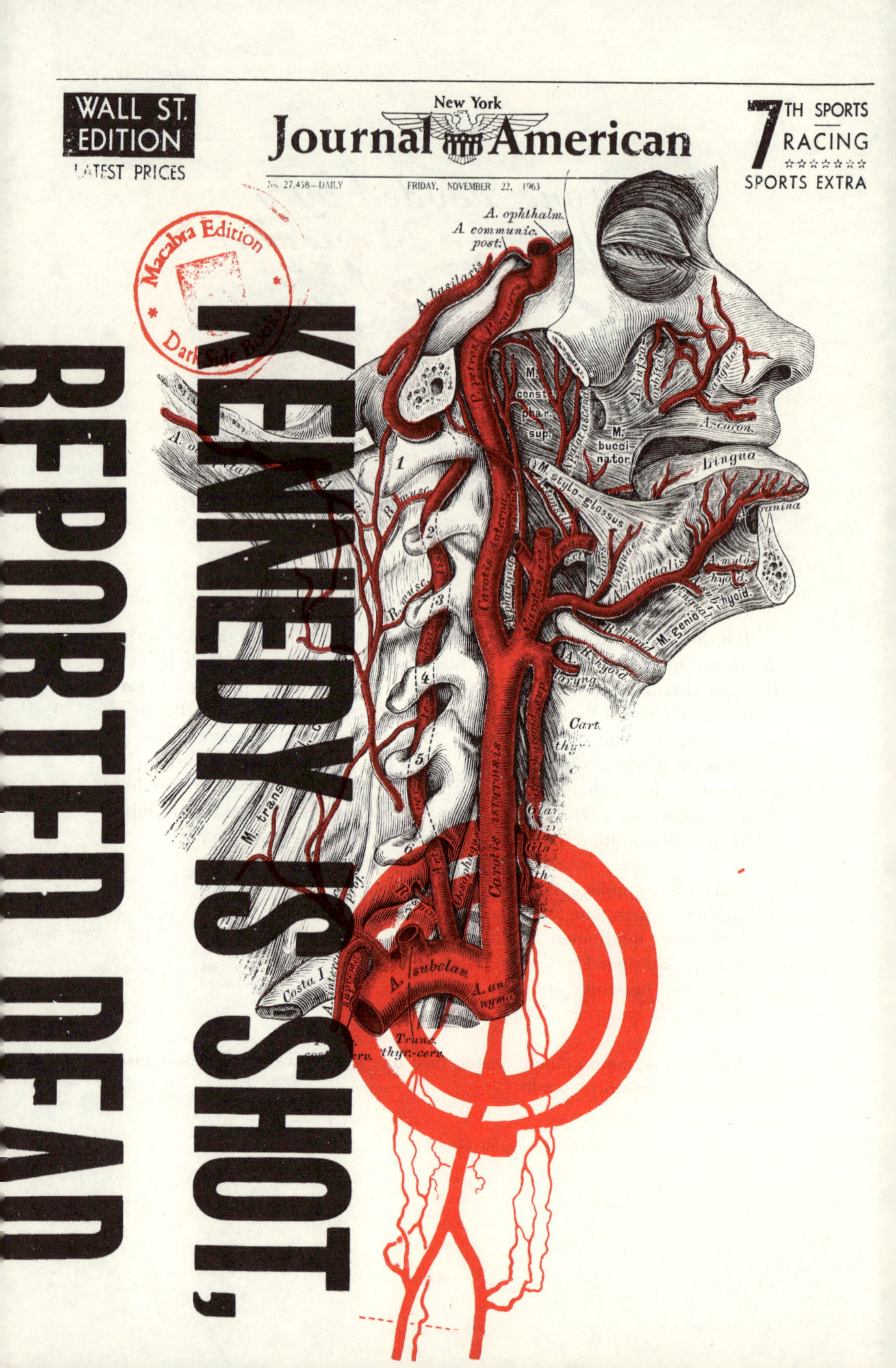

WALL ST. EDITION
LATEST PRICES
New York
Journal American
No. 27,458—DAILY
FRIDAY, NOVEMBER 22, 1963
7TH SPORTS
RACING
SPORTS EXTRA
Macabra Edition
Dark Side Books
KENNEDY IS SHOT,
REPORTED DEAD

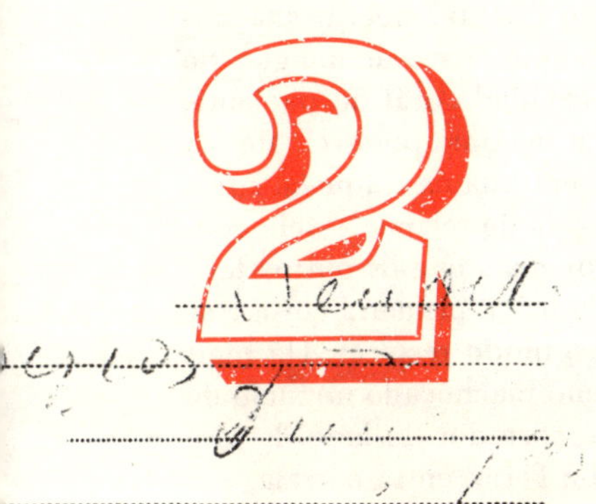

ASFIXIA

A Traqueotomia do Século: Presidente Kennedy

Em uma tarde dramática em Dallas, o presidente Kennedy é levado ao Hospital Parkland Memorial com um ferimento de bala na cabeça. Os médicos, liderados pelo jovem cirurgião Charles Carrico, lutam para salvá-lo.

É início da tarde de sexta-feira no Hospital Parkland Memorial em Dallas, Estados Unidos. Um homem de 45 anos de idade é trazido até a sala de emergência; ele está com um buraco aberto na cabeça, causado por um tiro. Sangue e massa encefálica estão escorrendo pela ferida. Em pouco tempo, os demais pacientes são transferidos para outro departamento. Várias pessoas visivelmente abaladas estão acompanhando a vítima. Grupos de jornalistas se espalham pela parte externa do prédio. A esposa do paciente caminha ao lado da maca — o rosto dela está todo sujo de sangue. A vítima é conduzida ao centro de trauma, as portas se fecham. Apenas o médico e uma enfermeira ficam com o paciente, sua esposa espera do lado de fora da sala, no corredor.

O médico responsável pelo caso tem 28 anos de idade e se chama Charles Carrico. Carrico está no seu segundo ano de residência como cirurgião da Sala de Emergência. Assim que vê o paciente, o médico o reconhece. Quem está deitado diante de Carrico, todo coberto de sangue e com um buraco no crânio, é o presidente dos Estados Unidos, John F. Kennedy. Kennedy está inconsciente; seu corpo apresenta espasmos vagarosos. O médico compreende que

Kennedy está com dificuldades para respirar, então prontamente abre a boca do presidente para inserir um tubo de respiração e tentar liberar sua traqueia. Usando um laringoscópio, um instrumento com forma de um gancho e que tem uma pequena luz, Carrico analisa a cavidade oral do paciente, empurra a língua para o lado e abre a garganta o máximo possível, até ver a epiglote, uma válvula cartilaginosa que cobre a entrada da traqueia. Atrás da epiglote, o médico consegue ver as cordas vocais de relance — ele consegue empurrar o tubo plástico através delas. Por mais que os outros ferimentos no corpo do presidente precisem de cuidados, a primeira coisa a se fazer é garantir que seus pulmões estejam conseguindo respirar. Há mais sangue descendo lentamente, vindo de um pequeno machucado no meio do pescoço. A porta se abre, o som da comoção no corredor do lado de fora ressoa. O cirurgião-chefe em plantão, dr. Malcolm Perry, entra na sala.

Como se sabe, o presidente Kennedy não sobreviveu, vindo a falecer ainda na sala de trauma. Naquela mesma noite, em um lugar longe dali, no Hospital Bethesda da Marinha dos Estados Unidos, em Washington, DC, o dr. James Humes, um patologista militar, realizou a autópsia do corpo do presidente, que fora transportado até ali com urgência. O dr. Humes sabia que se tratava da autópsia do século. Por isso, ele tinha consciência de que não poderia cometer nenhum erro, pois havia várias pessoas acompanhando todos os seus movimentos — diversos homens misteriosos estavam por perto, todos vestidos com ternos pretos. Diante de Humes jazia o cadáver de Kennedy.

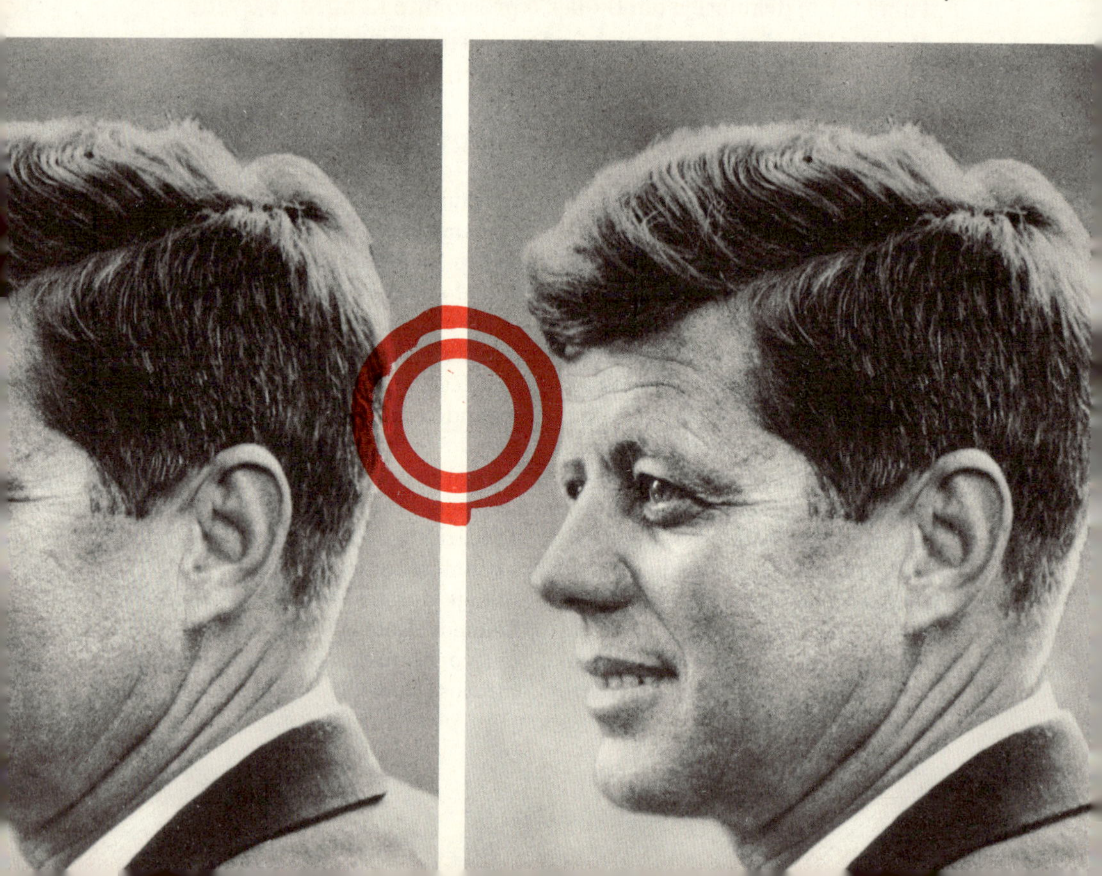

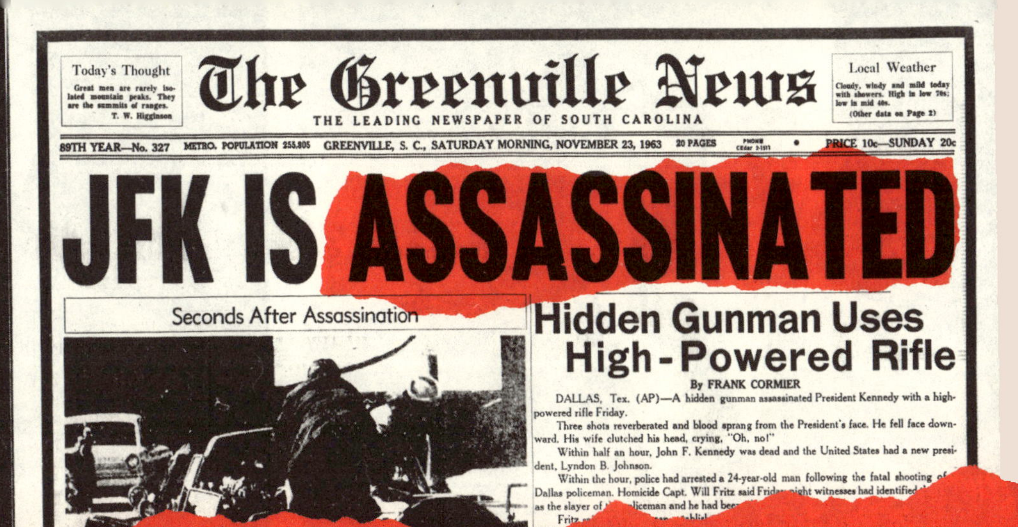

Today's Thought

Great men are rarely isolated mountain peaks. They are the summits of ranges.
T. W. Higginson

The Greenville News

THE LEADING NEWSPAPER OF SOUTH CAROLINA

Local Weather

Cloudy, windy and mild today with showers. High in low 70s; low in mid 40s.
(Other data on Page 2)

89TH YEAR—No. 327 METRO. POPULATION 255,805 GREENVILLE, S. C., SATURDAY MORNING, NOVEMBER 23, 1963 20 PAGES PHONE CEdar 2-1511 • PRICE 10c—SUNDAY 20c

JFK IS ASSASSINATED

Seconds After Assassination

Hidden Gunman Uses High-Powered Rifle

By FRANK CORMIER

DALLAS, Tex. (AP)—A hidden gunman assassinated President Kennedy with a high-powered rifle Friday.

Three shots reverberated and blood sprang from the President's face. He fell face downward. His wife clutched his head, crying, "Oh, no!"

Within half an hour, John F. Kennedy was dead and the United States had a new president, Lyndon B. Johnson.

Within the hour, police had arrested a 24-year-old man following the fatal shooting of Dallas policeman. Homicide Capt. Will Fritz said Frid... night witnesses had identified ... as the slayer of ... policeman and he had bee...

Tratava-se da evidência mais importante para a investigação acerca do que ocorrera naquele dia — era um caso de interesse nacional. Se a autópsia realizada por Humes revelasse que todas as feridas de bala haviam sido causadas por disparos vindos da mesma direção, o ataque poderia ser o trabalho de uma só pessoa, ou seja, teria sido uma ação solitária realizada por algum lunático fora de controle. No entanto, caso Humes descobrisse que os tiros tinham vindo de mais de uma direção, isso significaria que o atentado contra o presidente fora um ataque coordenado, com mais de um atirador.

Logo de início, entretanto, Humes se deparou com imprevistos. Ao realizar exames de raio x, nenhum dos resultados mostrava a presença de balas no cadáver — ou seja, os tiros deveriam ter atravessado o corpo, cada projétil deixando uma ferida de entrada e outra de saída. Ainda assim, Humes só encontrou três feridas causadas por balas. Duas delas evidentemente formavam uma linha reta, que ia de um pequeno buraco na parte traseira do crânio até um buraco maior do lado direito da cabeça. Quanto à terceira ferida, tratava-se de um pequeno ferimento do lado direito das costas, logo abaixo da base do pescoço. Como o ferimento era pequeno, tudo indicava ser um ponto de entrada para um dos projéteis. Geralmente, as feridas de entrada de tiros são sempre menores do que os ferimentos por onde as balas saem, mas uma ferida de saída causada por uma bala em alta velocidade também poderia ser tão pequena quanto aquela no pescoço. De qualquer forma, a principal questão permanecia aberta: onde estaria o ferimento de entrada ou de saída correspondente à terceira ferida? Não havia sinais de nenhum outro ferimento em parte alguma do corpo.

Kennedy foi sucedido pelo seu vice-presidente, Lyndon Baines Johnson. Johnson foi empossado naquele mesmo dia, na mesma aeronave presidencial que fora utilizada para transportar o corpo de Kennedy de Dallas para Washington. Uma das primeiras decisões do novo presidente, divulgada

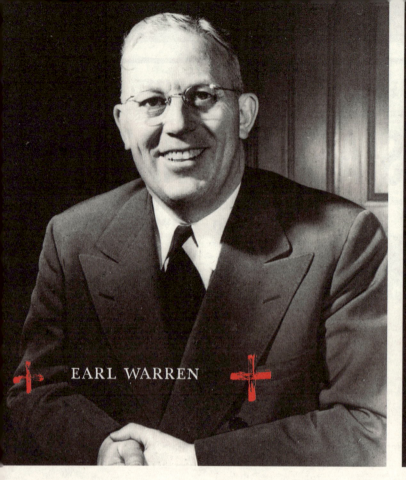

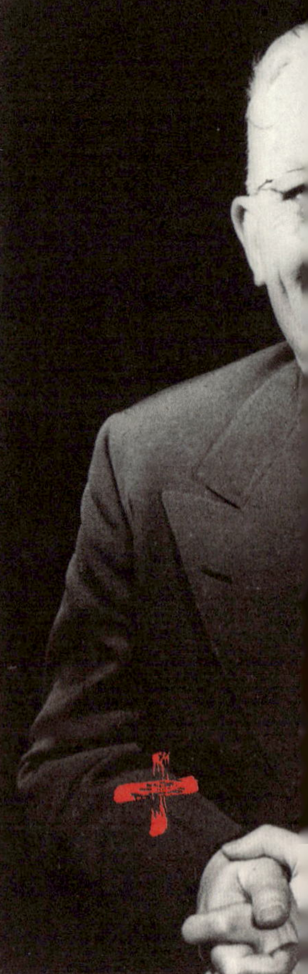

exatamente uma semana após a morte de Kennedy, foi a de lançar uma comissão presidencial para investigar o atentado, a ser comandada pelo Chefe de Justiça da época, o juiz Earl Warren. Como parte da investigação, a Comissão Warren interrogou os médicos que socorreram Kennedy. O relatório final da comissão foi divulgado abertamente e é acessível ao público. Por isso, hoje a transcrição dos depoimentos dos médicos pode ser encontrada facilmente na internet. Os seguintes fatos podem ser inferidos a partir dos relatos.

Em menos de oito minutos após ter sido baleado em Dallas, John F. Kennedy foi levado para a sala de emergência do Hospital Parkland Memorial, onde a enfermeira Margaret Henchcliffe e o cirurgião residente Charles James Carrico lhe prestaram socorro. Assim que Kennedy chegou à emergência, Carrico decidiu lhe aplicar um tubo de respiração e conectá-lo a um respirador. Naquele momento, o dr. Malcolm Oliver Perry, que na época tinha 34 anos de idade, adentrou a sala. Assim como Carrico, Perry percebeu que o presidente estava asfixiando. O dr. Perry examinou a pequena ferida no meio da parte da frente do pescoço, pela qual sangue descia de modo lento. Certamente, ele teve apenas uma fração de segundo para avaliar a situação e tomar uma decisão.

Kennedy estava inconsciente, mas seu peito subia e descia lentamente. No entanto, apesar do tubo de respiração, os movimentos do corpo do presidente não eram os movimentos normais causados pela respiração. Talvez o tubo estivesse posicionado de forma errada, mas também poderia ser algo ainda pior: um pneumotórax (um dos pulmões podia ter entrado em colapso) ou um hemotórax (quando a cavidade pulmonar se enche de sangue). Havia ainda outra questão: a pequena ferida na frente do pescoço. Seria um ferimento na traqueia? Considerando que o tubo de respiração posto por Carrico estava na traqueia, por que então não havia nenhuma bolha de ar saindo pela ferida? E mais: e se o tubo de respiração estivesse no lugar errado, preso ao esôfago e não na traqueia? Neste caso, seria necessário agir imediatamente.

Para fazer com que o ar chegasse aos pulmões do presidente, Perry pegou o bisturi e realizou uma traqueotomia — que significa literalmente um corte (-tomia) no pescoço, até a traqueia. Isso possibilita que um tubo de traqueostomia especial seja introduzido na traqueia. Em função da pequena ferida causada por um dos tiros estar localizada exatamente no ponto onde Perry precisava realizar a incisão (no meio do pescoço, logo abaixo do pomo de adão), ele tomou a decisão de usar o buraco do ferimento para realizar a traqueotomia, usando o bisturi para expandir a abertura horizontalmente em ambos os lados. Por isso, mais tarde, Hume teria dificuldades de localizar a quarta ferida causada pelos tiros.

Pouco tempo depois da entrada de Perry, a Sala de Trauma 1 se encheu de outros médicos. Os dois primeiros a chegar depois de Perry foram Charles Baxter e Robert McClelland, que o ajudaram a realizar a traqueotomia. Enquanto o trio introduzia o tubo de traqueostomia na traqueia do presidente, os próximos dois médicos adentraram a sala: um cirurgião residente e um urologista, que inseriram dois tubos torácicos no corpo de Kennedy, um de cada lado do tórax. O tubo torácico é feito de plástico, sendo utilizado tanto em casos de pneumotórax quando de hemotórax. O tubo é introduzido através da parede torácica, por entre as vértebras, até entrar na cavidade torácica, possibilitando a drenagem do ar ou do sangue que estejam na região dos pulmões. Um anestesista cuidava do respirador e a atividade cardíaca do paciente era monitorada por um eletrocardiograma. As veias dos braços de Kennedy foram abertas, para se realizar uma transfusão de sangue e de fluidos. O sangue do presidente era do tipo O negativo e o tipo de soro injetado em suas veias foi a solução de Ringer com lactato.

O neurocirurgião William Kemp Clark avaliou os danos cerebrais. Até por estar parado na sala, foi requisitado que ele retirasse o tubo de respiração da boca do paciente, para que Perry pudesse substituí-lo pelo tubo de traqueostomia na traqueia. Conforme Clark retirava o tubo de respiração da boca do presidente, ele notou a presença de sangue na garganta de Kennedy. Uma sonda nasogástrica foi introduzida no estômago, passando pelo esôfago. No entanto, apesar de todo esse esforço, a respiração do presidente ainda não apresentava nenhuma melhora. Ele também perdera uma imensa

Macabra Edition * DarkSide Books *

CURIOSIDADES & ABSURDOS

O ABC DA EMERGÊNCIA MÉDICA

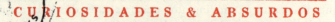

O início do alfabeto serve como uma ótima ferramenta de memorização para o atendimento médico de emergência. O ABC determina a sequência de procedimentos que precisam ser feitos para estabilizar um paciente que se encontre em situação de risco de vida. A letra A vem do inglês *airway* (vias aéreas): as vias aéreas devem estar livres, para evitar que o paciente se sufoque e, em poucos minutos, venha a óbito. Geralmente, o processo de liberar as vias aéreas envolve introduzir um tubo de respiração pela boca do paciente, passando pelas cordas vocais e pela traqueia. Esse procedimento é conhecido como intubação. Caso a intubação não funcione, a traqueia deve ser aberta por meio de uma incisão realizada na frente do pescoço — o que é chamado de traqueotomia. Nesses casos, não há tempo para hesitação, pois todo segundo conta. “Caso você pense em traqueotomia, faça!”, é um conhecido ditado sobre quão urgente é o procedimento e sobre sua capacidade de salvar vidas. A letra B significa *breathing* (respiração): é necessário se certificar de que os pulmões do paciente estejam bem oxigenados e expelindo uma quantidade suficiente de dióxido de carbono. É possível checar a oxigenação ligando o paciente a um respirador. Caso não haja troca de gases o suficiente entre o sangue e o ambiente externo ao corpo, isso faz com que o cérebro, o coração e os outros órgãos vitais deixem de receber oxigênio, aumentando o risco de que eles deixem de funcionar. Tal condição é conhecida como isquemia. Enquanto os músculos do corpo humano são capazes de ficar sem oxigênio por até seis horas, o cérebro sobrevive sem oxigênio por apenas quatro minutos. Além disso, caso o gás carbônico não seja expelido, o nível de pH do sangue cai — o sangue ácido causa ainda mais danos aos órgãos e tem um impacto prejudicial na circulação. É esse o significado da letra C, do inglês *circulation* (circulação): certificar que o médico se lembre de estabilizar a circulação do paciente, garantir que o paciente não morra de hemorragia, além de manter a pressão do coração e a pressão do sangue sob controle. Há também as letras D e E...

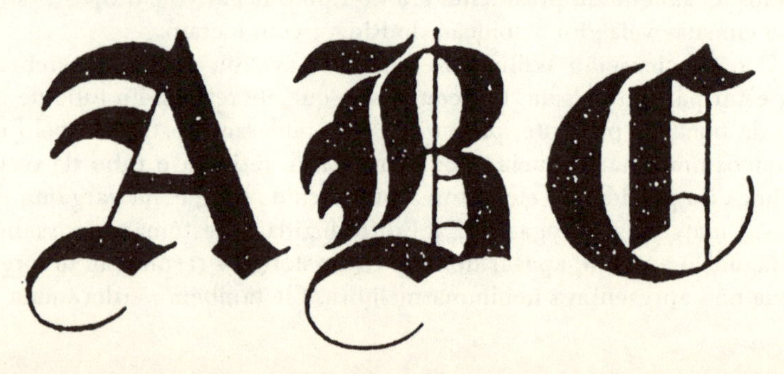

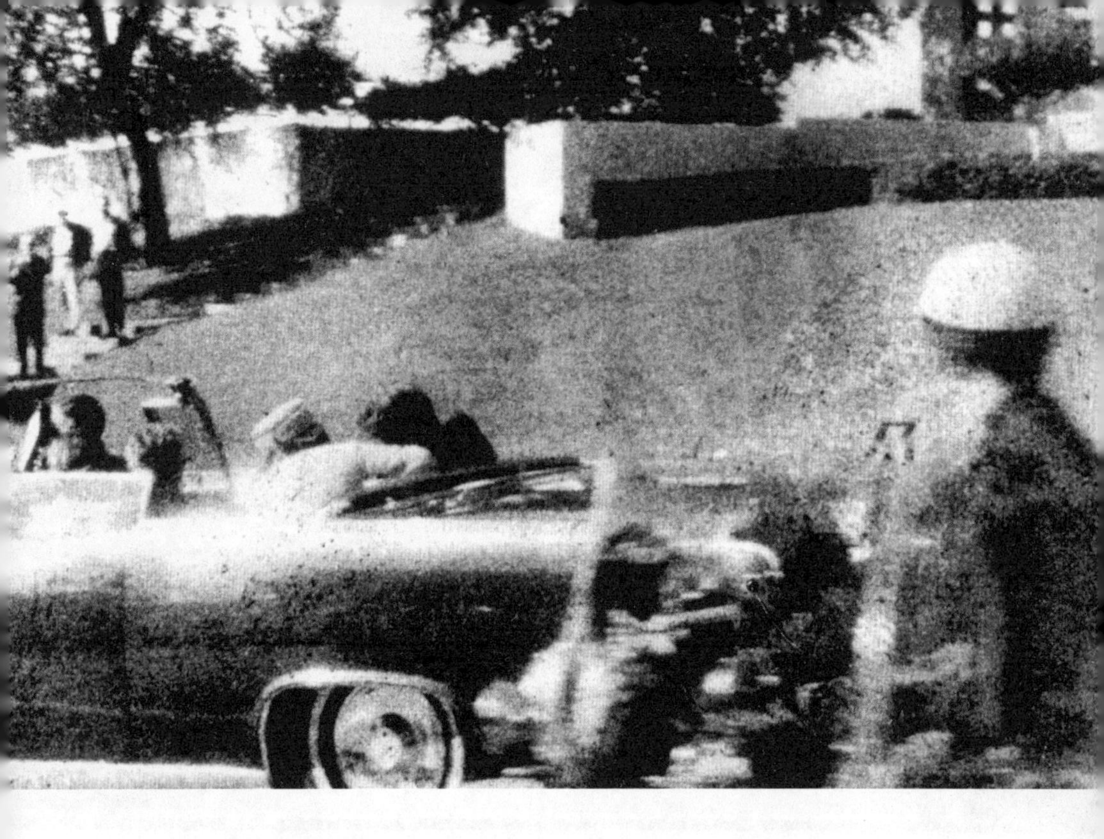

quantidade de sangue pela ferida na cabeça, que estava sendo pressionada com gaze por uma enfermeira. Os médicos notaram que havia sangue e tecido cerebral espalhados pelo chão e na maca. Após todas as tentativas de liberar a entrada de ar, a equipe médica deixou de detectar o pulso no paciente. No mesmo instante, Clark e Perry começaram a fazer uma massagem cardíaca, mas isso apenas fez com que mais sangue fosse expelido pela ferida na cabeça. Finalmente, o dr. Clark teve a coragem de impedir novas tentativas de ressuscitação, pronunciando que a morte do presidente se dera às 13 horas — após 22 minutos de sua entrada no hospital.

Pouco tempo depois, agentes do serviço secreto levaram o corpo do presidente ao hospital militar em Washington. Nenhuma informação foi trocada entre os médicos em Dallas e os médicos militares em Washington. A ausência de comunicação entre as duas equipes médicas gerou uma controvérsia acerca dos ferimentos de bala, o que acabou dando origem às teorias da conspiração sobre a morte de Kennedy que continuam existindo até hoje. Como a equipe presente na Sala de Trauma 1 em Dallas, Perry e outros dez médicos não tiveram tempo de virar o presidente de costas na maca e examinar a parte de trás de seu corpo, eles nunca viram os ferimentos logo abaixo do pescoço e na parte de trás da cabeça. Logo após a tragédia ocorrida durante a tarde, no mesmo dia, Perry se viu obrigado a participar de uma coletiva de imprensa improvisada; tal responsabilidade acabou deixando-o sobrecarregado. Durante a coletiva, Perry

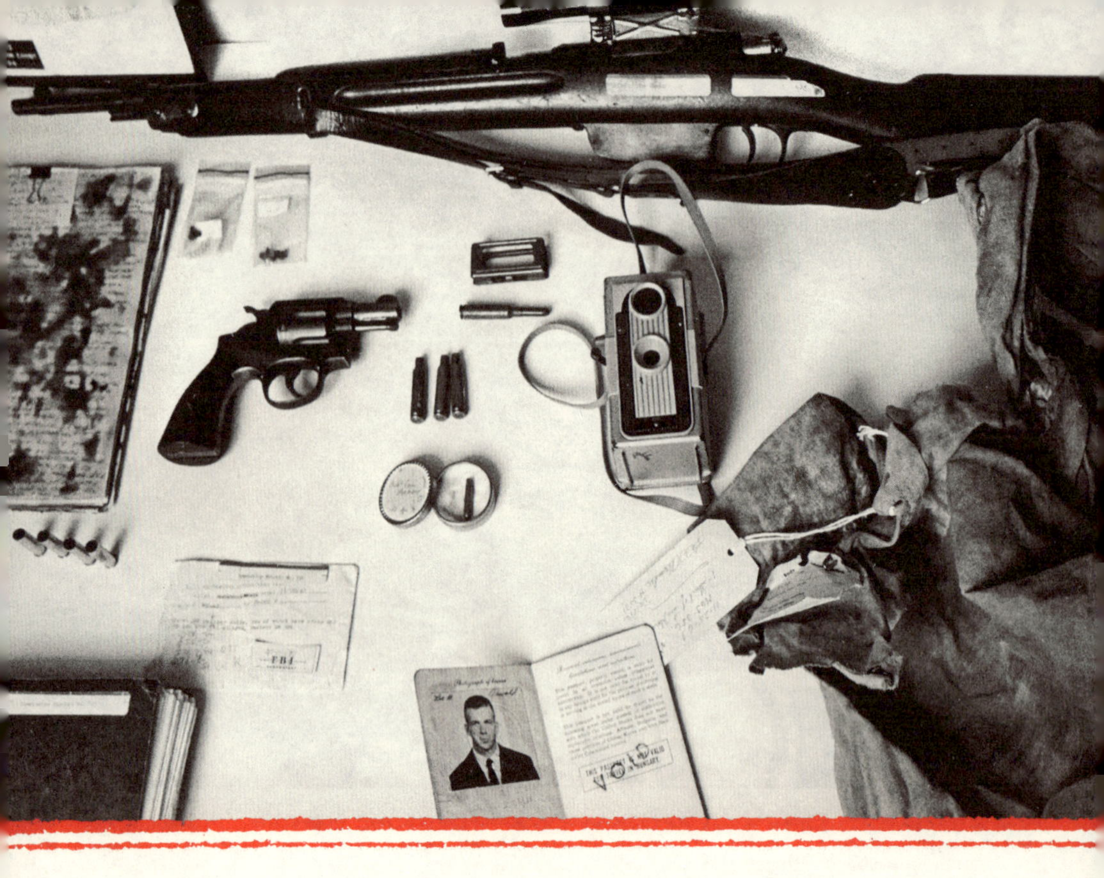

mencionou a ferida na parte de trás do corpo como se fosse um ferimento de entrada de tiro. Por isso, durante os primeiros dias e horas após o assassinato, a mídia declarou que, entre os projéteis que haviam atingido o presidente, ao menos um dos tiros teria sido disparado pela frente. Essa percepção, obviamente, estava em plena contradição com as razões dadas para a prisão de Lee Harvey Oswald. O rapaz fora apreendido menos de uma hora e meia após o atentado, sendo prontamente identificado como o único atirador, apesar de ter disparado os tiros a partir de uma posição *atrás* do presidente.

Portanto, as notícias sobre a morte do presidente traziam informações que contradiziam o relatório de autópsia, o que criou uma impressão de ter ocorrido uma operação para esconder a verdade do público. Humes só ligou para Perry na manhã seguinte, e só então ficou sabendo sobre a ferida de bala na tranqueia. Para Humes, essa informação se tornou a peça final do quebra-cabeças: tanto o ferimento nas costas, logo abaixo do pescoço, quanto o hematoma que ele encontrara na cavidade torácica do presidente, na parte de cima do pulmão direito, e também o buraco na traqueotomia realizada por Perry estavam todos alinhados e eram consistentes com um tiro disparado nas costas da vítima. Ou seja, aquilo significava que o presidente fora morto em decorrência de dois tiros, disparados a partir de uma posição atrás dele. Mesmo assim, muitas pessoas continuam dando mais importância para o relato espontâneo do jovem e heroico cirurgião, que vira os ferimentos no corpo do presidente enquanto este ainda estava vivo, do que ao relatório resultante da autópsia secreta realizada no meio da noite, em um hospital militar.

A explicação sobre os ferimentos de bala em Kennedy pode ser encontrada em uma filmagem amadora capturada por Abraham Zapruder. Graças a sua secretária, Zapruder fez uma filmagem da carreata com a imagem estável e em foco — ou seja, Zapruder terminou registrando todo o atentado contra o presidente. Zapruder subiu em um muro para ter uma visão melhor da passagem do presidente; como ele sofria de vertigem, sua secretária o ajudou a se apoiar, segurando as pernas dele enquanto filmava. A gravação, divulgada somente quinze anos após o atentado, mostra imagens que são familiares para todo mundo: fragmentos do crânio do presidente voando pelo ar, além do desespero de Jackie Kennedy, sua esposa e primeira-dama, que subiu no porta-malas do carro em movimento. O momento menos conhecido do filme ocorre cinco segundos antes do tiro fatal contra o crânio: ainda que seja difícil de notar, Kennedy subitamente faz uma careta e segura a sua garganta com as duas mãos. Enquanto todos ao redor do presidente estão sorrindo ou acenando alegremente, ninguém ao seu redor percebe seu movimento repentino ou sua mudança de expressão, quando o presidente parece estar sufocando.

Foi assim o ocorrido: o terrível ferimento na cabeça de Kennedy foi causado pelo terceiro tiro. O segundo tiro acertou o presidente por trás, atravessando sua traqueia na diagonal, logo abaixo de suas cordas vocais. Isso o impediu de pedir ajuda ou de gritar, por isso ninguém percebeu que ele estava sufocando. A bala que atravessou a traqueia de Kennedy saiu pela frente de seu pescoço e então acertou John Connally, o governador do Texas, que estava sentado bem na frente de Kennedy — a bala atingiu o peito, o pulso direito e a coxa esquerda de Connally. Em decorrência de sua trajetória aparentemente bizarra e surpreendente, esse disparo ficou conhecido como a "bala mágica", que é também descrita como a Evidência de Número 399 da Comissão Warren. No entanto, uma reconstrução baseada no filme feito por Zapruder mostra que a trajetória desse tiro não teria sido tão estranha quanto podia parecer. Antes do segundo tiro, houvera um primeiro disparo. Todavia, essa bala errara o alvo, atingindo um espectador chamado James Tague, que foi baleado na bochecha direita. O ruído do primeiro disparo motivou Connally a se virar no carro, com o intuito de pegar seu chapéu de caubói da marca Stetson, o que fez com que todos os ferimentos que ele e Kennedy sofreram se alinhassem em uma mesma trajetória. Essa linha poderia ser traçada até chegar a uma janela aberta no sexto andar de um prédio que, na época, chamava-se Texas School Book Depository (naquele momento, o prédio estava sendo utilizado para estocar livros escolares, além de outros materiais, sob o controle da Texas School Book Depository Company, que supria as escolas do estado do Texas). A pergunta se teria sido Lee Harvey Oswald ou não que se posicionara naquela janela para realizar os disparos continua sem resposta — Oswald negou ser o responsável pelo assassinato, sendo também baleado e morto dali a dois dias.

Em termos médicos, o que realmente aconteceu? Em decorrência dos dois ferimentos causados pelos tiros, a vida do presidente foi posta em risco de três maneiras diferentes. O disparo que o atingiu na cabeça deixou uma porção significativa de seu cérebro danificada. Não há como precisar a quantidade de massa cerebral que John F. Kennedy perdeu por causa desse tiro, ou mesmo qual região do cérebro foi afetada, pois seu cérebro desapareceu. No entanto, por pior que um ferimento cerebral seja, nem sempre se trata de um caso fatal. Um dano na parte direita do cérebro pode causar paralisia (hemiplegia), perda de sensibilidade (hemi-hipoestesia) ou déficit de atenção a estímulos (heminegligência) do lado esquerdo do corpo, ou até causar uma perda de visão do lado esquerdo do campo visual (hemianopsia). Esse tipo de trauma também pode causar mudanças de personalidade (desordem do lóbulo frontal), incapacidade de realizar operações matemáticas simples (acalculia), perda da capacidade de se apreciar música (amusia) ou perda de memória (amnésia). Além do mais, a capacidade de entender linguagem e de falar está localizada no hemisfério esquerdo do cérebro. Por outro lado, as zonas cerebrais responsáveis pelo controle da respiração e da consciência se encontram mais para trás, no tronco encefálico. Portanto, caso Kennedy sobrevivesse ao atentado, por mais que seu corpo provavelmente pudesse se manter vivo apesar dos efeitos causados pelos danos cerebrais, pode-se concluir que não restaria muito da pessoa que o presidente costumava ser.

Por si só, a seriedade da hemorragia também não era totalmente letal. Contanto que o coração seja capaz de manter a pressão sanguínea, a perda de sangue em grandes quantidades pode ser remediada por meio de transfusões de sangue e de fluidos. Considerando que seu pulso ainda podia ser detectado e seu corpo continuava se mexendo, ao chegar no hospital, Kennedy deveria estar com um nível de pressão sanguínea suficiente para mantê-lo vivo. A autópsia não revelou nenhuma outra hemorragia interna. Após o ocorrido, entretanto, é difícil calcular a possibilidade de se interromper o sangramento localizado na imensa ferida no cérebro.

Na verdade, o perigo mais imediato à vida de Kennedy era o ferimento em sua traqueia. O presidente ficou sem respirar por oito minutos, desde o instante em que a bala atravessou sua traqueia até o momento em que Carrico lhe aplicou um tubo de respiração. O termo médico para sufocamento se chama asfixia, que ocorre quando o sangue fica tempo demais com pouco oxigênio. A asfixia rapidamente causa danos ao cérebro e ao tronco encefálico, pois essas são as partes do corpo que sobrevivem por menos tempo sem oxigênio. A princípio, esses danos são reversíveis — fazendo apenas com que a vítima perca a consciência e desmaie. Todavia, a partir de certo ponto, os danos se tornam irreversíveis. Apesar da vítima não conseguir mais recuperar a consciência, ela continua respirando — um estado chamado coma. Por fim, conforme os danos se tornam fatais, os sistemas responsáveis pela manutenção localizados no tronco encefálico (os centros de regulação da consciência, da respiração e da pressão sanguínea) acabam por se desligar. Os estranhos espasmos que o corpo de Kennedy apresentava enquanto sufocava foram causados pela falta de oxigênio danificando a área no tronco encefálico responsável pelo funcionamento da respiração. A autópsia revelou que os pulmões não chegaram a entrar em colapso e que não havia grandes quantidades de sangue dentro ou ao redor dos pulmões. Ou seja, se um tubo de respiração fosse aplicado antes, ou se uma traqueotomia tivesse sido realizada, isso poderia ter salvado a vida do presidente. Hoje em dia, a indicação de não mover as vítimas desmaiadas antes da aplicação de um tubo de respiração se tornou um procedimento padrão. Como todo segundo é importante para tentar garantir a sobrevivência da vítima, o tubo de respiração é colocado no paciente pela própria equipe da ambulância de emergência.

Foi assim que o 35º presidente dos Estados Unidos faleceu: por causa de uma hemorragia tão severa e de uma asfixia em decorrência da traqueotomia ter sido realizada tarde demais. Nem mesmo uma sala cheia de médicos pôde salvá-lo. Por mais estranho que seja, George Washington, o primeiro presidente dos Estados Unidos, morreu da mesma maneira. Ainda que, no caso de Washington, a hemorragia tenha sido causada pelos próprios médicos, que também se recusaram a realizar uma traqueotomia, e acabaram por deixá-lo morrer sufocado.

O coronel Tobias Lear, secretário pessoal de Washington, testemunhou as últimas horas de vida do primeiro presidente norte-americano. Ele escreveu uma descrição detalhada desse momento histórico. Em 13 de dezembro de 1799, uma sexta-feira, Washington despertou com a garganta inflamada. No dia anterior, ele saíra para cavalgar na neve. O presidente estava rouco e tossia bastante. No entanto, apesar do clima frio de inverno, ele decidiu caminhar por sua plantação. Naquela noite, Washington perdeu o sono por causa da febre. Ele mal conseguia falar e começou a ter dificuldade para respirar. Sem conseguir engolir, Washington ficou cada vez mais nervoso. Ele chegou a tentar fazer um gargarejo com vinagre, mas quase se sufocou. Na manhã de sábado, apesar das reclamações firmes de sua esposa, Washington ordenou que o seu feitor lhe fizesse uma sangria. Após o procedimento, sentindo-se ainda pior, ele fez com que três médicos fossem convocados: James Craik, Gustavus Richard Brown e Elisha Cullen Dick. Os três realizaram os mais diversos procedimentos de sangria em Washington e extraíram quase 2,5 litros de sangue do presidente em menos de dezesseis horas! No fim, Washington ficou fraco a ponto de não conseguir mais se sentar com as costas eretas, uma posição fundamental para que um paciente consiga respirar de maneira adequada. Com a chegada da noite, a respiração de Washington piorou ainda mais. É muito provável que ele estivesse com uma infecção de garganta, o que deve ter feito com que sua epiglote inchasse a ponto de ameaçar bloquear a traqueia. A sensação de uma traqueia quase bloqueada faz com que o paciente sinta como se fosse sufocar a qualquer momento

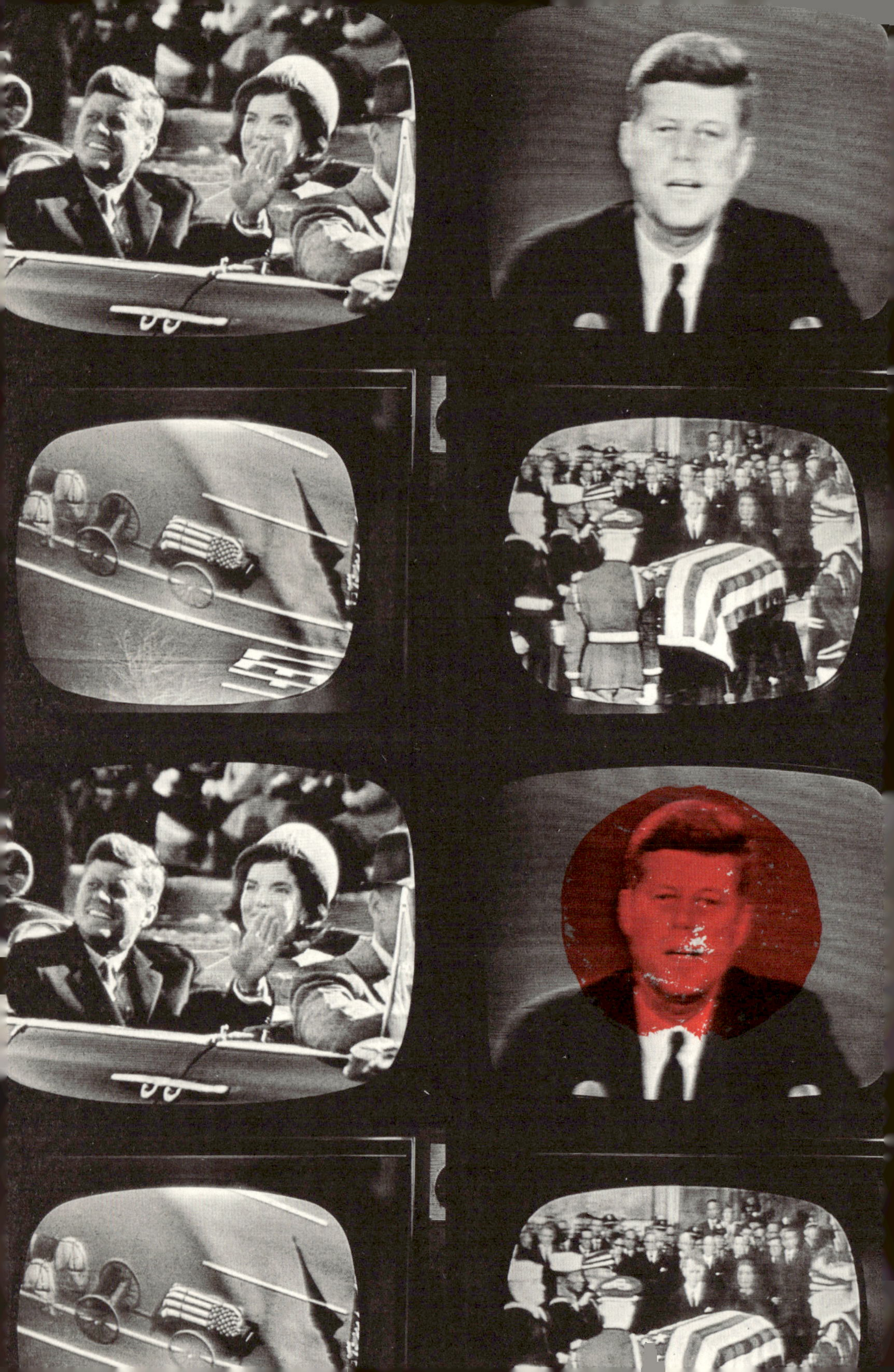

— geralmente, uma situação bem preocupante. No entanto, mesmo tendo perdido quase metade de seu sangue, mostrou-se relativamente calmo diante das circunstâncias. Com o intuito de salvar o presidente, o dr. Dick, o mais jovem entre os médicos presentes, queria fazer uma traqueotomia, mas Craik e Brown consideravam a cirurgia perigosa demais, recusando-se a permitir que o procedimento fosse realizado. Exausto em decorrência da anemia severa e do sufocamento causado pela infecção de garganta, Washington morreu às dez da noite. Ele tinha 68 anos de idade.

Hoje em dia, nem todo problema respiratório agudo precisa de uma traqueotomia para ser aliviado. No início do século XX, esse procedimento foi substituído pela intubação — ou seja, a introdução de um tubo de respiração pela boca e através da traqueia. Entre os aparatos emergenciais da medicina moderna, o tubo de respiração é um dos que mais salvam vidas. Trata-se de um tubo de plástico simples e descartável, feito de material flexível, com cerca de 1 centímetro de diâmetro e 30 centímetros de comprimento. Na ponta do tubo há um pequeno balão de ar; assim que o tubo é colocado na traqueia e posicionado pelo meio das cordas vocais, o balão de ar passa a ser pressionado. Esse processo cria uma vedação hermética entre os pulmões e a máquina de ventilação mecânica na qual o tubo é conectado. Esse método não é usado apenas para aliviar problemas respiratórios, mas também para fazer com que o paciente continue respirando durante os procedimentos operatórios realizados com anestesia geral. Atualmente, para todas as cirurgias de maior escala, a intubação eficaz se tornou um procedimento básico. Nos raros casos em que a intubação não se mostra eficaz e o paciente corre o risco de sufocar, a traqueotomia pode ser realizada como um último recurso.

Os eventos daquela sexta-feira, em 22 de novembro de 1963, passariam a assombrar Malcolm Perry pelo restante de sua vida. Àquela altura, quando esses incidentes dramáticos ocorreram, Perry era um cirurgião há apenas dois meses e acabara de passar por uns dias bem ocupados. Mas esse momento dramático de sua vida estava longe de acabar: logo depois de Kennedy, Perry foi convocado à sala de cirurgia para operar o governador Connaly. Dois dias depois, ele se encontraria novamente no mesmo lugar, desta vez com as mãos no abdômen de Lee Harvey Oswald, tentando interromper uma hemorragia arterial.

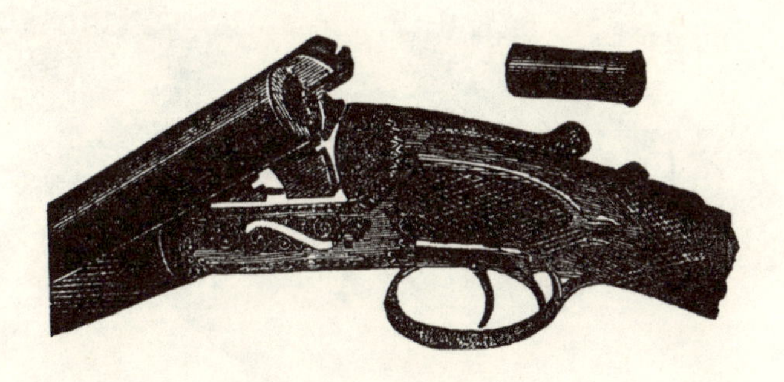

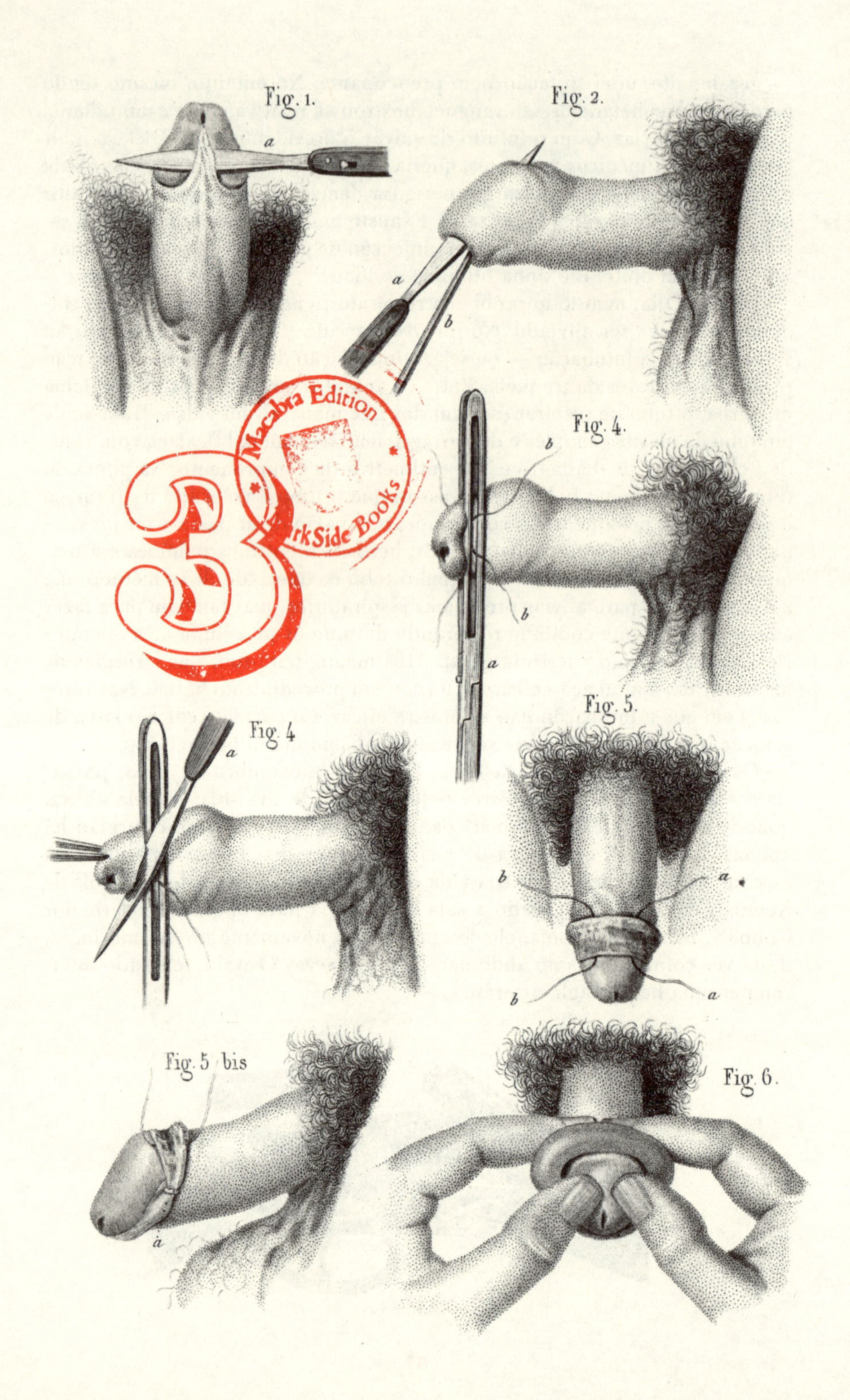
Fig. 1.
a
Fig. 2.
a
b
Fig. 4.
b
b
a
Fig. 4
a
Fig. 5.
b
a
b
a
Fig. 5 bis
a
Fig. 6.

MM

CICATRIZAÇÃO DE FERIDAS

O Prepúcio Real: Abraão e Luís XVI da França

As cirurgias evoluíram muito desde a época da Bíblia, mas não é sem lágrimas de dor nos olhos que as primeiras cirurgias de prepúcio são contadas. Com uma pedra na mão, Abraão conseguiu ajudar parte de seu povo. Mais adiante, porém, a circuncisão se tornou motivo para disputas políticas e até garantiu destaque na Revolução Francesa.

Um senhor idoso escuta uma voz que parece vir do nada. Ele decide pegar uma pedra e usá-la para acertar o próprio pênis para remover o prepúcio, aquela parte da pele que cobre a glande peniana. Depois, o senhor repete o mesmo procedimento em seus filhos e em pessoas que escravizou. As pessoas com pênis que passaram por isso devem ter achado a operação dolorida demais, considerando que pouco tempo depois foi decretado que era melhor realizar a circuncisão não mais em adultos, mas sim nos bebês do sexo masculino oito dias após o parto.

O senhor idoso se chamava Abraão. Essa história é narrada no capítulo 17 do Livro de Gênesis. A decisão de Abraão de se circuncisar pode ser explicada não apenas sob os pontos de vista histórico, sociológico, antropológico e teológico, mas também sob o prisma médico. Até aquele momento de sua vida, apesar de estar tentando há treze anos, Abraão não conseguira se tornar pai. No decorrer de todo esse capítulo do Gênesis, fica bem evidente o quanto Abraão e Sara (sua esposa) gostariam de ter filhos, apesar de ambos terem uma idade avançada. Mas o casal não conseguia. Será que o prepúcio de Abraão tinha algo a ver com isso?

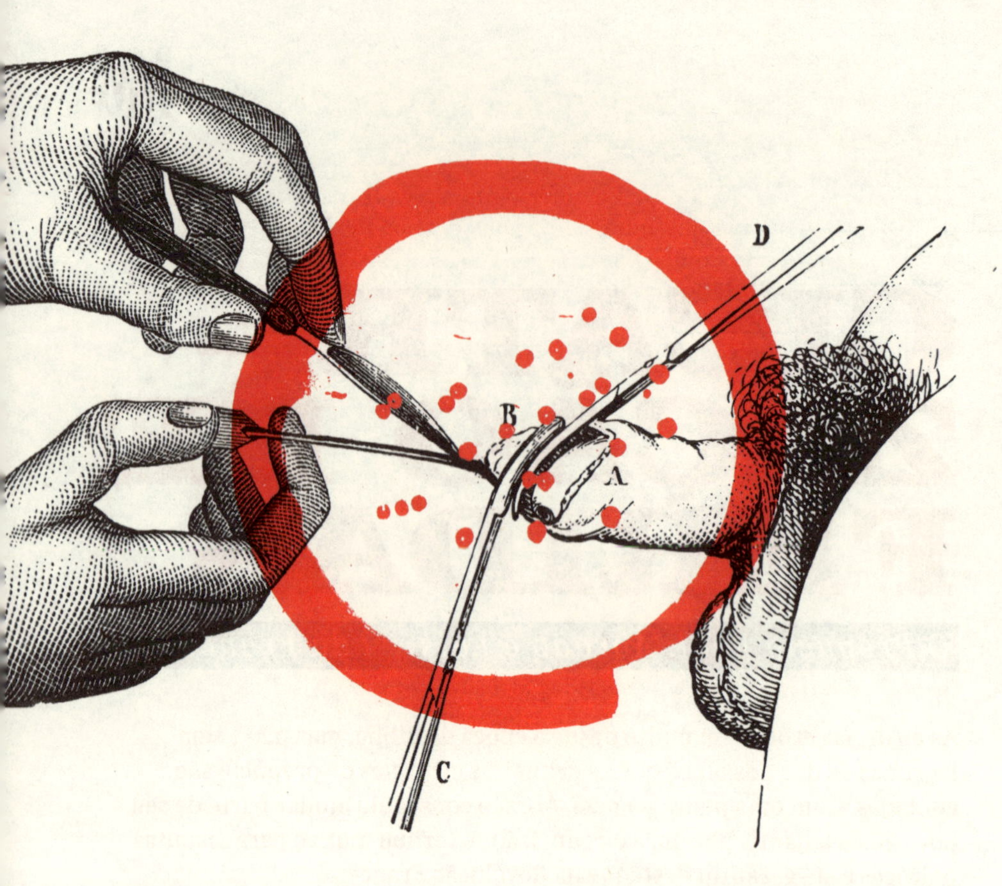

Existe uma doença que pode tornar a prática do sexo bem dolorosa para as pessoas que têm um pênis: a fimose, uma constrição do prepúcio causada por uma infecção crônica entre o prepúcio e a glande peniana. O povo de Abraão morava no deserto, em algum ponto entre Ur e o Mar Mediterrâneo. Tratava-se de uma região bem seca, onde a poeira rapidamente encobria cada passo que eles davam. Além dos mantos que eles costumavam usar serem abertos embaixo, eles não costumavam usar nenhuma roupa debaixo dessas túnicas — ou seja, toda essa poeira ia parar em qualquer lugar de seus corpos. Além do mais, naquela época, eles não entendiam muita coisa sobre os princípios básicos de higiene. Em Gênesis, há vários trechos sobre pessoas se lavando com água, mas essas passagens se limitam a descrições de pés sendo lavados. A água era um bem escasso no deserto, além de ser importante para a manutenção do gado. Por consequência, não devia haver água o suficiente para que as pessoas tomassem banho diariamente. Portanto, não é uma surpresa que a tradição de circuncisar as pessoas que tinham pênis tenha prevalecido (e ainda prevaleça) entre os povos do deserto, não apenas na região da Ásia Central (incluindo o povo de Abraão citado acima, os judeus e os muçulmanos), mas também entre populações aborígenes na Austrália e diversos povos africanos.

A fimose se torna um problema mais perceptível quando a pessoa tem uma ereção, pois a glande fica obstruída e a pele do prepúcio pode se romper. Os movimentos associados às relações sexuais aumentam os sintomas, tornando cada vez mais difícil manter o ato e alcançar um final satisfatório. Se considerarmos que um dos maiores desejos de Abraão era fundar uma longa linhagem familiar, seria uma fimose o bastante para levá-lo ao desespero, a ponto de torná-lo suscetível à ideia de arrancar fora a causa mais lógica de seu problema — o seu prepúcio — atingindo-o com uma pedra? Afinal, situações similares a essa não teriam dado origem a todos os tipos de operações cirúrgicas que existem? Imagine se você estivesse cansado de sofrer com uma pústula ou um abscesso a ponto de começar a perder a vontade de viver, além da dor o impedir de dormir, você provavelmente também tentaria abrir a parte de seu corpo culpada por tanta aflição. Se a dor latejante e pulsante de um dente infeccionado se tornasse insuportável, você também tentaria arrancá-lo. E se o seu prepúcio estivesse atrapalhando suas tentativas de procriar, você também o arrancaria com uma pedra. De qualquer forma, pouco tempo após ter realizado a cirurgia em si mesmo, Abraão teve seu desejo realizado. Em Gênesis 21, Sara dá à luz um filho, Isaac.

Os eventos que tendem a suceder a realização de uma circuncisão são o tema de uma história bíblica que chega ao clímax em Gênesis 34, nos versículos 24 e 25. Neste ponto, estamos três gerações adiante de Abraão. Os filhos de Jacó prometem não agir em vingança pela profanação de sua irmã Diná, vítima de um homem chamado Siquém, do povo Heveu, sob a condição de que todos os homens heveus concordem em serem circuncidados. Os heveus, muito provavelmente em minoria, acabam concordando sem reclamar, para colocar um fim à questão. No entanto, eles cometem o terrível erro de serem todos circuncidados ao mesmo tempo. Essa decisão não foi nem um pouco inteligente e ilustra que os filhos de Jacó sabiam bem mais sobre o pós-operatório da circuncisão do que os heveus. Após toda operação, inclusive uma circuncisão, os mesmos sintomas aparecem.

Durante a cirurgia, as fibras nervosas da pele são diretamente estimuladas. Isso significa que a operação é imediatamente muito dolorida. Pouco depois, após o bisturi — ou a pedra — serem colocados de lado, a sensação inicial de dor quase desaparece. A partir daí, o corpo dá início ao processo de cicatrização. Durante a primeira fase, o dano causado nos tecidos é reparado por meio de uma inflamação local. A inflamação ocorre por meio de células especializadas, chamadas de macrófagos ("os grandes comedores"), que limpam os detritos. Cerca de três horas após a cirurgia, o tecido começa a inchar por causa da inflamação, fazendo o paciente sentir dor de novo, mas desta vez é uma dor um pouco menos aguda. A ferida incha um pouco, fica avermelhada e esquenta. Isso é tudo que acontece quando o paciente está em condições de higiene adequada. Após alguns dias, a inflamação desaparece, levando a dor consigo. Então, as células conhecidas como fibroblastos ("produtoras de fibra") são transportadas até a área da

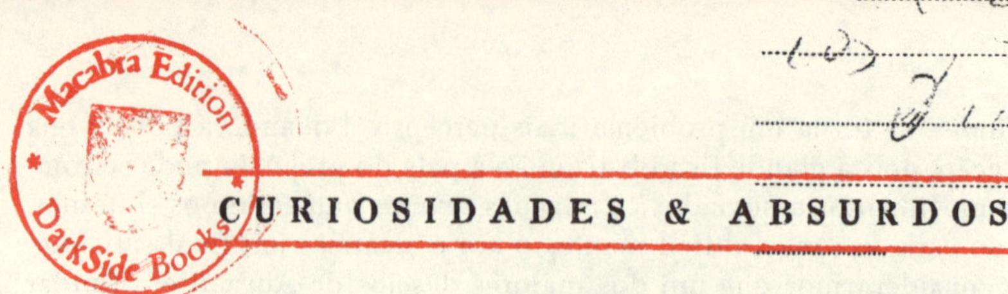

CURIOSIDADES & ABSURDOS

INFLAMAÇÃO

A inflamação é a reação do nosso corpo à entrada de algo que não deveria estar nele. Trata-se de uma reação diversa e complexa, realizada por uma variedade de tipos de células e que libera uma imensa quantidade de substâncias, cada uma com a função de causar a sua própria outra reação ou de sinalizar algo para outras células. Por ser um processo complexo, as reações inflamatórias assumem uma variedade de formas, dependendo da causa original da inflamação. Seja uma inflamação causada por um tornozelo torcido, uma dor de dente, um eczema, uma diarreia, aids, a tosse de alguém que fuma, verrugas, um ferimento infectado, um rim transplantado que está sendo rejeitado pelo organismo, uma rinite alérgica, uma glândula da tireoide que não está funcionando de forma adequada, a caspa, a febre tifoide, a asma, artérias entupidas ou mordidas de pernilongo, todas essas diversas formas de inflamação apresentam aspectos diferentes, sendo que cada uma tem os sintomas mais característicos. Os sintomas locais de uma inflamação são resumidos por cinco indicadores: *rubor* (vermelhidão), *calor* (ardor), *dolor* (dor), *tumor* (inchaço) e *functio laesa* (perda de função). Há dois tipos de células fundamentais para o surgimento da inflamação: os macrófagos (células grandes que são ativadas para limpar os restos de células danificadas) e os linfócitos (células pequenas capazes de identificar os componentes de substâncias estranhas ao organismo e fabricar anticorpos para defender o corpo delas). Uma alergia não passa de uma reação inflamatória que teve início devido à presença de uma substância estranha, mas que ficou maior do que o necessário. Chamamos de infecção quando um ataque ao organismo realizado por invasores (tais como um vírus, uma bactéria ou um parasita) resulta em uma inflamação. Caso as células inflamatórias passem a ver algumas partes do nosso próprio corpo como estranhas, o resultado disso é o surgimento de uma doença autoimune. Um exemplo disso é o reumatismo, no qual partes das articulações se tornam alvo de inflamações.

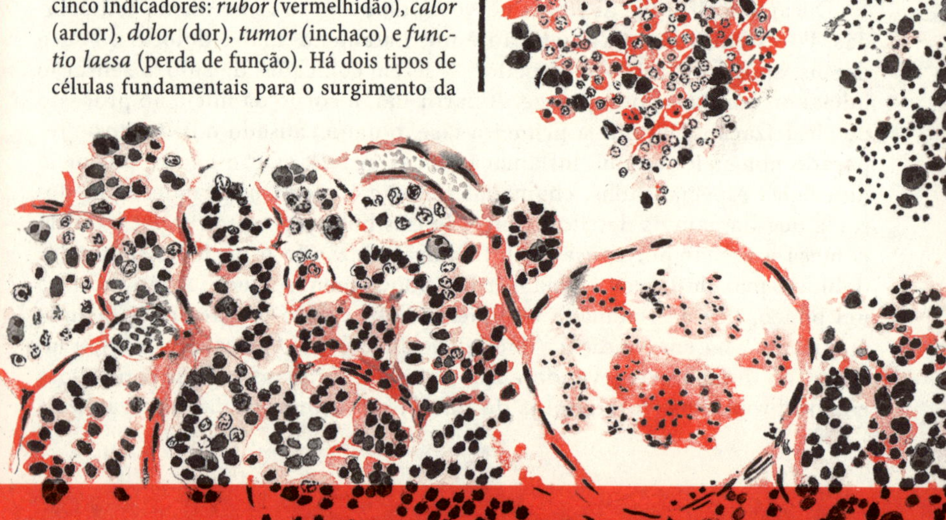

ferida, para iniciar a produção do tecido conjuntivo, que leva ao surgimento da cicatriz. Esse processo é chamado de cura por intenção primária (do latim *per primam*) e tende a durar de oito a catorze dias, dependendo da profundidade do ferimento.

No entanto, em condições menos higiênicas, tais como as descritas em Gênesis, as bactérias presentes na ferida se beneficiam dos tecidos danificados e passam a se multiplicar, atraindo uma segunda onda de células inflamatórias. As células brancas, ou leucócitos, tentam eliminar a bactéria. Isso leva ao surgimento de pus — uma espécie de sopa composta por bactérias nocivas, leucócitos mortos e tecido danificado. A ferida fica com um tom vermelho vivo, incha e esquenta. Em tais circunstâncias, após a primeira fase, quando a dor é leve e suportável, surge uma nova onda de dor insuportável que geralmente se inicia dois dias após a cirurgia. Nos tempos bíblicos, a soma dos dias após um determinado evento era feita de forma diferente, pois também se contava o dia em que o evento em si ocorreu. Por isso, quando a Bíblia fala sobre o terceiro dia após a circuncisão, isso significa para nós o segundo dia após a operação — da mesma forma como se descreve que Jesus Cristo retornou no terceiro dia, sendo que atualmente o Domingo de Páscoa é visto como o segundo dia após a Sexta-Feira da Paixão.

É por esse motivo que os heveus estavam sentindo tantas dores no terceiro dia após terem sido circuncidados. Dotados de uma visão cirúrgica do que estava por vir, Simeão e Levi, dois dos filhos de Jacó, já contavam com isso. Armados com suas espadas, eles invadiram a cidade em segredo e massacraram a sangue frio os pacientes incapacitados por causa das dores.

Mas o que acontece com os ferimentos infeccionados deixados por uma cirurgia quando o paciente sobrevive além do terceiro dia após a operação? Contanto que a ferida esteja aberta e não fique suja demais e o tecido não esteja danificado demais, o corpo é capaz de lutar contra a infecção. O pus passa a escorrer do ferimento, expelindo as bactérias do tecido saudável e permitindo que a ferida se cure. Por isso, como as infecções costumavam ser inevitáveis até meados do século XIX, as feridas cirúrgicas eram deixadas para cicatrizar abertas. Tal procedimento é conhecido como cura por segunda intenção (*per secundam*). Pouco a pouco, o ferimento é preenchido por um tecido de granulação e a pele cresce a partir das bordas do corte, até cobrir a ferida e fechá-la completamente. Esse processo de cura por segunda intenção pode demorar de algumas semanas a diversos meses, dependendo do tamanho do ferimento.

De qualquer forma, a partir desses relatos bíblicos, podemos concluir que a circuncisão — ao menos para pessoas adultas que passam pela cirurgia em situações pouco higiênicas — é uma experiência bem dolorida. Vários séculos depois, não é nenhuma surpresa que o chefe de relações públicas de uma nova religião tenha se esforçado tanto para remover a circuncisão da lista de requerimentos para que homens pudessem se unir ao grupo. Caso São Paulo não tivesse colocado esse assunto como uma prioridade em sua pauta, o Cristianismo talvez nunca tivesse crescido além de um pequeno grupo dissidente do Judaísmo. Entre os romanos e os gregos, nenhum homem adulto com pênis concordaria com a possibilidade de passar por uma circuncisão. No século II d.C., o imperador romano Adriano — o mesmo que ordenou que se construísse uma muralha na Grã-Bretanha em seu nome — proibiu a prática da circuncisão. Esse decreto causou duas reações, tanto em termos políticos quanto cirúrgicos: uma delas era progressista, a outra era reacionária.

Até ali, a circuncisão se tratava da remoção apenas da parte do prepúcio que poderia ser puxada para além da glande peniana. Tal prática era conhecida como o método *mashuk*. Parcialmente em resposta ao decreto de Adriano, Simão Barcoquebas (ou Bar Kochba ou Bar Kosiva) liderou a terceira rebelião judaica contra os invasores romanos, passando então a propagar, como provocação, um novo método de circuncisão chamado de *periah*. Esse novo método era feito para possibilitar que o pênis circuncidado expusesse toda a glande peniana. Para isso, o restante do prepúcio era removido por meio de um corte ao redor da base da glande (vem daí o significado da palavra circuncidar, que significa "cortar ao redor"). Durante a revolta, muitos dos seguidores de Barcoquebas passaram por uma nova circuncisão. A partir daí, a circuncisão completa se tornou o método tradicional.

Assim como o ato de passar por uma nova circuncisão era uma declaração política, a operação cirúrgica reversa também estava disponível para aqueles com opiniões políticas menos fervorosas. Quem fosse circuncidado e não quisesse se unir à revolta judaica tinha a opção de restabelecer seu prepúcio ao estado original e permanecer como um cidadão obediente do Império Romano. Essa operação, conhecida como epipasmo, parece ter sido realizada com certa regularidade, tanto que o enciclopedista romano Celso chegou a descrevê-la em seu livro *De Medicina*, publicado no século I d.C. De acordo com Celso, esse era um método para reconstruir o prepúcio que, além de engenhoso, não causava muita dor.

Para realizar essa cirurgia, eram necessários apenas uma faca e um palito de dentes. Uma incisão era feita ao redor da base do pênis. Então, a pele era puxada para frente até cobrir toda a extensão do corpo do pênis como uma bainha, até que a ponta da pele pudesse ser puxada por sobre a glande peniana, possibilitando a formação de algo como um novo prepúcio. A pele ficava presa no lugar com auxílio do palito de madeira até que o corte circular ao redor da base cicatrizasse. Essa operação era bem engenhosa, pois a urina do paciente não entrava em contato com a ferida aberta — eis um excelente exemplo do uso da cura por intenção secundária em uma época em que a higiene dos pacientes era limitada.

Muitos séculos depois, a mesma região do planeta se tornou o berço de uma nova religião. Ainda que hoje em dia a circuncisão seja relacionada diretamente ao Islamismo, não há nenhuma menção ao procedimento no Corão e a cirurgia não é obrigatória para muçulmanos. A circuncisão se tornou uma questão de tradição. Entre os muçulmanos, o pensamento por trás da prática é o de que um pai quer que o seu filho tenha a mesma aparência dele.

Durante a Idade das Trevas, após a queda do Império Romano, a civilização ocidental perdeu seu rumo. Enquanto os filósofos da Antiguidade passavam o tempo contemplando acerca de questões nobres — por exemplo, qual seria a essência do ser ou a forma ideal do estado e sobre a ética —, os grandes pensadores medievais se preocupavam com os problemas do prepúcio. Se Jesus de fato subiu aos céus em sua forma física no Dia da Ascensão, o que teria acontecido com o prepúcio que lhe fora cortado ainda na infância? Seria verdade aquilo que o filósofo grego Leão Alácio afirmava, que esse pedaço do corpo de Cristo teria feito a jornada até o paraíso também, de forma independente?

Ainda que o Vaticano não tenha tomado nenhum partido acerca do assunto, antes mesmo que houvesse algo oficial escrito sobre o tema, alguns guias turísticos se aproveitaram da possibilidade de que o prepúcio sagrado de Cristo ainda estivesse perdido em algum lugar por aí. A afirmação de ser o detentor de uma relíquia sagrada costumava ser uma fonte de renda estável para certas cidades e vilas. Os peregrinos foram os primeiros turistas da Europa e, mesmo naquela época, o turismo logo se tornou um ramo bem lucrativo. A cidade de Colônia, na Alemanha, era onde residiam os túmulos dos três reis magos; Constantinopla, a atual Istambul na Turquia, era o lar da mão de João Batista; Tréveris, na Alemanha, tinha o Manto Sagrado de Jesus; em Bruges, na Bélgica, havia restos do sangue sagrado de Jesus; enquanto a cruz sagrada supostamente fora partida e estaria espalhada por diversos lugares, em vários pontos do continente europeu. Assim que uma pequena cidade na França chamada Charroux passou a alegar que seria a morada do prepúcio de Cristo, diversos outros lugares passaram a anunciar serem o local onde estaria guardado

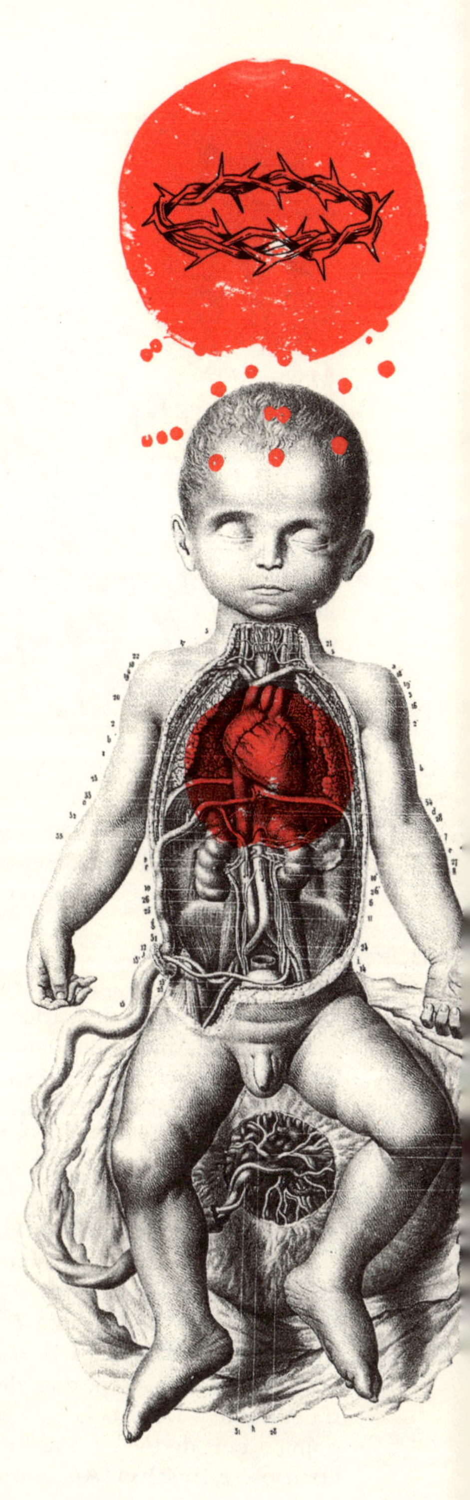

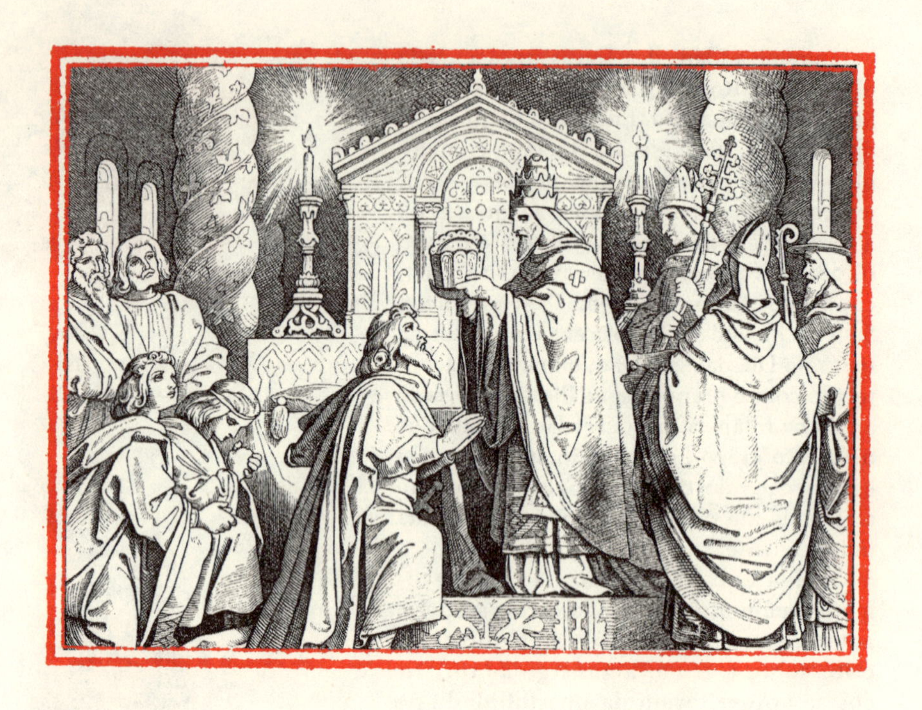

esse importante item. Entre essas supostas relíquias, o último prepúcio que se afirmava ter pertencido a Cristo foi roubado de uma pequena vila italiana chamada Calcata, no ano de 1983.

Segundo a lenda, a família real francesa descenderia diretamente de Jesus de Nazaré por meio de Carlos Magno e, por consequência, eles seriam descendentes de Abraão também. Isso significaria que o rei Luís XVI seria o último descendente de Cristo entre a realeza europeia. É possível afirmar que o prepúcio do rei Luís cumpriu um papel decisivo no surgimento da Revolução Francesa — um evento histórico que, como bem se sabe, lhe custou a vida. Também é bem provável que Luís XVI tivesse fimose.

Em 16 de maio de 1770, o jovem delfim da França, Luís Augusto, casou-se com a arquiduquesa austríaca, Maria Antonieta. Na época, os dois ainda eram crianças: ele estava com 15 anos de idade, ela com 14 anos. Na noite do casamento, ele caiu no sono cedo; na manhã seguinte, Luís Augusto saiu para caçar. Tanto seu avô, o rei Luís XV, quanto os nobres da corte real e os cidadãos da França ficaram preocupados com a vida amorosa do jovem Luís, pois parecia que ela não estava engrenando. Por mais que Maria Antonieta fosse bela e se mostrasse disposta, ela havia se casado com o único Luís de toda a dinastia francesa que não tinha um comportamento luxurioso e irascível. Aparentemente, Luís Augusto era um garoto apático e impotente, incapaz de avançar além da puberdade. Logo surgiram rumores de que o príncipe tinha problemas em seus genitais, o que terminava impedindo que ele praticasse atos sexuais. A partir de um determinado ponto, passou-se a especular abertamente se uma simples operação não seria o bastante para remover o obstáculo. Dois meses após o casamento de Luís, ele foi examinado pelo médico alemão dr. Pichault de La Martinière, que detalhou não ver motivos para a realização de uma cirurgia, por não ter encontrado nenhuma anormalidade.

Após dois anos sem que o jovem Luís cumprisse com suas obrigações matrimoniais, seu avô o convocou para que pudesse examinar pessoalmente os órgãos do príncipe. Luís explicou ao rei que o ato sexual lhe causava dor, deixando-o assustado demais para conseguir continuar. O rei pôde então confirmar aquilo de que já suspeitava anteriormente: o príncipe tinha um problema no pênis, mas não deu muitos detalhes para os outros sobre o assunto. O rei fez com que o neto fosse examinado pelo dr. Joseph-Marie-François de Lassone. Após a consulta do delfim, em 1773, o médico deu uma declaração oficial que negava as suspeitas anteriores, afirmando que os órgãos sexuais de Luís seriam saudáveis. A conclusão do médico foi que a impotência do príncipe seria resultado da ignorância e da inabilidade do jovem casal. A opinião pública, no entanto, continuou acreditando que Luís teria um prepúcio muito apertado, que reduzia seus desejos naturais.

Em 1774, o velho rei faleceu e o príncipe impotente se tornou o rei Luís XVI. Isso fez com que a questão se tornasse ainda mais urgente. A vida sexual inexistente do jovem casal real se tornou um assunto público, que era discutido e gerava fofocas tanto na corte quanto na cidade. A França foi tomada por versinhos, piadas e canções sobre a suposta fimose do rei. Em 15 de janeiro de 1776, Luís XVI finalmente se consultou com um cirurgião, Jacques-Louis Moreau, no hospital Hôtel-Dieu, em Paris. Mais tarde, Maria Antonieta escreveu à sua mãe que o médico acabou dando ao rei o mesmo conselho que os outros médicos já haviam dito: ele sugeriu que o problema iria se resolver por si próprio, sem a necessidade de uma cirurgia. Tudo que Luís deveria fazer era continuar tentando.

Moreau estava certo, tanto quanto seu colega Lassone estivera. Hoje em dia, sabe-se que os casos de fimose durante a juventude geralmente são curados de forma espontânea, em decorrência de ereções noturnas ou em função de atividades sexuais, tornando uma cirurgia necessária apenas em casos mais graves. Infelizmente, não dispomos de mais detalhes sobre o diagnóstico do médico do século XVI sobre o rei da França. No entanto, o fato de que o monarca foi até o hospital, em vez de ser atendido em sua própria casa, sugere que algo de sério devia estar acontecendo com o rei — ou seja, é muito provável que o prepúcio dele estivesse ao menos um pouco contraído. Ainda assim, ao que parece, Luís XVI não fez mais nada sobre o assunto.

No ano de 1777, o irmão de Maria Antonieta visitou a corte com a intenção de resolver o caso, trazendo consigo uma comitiva. Aparentemente, ele deu um bom sermão no cunhado e trouxe Lassone de volta à cena. Desta vez, entretanto, Lassone não deixou nenhum relatório oficial — mas o tratamento teve efeito. No início do mês de agosto daquele mesmo ano, poucas semanas depois do rei voltar a se consultar com Lassone, Luís e Maria Antonieta davam mostras públicas de felicidade conjugal. Ou seja, desta vez, o tratamento parece ter sido certeiro. O dr. Lassone foi chamado para dar uma confirmação oficial e, após sete anos de casados, o médico pôde comprovar que o casal consumara as núpcias — o encontro no leito real teria durado uma hora e quinze minutos. Maria Antonieta chegou a escrever para sua mãe, com o intuito de detalhar o intenso prazer que sentira. Ela engravidou no ano seguinte e, em 19 de dezembro de 1778, Maria Antonieta deu à luz uma filha, Maria Teresa.

A ideia de se comparar essa história com a de Abraão é tentadora. No entanto, não existe nenhuma evidência oficial de que Luís XVI tenha passado por qualquer cirurgia ou operação no prepúcio. Todavia, talvez não seja uma coincidência que o dr. Lassone fosse uma espécie de especialista no tratamento cirúrgico para a fimose. Lassone chegou a criar seu próprio método para realizar a operação, que ele só foi descrever anos depois, em 1786. Seu método era baseado em realizar a menor intervenção cirúrgica possível, por meio de uma série de riscos superficiais por toda a extensão do prepúcio — ao invés de abri-lo com uma incisão profunda —, o que possibilitava que o prepúcio fosse puxado para baixo da glande. Assim, após a recuperação, o prepúcio ficava praticamente intacto e não era deformado. Será possível que Lassone tenha realizado uma pequena operação em Luís XVI?

Como a população da França não recebeu nenhuma explicação detalhada — ou cirúrgica — sobre a repentina gravidez de Maria Antonieta, o povo passou a acreditar que ela cometera adultério. Depois, o casal real passaria a raramente dividir o leito matrimonial, e Maria Antonieta seria avistada com outros homens. Pouco tempo depois disso, a Revolução Francesa estourou, resultando na prisão de Luís XVI e da rainha. O que ocorreu com os dois, no ano de 1793, entrou para a história. O casal teve quatro filhos, dentre os quais apenas a mais velha, Maria Teresa, acabou sobrevivendo à Revolução.

De acordo com uma estimativa calculada pela Organização Mundial da Saúde, somente no ano de 2006, cerca de 665 milhões de pessoas passaram por cirurgias de circuncisão. Apesar do peso de um único prepúcio ser de apenas poucos gramas, essa estimativa significa que centenas de toneladas de prepúcios são removidos todos os anos. Calcula-se que cerca de 30% da população mundial atual tenha sido circuncidada. Sem sombras de dúvidas, isso faz da circuncisão a cirurgia mais realizada no mundo, tanto agora quanto no decorrer da história.

No passado, o prepúcio foi considerado anti-higiênico e isso não estava errado. Na língua árabe, a palavra para circuncisão significa "limpeza". Nos tempos modernos, no entanto, a remoção do prepúcio não traz mais nenhum benefício médico. Além do mais, apesar das condições higiênicas da atualidade tornarem as complicações de pós-operatório raras, ainda existe a possibilidade de ocorrerem hemorragias ou infecções, que podem ser fatais.

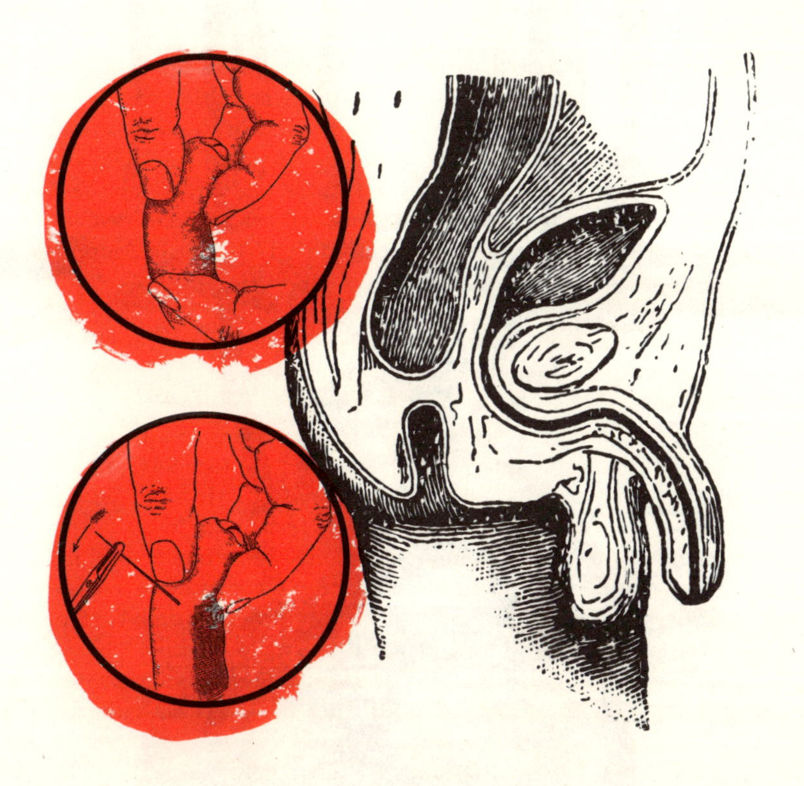

Do ponto de vista cirúrgico, é inaceitável que se realizem operações desnecessárias em crianças que são jovens demais para consentirem em terem o seu prepúcio removido para sempre.*

Para aqueles que estão sofrendo com um caso genuíno de fimose, como provavelmente aconteceu com Abraão e com Luís XVI, uma circuncisão completa não é totalmente necessária. No caso de crianças, o problema geralmente se resolve sozinho ou pode ser curado com a aplicação de uma pomada. Se ainda assim o caso não se resolver, é possível tratar a fimose com uma operação menos invasiva do que uma circuncisão. Para pessoas adultas, também existem diversos métodos que deixam a pele do prepúcio intacta, tal como ocorria com os pacientes tratados com a operação criada por Lassone.

* Vale lembrar que estamos falando aqui do ponto de vista médico, e esse não é o único a ser considerado. Também existem motivos culturais, religiosos e históricos para a realização da circuncisão completa, sendo esses aspectos também genuínos. [Nota da Tradução, daqui em diante NT]

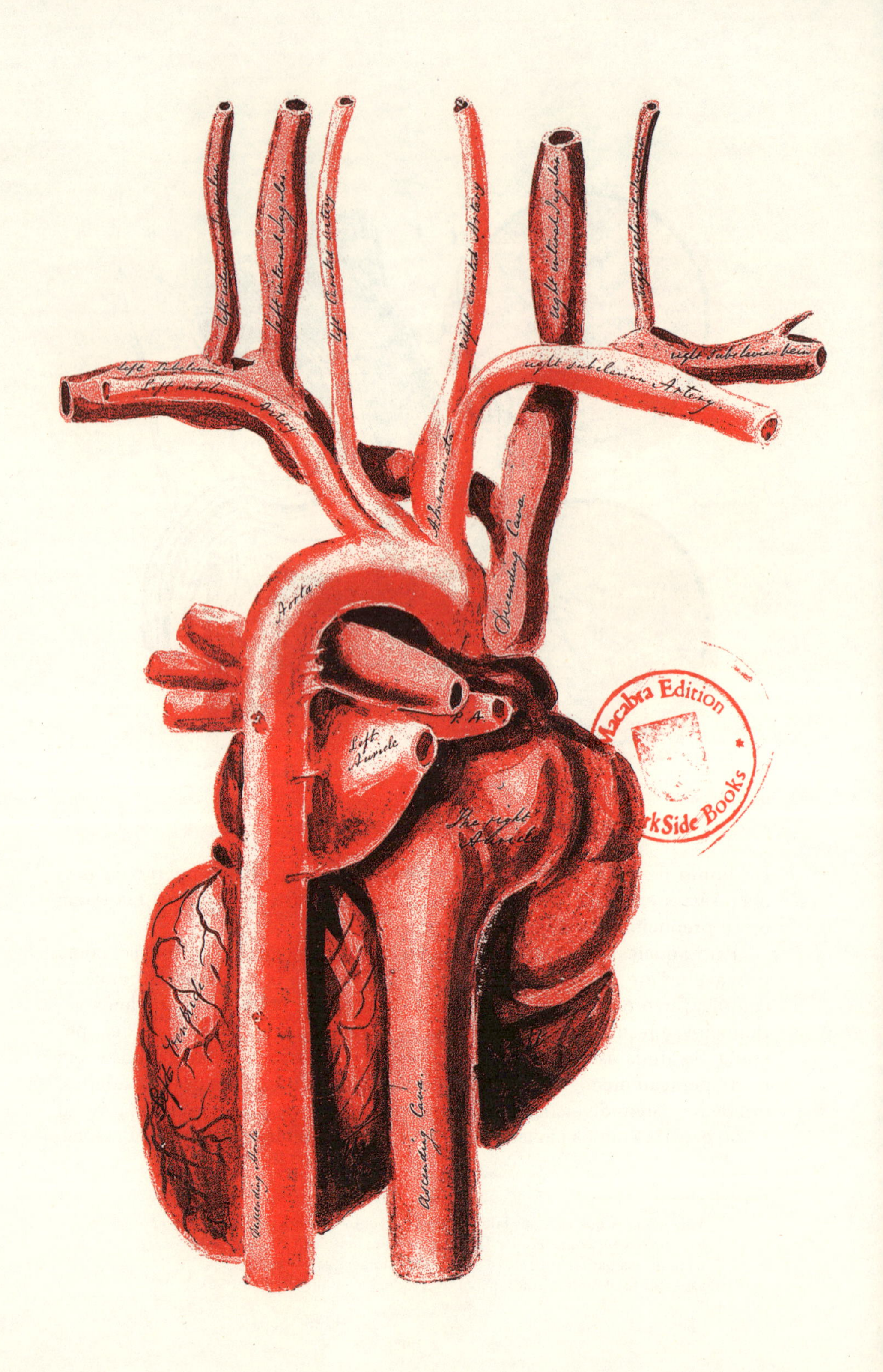
Aorta
Left Auricle
R.A.
The right Auricle
Ascending Cava
Descending Cava
Left subclavian Artery
right subclavian Artery
Macabra Edition

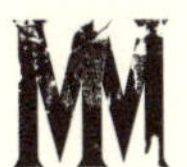

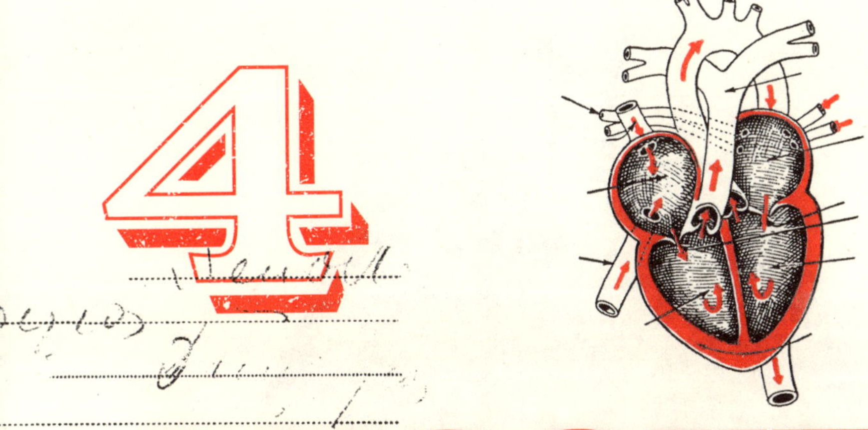

4 CHOQUE

A Dama e o Anarquista: Sissi, a Imperatriz

Quando a imperatriz austríaca Elisabeth "Sissi" foi ferida pelo anarquista Luigi Lucheni, ela mal percebeu o que havia acontecido. Depois de seu primeiro desmaio, todos notaram que algo estava errado. Mesmo com um ferimento razoavelmente pequeno, Sissi passou por um choque que logo a levou à morte.

Para a medicina, o termo "choque" significa uma insuficiência do sistema circulatório. O suprimento constante de sangue é essencial para todos os órgãos do nosso corpo. Para que isso ocorra, é necessário que a pressão sanguínea se mantenha acima de um determinado nível. O choque acontece quando nossa pressão sanguínea cai tanto que nossos órgãos não recebem oxigênio o bastante, gerando consequências catastróficas.

Cada órgão tem um limite específico de tempo durante o qual permanece funcionando sem ser abastecido de sangue. O cérebro e os rins são os primeiros órgãos a entrarem em falência. Logo depois, é a vez dos intestinos, do pulmão, do fígado e do coração. Portanto, um estado de choque que dure muito tempo leva à síndrome de falência múltipla de órgãos (SFMO). Para se compreender os mecanismos do choque, inicialmente é necessário entender que as paredes de nossas artérias são dotadas de pequenos músculos, que permitem aos vasos sanguíneos se dilatarem ou se contrairem. Medicamente, a dilatação dos vasos sanguíneos é conhecida como vasodilatação, enquanto a contração dos vasos é chamada de vasoconstrição. Essa é uma das maneiras por meio das quais nosso

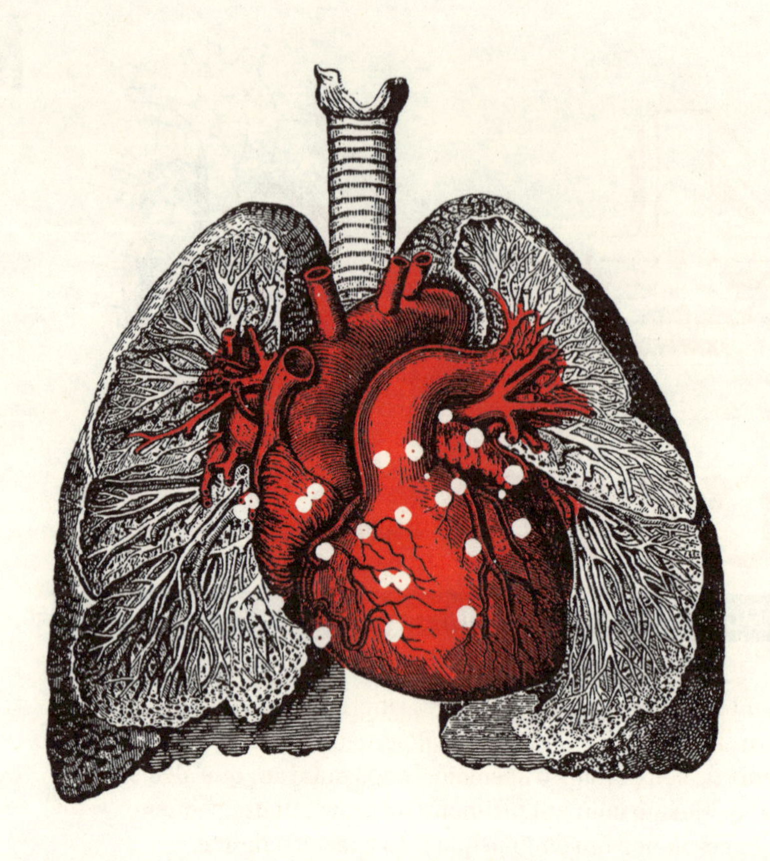

corpo regula a pressão arterial. Outra maneira é o próprio funcionamento do coração, que pode afetar a pressão sanguínea de acordo com o ritmo dos batimentos ou ao bombear o sangue com mais força.

O sistema circulatório é composto de três partes essenciais: o coração, o sangue e os vasos sanguíneos. Uma falha no sistema circulatório pode ser causada por qualquer uma dessas três partes, resultando em tipos diferentes de choque. O primeiro tipo é o choque cardiogênico (que significa "causado pelo coração"), que pode ocorrer em decorrência de um ataque cardíaco ou de uma válvula cardíaca que está funcionando mal, ou ainda em função de um ferimento no coração. O segundo tipo é o choque hipovolêmico (literalmente, "com pouco volume"), causado quando há pouco sangue sendo bombeado pelo sistema sanguíneo, como ocorre em casos de desidratação ou de hemorragia, por exemplo. Durante esses dois tipos de choque, os vasos sanguíneos se contraem (vasoconstrição) para manter a pressão sanguínea alta. Tal reflexo é acionado pelas terminações nervosas conectadas aos vasos sanguíneos e pela adrenalina liberada pelas glândulas suprarrenais. O terceiro tipo de choque (choque séptico), por sua vez, acontece quando os vasos sanguíneos se dilatam de maneira excessiva, em decorrência da presença de substâncias tóxicas que paralisem ou danifiquem as paredes dos vasos.

Isso faz com que a pressão sanguínea caia, interrompendo o funcionamento do mecanismo que regula a pressão do sangue, levando o fluido sanguíneo a vazar para os tecidos mais próximos aos vasos arteriais. As substâncias tóxicas que provocam um choque séptico tendem a ser provenientes de bactérias ou de tecidos mortos, tais como ocorre em casos de gangrena ou infecção generalizada (ou sepse), entre outros.

Uma cirurgia pode causar todos esses três tipos de choque. Caso o coração seja sobrecarregado, pode ocorrer um choque cardiogênico. Se houver uma hemorragia severa, a perda de sangue pode levar a um choque hipovolêmico. Um tecido danificado ou uma infecção podem causar um choque séptico. Em alguns casos, tais choques podem ser tratados por meios cirúrgicos, entre eles: interromper um grande sangramento, drenar o pus de uma infecção ou remover um tecido morto ou danificado. Neste capítulo, relataremos um caso excepcional de uma mulher que passou por um choque e infelizmente teve um final triste.

Em 10 de setembro de 1898, a imperatriz austríaca Elisabeth, popularmente conhecida como Sissi, foi atacada por um anarquista italiano chamado Luigi Lucheni. Lucheni enfiou uma pequeina lima com uma lâmina triangular no peito dela. Assim que realizou o ataque, no entanto, Lucheni viu Elisabeth arrumando o chapéu calmamente e seguindo seu caminho — o que deve ter sido um resultado inesperado. Foi só depois, ao ser preso por dois policiais que o acusaram de assassinato, que Lucheni percebeu que havia sido bem-sucedido em seu atentado, apesar de tudo.

Mais tarde, Lucheni testemunhou que sua principal motivação fora matar alguém da família real, não lhe importava quem fosse. Alguns dias antes do ataque, Lucheni lera nos jornais que sua vítima havia sido avistada por alguns paparazzi no Hotel Beau Rivage, à beira do Lago Léman. Por diversos motivos, a imperatriz foi uma espécie de Lady Di de sua época. Não só por causa de sua morte, que também foi resultado indireto do trabalho dos paparazzi, mas também porque Sissi, assim como Diana, fora uma princesa que se casara com um belo príncipe de um país importante, o que parecia um conto de fadas. Quando se casou, no ano de 1854, Sissi estava com 16 anos de idade, enquanto o imperador Franz Joseph tinha 23 anos. O matrimônio a transformou em imperatriz e rainha do poderoso império de Habsburgo, cuja extensão ia da Rússia a Milão, da Polônia à Turquia. Durante os anos 1950, a popularidade da bela imperatriz Elisabeth da Áustria atingiu um novo ápice, em decorrência do lançamento da série de filmes *Sissi*, na qual ela foi interpretada pela encantadora Romy Schneider. No entanto, ao contrário do que os filmes retrataram, a vida real de Sissi não teve nada de contos de fadas. Elisabeth sofria de um transtorno alimentar que hoje conhecemos como anorexia nervosa. Durante a juventude, Elisabeth chegou a pesar apenas 46 quilos. Além disso, durante toda a sua vida ela usou um espartilho apertado, com o objetivo de manter seu corpo em uma forma conhecida como cintura de vespa — a cintura de Elisabeth tinha menos de 50 centímetros de circunferência, o que equivale a um diâmetro de apenas 16 centímetros!

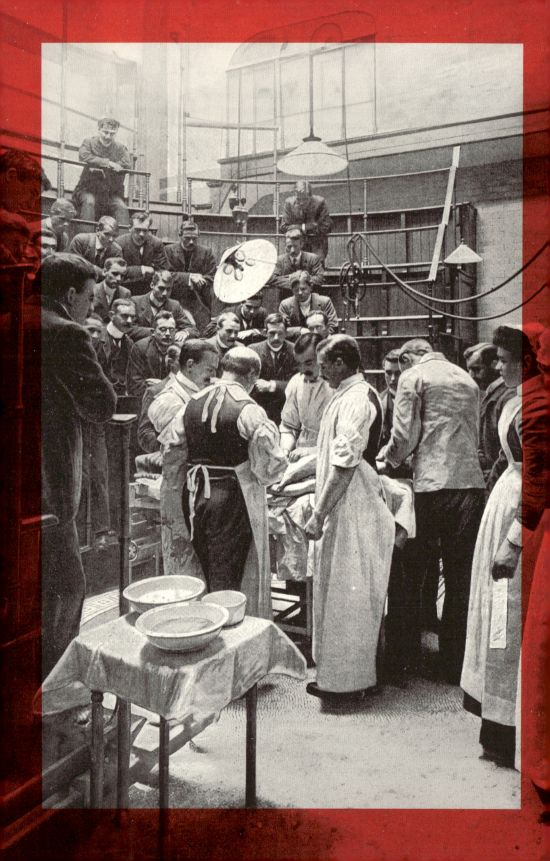

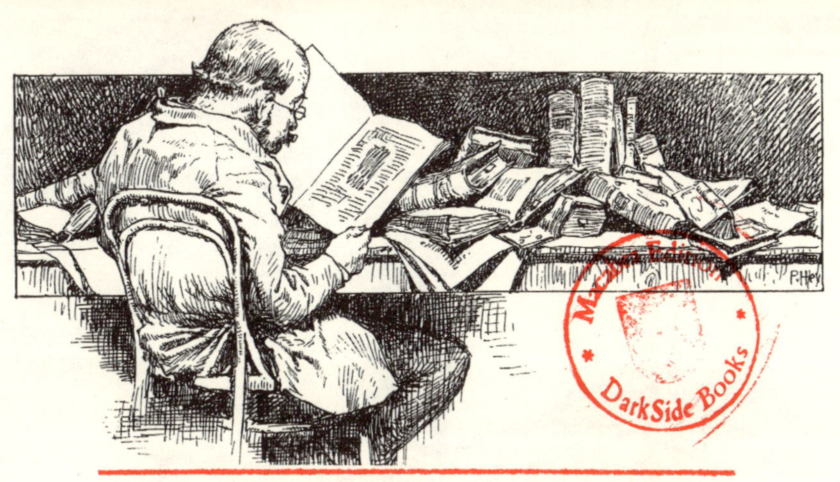

CURIOSIDADES & ABSURDOS

ESPECIALIZAÇÃO

Quando um médico diz para as pessoas que é um cirurgião, a primeira pergunta que surge geralmente é: "Qual é a sua especialidade?". Muitas pessoas não sabem, mas é possível ter a profissão de cirurgião geral. As especializações médicas podem ser divididas em especialidades medicinais (as profissões que não realizam incisões nos pacientes) — que incluem a medicina interna, pediatria, neurologia, psiquiatria e patologia — e especialidades cirúrgicas (as profissões que envolvem "abrir" os pacientes). No decorrer de vários séculos, os cirurgiões se dedicaram a trabalhar com todos os tipos de operações. Durante o século XX, no entanto, diversos ramos que costumavam fazer parte do trabalho de um cirurgião se tornaram áreas de especialização. Os ginecologistas realizam operações no sistema reprodutor das pessoas que têm útero; urologistas realizam cirurgias nos rins, no trato urinário e nos órgãos reprodutores das pessoas que têm pênis. Cirurgias plásticas, cirurgias de reconstrução, microcirurgias e cirurgias nas mãos são realizadas por cirurgiões plásticos. Os neurocirurgiões operam o cérebro, a espinha e os nervos. Os cirurgiões ortopédicos focam no sistema musculoesquelético, enquanto os especialistas em orelhas, nariz e boca não precisam de mais explicações. As demais especializações podem ser classificadas horizontalmente, por tema, ou verticalmente, por sistemas de órgãos. Horizontalmente, há a traumatologia (operações após acidentes), a cirurgia oncológica (cirurgias contra o câncer) e a cirurgia pediátrica (operações em crianças). Verticalmente, existe a cirurgia cardíaca (no coração), cirurgia torácica (nos pulmões), cirurgia vascular (nos vasos sanguíneos) e a cirurgia gastrointestinal ou abdominal (nos órgãos do abdômen). A especialização do cirurgião geral ainda engloba quatro desses componentes: traumatologia, cirurgia oncológica, torácica, gastrointestinal ou abdominal e vascular. Os ramos da cirurgia pediátrica e da cirurgia cardíaca são especializações distintas. Em alguns países, o câncer de mama não é tratado pelo cirurgião, mas sim pelo ginecologista, assim como a traumatologia fica por conta dos cirurgiões ortopedistas. Existem também algumas "superespecializações" dentro da cirurgia geral, incluindo as cirurgias de crânio e de pescoço, cirurgias de transplante e cirurgias bariátricas.

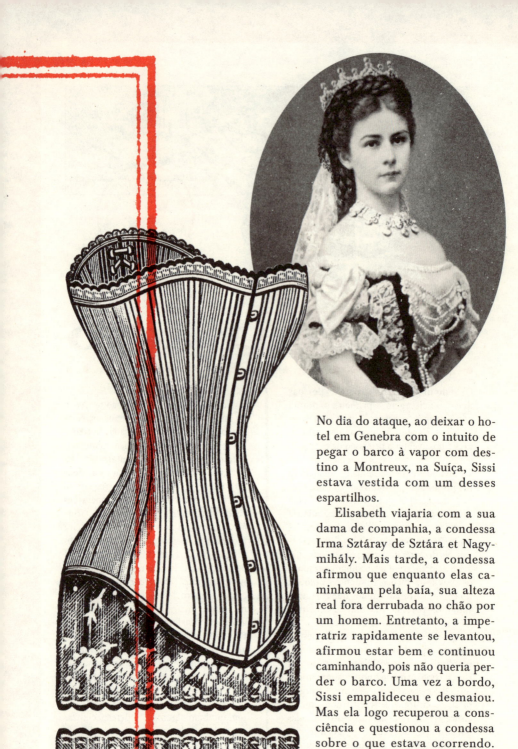

No dia do ataque, ao deixar o hotel em Genebra com o intuito de pegar o barco à vapor com destino a Montreux, na Suíça, Sissi estava vestida com um desses espartilhos.

Elisabeth viajaria com a sua dama de companhia, a condessa Irma Sztáray de Sztára et Nagymihály. Mais tarde, a condessa afirmou que enquanto elas caminhavam pela baía, sua alteza real fora derrubada no chão por um homem. Entretanto, a imperatriz rapidamente se levantou, afirmou estar bem e continuou caminhando, pois não queria perder o barco. Uma vez a bordo, Sissi empalideceu e desmaiou. Mas ela logo recuperou a consciência e questionou a condessa sobre o que estava ocorrendo. A essa altura, ainda que o barco já estivesse em águas abertas, o capitão foi ordenado a levar a embarcação de volta ao porto. Para aliviar o sofrimento da imperatriz, a dama de companhia soltou o espartilho de Elisabeth, o que fez com que Sissi desmaiasse novamente. Foi só aí que a condessa percebeu uma pequena mancha de sangue, do tamanho de uma moeda de prata, nas roupas de baixo da imperatriz — Elisabeth já estava morrendo. O barco foi ancorado. Os membros da tripulação rapidamente improvisaram uma maca feita de dois remos e se puseram a carregar Elisabeth de volta para o hotel. Todavia, é muito provável que Sissi já estivesse morta. No hotel, com o intuito de confirmar a morte da imperatriz, um médico abriu uma das artérias do braço dela. Nenhum sangue se esvaiu: Elisabeth estava morta. Eram 14h10.

Durante a autópsia, descobriu-se um ferimento de cerca de 8,5 centímetros de profundidade próximo à quarta costela, do lado esquerdo do corpo, cujo impacto atravessara o pulmão e toda a largura do coração, causando uma hemorragia interna. Como pôde uma pessoa com ferimentos cardíacos tão graves ainda assim ter chegado ao barco que zarparia para Montreux?

Nossos corpos dispõem de uma variedade de sistemas regulatórios e de reserva que entram em ação como uma primeira resposta às emergências. Antes de mais nada, Elisabeth ter sobrevivido por tanto tempo com um coração perfurado, sendo que ela estava com 60 anos de idade, é prova de uma condição de saúde relativamente boa. Sissi era uma mulher saudável — ela não estava acima do peso, crescera nas montanhas, nunca fumara e tivera por toda a vida o hábito de montar cavalos. Essa condição saudável explica como seus órgãos se mantiveram funcionando tão bem até o momento do ataque.

Obviamente, Elisabeth ficara preocupada ao sofrer o ataque. Além disso, ela também estava com medo de perder o barco. Esse estado de agitação estimulou uma parte do sistema nervoso, chamado de sistema nervoso simpático, que imediatamente deixou seu corpo em alerta. Seus batimentos cardíacos aumentaram, seus músculos receberam mais sangue e suas glândulas suprarrenais foram ativadas para liberar mais adrenalina na corrente sanguínea. O nome "suprarrenal" nasceu da localização dessas duas pequenas glândulas, acima ("supra" vem do latim *ad*, que também significa "sobre") de cada um dos rins (em latim, *ren*). Portanto, uma alta concentração de adrenalina fluiu por seu corpo, aumentando os efeitos do sistema nervoso simpático. Deve ter sido isso que fez com que Elisabeth tivesse energia o bastante para chegar até o barco a tempo da partida.

Sissi só foi desmaiar quando já estava a bordo. O primeiro órgão que sente os efeitos da baixa pressão sanguínea é aquele que mais precisa de oxigênio: o cérebro. É por isso que o desmaio, a perda de consciência, tende a ser o primeiro sinal do corpo quando está em choque. A queda na pressão sanguínea poderia ter sido causada pela perda de sangue no coração — em outras palavras, uma hemorragia que causasse um choque hipovolêmico —, mas isso não é o mais provável. Afinal, a hemorragia interna causada por estar com o coração perfurado deveria ter sido um quadro tão severo que

Elisabeth não teria sido capaz de caminhar por mais 100 metros. É de se concluir, portanto, que a perda de sangue deve ter sido interrompida por outro fator e que o choque também deve ter sido causado por outro motivo.

O organismo de Sissi criara um tamponamento cardíaco. A palavra tamponamento é derivada do francês *tamponner*, que significa "apertar" ou "fechar". Quando há um tamponamento cardíaco, o sangue proveniente de um ferimento no coração se acumula no pericárdio, que é a membrana dura que envolve (*peri*) o coração. Considerando que a lima usada por Lucheni para atacar Elisabeth era bem fina, o ferimento no pericárdio era muito pequeno, por isso o sangue não conseguiu passar por ele tão facilmente. Portanto, a princípio, a perda de sangue foi parcialmente limitada. No entanto, a hemorragia se acumulou no pericárdio, enquanto o coração tinha cada vez menos espaço para trabalhar e ficava submetido a uma pressão crescente. Desta forma, mesmo uma hemorragia que aparente causar só uma pequena perda de sangue também pode ter consequências sérias no funcionamento do coração.

Inicialmente, o choque foi causado pela pressão no coração e não pela perda de sangue. Um coração comprimido não consegue bater de forma adequada, por isso, o primeiro choque pelo qual Sissi passou foi um choque cardiogênico. A pressão sanguínea cai, como consequência do coração não estar funcionando plenamente. Essa baixa pressão sanguínea passa a ser percebida por diversas partes do organismo. Há sensores em ambos os lados das artérias no pescoço que registram quando a pressão do sangue cai e repassam essa informação para o tronco cerebral. É ali que o sistema nervoso simpático é ativado, fazendo com que os vasos sanguíneos se contraiam por toda a extensão do corpo, com o intuito de aumentar a pressão sanguínea. Os rins também percebem quando a pressão sanguínea cai, passando a reter as reservas de fluido do corpo. Caso pudéssemos perguntar como Elisabeth se sentia após o ataque, ela provavelmente teria nos dito que estava com muita sede.

A dama de companhia junto a Sissi relatou que a imperatriz ficara bastante pálida antes de falecer. É normal que a pele de tez branca apresente um tom rosado, causado pelo fluxo da corrente sanguínea. Caso a pele branca perca esse rosado e se torne pálida, isso pode ser um sintoma de anemia causada por uma hemorragia severa. No entanto, a contração dos vasos sanguíneos também resulta na diminuição do fluxo de sangue na pele, portanto, a palidez que acometeu a imperatriz quando ela desmaiou é consistente com o quadro de choque cardiogênico. Todavia, a contração dos vasos sanguíneos causada pelo medo também pode deixar uma pessoa pálida. Ou seja, a dama de companhia devia estar tão pálida quanto a imperatriz.

A presença de um tamponamento cardíaco diminui a atividade do coração de duas maneiras. O coração é um músculo oco, que se dilata para encher de sangue e se contrai para empurrar o sangue para fora. Quando há um tamponamento cardíaco, a musculatura cardíaca consegue empurrar o sangue para fora, mas não consegue se encher de sangue o suficiente, devido à pressão exercida pelo pericárdio. Por consequência, a cada batimento cardíaco, menos sangue é expelido. Ao mesmo tempo, outro fator ocorre: a força da musculatura do coração depende do quão preenchido de sangue o órgão consegue ficar, ou seja, a presença de um tamponamento cardíaco não só diminui a frequência dos batimentos cardíacos, mas também a sua força.

Elisabeth desmaiou no barco. Mesmo assim, pouco depois ela conseguiu despertar, vendo-se nos braços de sua dama de companhia. Isto aconteceu porque, ao perder a consciência, Elisabeth acabou se deitando na horizontal. Isso fez com que o fluxo sanguíneo não tivesse mais de lutar contra a gravidade, permitindo que o sangue que estava nas pernas chegasse em maior quantidade até o coração. Em função disso, o coração de Sissi pôde se encher novamente de sangue, bombeando também mais sangue para o restante do corpo — e com mais força também. Assim, vários minutos se passaram. Durante esse tempo, é de se presumir, um volume grande de sangue conseguiu atravessar o pequeno buraco no pericárdio e alcançar a cavidade torácica. Mais tarde, isso foi confirmado pela autópsia realizada no corpo de Elisabeth. Mas então, como foi possível que Sissi permanecesse viva por tanto tempo, a ponto de ser capaz de falar com sua dama de companhia?

A provável resposta para esse enigma médico é o espartilho de Elisabeth. Considerando a quantidade de pressão que o espartilho apertado fazia contra o seu abdômen e a sua pélvis, havia mais sangue na parte de cima de seu corpo do que o normal. Quando a dama de companhia soltou o espartilho, essa reserva de sangue pôde voltar a fluir por todo o corpo de Elisabeth, diminuindo a quantidade de sangue próxima ao seu coração.

Ou seja, após o espartilho ser aberto, o coração de Elisabeth não conseguiu mais se encher de sangue. Além disso, seu corpo não tinha mais nenhum mecanismo de emergência para ser ativado. Seus vasos sanguíneos já estavam tão contraídos quanto era possível, seu coração já tinha chegado ao máximo de sua capacidade — considerando a idade de Elisabeth, algo em torno de 160 batidas por minuto. Além disso, uma última catástrofe pode ter se abatido sobre ela: em função do choque, seu coração pode ter começado a receber uma quantidade insuficiente de oxigênio. Quando esse problema ocorre, a primeira parte do corpo a perceber é o circuito elétrico da musculatura do coração. Normalmente, esse circuito garante que os batimentos cardíacos se mantenham constantes e coordenados, para que o coração possa funcionar da melhor forma possível. No entanto, a falta de oxigênio pode ser fatal para esse circuito. Isso significa que o coração de Elisabeth pode ter entrado em fibrilação, contraindo de maneira caótica e sem nenhum resultado positivo, terminando então por causar sua morte.

Mesmo que Elisabeth tivesse ido do atentado direto até um hospital, em vez de entrar no barco, é muito improvável que os médicos fossem tentar operá-la. Apesar de ter falecido quatro anos antes do atentado contra Sissi, o professor Theodor Billroth, um cirurgião de renome mundial que chefiou a área médica da região de Viena por muitos anos, ainda era a maior referência da época no campo da cirurgia. Sua opinião contra as cirurgias cardíacas era bem firme. Mesmo sem dispor de muitas evidências para sustentar sua afirmação, esse professor deixara o mundo cirúrgico apavorado com sua tirânica ameaça: "Os cirurgiões que tentarem realizar uma operação no coração devem perder o respeito de seus colegas de profissão". Menos de dois anos após o falecimento de Billroth, um cirurgião chamado Ludwig Rehn ousou suturar um coração que fora perfurado — esta foi a primeira sutura dessa natureza da história. O paciente em questão, cujo coração fora perfurado por uma espada, conseguiu sobreviver à operação. Ainda assim, muitos anos se passariam antes que outros cirurgiões passassem a explorar o ramo das cirurgias cardíacas.

Hoje em dia, graças aos avanços fenomenais deste tipo de cirurgia, Elisabeth teria uma chance muito maior de sobreviver a uma perfuração no coração igual a que a matou. Atualmente, o Hospital Universitário de Genebra fica a apenas 2,5 quilômetros de distância do lugar onde Sissi sofreu o atentado, em Quai du Mont-Blanc. Isto significa que uma ambulância chegaria no lugar em menos de dez minutos. Mas, ainda assim, um final feliz para o caso dela dependeria da prontidão das pessoas no cais ou no porto para começarem a tratar imediatamente o choque em seu organismo. A dama de companhia podia ter realizado um procedimento de reanimação cardíaca tão logo Sissi tivesse desmaiado após seu espartilho ser aberto. Esse procedimento é baseado em um movimento rítmico que empurra o esterno para cima e para baixo, transformando o peito todo em uma espécie de bomba, e isso teria mantido a pressão sanguínea de Elisabeth em nível seguro. O ato de realizar uma sequência de RCP é cansativo, por isso, a expressão da dama de companhia logo ficaria de um tom vermelho vivo. Isso significa que outras pessoas precisariam ajudá-la, tomando seu lugar e continuando a realizar o RCP até a ambulância chegar. Assim que chegassem ao local, a equipe da ambulância se ocuparia de colocar um tubo de respiração pela traqueia da imperatriz e de inserir uma agulha em sua veia, com o intuito de suprir litros de fluido diretamente em suas veias sanguíneas — pois esse é o método mais eficaz de se tratar um choque. A equipe também aplicaria uma dose de adrenalina com uma agulha intravenosa, além de suprir oxigênio por meio do tubo de respiração, para então fazer com que a imperatriz pudesse ser transportada até o hospital. Enquanto isso, no hospital, uma equipe de cirurgia seria convocada e, já dentro da sala de cirurgia, uma máquina coração-pulmão seria preparada. Uma vez que a imperatriz estivesse na mesa de operação, seu esterno seria aberto verticalmente para conectar a entrada e a saída dos tubos da máquina coração-pulmão à caixa torácica. A máquina passaria então a cumprir os papéis de sustentar o bombeamento do sangue e a respiração, substituindo momentaneamente o coração e os pulmões. Os cirurgiões introduziriam água gelada dentro da cavidade pulmonar, com a intenção de interromper o coração e abaixar sua temperatura, para então dar início à cirurgia. No entanto, para alguém do ano de 1898, tudo isso que descrevemos soaria como uma realidade muito distante no futuro.

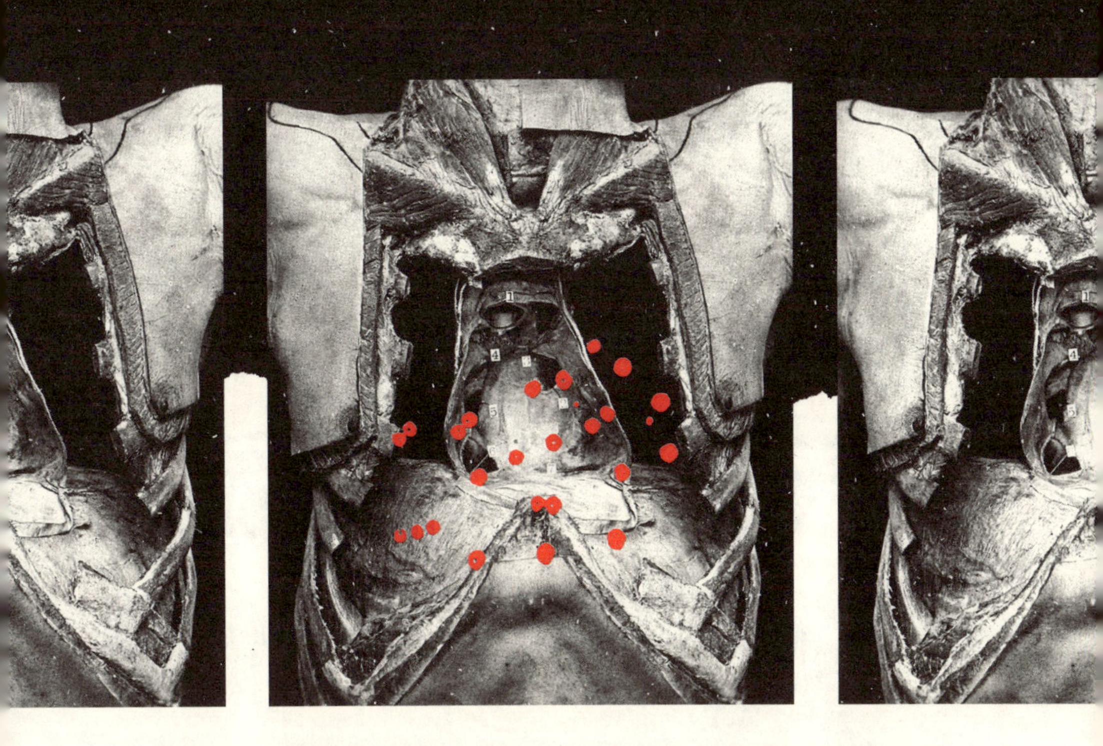

Sissi foi vítima de uma filosofia bizarra associada ao anarquismo, chamada de “propaganda pelo ato”. Ao menos nesse aspecto, ela estava em boa companhia: entre 1881 e 1913, uma série de figuras notórias foram assassinadas por anarquistas, incluindo o czar russo Alexandre II, o rei italiano Umberto I, o presidente francês Sadi Carnot, o rei grego Jorge I e o presidente norte-americano William McKinley. Luigi Lucheni foi condenado à prisão perpétua e cometeu suicídio em sua cela, no ano de 1910. Em nome da ciência, sua cabeça foi preservada. Foi somente no ano de 2000 que se chegou à conclusão de que manter a cabeça do rebelde Lucheni não trazia nenhum benefício científico, possibilitando que ela fosse enterrada no Cemitério Central de Viena, onde também jazem os restos mortais de Beethoven e de Billroth. Seguindo a tradição para os Habsburgo membros do império e da corte, o corpo de Sissi foi enterrado na Cripta Imperial (ou dos Capuchinos) de Viena. No entanto, em contraste ao que ocorreu com os outros membros da família de seu marido, Elisabeth não teve seus intestinos enterrados separadamente na cripta debaixo da Catedral de Santo Estêvão, nem teve seu perfurado coração colocado em uma taça de prata na igreja Agostiniana. Hoje em dia, a lima usada por Lucheni para cometer o atentado está em exposição no Museu Sissi, dentro do complexo do palácio Hofburg de Viena. O vestido com que Elisabeth estava vestida no dia do ataque — ainda com o buraco feito pela lima — está exposto no museu nacional de Budapeste. A exposição, no entanto, não inclui o espartilho que Sissi usava na ocasião.

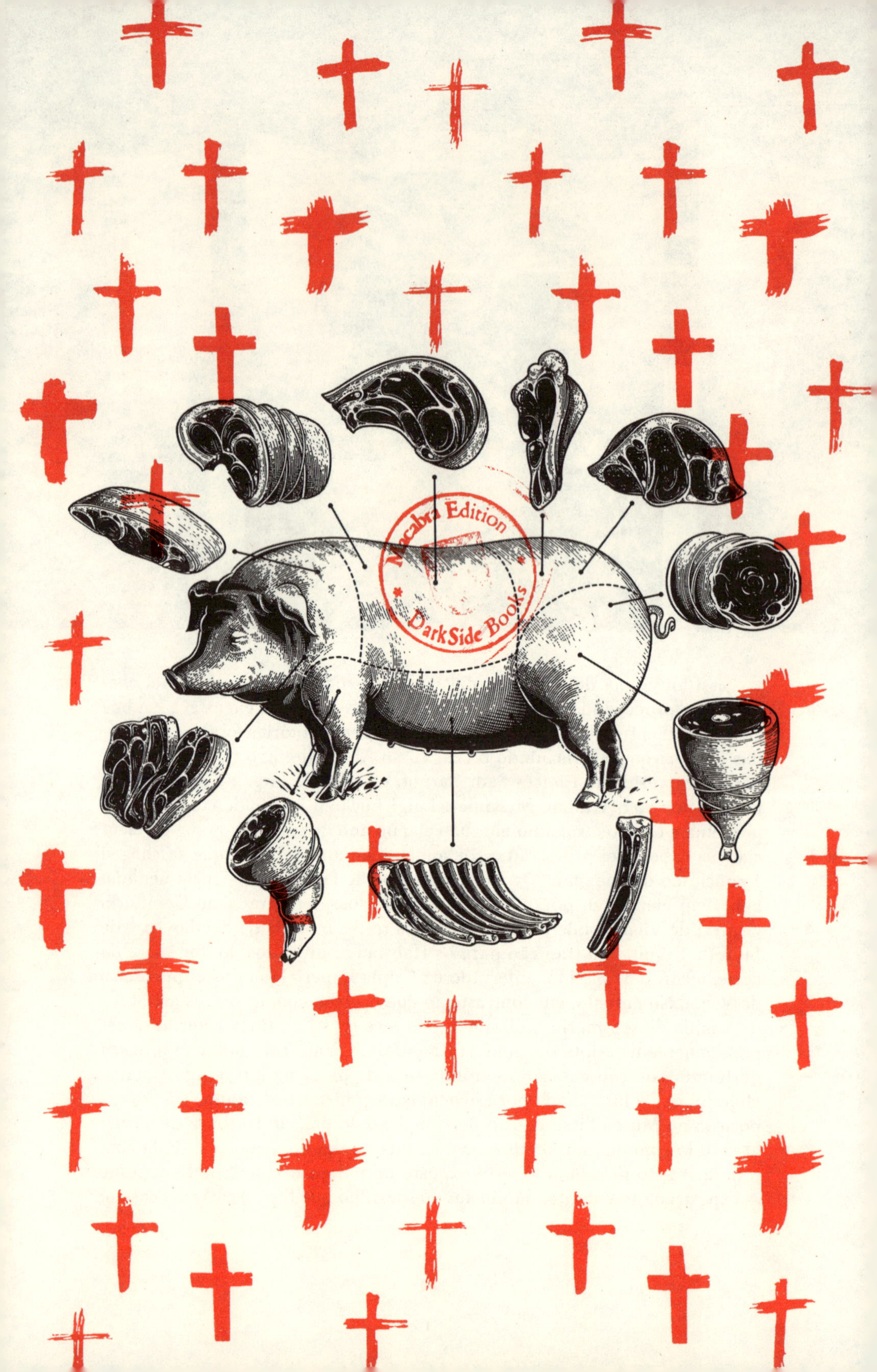
Macabra Edition
DarkSide Books

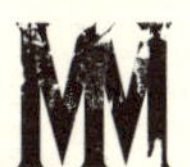

5 OBESIDADE

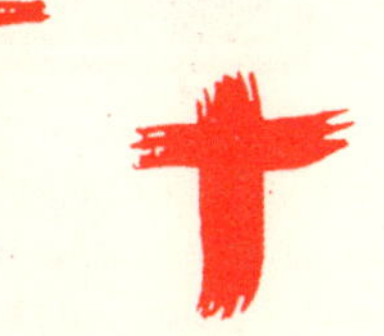

Papas da Igreja Católica: de Pedro a Francisco

Entre papas que morreram por malária, gangrena, cálculo biliar, e até mesmo o caso em que o teto de seus aposentos caiu sobre a cabeça de um deles, podemos dizer que, em termos bíblicos, a maioria dos papas morreu por seus pecados de gula, preguiça e ira. Em termos médicos, porém, essas mortes estavam mais ligadas à obesidade.

Partindo da longa lista de 305 papas e antipapas de toda a história da Igreja Católica, podemos traçar uma conclusão médica extraordinária. Se fizermos um recorte de cinco anos após eles terem sido ordenados, a taxa de sobrevivência entre eles é de apenas 54%. Um em cada cinco não sobrevive ao primeiro ano de papado. Portanto, ser eleito como papa costumava ser um prognóstico bem tenebroso, ainda que alguns deles fossem tão velhos ao serem ordenados que ninguém esperava que fossem viver por muito mais tempo. O papa Clemente XII, ordenado aos 79 anos de idade em 1730, foi o mais velho entre os papas até ali e mesmo assim permaneceu no cargo por dez anos. Em 1975, o papa Paulo VI quebrou o recorde do cardeal mais velho a ser ordenado papa, tendo sido eleito aos 80 anos de idade. Ao ser ordenado em 2005, o papa Bento XVI tinha apenas dois anos a menos do que essa idade recorde.

No passado, a malária prevaleceu como causa de morte entre os papas, pois era uma doença muito comum nos pântanos ao redor de Roma. Na época, a malária afetava os que não eram nativos da Itália e por isso não estavam acostumados com o clima local e os mosquitos que se beneficiavam dele.

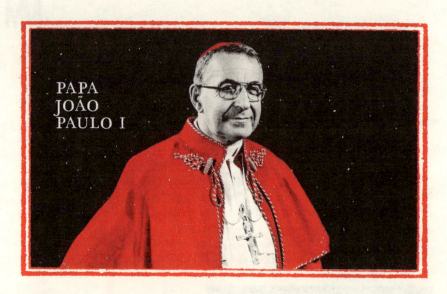

Não era incomum que a morte de um papa fosse escondida do público — e isso não ocorria apenas no passado distante. Em 1978, apenas 33 dias após sua ordenação, o papa João Paulo I faleceu aos 65 anos de idade, sendo que os detalhes de sua morte continuam cercados de mistério. Apesar de ser relativamente jovem para o cargo, certa manhã João Paulo I foi encontrado morto em seu leito. Após a morte, seu corpo não passou por uma autópsia. Isso fez com que o mercado financeiro da Itália e do Vaticano fossem tomados por rumores sobre o ocorrido. No decorrer da história, somente nove papas se mantiveram no pontificado por menos tempo do que João Paulo I. Em 708, o papa Sisínio permaneceu no cargo por apenas vinte dias, enquanto o papado de Teodoro II durou apenas três semanas, no ano de 897. Em 903, Leão V foi papa por apenas um mês; em 1241, o pontificado de Celestino IV durou 17 dias; em 1503, Pio III faleceu após 26 dias como papa; em 1555, Marcelo II foi papa por vinte dias; em 1590, o pontificado do papa Urbano VII durou doze dias; em 1605, o papa Leão XI faleceu 27 dias após ter sido ordenado. Bonifácio VI, um dos papas durante o conturbado século IX, faleceu apenas quinze dias depois de sua eleição, tendo morrido de um suposto "ataque de gota". No entanto, é possível que Bonifácio VI tenha sido envenenado pelo seu sucessor, o papa Estêvão VI. Estevão era tão maligno que chegou a exumar o cadáver do predecessor de Bonifácio só para fazê-lo passar por um julgamento, no ano de 896. Em 752, Estêvão II sequer chegou a ser ordenado, pois faleceu apenas três dias depois de sua eleição. O único cardeal inglês da história a ser ordenado como papa, Adriano IV, faleceu depois de cinco anos ocupando o cargo, ao sufocar com uma mosca em seu vinho, no ano de 1159. Seu xará, Adriano VI, nascido em Utrecht — o único papa holandês da história da Igreja Católica —, perdurou em Roma por doze meses, morrendo na capital italiana em 1523.

Do ponto de vista da medicina cirúrgica, vale a pena citar os históricos médicos de alguns dos papas. Em 1404, Bonifácio IX teria morrido em decorrência de cálculos que provavelmente estavam em sua vesícula biliar, sendo que ele adoeceu apenas dois dias antes de falecer. Alexandre VIII morreu em 1691, em decorrência dos efeitos de uma gangrena na perna. Pio VII, que teve o azar de ser o papa na mesma época de Napoleão Bonaparte, caiu em seu próprio quarto e fraturou o quadril, terminando por falecer 45 dias após o acidente. No final do século XX, Paulo VI passou por uma operação de próstata realizada em segredo em seu próprio apartamento, em Roma. Mais tarde, o equipamento adquirido especialmente para essa cirurgia foi doado para um hospital missionário localizado em um país em desenvolvimento. Em 2009, Bento XVI quebrou o pulso durante as férias, mas teve a sorte de a fratura poder ser tratada com uma tala de gesso comum no antebraço. Mais tarde, Bento também passou por duas cirurgias simples de implantação de marca-passo para corrigir uma arritmia cardíaca. Além disso, Jorge Bergoglio, o atual papa Francisco, passou por uma cirurgia de remoção do lóbulo superior direito do pulmão para tratar de bronquiectasia, uma condição que se caracteriza por dilatações dos brônquios nos tecidos pulmonares em decorrência da pneumonia. Na época da cirurgia, Francisco estava com 41 anos de idade.

Existiu até um papa que foi um médico cirurgião. Antes de ser ordenado em 1276, o papa João XXI trabalhou como professor de medicina em Portugal, seu país natal. É de se presumir que ele tenha sido um cirurgião bem ativo. No decorrer de seu papado, morando na Itália, João continuou a estudar filosofia e medicina. Chegou a escrever um livro sobre as ciências médicas e cirúrgicas que se tornou uma referência na época medieval, publicado com o dramático título de *Thesaurus Pauperum*, do latim "o baú de tesouro dos pobres". O livro era uma espécie de almanaque, cuja intenção era tornar as conquistas da área da saúde disponíveis para o público comum, para que pudessem gozar dos benefícios trazidos por elas (claro, contanto que soubessem ler). Até ali, por séculos, os médicos costumavam esconder seu conhecimento, por medo de que os seus pacientes deixassem de pagar pelos seus serviços. Mas talvez houvesse um outro motivo: o conhecimento dos médicos da época não era lá muito extenso. Por isso, lido hoje, o livro do papa João XXI se revela como uma imensa lista de remédios caseiros e de contos populares. Na obra, existem supostos tratamentos para todos os tipos de doenças, além de descrições sobre operações cirúrgicas e receitas para o preparo de remédios. O autor chega a descrever diversos métodos de contracepção, além de formas de abortar um feto. As pessoas que afirmam que os métodos de contracepção e o aborto são incompatíveis com a visão do Vaticano deveriam dar uma olhada no livro do papa João XXI.

No entanto, para se escrever um volume desses, era necessário fazer algo que era visto com suspeita naquela época: pesquisar e consultar diversos livros antigos. O papa João, como um genuíno professor da época medieval, deve ter estudado alquimia e experimentado com alambiques e astrolábios.

CIRURGIAS E OBESIDADE

A cirurgia bariátrica é o ramo da cirurgia gastrointestinal que é praticada em casos de obesidade. A palavra "bariátrica" veio do grego *baros* (peso) e *iater* (doutor). Trata-se de uma cirurgia funcional que pode ser realizada por meio de dois tipos diferentes de operação. Uma dessas operações reduz o tamanho do estômago para forçar o paciente a comer menos. Isso pode ser feito com um bypass gástrico, uma banda gástrica ou uma gastrectomia vertical. A segunda operação se trata de um bypass intestinal, que diminui o funcionamento dos intestinos, fazendo com que menos comida seja digerida. Existem também métodos que combinam esses dois tipos de cirurgias. O bypass gástrico, que é realizado desde 1969, é a operação com maior sucesso na redução do tamanho do estômago. Hoje sabemos que essas cirurgias são capazes de tratar outras condições além da obesidade. Elas também podem curar o diabetes de tipo 2, a apneia obstrutiva do sono (AOS), a hipertensão sanguínea e o colesterol alto. A obesidade é um fator de risco para todos os tipos de cirurgias — quanto mais acima do peso o paciente estiver, mais chances de complicações existem. Portanto, é esperado que mais complicações possam surgir durante uma cirurgia bariátrica do que em outros tipos de operações. No entanto, a bariátrica se tornou bem mais segura após o surgimento da cirurgia laparoscópica (a cirurgia de buraco de fechadura). A cirurgia bariátrica não é supérflua, a obesidade representa um perigo sério para a saúde dos pacientes e, até hoje, esse é o único tratamento contra a obesidade que mais dá chances para o paciente conseguir manter a perda de peso.

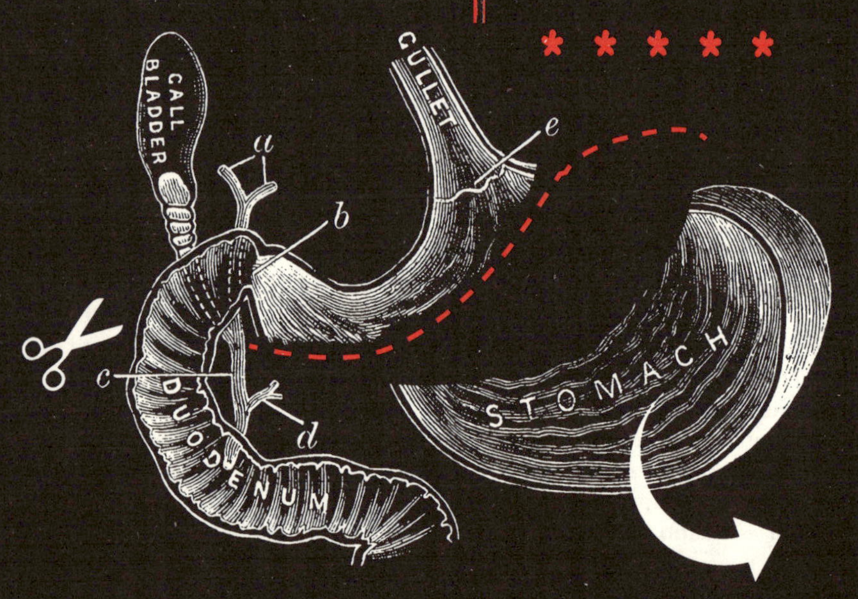

Ou seja, ele deve ter mexido com coisas que serviriam de justificativa para a suspeita de que ele não se comportava como um papa, ainda mais no século XIII. Logo surgiram rumores de que esse professor estranho — e estrangeiro! — seria, na verdade, um feiticeiro. De qualquer forma, na primavera de 1277, o papa João XXI terminaria punido de forma irrevogável por Deus, quando o teto de sua sala de trabalho despencou sobre sua cabeça. Deitado ali, enterrado debaixo dos destroços e das pilhas de manuscritos pesados, João supostamente conseguiu dizer: "Meu livro! Quem terminará a minha obra?". Mortalmente ferido, ele faleceu seis dias depois em decorrência dos ferimentos sofridos no acidente. Prontamente, os rumores se espalharam, dizendo que sua morte fora uma justa punição por ele estar mexendo com feitiçaria.

No decorrer dos séculos, a gula foi uma das fraquezas mais comuns entre os papas. Relata-se, por exemplo, que o papa Martinho IV, morto em 1285, teria falecido após se esbaldar com enguias do lago Bolsena, cultivadas com uma alimentação à base de leite. O papa Inocêncio VIII era bem gordo e costumava dormir o dia todo, além de não ser uma pessoa agradável com os outros. Inocêncio foi o papa que incitou a caça às bruxas, o que resultou na horrenda morte de milhares de mulheres inocentes queimadas vivas. A certo ponto, Inocêncio ficou tão obeso que ele não conseguia mais andar, passando a exigir ser alimentado por jovens mulheres, que eram forçadas a amamentá-lo. O médico que lhe aconselhou a passar por esse tratamento não deve ter tido muitas dificuldades de manter seu cargo diante da Santa Sé. Ainda que Inocêncio fosse uma pessoa terrível, por mais incompreensível que seja, houve a escolha de mantê-lo vivo por tanto tempo quanto fosse possível. Para esse fim, decidiu-se realizar transfusões de sangue. Três rapazes romanos receberam um ducado cada (uma moeda de ouro da época) para darem seu próprio sangue a Inocêncio. Mas de nada adiantou: tanto o papa quanto seus três doadores de sangue morreram. Conta-se que as moedas de ouro tiveram de ser retiradas à força dos punhos cerrados dos jovens mortos.

Não se sabe o quanto esse procedimento de transfusão de sangue se parece com o que conhecemos hoje. É possível que, enquanto os garotos sangravam até a morte, o papa tenha recebido o sangue deles para beber, até que o paciente viesse a falecer. No entanto, caso uma transfusão veia a veia tenha sido realizada, a morte dos quatro envolvidos também tem uma explicação simples. Afinal, demorou mais quatro séculos para Kalr Landsteiner descobrir a existência dos tipos sanguíneos, no ano de 1900. A possibilidade de que Inocêncio tivesse o tipo sanguíneo AB+ — o tipo receptor universal que o teria protegido de uma transfusão incorreta — é bem remota. Além disso, as chances de todos os três garotos terem o mesmo tipo sanguíneo, O- (o doador universal) é ainda mais remota. Para conseguir sobreviver a uma transfusão de sangue dos jovens, o papa precisaria dessa conjunção improvável de fatores.

Em termos religiosos, a soma da obesidade, o hábito de cair no sono durante o dia e um humor irascível representa uma combinação de três dos sete pecados capitais: *gula*, *acedia* (preguiça) e *ira* (raiva). Em termos médicos, entretanto, esses três sintomas são compatíveis com a apneia obstrutiva do sono (AOS) . A AOS é uma doença do sono que tende a ser causada pela obesidade. Durante a noite, a apneia faz com que a respiração do paciente seja repetidamente interrompida por curtos períodos de tempo, normalmente acompanhada de ronco. Em decorrência dessas interrupções do descanso noturno, quem tem apneia não consegue dormir profundamente o suficiente para entrar no estágio de sono REM. Isso os deixa sonolentos durante o dia, além de causar mau humor e um comportamento letárgico. Quem tem AOS também sente mais fome, o que só aumenta sua obesidade e piora os problemas de sono. Em 1837, Charles Dickens lançou um romance no qual havia um personagem que apresentava esses exatos sintomas, *As Aventuras do Sr. Pickwick*. Por isso, é comum encontrar a AOS sendo descrita como a síndrome de Pickwick.

Hoje em dia, a apneia é tratada com sucesso por meio do bypass gástrico, uma cirurgia de redução do tamanho do estômago que acaba quebrando o círculo de letargia, obesidade e insônia. No caso de Inocêncio VIII, essa cirurgia teria feito muita diferença — não só para ele mesmo, mas também para o mundo, já que a idade das trevas certamente se beneficiaria mais de um líder que fosse saudável, contente e eficaz. Caso Inocêncio realmente tenha sofrido com AOS, sua morte poderia ser considerada um genuíno erro médico. A apneia obstrutiva do sono pode levar o corpo a ter uma falta crônica de oxigênio, o que estimula a produção de células vermelhas do sangue. Esse quadro resulta em um nível bem alto de células vermelhas no sangue. Tal quadro é o inverso da anemia. Isso significaria que Inocêncio não deveria ter recebido uma transfusão, de forma alguma. Independentemente de qual seja a verdadeira causa da morte de Inocêncio, seu falecimento em 1492 representa um desfecho adequado para as trevas da Idade Média.

Ao contrário de Inocêncio VIII, seu neto, João de Lorenzo de Médici, senhor de Florença, representou um ponto alto inusitado da história do papado. Ao ser eleito para o pontificado com 37 anos de idade, João, cuja alcunha papal era papa Leão X, teria dito: “Se Deus nos deu o papado, aproveitemos”. No decorrer dos sete anos que ele foi papa, Leão realizou o feito de torrar cerca de 5 milhões de ducados (um valor equivalente a centenas de milhões de euros!). Tal quantia de dinheiro fora arrecadada de duas formas: comercializando indulgências para pobres pecadores e vendendo cargos eclesiásticos para pecadores que estivessem dispostos a pagar o preço. Toda essa grana foi gasta em orgias, festas, objetos de arte e em um opulento estilo de vida.

Assim como outras figuras notórias da época do Renascimento, Leão X era homossexual. Para marcar a circunstância de sua ordenação como papa com um nível de esplendor inédito até ali, Leão atravessou Roma em cima de um cavalo branco como a neve, mantendo uma expressão marcante. O cardeal Alfonso Petrucci, que tinha 26 anos de idade, teria sido amante de Leão. Aparentemente, no ano de 1516, ao se cansar de Alfonso, o papa

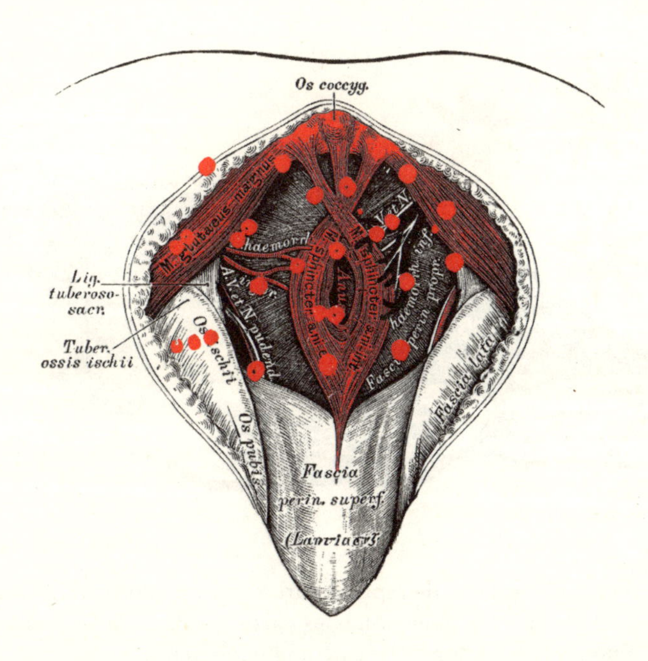

teria inventado uma história difícil de acreditar só para se livrar do jovem. Estava tudo certo para o papa passar por uma cirurgia no ânus, a ser realizada por um cirurgião chamado Vercelli. Leão então afirmou que Alfonso teria subornado o cirurgião, com o intuito de que este envenenasse seu ânus papal durante a operação — ao menos foi isso que o coitado do Vercelli confessou durante o interrogatório pelo qual passou na câmara de tortura. O médico terminou esquartejado, o que não passava de uma trivialidade para Leão. O cardeal Alfonso foi considerado culpado e condenado à morte. Para fechar o destino de seu antigo amante, o papa fez com que ele fosse estrangulado com um cordão de seda vermelha.

Não é nenhuma surpresa que o papa florentino tivesse uma opinião negativa sobre os cirurgiões. Naquela época, Florença era conhecida como uma espécie de berço da sodomia. Por muitos anos, os cirurgiões foram obrigados por lei a reportar os problemas de saúde relacionados aos ânus de seus pacientes para os magistrados da cidade, com o intuito de que os pacientes fossem processados.

Entre os papas, Júlio III foi um dos mais abertamente glutões. Durante seus últimos meses de vida, por ironia do destino, ele teve dificuldades cada vez maiores para engolir normalmente. Eventualmente, Júlio se tornou incapaz de comer, até morrer de fome, no ano de 1555. Tais sintomas parecem muito com aqueles causados por um câncer de estômago ou de esôfago. Os cânceres malignos na região onde o esôfago se conecta ao estômago apresentam

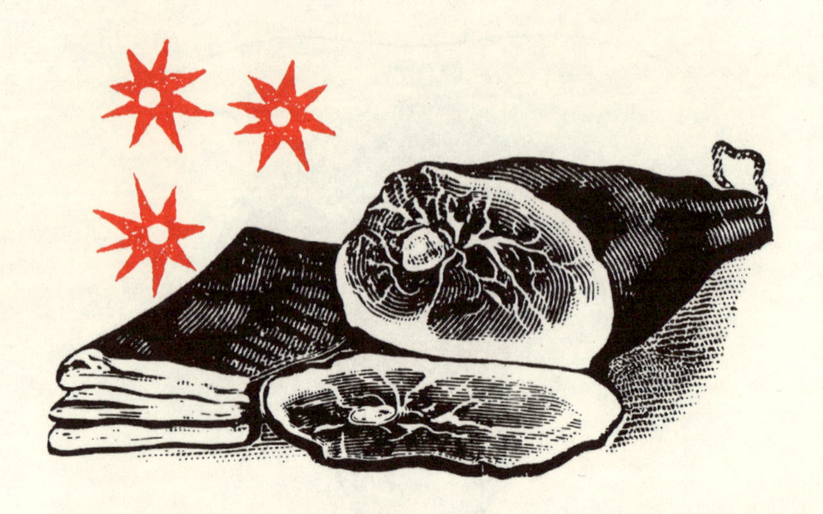

alguns sintomas típicos, além de representarem um prognóstico macabro para os pacientes. O principal problema nesses casos é a disfagia — a dificuldade de engolir. Enquanto o tumor estiver pequeno, ele tende a só causar problemas quando o paciente engole alimentos sólidos e particularmente quando se come carne ou outras comidas difíceis de mastigar. Eventualmente, o paciente desenvolve uma condição chamada de *horror carnis*, do latim, "medo de carne". A comida também começa a ficar presa no esôfago, fazendo com que o paciente fique com mau hálito, o *foetor ex ore* (do latim, "fedor vindo da boca"). O ato de engolir fica cada vez mais difícil e, em poucos meses, torna-se possível ingerir apenas alimentos líquidos. Por se tratar de um tumor cancerígeno de crescimento rápido, o organismo do paciente consome cada vez mais energia, drenando as reservas de proteína e de gordura existentes no corpo. Quando o paciente mais precisa se alimentar, torna-se impossível comer. Isso leva o paciente a emagrecer até ficar emaciado, desenvolvendo um quadro de caquexia, ou malnutrição severa, que termina por levar o paciente a óbito.

Quatro séculos após Júlio III, Angelo Roncalli se tornou o papa João XXIII, que era bastante querido e amado. Nos anos 1960, João XXIII tentou trazer a Igreja Católica para a idade moderna, convocando o Segundo Concílio do Vaticano. Este João também estava bem acima do peso. Antes de aparecer na varanda da Basílica de São Pedro para consagrar sua eleição, João não pôde encontrar nenhuma roupa que coubesse nele. Por isso, foi obrigado a se vestir com uma túnica deixando as costas abertas. O público reunido o aplaudiu, sem perceber nada fora do comum. Com o tempo, João foi mais um pontífice que faleceu de câncer no estômago.

O câncer no estômago costuma causar dificuldades na ingestão apenas quando chega ao estágio mais avançado, já que no começo da doença o esôfago ainda não foi afetado. Mesmo assim, o *horror carnis*, o medo da carne, tende a ser um dos primeiros sintomas do câncer de estômago. Dentro do estômago, o suco gástrico afeta o tumor. Isso pode fazer com que a ulceração do tumor sangre, causando uma hemorragia lenta que leva à anemia, ou uma hemorragia repentina que causa a hematêmese (sangue visível no vômito) e o melena (fezes escurecidas em decorrência da presença de sangue nos intestinos).

Assim como ocorre com o câncer de esôfago, conforme o tumor no estômago cresce, o paciente sente dificuldades cada vez maiores de se alimentar. É comum que a comida não digerida seja expelida pela boca, eventualmente causando uma caquexia fatal. O caso do papa João XXIII não chegou a esse ponto. Seu câncer no estômago foi diagnosticado após um exame de raio x realizado para investigar os sintomas de uma anemia. O diagnóstico de câncer do papa foi mantido em segredo pelo maior tempo possível. Durante o Concílio, mais de duzentos bispos estiveram presentes. João se manteve no centro das atenções, por mais que devesse estar sentindo dores constantes e sofrendo com problemas estomacais incessantes. Em diversas ocasiões, João chegou a ser internado por causa de hemorragias estomacais. João acabou falecendo por causa de uma perfuração no estômago em 1963, aos 81 anos de idade. Àquela altura, a úlcera de seu tumor conseguira atravessar a parede estomacal.

Quando o estômago é perfurado, isso possibilita que os conteúdos do estômago e o suco gástrico cheguem à cavidade abdominal, causando uma dor aguda e repentina na parte de cima do abdômen — o paciente sente como se tivesse levado uma facada. Esses casos sempre são sucedidos por uma peritonite, o que pode levar à morte do paciente. A única forma da peritonite ser tratada é por meio de uma cirurgia de emergência. O buraco no estômago tem de ser fechado ou um pedaço do estômago precisa ser retirado, além de ser necessário lavar a cavidade abdominal com água. No caso do papa João XXIII, todavia, decidiu-se não realizar a operação. Essa foi uma escolha sábia, tanto medicamente quanto eticamente — não havia mais chances de o papa se recuperar. Essa decisão também o salvou de uma morte ainda pior, causada pela caquexia. O papa João XXIII conseguiu sobreviver à peritonite causada pela perfuração em seu estômago por nove dias. Após sua morte, seu corpo foi embalsamado e colocado dentro de um caixão de vidro, para ser enterrado no altar da Basílica de São Pedro.

João XXIII foi canonizado por um dos seus sucessores, o papa João Paulo II. Esse popular papa polonês foi, sob uma perspectiva médica, um dos mais interessantes entre os 305 pontífices da história, por ter sido o papa que mais passou por cirurgias de todos os tempos.

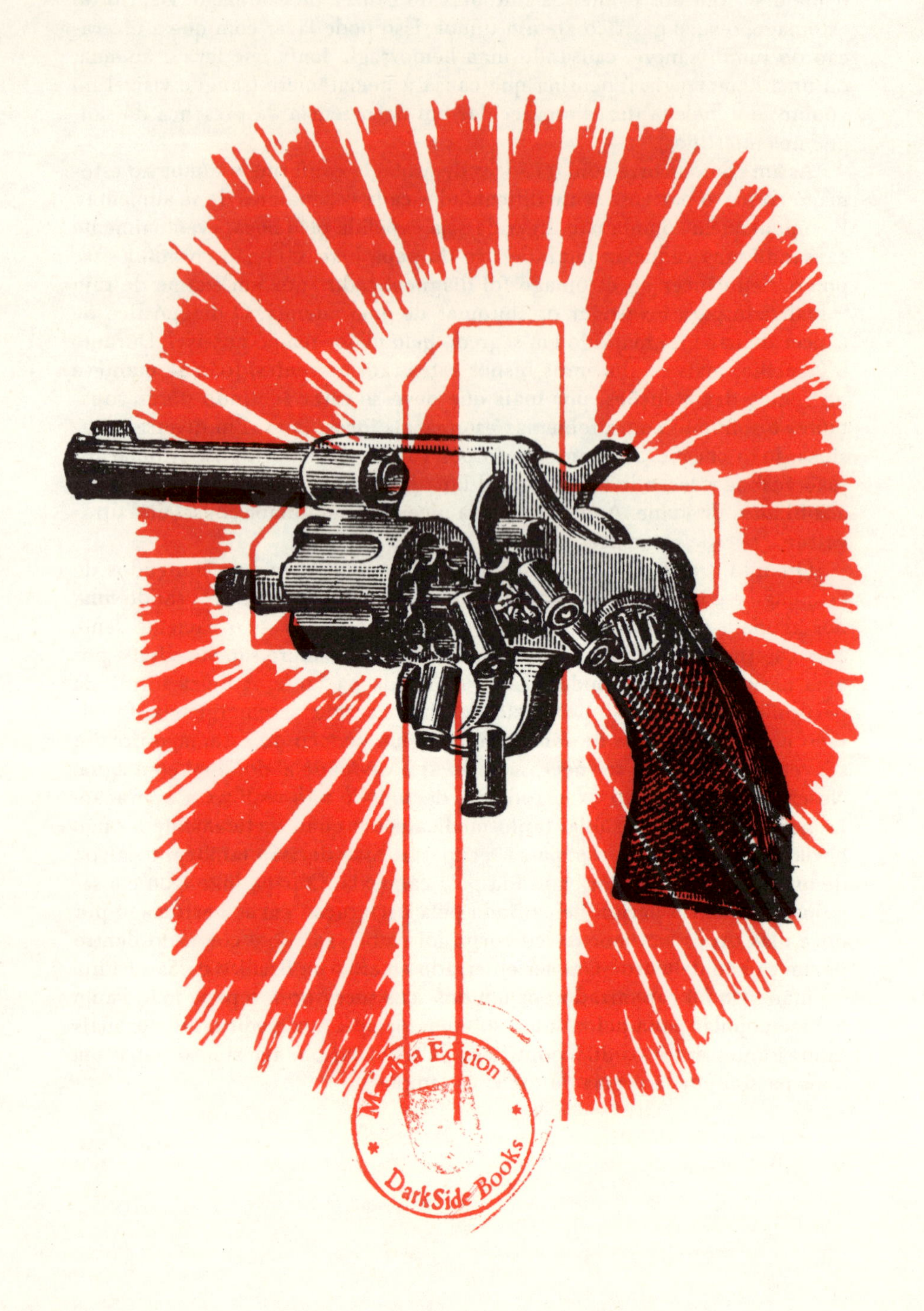
Edition
DarkSide Books

MM

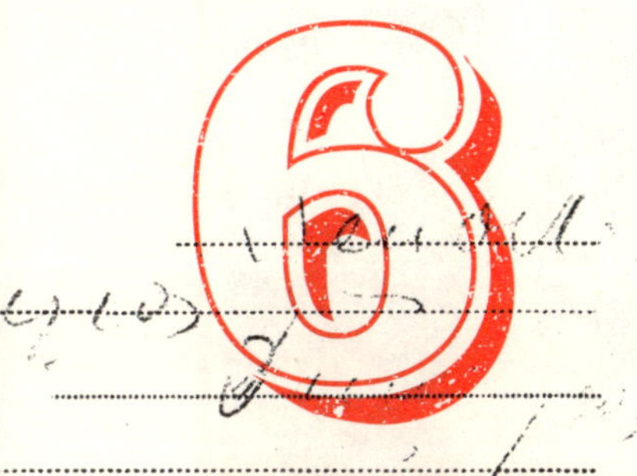

OSTOMIA

A Milagrosa Bala de Revólver: Karol Wojtyła

Repassar o histórico médico do papa João Paulo II dos anos 1980 até sua morte em 2005 é uma tarefa complexa: entre três atentados, vários acidentes que colocaram sua saúde gravemente em risco e cirurgias, o papa se livrou da morte inúmeras vezes.

Uma verdadeira estrela da mídia, totalmente diferente de seus antecessores italianos. Jovem, fã de esportes, cheio de energia, esperto e empreendedor. E ainda teve um papel decisivo na queda do comunismo na Europa Oriental. Em 13 de maio de 1981, após sobreviver a um tiro que lhe atingiu o abdômen, sua popularidade atingiu um patamar inédito. Tratava-se da segunda vez em que uma arma era disparada contra ele. Quando ainda criança, um amigo atirara com um revólver em sua direção, não o atingindo por milímetros. Da segunda vez, no entanto, o tiro lhe causara um ferimento grave. Aparentemente, os cirurgiões italianos que lhe salvaram da morte não só lutaram para que ele pudesse continuar vivo, mas também se desentenderam sobre a própria cirurgia.

Eram cerca de cinco horas da tarde. Um jipe branco atravessava a Praça de São Pedro, circundado por cerca de 20 mil pessoas. O papa João Paulo II estava de pé na parte traseira do carro. Escondidos entre a multidão, os turcos Mehmet Ali Ağca e Oral Çelik traziam consigo armas e uma bomba. Às 17h19, Ağca atirou duas vezes com a sua pistola Browning 9mm — Ağca tinha 23 anos de idade. O atirador estava a seis metros

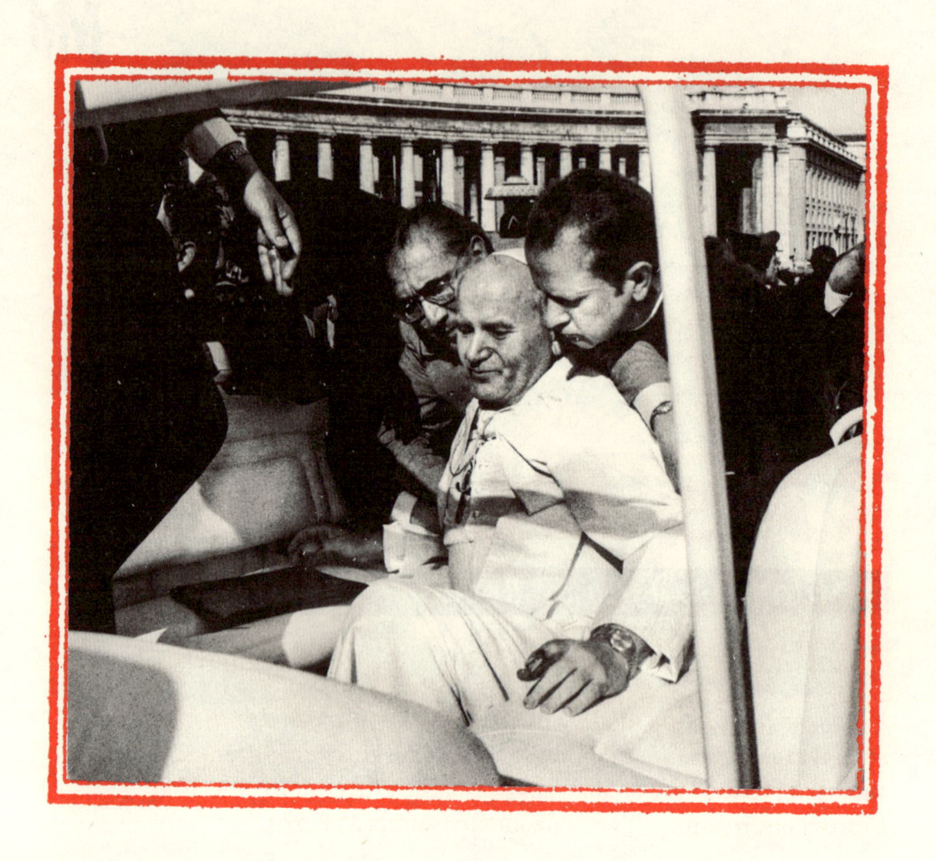

do veículo do papa. Seus disparos atingiram o peito de Ann Odre, uma senhora norte-americana de 64 anos, o antebraço da jamaicana Rose Hill de 21 anos e o abdômen de Karol Jósef Wojtyła, o papa João Paulo II, que tinha 60 anos de idade. O atirador turco terminou rendido por uma freira chamada irmã Laetitia. Çelik ficou parado, sem fazer nada. Para sair da praça, o papamóvel cortou pelo meio da multidão, que estava aos berros. O papa estava gravemente ferido, por isso foi levado às pressas para o Hospital Gemelli, que ficava a cinco quilômetros dali e era o hospital universitário mais próximo na cidade. Assim que deu entrada no hospital, João Paulo não foi levado até o departamento de emergência, mas sim para a suíte papal, que ficava no décimo andar do prédio.

O cirurgião de plantão, Giovanni Salgarello, encontrou um ferimento de bala pequeno do lado esquerdo da barriga do papa, próximo ao seu umbigo, além de outras feridas no antebraço direito e no dedo indicador esquerdo. Por um momento, o paciente seguiu consciente e chegou a receber os últimos ritos. Assim que perdeu a consciência, o papa entrou em choque e foi levado para a sala de cirurgia. Às 18h04, 45 minutos após ter sido baleado, João Paulo foi colocado sob anestesia geral. Enquanto posicionava o tubo de respiração pela boca do paciente (intubação), o médico anestesista acabou quebrando um dos dentes do papa. Salgarello esterilizou o abdômen ferido e cobriu a região com campo cirúrgico. Enquanto Salgarello pegava o bisturi para dar início à operação, Francesco Crucitti, seu chefe, invadiu a sala de operações. Crucitti estava em seu consultório particular quando ficou sabendo do atentado contra o papa. Ao ouvir falar da notícia, ele correu até seu carro e acelerou em direção a Roma, com a intenção de chegar a tempo de conduzir ele mesmo a operação em João Paulo.

Tendo como fonte as poucas informações repassadas pelos cirurgiões à imprensa italiana e adicionando uma pitada de imaginação cirúrgica, podemos conjecturar como deve ter ocorrido a operação realizada em João Paulo. Crucitti e Salgarello fizeram uma incisão comprida para abrir o abdômen, dividindo a pele e a musculatura de forma simétrica. Assim que o peritônio (a membrana que recobre a parte interna da cavidade abdominal) foi aberto, o sangue passou a escorrer. A pressão sanguínea do papa caíra abaixo do normal, passando de 100 mmHg para 70 mmHg. Os cirurgiões removeram os coágulos de sangue maiores com as próprias mãos, retiraram o sangue acumulado com um aparelho de sucção e usaram gazes para colocar pressão sobre as feridas, que estavam sangrando. Mais tarde, estimou-se que o papa perdera três litros de sangue. No entanto, no decorrer da operação ele recebeu mais de dez unidades de sangue A-, o que significa que a sua hemorragia foi ainda maior. A cavidade abdominal tinha não só sangue, como também contava com a presença de fezes. Os cirurgiões tatearam toda a extensão do trato intestinal, descobrindo então cinco fissuras entre o intestino delgado e o mesentério, que mantém o intestino delgado preso à parte de trás do abdômen. Os médicos colocaram grampos em todos os ferimentos de onde brotava sangue que conseguiam alcançar facilmente, mas ainda assim a hemorragia continuava a banhar a cavidade abdominal com o fluido. Ao que tudo indicava, o sangue estava vindo de uma região inferior à cavidade abdominal. Por isso, a mesa de cirurgia foi virada, fazendo com que o papa ficasse deitado com a cabeça para baixo. A quatro mãos, os cirurgiões empurraram os intestinos para cima no corpo até onde conseguiram, com o intuito de averiguar a parte inferior da cavidade abdominal. É nessa região que ficam os maiores vasos sanguíneos que regam as pernas. A hemorragia impossibilitava que se precisasse se os vasos estavam danificados. No entanto, ao tatear o sacro (ou "osso sagrado", o osso de formato triangular que fica na base da espinha), Crucitti encontrou uma lesão do mesmo tamanho de seu dedo. Ao fechar o corte com sua mão, Crucitti percebeu que a hemorragia mais severa parecia ser interrompida.

Crucitti usou uma cera estéril para fechar a lesão, para então analisar a área ao redor da ferida. Os maiores vasos sanguíneos que regavam e drenavam a perna esquerda passavam logo ao lado da lesão — mas, por sorte, eles não haviam sido danificados. Era um ótimo sinal. Naquele momento, todos ao redor da mesa de operação devem ter se acalmado. A hemorragia parecia estar sob controle.

CURIOSIDADES & ABSURDOS

EQUIPE CIRÚRGICA

Durante uma operação, a sala de cirurgia moderna é dividida de forma bem restrita entre dois campos: estéril (limpo e completamente livre de bactérias) e não estéril (limpo, mas não totalmente livre de bactérias). A região do corpo do paciente que será operada é limpa com desinfetante. O restante do corpo do paciente é coberto com lençóis de papel estéreis. Todos na sala de operação são obrigados a usar batas cirúrgicas, toucas e máscaras limpas. A operação é realizada pelo cirurgião e um cirurgião assistente. Eles são ajudados por um instrumentador, um assistente de operações que é responsável por suprir os instrumentos e materiais utilizados durante a cirurgia. Todas essas três pessoas estão "estéreis" — elas usam togas e luvas que foram esterilizadas e estão totalmente livres de bactérias. Eles devem garantir que continuarão estéreis evitando tocar qualquer coisa que esteja fora do campo estéril. Todos os instrumentos e outros materiais, tais como as suturas utilizadas para fechar feridas, também foram esterilizados e só podem ser manejados por essas três pessoas. Um segundo assistente de cirurgia — conhecido como enfermeiro circulante ou tecnólogo cirúrgico — não fica vestido de trajes estéreis, mas mesmo assim supre os materiais para a equipe cirúrgica de maneira que garanta que tais materiais permaneçam esterilizados. Uma das tarefas mais importantes do enfermeiro circulante é calcular a quantidade de gazes utilizadas durante a operação. O anestesista (o médico que administra a aplicação de anestésicos) e o seu assistente ficam na cabeça da mesa de operação. Portanto, cada paciente requer a presença de seis pessoas, sendo que três delas ficam vestidas com trajes esterilizados (no passado, os cirurgiões também não conseguiam realizar as operações sozinhos, eles precisavam de quatro assistentes, sendo dois deles para segurar os braços e dois para prender as pernas do paciente).

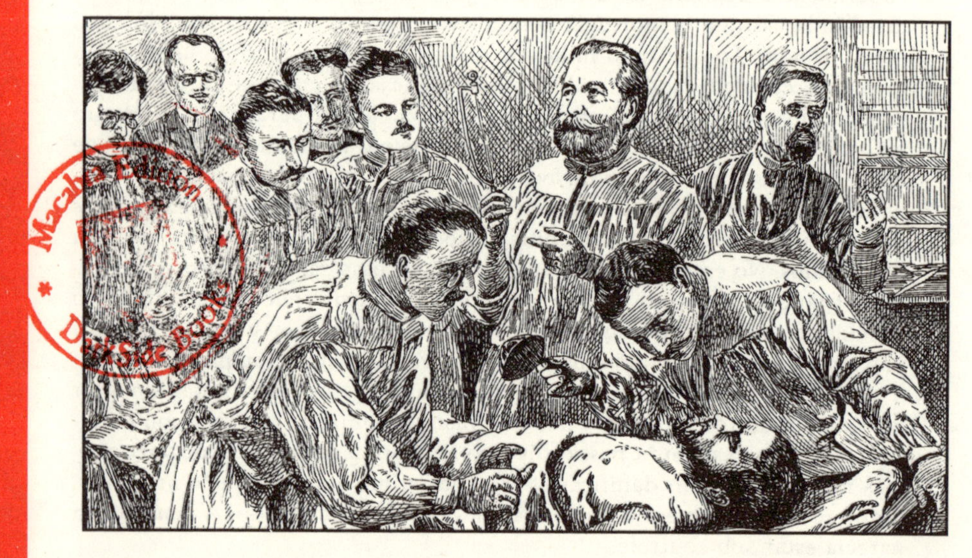

Tratava-se também de um bom momento para conversar com a equipe de anestesistas, que se encontrava na cabeceira da mesa de cirurgia. Até ali, os anestesistas também estiveram bem ocupados. Rapidamente, o papa recebeu uma série de fluidos e transfusões, para repor o sangue que perdera. Sua pressão sanguínea e a atividade cardíaca foram monitoradas com atenção. Nesses quesitos, tudo também parecia estar sob controle. Pelo menos por enquanto, o paciente estava fora de perigo.

Em uma operação desse tipo, o que acontece a seguir? Normalmente, os cirurgiões examinariam a cavidade abdominal mais uma vez, traçariam um plano e dariam continuidade ao trabalho. O primeiro passo seria remover os grampos dos ferimentos de onde o sangue estava brotando, um de cada vez, para fechá-los com suturas absorvíveis. O assistente de cirurgia ficaria responsável por contar o número de grampos, para garantir que nenhum fosse esquecido pela equipe. Então, os cirurgiões retirariam, uma a uma, as gazes da cavidade abdominal e se certificariam de que a hemorragia fora interrompida. Enquanto isso, um enfermeiro contaria o número de gazes utilizadas, sendo responsável também por medir o peso delas antes e depois de serem usadas no paciente.

Os cirurgiões examinaram a parte interna da cavidade abdominal do papa. O ferimento de bala se encontrava do lado esquerdo. Eles checaram os órgãos da parte superior do abdômen (o fígado, a porção transversal do intestino grosso, o estômago e o baço) e se certificaram de que todos estavam intactos. A seguir, eles averiguaram os rins, que também não estavam danificados. Depois, os médicos examinaram toda a extensão do trato intestinal, passando pelos metros e metros do intestino delgado e do intestino

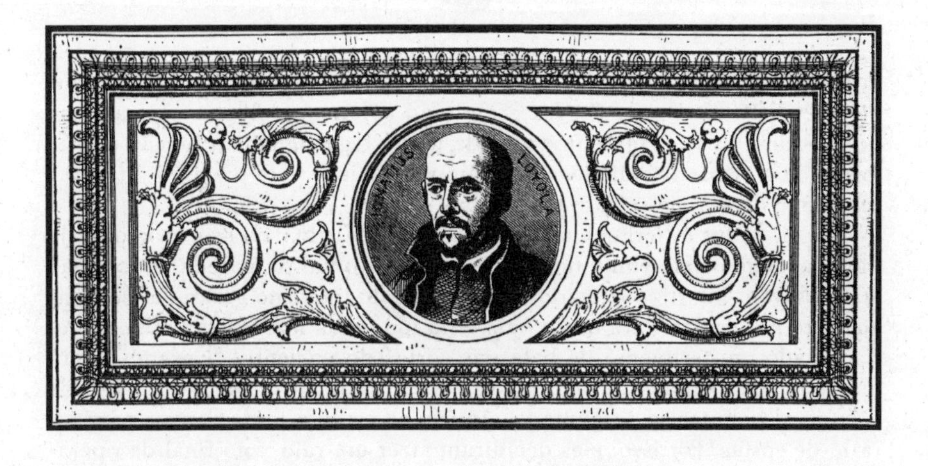

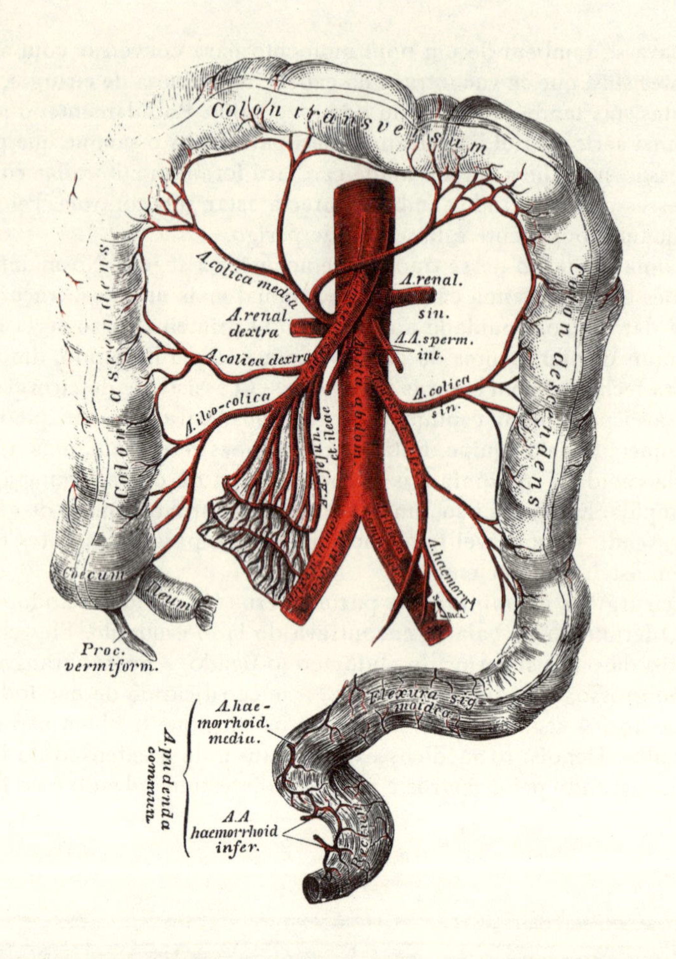

grosso. Foi ali, no quadrante inferior esquerdo do abdômen, que os cirurgiões encontraram uma fissura grande no cólon sigmoide, a última parte do intestino grosso, cujo nome vem da letra grega sigma em função da sua forma de S. A partir dali eles poderiam reconstituir com precisão o trauma resultante do ataque sofrido pelo papa.

Até ali, todos os ferimentos eram condizentes com uma trajetória de bala única e simples que vinha do lado esquerdo frontal da parede abdominal, atravessava o intestino delgado e uma parte do intestino grosso, até chegar ao sacro nas costas. Será que a bala teria ido ainda mais longe? Alguém teria notado um ferimento de bala nas costas do paciente? “Caramba, será que ninguém examinou as costas do papa?”, todos os presentes na sala de cirurgia devem ter se perguntado. Àquela altura, era tarde demais para virá-lo de costas. Por isso, eles decidiram fazer um raio x no final da operação, para se certificarem de que a bala não estava alojada no sacro ou nas nádegas do papa.

Os médicos retiraram as gazes da pélvis do paciente. Elas estavam relativamente secas. Apesar da ferida no sacro estar localizada logo ao lado da veia e da artéria ilíacas esquerdas (os grandes vasos sanguíneos responsáveis pela circulação de sangue na perna esquerda), ambas estavam intactas. O ureter esquerdo (o tubo que transporta a urina do rim para a bexiga) também estava em perfeitas condições. O papa tivera muita sorte. A partir dali os cirurgiões traçaram o plano de operação. As feridas no intestino delgado não representavam um problema muito grande. Os cirurgiões decidiram remover duas partes pequenas do intestino delgado para estabelecer duas novas conexões. A pequena fissura no íleo terminal (o último trecho do intestino delgado) foi remediada facilmente. No entanto, a fenda no intestino grosso representava um problema bem mais complexo.

Mas qual era a diferença? Os conteúdos do intestino delgado são fluidos, consistindo basicamente de comida que está sendo digerida misturada com sucos digestivos produzidos pelo estômago, o fígado (a bile) e o pâncreas, sendo que todos esses sucos impedem o crescimento de bactérias. Por isso, o excremento no intestino delgado não é tão sujo e é mais fácil de se lidar. Além disso, o intestino delgado conta com um suprimento grande de sangue, e a sua parede muscular possui uma forte camada externa de tecido conjuntivo. O intestino grosso, por outro lado, possui muitas bactérias e fezes compactas, além de ter uma parede mais fina e com menos vasos sanguíneos. Portanto, as chances de uma sutura cirúrgica vazar são maiores no intestino grosso do que no intestino delgado, além das consequências serem mais sérias também.

Em circunstâncias normais, os riscos de uma sutura vazar no intestino grosso são bem altos — cerca de 5%, uma em vinte. Mas esse risco é ainda maior se o abdômen já estiver infectado (em casos de peritonite). Portanto, no caso de Karol Wojtyła, existiam grandes chances disso ocorrer após a cirurgia, pois os conteúdos de seus intestinos haviam vazado para sua cavidade abdominal por cerca de 45 minutos. Em casos de alto risco como este, a solução cirúrgica é uma ostomia — uma abertura na parede abdominal através da qual os conteúdos dos intestinos passam por fora do corpo, sem entrarem em contato com o ferimento no intestino. Esse procedimento evita que mais vazamentos possam ocorrer.

No decorrer da história da cirurgia, o uso da ostomia surgiu por necessidade. Até o século XIX, ninguém tivera coragem de realizar incisões no abdômen de pacientes. No entanto, quando os pacientes já chegavam nos médicos com suas barrigas abertas (em decorrência de feridas causadas por facas ou espadas, por exemplo), os cirurgiões tinham a chance de tentar realizar uma cirurgia abdominal. Nesses casos, ninguém culparia o médico pela morte do paciente. Theophrastus Bombastus von Hohenheim, mais conhecido pelo nome que ele próprio adotou, Paracelso, foi um dos mais reconhecidos e bem-sucedidos cirurgiões do final da Idade Média, além de ter sido o primeiro a descrever que a única maneira de se tentar garantir a sobrevivência de um paciente com uma ferida intestinal seria aplicar uma ostomia posicionada antes do ferimento. O termo em latim para uma ostomia é *anus praeternaturalis*, que significa literalmente "ânus além do natural". Existem diversos tipos de ostomias: temporárias (reversíveis) ou permanentes (irreversíveis), posicionadas no intestino delgado (ileostomia) ou no intestino grosso (colostomia), com uma abertura (estoma terminal) ou com duas aberturas (estoma em alça).

No caso do papa João Paulo II, a solução mais segura teria sido uma operação criada pelo francês Henri Hartmann em 1921. Conhecida como a cirurgia de Hartmann, a operação consiste na remoção do trecho final do intestino grosso (o cólon sigmoide), que se encontra comprometido, sem que se refaça a conexão entre as partes do intestino separadas. A parte inferior do intestino é simplesmente fechada e a parte de cima é utilizada para se fazer um estoma. Esse procedimento é seguro e não necessita que se realize nenhuma sutura no intestino, o que diminui as chances do órgão ter um vazamento. Caso o abdômen do paciente tenha uma infecção (peritonite), o médico pode deixar que ela se cure primeiro antes de juntar o intestino novamente em uma segunda operação. Isso significa que o médico pode esperar até que o paciente esteja em ótimo estado, com o abdômen em perfeitas condições, antes de realizar outra cirurgia. Por isso, a conexão no intestino grosso tem mais chances de se curar plenamente do que em casos em que o abdômen estiver inflamado. Esse é o maior benefício da operação de Hartmann: o adiamento de uma parte da cirurgia reduz o risco da sutura realizada no intestino grosso vazar.

No entanto, os cirurgiões italianos responsáveis por tratar o papa João Paulo II decidiram seguir outro procedimento. Eles suturaram a ferida no intestino grosso sem remover a parte danificada e fizeram um estoma na parte de cima do órgão, cerca de meio metro antes do ferimento. A vantagem dessa opção era que a segunda operação, para remover o estoma, seria mais simples do que uma segunda operação após a cirurgia de Hartmann. Entretanto, essa escolha tinha a desvantagem de que eles corriam o risco de deixar o intestino grosso suturado em uma cavidade abdominal contaminada por bactérias.

Horas após o início da operação, o chefe de Crucitti, Giancarlo Castiglione, adentrou a sala de cirurgia. Ele estava em Milão quando ouviu as notícias, decidindo então pegar um avião para Roma, terminando por chegar no Hospital Gemelli bem a tempo de assumir a cirurgia. Castiglione, Crucitti e Salgarello limparam a cavidade abdominal e aplicaram cinco drenos, que são tubos de silicone ou de borracha que removem os fluidos do abdômen. Após isso, eles fecharam a parede abdominal e fizeram um raio X, que revelou que não havia nenhuma bala presa no sacro ou nas nádegas do paciente. Mais tarde, os médicos encontraram uma ferida de saída de bala nas nádegas do papa e a bala foi descoberta alojada no papamóvel.

Cinco horas e 25 minutos depois, os médicos também tinham tratado dos ferimentos no dedo indicador e no antebraço do paciente. Obviamente, não foram os verdadeiros heróis dessa história — Salgarello e Crucitti — que acabaram falando com a imprensa, mas sim o chefe deles, Castiglione. Castiglione tinha uma tendência ao melodrama, por isso, deixou a impressão de que a sobrevivência do papa fora milagrosa, afirmando: “Se você procurar em um livro de anatomia, vai notar que o corpo humano não é dotado de um espaço grande o suficiente para que uma bala o atravesse e não atinja nenhum órgão vital”. Obviamente, isso é pura ladainha. Além da anatomia do papa ser perfeitamente normal, os dois intestinos (que totalizaram seis feridas causadas pelo tiro) e o sacro (um dos grandes ossos do corpo humano, onde a bala causara uma hemorragia que fizera com que o papa perdesse três litros de sangue) certamente estão dentre os órgãos vitais. O que Castiglione queria dizer era que, caso a bala tivesse atravessado o corpo do papa a poucos centímetros ou milímetros de onde passou, ela teria atingido um dos maiores vasos sanguíneos do corpo. Nesse caso, o atraso de três quartos de hora entre o disparo e o início da operação teria sido fatal. Mais tarde, o próprio papa ajudaria a consolidar esse mito de que ele só teria sobrevivido por milagre. De acordo com Karol Wojtyła, o trajeto do projétil por seu abdômen teria sido guiado pela “mão da Mãe”, uma sugestão de que o incidente teria tido a intervenção direta da Virgem Maria.

Cinco dias após a cirurgia, ainda internado na ala de tratamento intensivo do Hospital Gemelli, João Paulo II comemorou seu aniversário de 61 anos. Em 3 de junho, o papa foi liberado pelos médicos. No entanto, em decorrência de todas as transfusões de sangue e da ferida deixada pela própria operação ter se infeccionado, o papa desenvolveu uma infecção por citomegalovírus (CMV). Em 20 de junho, ele voltou a ser internado. Infecções em feridas não são raras em casos de cirurgias de emergência nas quais as fezes

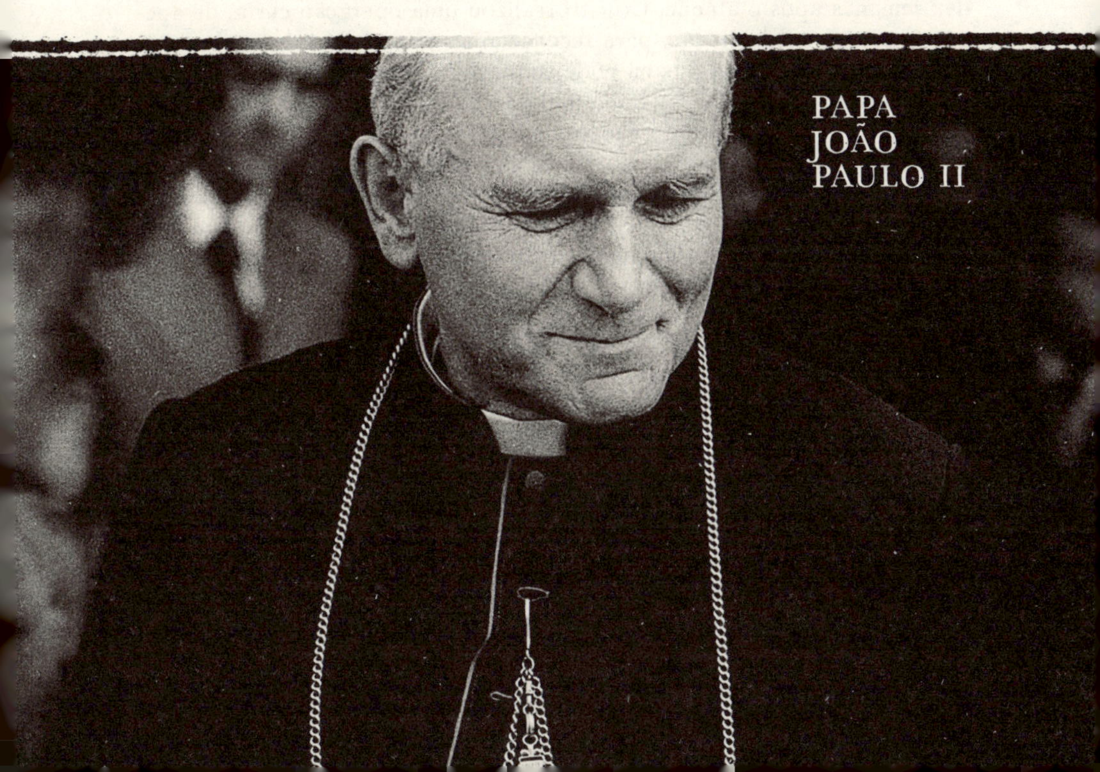

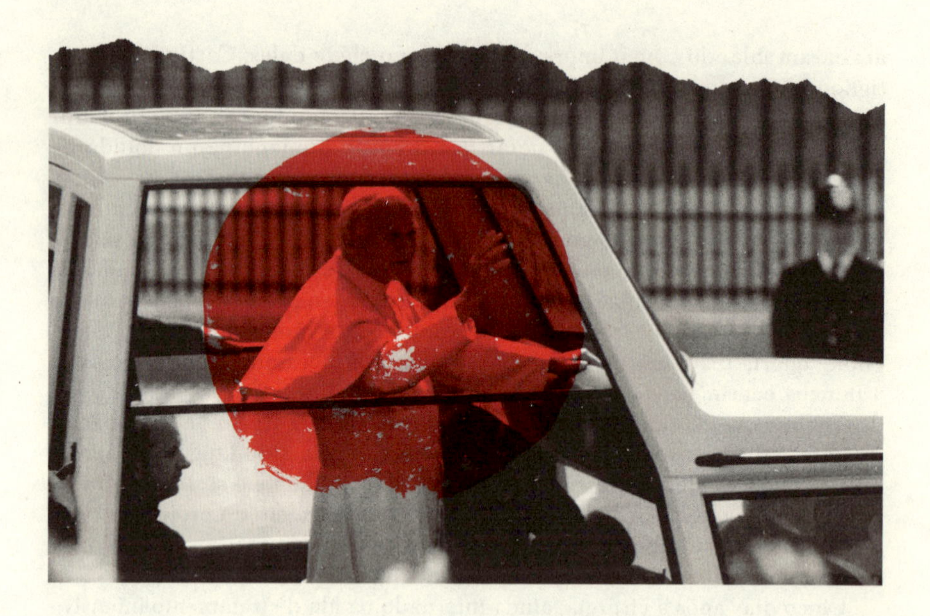

entraram em contato com a cavidade abdominal. Nesses casos, é comum que a parede abdominal não se cure de maneira adequada, o que pode ocasionar até mesmo no rompimento da cicatriz, se tornando uma hérnia incisional, levando à necessidade de outra cirurgia. Esse foi exatamente o destino que atingiu o papa. No entanto, a peritonite sarou de modo veloz, possibilitando que Wojtyła se livrasse rapidamente do estoma. Em 5 de agosto, menos de dez semanas após o ataque, Crucitti realizou uma operação curta, de apenas 45 minutos de duração, para reconectar as pontas do intestino grosso. Nove dias depois disso, o papa pôde voltar para casa.

Depois do ataque, foi instalada uma cabine à prova de bala no papamóvel. Ağca — que mais tarde chegou a afirmar ser Jesus Cristo — passou dezenove anos na cadeia italiana, tendo sido visitado por Karol Wojtyła diversas vezes. Depois desse período, Ağca passou mais dez anos preso na Turquia. Ele foi solto em 2010. A camiseta branca suja de sangue que João Paulo II estava usando no momento do ataque, um modelo da marca suíça de roupas de baixo Hanro, passou a ser mantida como uma relíquia na capela das Filhas da Caridade em Roma. O papa retribuiu Salgarello e seus colegas com uma medalha da Ordem de São Gregório de Magno, a maior honraria concedida pelo Vaticano.

Um ano depois, João Paulo II sofreu um segundo ataque. Um sacerdote espanhol fora de si e munido de uma baioneta feriu o papa de maneira superficial. Após passar três anos na prisão, o sacerdote Juan María Fernández y Krohn abriu um escritório de advocacia na Bélgica.

A partir de 1984, Karol Wojtyła foi avistado rotineiramente se passando por alguém incógnito na região das montanhas de Abruzzo, onde ele costumava esquiar. A partir de 1991, entretanto, sua saúde começou a piorar. Ele foi diagnosticado com a doença de Parkinson e, no ano de 1992, um pólipo pré-canceroso foi descoberto em seu intestino grosso. O tumor foi encontrado no cólon sigmoide, exatamente na região do intestino grosso que a bala disparada por Ağca lhe atingira. É pouco provável que um evento tenha tido algo a ver com o outro. No entanto, caso os cirurgiões tivessem realizado uma operação de Hartmann lá atrás, no ano de 1981, tendo removido a parte afetada do intestino grosso, um tumor não teria se instalado nessa mesma região. Mais de dez anos depois da primeira cirurgia, o cólon sigmoide do papa foi retirado afinal, e o pontífice teve uma recuperação relativamente boa dessa nova cirurgia. Esta operação nos anos 1990 foi realizada por Francesco Crucitti, um dos mesmos cirurgiões que haviam operado João Paulo II onze anos antes. Durante a operação, a vesícula biliar do papa também foi removida, para aliviar seus problemas de cálculos biliares.

Em 1993, Karol Wojtyła caiu de uma escadaria e deslocou o ombro. Em 1994, ele escorregou no banheiro e quebrou o quadril. João Paulo II foi operado e recebeu um quadril artificial. Em 1995, um terceiro ataque contra o papa foi organizado pela Al Qaeda, a ser realizado nas Filipinas, mas o plano foi interrompido antes de acontecer. Em 1996, o papa foi operado em função de um caso suspeito de apendicite.

O papa João Paulo II viveu o bastante para se tornar um idoso, mas sempre manteve seu senso de humor. Certa vez, após sua cirurgia de quadril, enquanto se levantava de um banco com imensas dificuldades, tomado por muitas dores e se sentindo duro como uma tábua, ainda assim o papa teve a sagacidade de citar Galileo Galilei, balbuciando: "*Eppure, si muove*!" — no entanto, ele se move!

A deterioração do estado de saúde do papa foi relatada de forma explícita e dolorosa pela mídia. Em 2005, quando ele já se tornara um senhor idoso com demência, uma traqueotomia (um tubo de respiração no pescoço) teve de ser instalada nele porque João Paulo II estava sofrendo com terríveis tosses. Um mês depois disso, ele veio a falecer em decorrência de uma infecção no trato urinário. Sem dúvidas, Karol Wojtyła foi o papa que mais passou por cirurgias de toda a história da Igreja Católica. Em 2014, João Paulo II foi canonizado.

A bala que perfurara seu abdômen — e supostamente teria sido guiada cuidadosamente para longe de seus vasos sanguíneos vitais pelas mãos da Virgem Maria — foi doada por João Paulo II para o Santuário de Nossa Senhora de Fátima, em Portugal, como uma prova de sua gratidão pela intervenção fortuita de Nossa Senhora. A bala está exposta no Santuário logo acima da coroa usada pela estátua de Nossa Senhora de Fátima, posicionada sobre a cabeça dela tal como uma espada de Dâmocles.

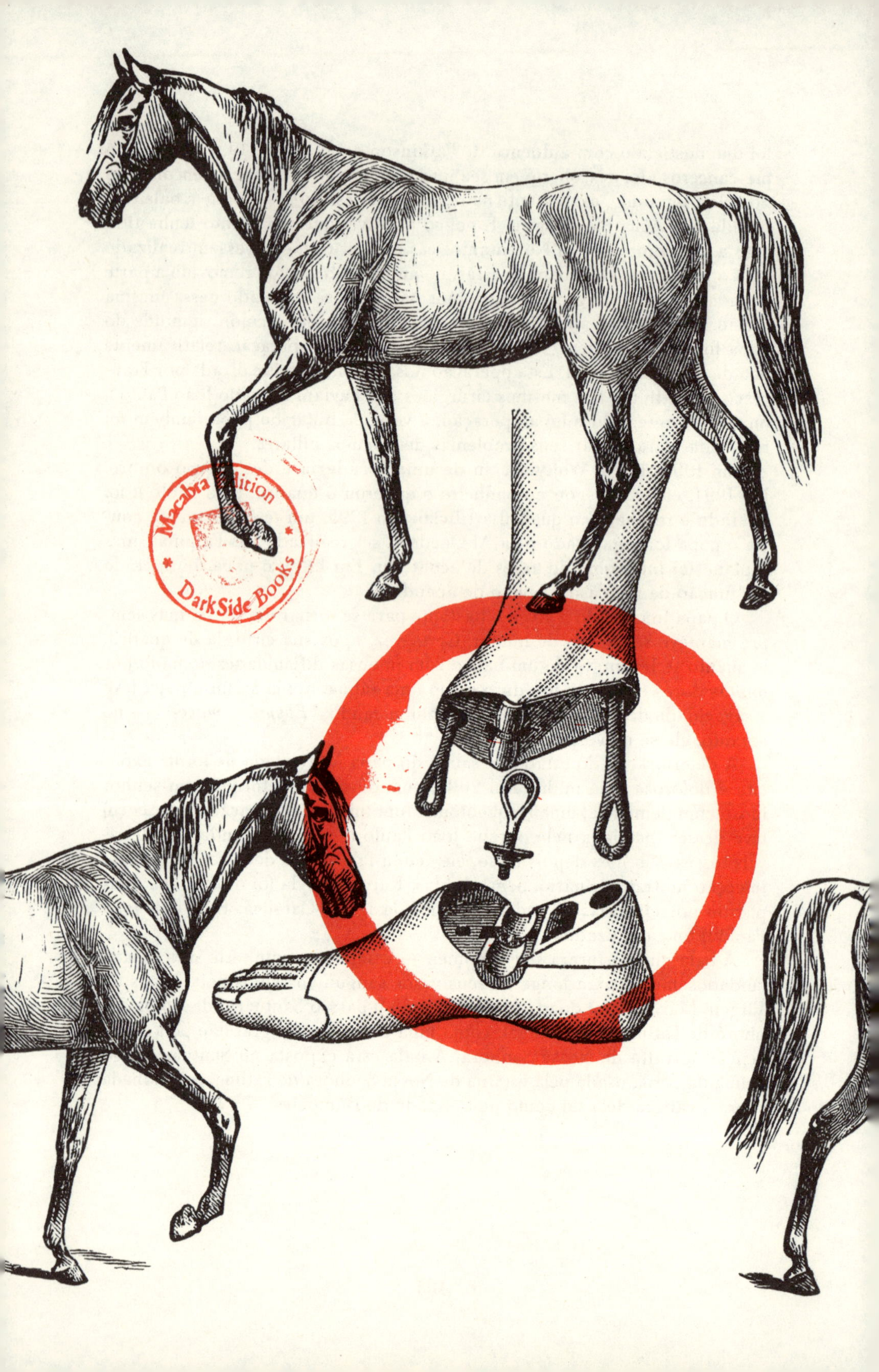
Macabra Edition
DarkSide Books

MM

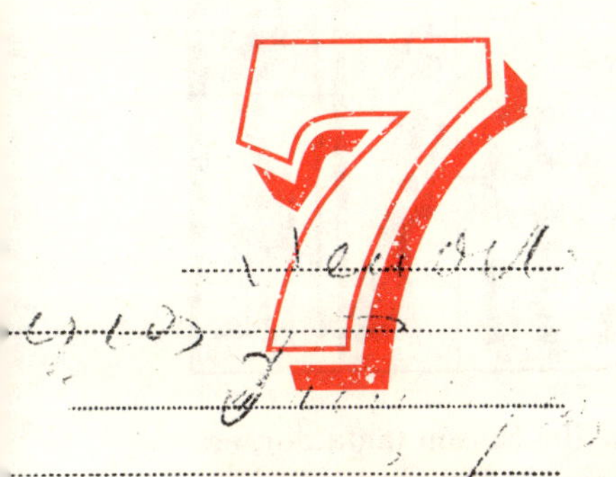

FRATURA

Dr. Democedes e o Método Grego: Rei Dario

Assim como a história é um campo de disputas políticas, a medicina também pode ser. Heródoto contou a história de um suposto médico grego que curou um rei Persa a partir do conhecimento "superior" do povo da Grécia.

Em um dos livros mais empolgantes de todos os tempos, *Histórias*, escrito há mais de 2400 anos, Heródoto narra uma anedota que na sua época já ocorrera há mais de um século. Trata-se de um relato sobre um homem de 33 anos de idade que caiu do cavalo enquanto caçava e deslocou o tornozelo, deixando o seu pé em uma posição incorreta logo abaixo de sua perna.

Pouco se conta sobre as circunstâncias acerca do acidente, mas muito se sabe do que ocorreu logo em seguida. Um médico forçou o pé de volta para o lugar. Em termos médicos, essa prática é chamada de reposição. Todavia, o procedimento causou tanta dor ao paciente que ele pediu uma segunda opinião a outro médico. O conselho deste foi simples e direto: o paciente deveria repousar. Ao que tudo indica, o tornozelo do paciente se recuperou plenamente, pois depois ele liderou diversas campanhas militares até finalmente ser derrotado durante uma batalha ocorrida perto de Maratona, na Grécia. O paciente se tratava de ninguém menos que Dario, o Grande, o rei da Pérsia, responsável pela construção da primeira estrada asfaltada de todos os tempos e fundador da cidade de Persépolis. Dario se autoproclamou o "Rei dos Reis".

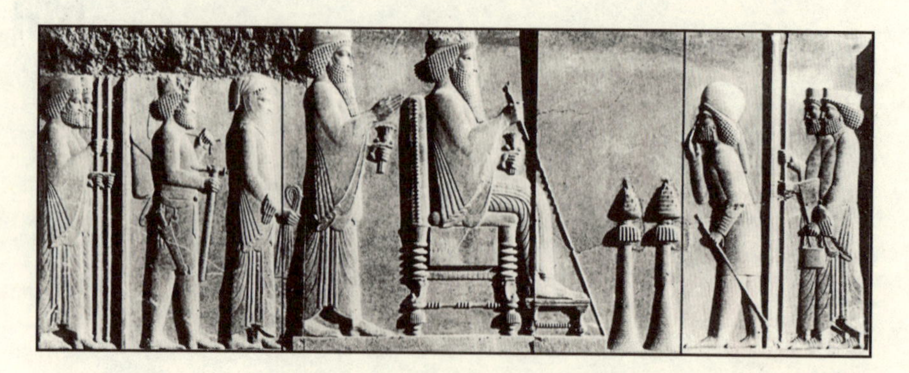

O primeiro médico que o atendeu, aquele que lhe causou tanta dor, era um médico egípcio que estava a serviço do rei. Naquele período, os médicos egípcios eram considerados os melhores entre todos. Apesar de Dario não ter ficado feliz com a dor que sentiu, o fato é que não havia absolutamente nada de errado com o tratamento que ele recebera. Na verdade, teria sido um tremendo erro não puxar o tornozelo torto de volta para o lugar. Um pé fraturado que esteja na posição errada precisa ser realinhado com a parte de baixo da perna o mais rápido possível. Até que isso ocorra, o pé fica recebendo pouco sangue, o que faz com que seus músculos e tecidos comecem a morrer. No entanto, era preciso ter coragem para colocar o tornozelo deslocado de Dario de volta no lugar à força. Afinal, naquela época, aqueles que exerciam a profissão de médicos na Pérsia eram obrigados a obedecer ao milenar código de leis do rei Hamurabi da Babilônia. Tais leis, conhecidas como o Código de Hamurabi, foram preservadas para a posteridade ao serem escritas em um grande pilar de basalto preto, de mais de dois metros de altura, que hoje em dia se encontra no Museu do Louvre, em Paris.

O código fora baseado nas regras do comércio, e os médicos eram obrigados a cumprir o seguinte acordo com seus clientes: caso o tratamento fosse bem-sucedido, eles receberiam o pagamento. Se o tratamento não funcionasse, eles não recebiam nada. Se desse errado, eles tinham que pagar o preço — um olho por um olho, um dente por um dente —, assim como todos os outros. O artigo 197 do código determinava que se um homem quebrasse um dos ossos de outro homem, um osso seu seria quebrado também — a não ser que o osso quebrado pertencesse a alguém escravizado. Além disso, no artigo 199, definia-se que seria suficiente pagar a metade do valor da pessoa escravizada ou — sob o artigo 198 — apenas uma mina* de ouro caso a vítima fosse alguém libertado da escravidão. O artigo 218 determinava que, caso um paciente viesse a falecer nas mãos de um cirurgião, as mãos do médico seriam arrancadas. Ou seja, podia ser menos lucrativo trabalhar cuidando da saúde de pessoas escravizadas, mas também era mais seguro.

* A mina era uma antiga unidade de peso que foi criada na Babilônia e chegou a ser usada durante a Antiguidade na Grécia, Roma, Egito, Palestina e Israel etc. [NT]

Por exemplo, o artigo 219 ditava que se uma pessoa escravizada morresse durante um tratamento médico, o cirurgião teria de substitui-la por outra pessoa escravizada cujo valor fosse considerado o mesmo — em tais casos, o médico mantinha suas mãos a salvo.

O código não tem nada a dizer sobre a relação entre médico e paciente quando o paciente é um rei. No entanto, o artigo 202 estabelece que um homem que bata em alguém de uma casta ou status superior ao seu deve receber sessenta chibatadas desferidas com um chicote feito de rabo de boi, a serem aplicadas em público. O rei Dario obviamente estava acima da lei. A dor excruciante que ele sentira em seu pé fora tão grande que ele ordenou que todos os médicos egípcios fossem crucificados.

O segundo médico, aquele que aconselhou a Dario que ele ficasse de repouso, era ninguém menos que Demócedes de Crotona, um nome famoso por toda a Grécia, mas que, nessa época, era prisioneiro de Dario. Demócedes atuara como médico pessoal de Polícrates, o tirano de Samos, mas fora capturado por Dario juntamente com o restante da comitiva de Polícrates. Até Dario precisar urgentemente de um médico para lhe dar uma segunda opinião sobre seu pé machucado, Polícrates permanecera como um prisioneiro ignorado.

De acordo com Heródoto, Demócedes tratou do tornozelo de Dario com o método grego — ou seja, com uma "mão gentil". O historiador descreve Demócedes como alguém que sabia exatamente o que estava fazendo, enquanto os outros médicos (que não eram gregos) supostamente não sabiam. O método de Demócedes deve ter dado muito certo, pois Dario se recuperou totalmente e passou a lhe dar inúmeros presentes, além de indicá-lo para se tornar um médico escravizado a serviço da corte persa. No entanto, é possível que Demócedes tenha feito bem pouco além de examinar o paciente e concluir que o pé dele estava bem-posicionado o bastante (graças aos esforços de seu colega egípcio) e dava aparências de vitalidade normal. Nesse caso, tudo que ele teria de fazer seria acalmar o rei e aconselhá-lo a repousar — ou seja, pedir a ele que tivesse paciência — e assim deixar com que o poder de cura do próprio corpo cumprisse sua função. Há momentos em que um bom atendimento médico é simples assim.

Devemos levar em consideração, no entanto, que esse relato muito provavelmente é falso. Heródoto tinha todos os motivos para defender o nome dos gregos e promover suas habilidades como médicos, pois ele próprio era grego. Além disso, na época em que Heródoto estava escrevendo sobre a história do médico grego escravizado que salvara o rei da Pérsia, Atenas acabara de ser destruída pelos persas durante a Segunda Guerra Persa. Dario dera início à Primeira Guerra Persa, mas terminara derrotado na Batalha de Maratona, no ano de 490 d.C.. Xerxes, filho de Dario, começou a segunda campanha contra a Grécia e, apesar de ser a maior campanha militar da história até ali, os gregos novamente não sucumbiram aos persas. Por mais que Heródoto tenha feito o máximo para se manter tão objetivo sobre os persas quanto lhe era possível, ainda assim, devemos enxergar o relato sobre o tornozelo

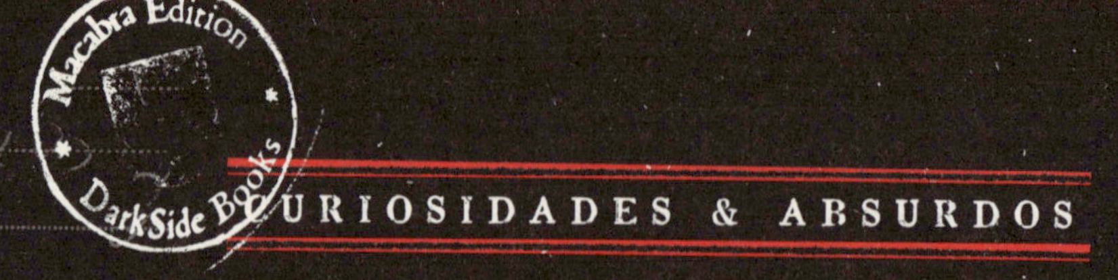

TRAUMATOLOGIA, CIRURGIA E ORTOPEDIA

A traumatologia, ou seja, o tratamento de ferimentos e danos causados por acidentes, é uma típica área cirúrgica. Trata-se de uma especialização ainda mais importante em épocas de guerras. Para um rei, um bom cirurgião militar tinha o valor do seu peso em ouro, pois um soldado que passou por um tratamento pode voltar a lutar. Em épocas de paz, a traumatologia passa a atender casos que chegam aos médicos em decorrência do crime, do tráfego e dos acidentes de trabalho. O trabalho de um cirurgião costumava significar que o seu trabalho consistia em remendar as fraturas e cuidar de feridas abertas, afinal, ele era aquele que "recuperava" — ou seja, o responsável por colocar as coisas de volta no lugar. Por um longo período, nos momentos de paz, a traumatologia costumava ser realizada pelos barbeiros. Eles calhavam de ter uma cadeira feita sob medida para tal tipo de atendimento, além de disporem de uma bacia e uma lâmina limpa. Após toda operação de sucesso, os barbeiros costumavam pendurar as ataduras sujas de sangue em uma vara do lado de fora de seus estabelecimentos, como um sinal da sua profissão. Essa é a origem daquelas placas pintadas de vermelho e branco que existem do lado de fora dos barbeiros até hoje. Originalmente, a ortopedia não tinha nenhuma relação com o campo da cirurgia, além de não envolver o uso de facas, lâminas ou bisturis. A palavra ortopedia nasceu das palavras gregas orthos ("que significa reto") e paidion ("criança"), sendo que sua atuação costumava se limitar em colocar braçadeiras e talas em crianças, com o intuito de corrigir deformações de ossos. Hoje, a ortopedia passou a tratar todos os tipos de problemas nos ossos e nas articulações, além de atender pessoas de todas as idades e também utilizar o bisturi. Com o advento da cirurgia de substituição de articulações, a ortopedia se tornou uma especialização médica que faz parte do ramo da cirurgia.

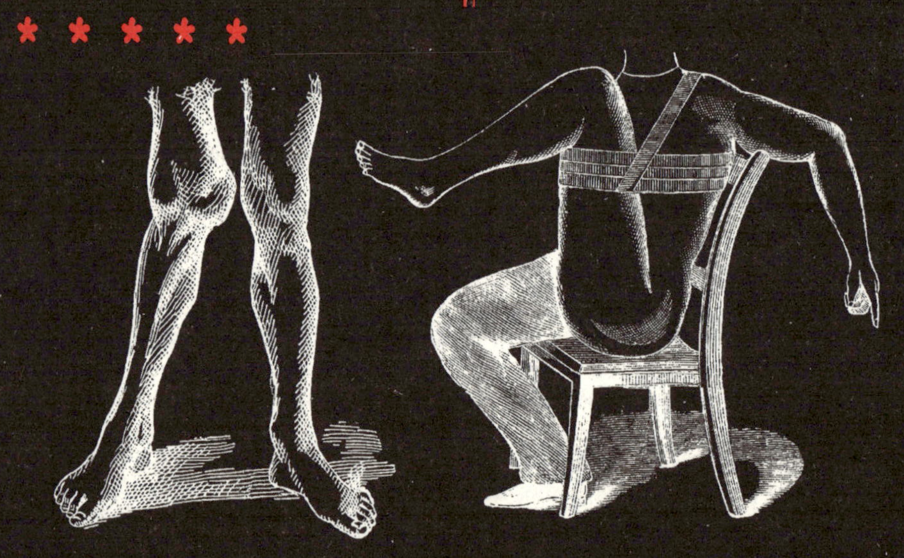

de Dario como uma peça de propaganda grega escrita após o resultado de duas guerras contra os persas. Hoje em dia, com o nosso conhecimento cirúrgico, é difícil acreditar que um ocorrido tal qual o deslocamento de um tornozelo de uma figura tão importante terminasse por deixar tão poucos registros históricos para trás. Além do mais, o nível de precisão necessário para se tratar o tornozelo de Dario sem que o deslocamento lhe deixasse essa parte do corpo comprometida, ou mesmo sem que Dario ficasse com dores crônicas, é algo impossível para aquela época.

O tornozelo é composto pelo *tálus*, o osso mais elevado do pé, que se encaixa perfeitamente, tal como um pino, no encaixe do tornozelo da parte inferior da perna. O encaixe do tornozelo se trata de uma espécie de soquete retangular de ossos, formado na parte interior e superior pela *tíbia* e do lado de fora pela *fíbula* (osso da panturrilha). O pé se encaixa tão confortavelmente nessa estrutura que se ocorrer um impacto no tornozelo, o pé só sai da sua posição natural se os ossos do encaixe do tornozelo se quebrarem. Caso os ossos partidos não sejam reposicionados exatamente no mesmo lugar de antes — o que se trata de uma questão de milímetros — e, portanto, o tálus não fixe sua articulação de volta precisamente no encaixe do tornozelo, isso acaba por causar desgastes e rompimentos, levando a uma doença articular degenerativa. Essa é uma condição especialmente problemática para o tornozelo, pois se trata de uma articulação que sustenta todo o peso do corpo a cada passo, além de estar exposta a forças ainda maiores quando corremos ou pulamos. Por isso, as fraturas severas nos tornozelos são reconhecidas por levarem a danos funcionais crônicos, além de causarem dores e deficiências. No entanto, nenhum desses sintomas parece ter acometido o rei Dario.

O procedimento de se reposicionar os ossos fraturados de maneira que a articulação do tornozelo seja totalmente restaurada só se tornou possível após a invenção da tala de gesso ortopédica, criada em 1851 por Antonius Mathijsen, um cirurgião do exército alemão, assim como da descoberta dos raios x por Wilhelm Conrad Röntgen, no ano de 1895, possibilitando então o desenvolvimento de toda uma nova técnica operacional pela Arbeitsgemeinschaft für Osteosynthesefragen (a Fundação AO) na Suíça, em 1958. Hoje em dia, o tratamento quase sempre envolve a realização de uma operação com o uso de raios x, durante a qual os pedaços de ossos quebrados são recolocados no lugar por meio de placas de metal e de parafusos. Esse método de cirurgia é chamado de osteossíntese, que significa "juntar os ossos de volta". Juntar todos os pequenos pedaços de ossos quebrados e colocá-los no lugar certo com parafusos é um trabalho bem complicado. No caso de um tornozelo quebrado, esse procedimento pode demorar até uma hora, contando desde a primeira incisão até o último ponto.

Mas se o tornozelo de Dario não estivesse quebrado, seria possível que seu pé tenha se deslocado sem que houvesse uma fratura no encaixe de seu tornozelo? Nesse caso, esse deslocamento seria uma luxação da articulação. Os deslocamentos de tornozelo são bem raros e dependem que o paciente tenha ossos excepcionalmente fortes. Todavia, nós podemos presumir que

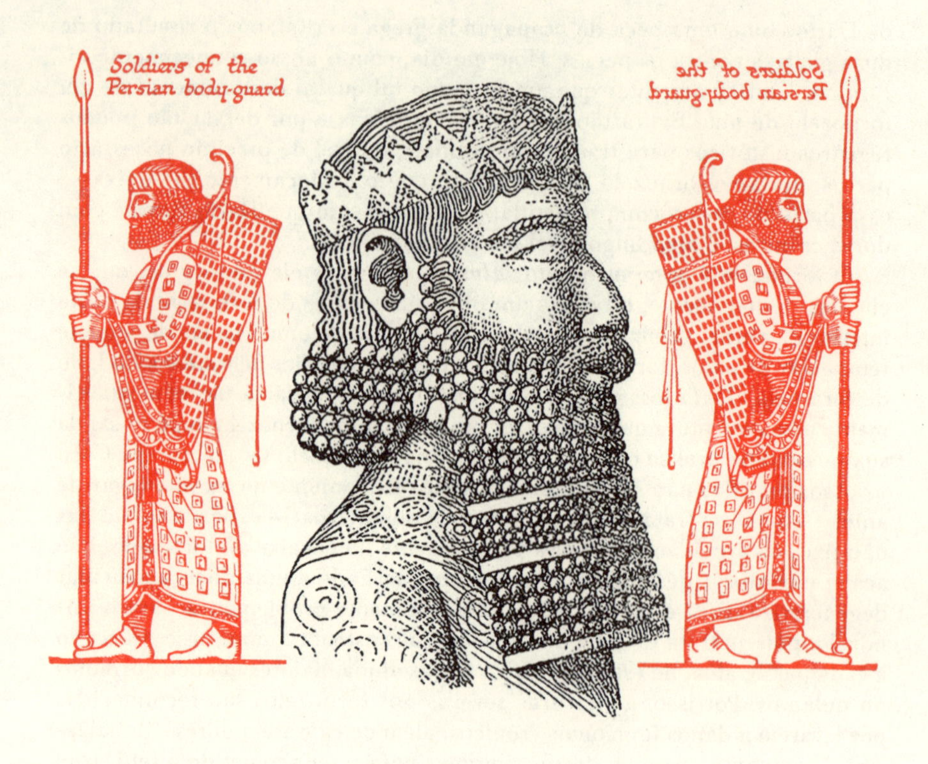

Dario não tinha os ossos fortes, sendo que essa conclusão é proveniente de um experimento científico conduzido pelo próprio Heródoto — sem que Heródoto tenha se dado conta disso.

O historiador fora ao Egito como turista e visitara o local no deserto onde ocorrera a primeira batalha entre os persas e os egípcios, liderada pelo insano rei Cambises, o antecessor de Dario, contra às forças do faraó Psamético. Os persas venceram, mas a vitória teve um custo alto para ambos os lados. Como era de costume, logo após a batalha (ou o massacre), os corpos dos falecidos foram separados e empilhados. Enquanto observava as pilhas de esqueletos, Heródoto foi tomado por um súbito impulso de vandalismo e decidiu atirar pedras contra os ossos. Assim, o historiador percebeu que ele conseguia fazer buracos nos crânios dos persas mesmo com pedras pequenas, enquanto os crânios dos egípcios não se quebravam mesmo se alguém batesse neles com uma pedra pesada. Heródoto atribuiu essa diferença à exposição ao sol, cujos raios costumavam atingir diretamente as cabeças carecas dos egípcios por toda a vida, enquanto os persas tinham o costume de usar chapéus e sombrinhas. Apesar de Heródoto não ter acertado em cheio, o sol de fato ajuda os ossos a ficarem mais fortes, só que não pelos motivos que o historiador acreditava, mas sim em função da vitamina D, cuja produção é estimulada pela luz do sol.

Se pudéssemos examinar o esqueleto de Dario, nós poderíamos medir a força de seus ossos. Na verdade, nós seríamos capazes até mesmo de procurar por resquícios de um tornozelo fraturado, caso ele tenha de fato sofrido tal lesão. Assim como uma ferida na pele sempre deixa uma cicatriz, uma lesão nos ossos — em outras palavras, uma fratura — sempre deixa traços por muitos anos, principalmente em adultos. Isso ocorre porque os ossos, assim como a pele, são compostos por tecidos vivos.

Os ossos são feitos de células que são supridas de sangue por pequenos vasos sanguíneos que cruzam as grossas camadas de cálcio. É por isso que ao ser fraturado, todo osso sangra. No entanto, o cálcio dos ossos atrapalha o processo de recuperação. Esse problema é resolvido pelo nosso próprio corpo por meio dos osteoclastos (cujo nome significa "destruidores de ossos"), que são células especializadas que limpam a área ao redor da ferida ao consumirem alguns milímetros de tecidos de ossos de ambos os lados da fratura. Assim que os osteoclastos terminam de realizar sua função, os osteoblastos ("fazedores de ossos") entram em ação, pois essas são as células que passam a produzir o tecido conjuntivo que irá fechar a fratura. Como todo esse processo necessita de mais espaço para acontecer do que o existente no vão da fratura, a região ao redor da ferida acaba ficando inchada. Esse inchaço, conhecido como calo de fratura, fica cheio de células ósseas novas chamadas de osteócitos, responsáveis pelo depósito de cálcio, o que faz com que o calo de fratura recente fique mais forte. Demora cerca de dois meses para que um calo de fratura consiga ligar de volta os dois lados da fratura. A partir daí, o pedaço de osso recente amadurece de forma gradual, até que não exista uma diferença estrutural entre esse trecho e o restante do osso. No entanto, o calo de fratura deixa para trás uma cicatriz.

Infelizmente, não temos como analisar os restos mortais de Dario e certificar se há uma cicatriz de calo de fratura em seu tornozelo. Ainda que os persas também tenham adotado as práticas de mumificação usadas pelos egípcios e o túmulo de Dario tenha sido encontrado, talhado em uma pedra em Naqsh-i Rustam, no Irã, sua múmia não está mais lá. Por isso, a verdade por trás do incidente com o pé de Dario permanecerá um mistério para sempre.

O que mais Heródoto tem a nos dizer sobre Demócedes? O médico grego se mostrou não só como alguém com uma "mão gentil", mas também como uma pessoa gentil que demonstrou bastante solidariedade por seus colegas de profissão egípcios, já que convenceu Dario de que a vida deles deveria ser poupada. Demócedes tinha muitas saudades de casa e temia que a satisfação de Dario com seu trabalho o impedisse de voltar novamente para a Grécia. Mas quando a rainha Atossa desenvolveu um abcesso no seio e Demócedes realizou uma remoção bem-sucedida, ele decidiu pedir ao rei a autorização de seu regresso à Grécia como recompensa. Dario então decidiu que Demócedes deveria se juntar a uma missão de espionagem que fazia parte dos preparativos para uma iminente invasão da Grécia. Demócedes deveria cumprir a função de guia e intérprete do grupo de batedores. No entanto, Demócedes aproveitou essa chance para escapar. Assim que chegou de volta

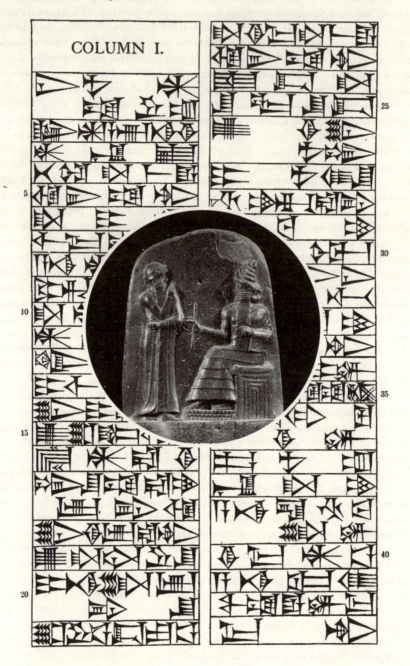
COLUMN I.
5
10
15
20
25
30
35
40

a Crotona, seu local de nascença, Demócedes se casou com a filha de Mílon, o atleta e lutador. Foi assim que terminou a brilhante carreira de Demócedes, que se iniciara em Egina, na Grécia, onde ele fora pago 60 minas (1 talento) por ano para estar a serviço do governo. Mais tarde, já em Atenas, Demócedes passara a receber um salário de 100 minas; um ano depois, a serviço de Polícrates em Samos, ele estava recebendo 120 minas por ano — um salário que corresponde aproximadamente ao recebido hoje por um cirurgião em um país europeu, caso façamos a conta baseada no preço do pão naquela época e hoje em dia. Em função de uma virada inoportuna de carreira, Demócedes acabou tendo que ficar a serviço de Dario, o Grande. Ainda que em sua época Demócedes tenha sido o médico mais famoso do mundo, nos livros de história ele logo passaria a ser menos reconhecido do que outro médico grego, que também falava sobre a importância de se ter a mão gentil e de manter a solidariedade entre os colegas: Hipócrates.

É evidente que o Código de Hamurabi não sobreviveu à passagem do tempo, mesmo que o próprio Hamurabi tenha avisado que aquele que alterasse suas leis seria tomado por "febres altas e feridas severas impossíveis de serem curadas" causadas pela deusa Nin-karak, além da pessoa também estar sujeita à maldição de Bel, o deus supremo. Apesar desse aviso, a obrigação dos médicos de apresentarem resultados antes de serem pagos ("sem cura, sem pagamento") foi substituída. Para as leis da medicina atual, o paciente não é mais um cliente que está adquirindo um produto. Essa perspectiva foi alterada, e hoje o médico tem a obrigação de fornecer o melhor de seus esforços para seus pacientes. Isso faz com que os cirurgiões não tenham mais como único objetivo proverem a cura para os pacientes, mas sim fazer o máximo possível para que os pacientes sejam curados. Esse novo paradigma protege os cirurgiões, pois nem sempre o melhor dos resultados é possível. Nos casos em que o paciente sofra danos, o ônus da culpa também leva em consideração a intenção e não o resultado — ou seja, os cirurgiões que fazem o melhor para evitar colocar a saúde dos pacientes em perigo não podem ser culpados pelos danos que ocorrerem.

Essa distinção entre aqueles que ferem os outros com uma faca e os cirurgiões que tratam os pacientes com os seus bisturis foi devidamente estabelecida pelas leis modernas. Assim, os conceitos de competência e de autoridade passaram a determinar quem é culpado de um crime e quem não é. Isso faz com que um cirurgião qualificado seja uma pessoa autorizada a exercer sua profissão, contanto que no decorrer desse exercício o médico se esforce para manter a sua competência intacta por meio do acúmulo de experiência, faça cursos de atualização e atinja bons resultados.

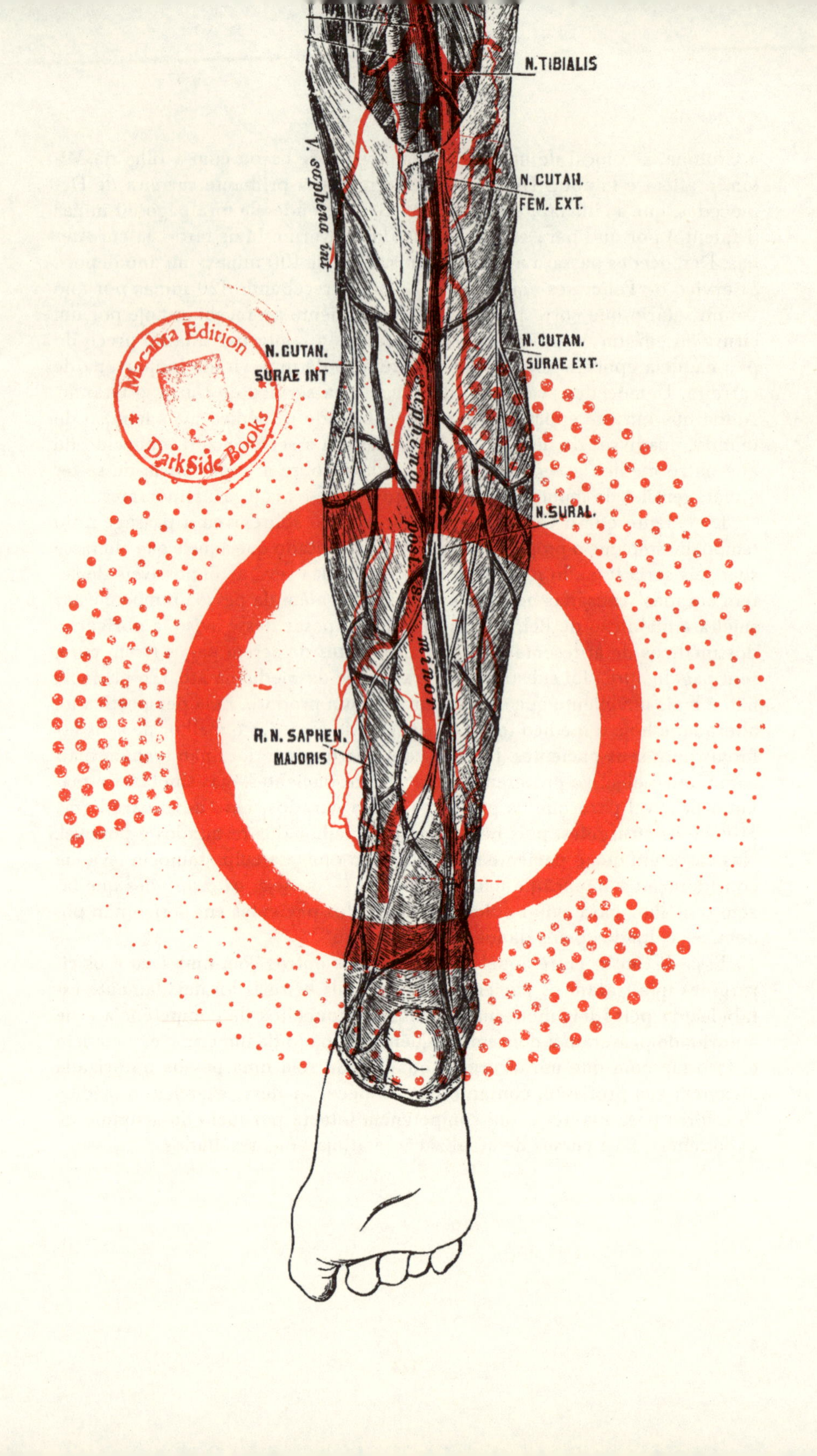
N. TIBIALIS
V. saphena int
N. CUTAN.
FEM. EXT.
N. CUTAN.
SURAE INT
N. CUTAN.
SURAE EXT.
saphena
N. SURAL.
post.
minor
R. N. SAPHEN.
MAJORIS
Macabra Edition
DarkSide Books

MM

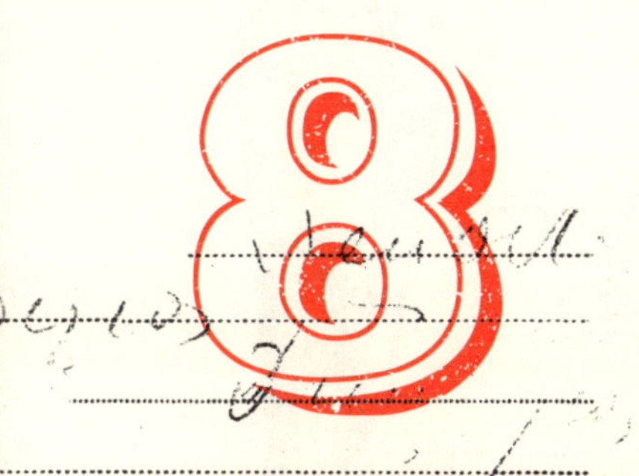

8 VARIZES

Lucy e a Cirurgia Moderna: Australopithecus afarensis

A explicação do motivo pelo qual as varizes existem e por que a veia safena magna chega somente até a virilha pode estar em nossa antepassada Lucy, a *Australopithecus afarensis* que viveu há cerca de 3,2 bilhões de anos.

Após bilhões de anos de evolução, nossos corpos são feitos de componentes cujos funcionamentos se tornaram muito interconectados nos níveis macroscópico, celular e molecular. Para compreender o nosso organismo, são necessários conhecimentos vindos de diversas ciências naturais, incluindo a biologia, a bioquímica e a genética. Nossos corpos são tão complexos que é fácil nos esquecermos do fato de que diversos dos componentes que fazem parte deles funcionam de forma surpreendentemente simples. Por exemplo, as válvulas venosas que existem em nossas veias e que impedem o sangue de fluir na direção errada. A explicação sobre como essas válvulas operam pode parecer um tanto técnica, mas com um pouco de conhecimento básico sobre gravidade e pressão, o funcionamento delas se torna fácil de compreender.

Do lado de dentro de cada uma de nossas pernas há uma veia comprida que fica logo debaixo da pele e sobe desde o tornozelo até a virilha. Trata-se da veia safena magna, cujo nome pode ser abreviado como VSM (uma possível origem para a palavra "safena" vem de *saphon*, o termo em latim para "cabo"). Em conjunto com diversas veias menores, a VSM sai da

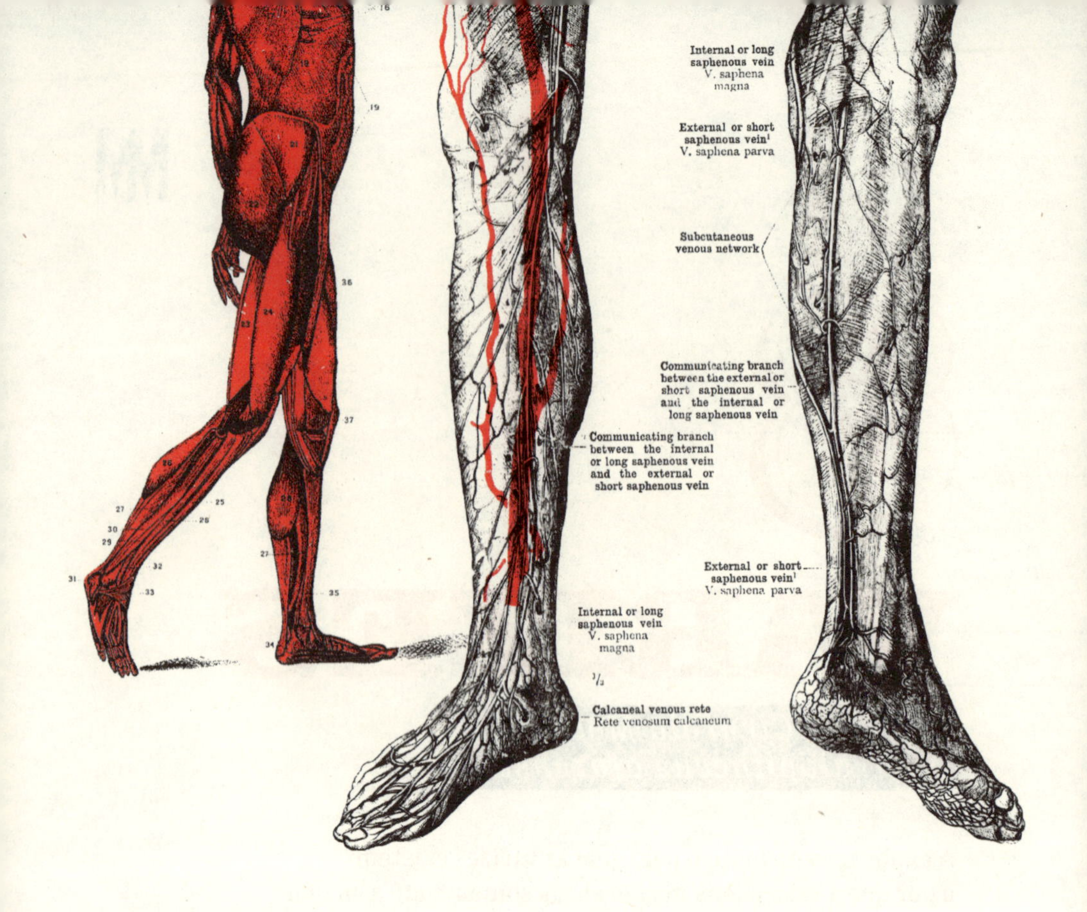

virilha através de uma pequena parte curva da veia que se parece com um cajado de pastor, chamada de arco safeno. No arco safeno há uma pequena válvula, o que não é fora do comum, pois dali para baixo das pernas todas as veias possuem válvulas que impedem o sangue de fluir para baixo por influência da gravidade. No entanto, curiosamente não há mais válvulas como essas nas veias localizadas na ampla extensão do corpo acima do arco safeno, da virilha para o coração. Em um ser humano adulto, no decorrer do dia, a pequena válvula no arco safeno é responsável por resistir à pressão de uma coluna de líquido com cerca de 50 centímetros de comprimento — isso representa uma pressão cinco vezes maior do que qualquer outra válvula de nossas veias têm de lidar. Ou seja, trata-se de bastante trabalho para uma válvula totalmente normal, que não é feita para exercer uma força imensa ou para suportar uma pressão tão alta. Por isso, às vezes essa pequena válvula no arco safeno pode funcionar mal, deixando de interromper o refluxo de sangue e passando a "vazar". Essa é causa das varizes.

As varizes acontecem quando as veias subcutâneas aumentam até atingir um tamanho anormal caso o sangue que corre para cima esteja fluindo muito lentamente, deixando de subir ou até mesmo fluindo de volta para baixo. As varizes não apenas deixam marcas feias nas pernas do paciente,

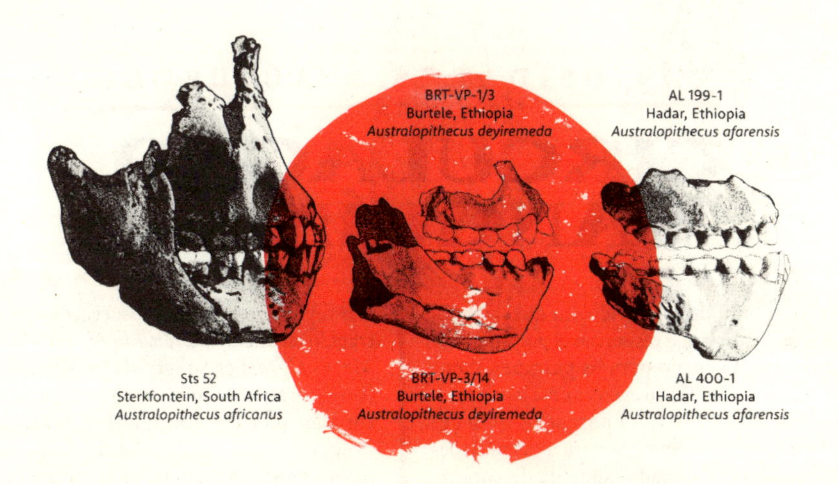

como também causam uma série de problemas, tais como dores, coceira e eczema na pele próxima às veias afetadas. A condição começa com uma válvula que esteja vazando, que tende a ser a válvula no arco safeno, em função da pressão a que ela é submetida. Quando uma válvula falha, a pressão pela qual ela é responsável é realocada para a próxima válvula mais abaixo, localizada cerca de 10 centímetros para baixo na perna. A partir daí, essa segunda válvula passa a ter de lidar com uma coluna de líquido que é 10 centímetros mais comprida do que antes. Caso a segunda válvula também falhe, por consequência, isso eleva ainda mais a pressão para a próxima válvula mais abaixo na perna. Desta maneira, a pressão vai aumentando de forma constante, fazendo com que a VSM gradualmente venha a estourar e ficar parecendo um balão alongado. Eventualmente, é possível que todas as válvulas vazem, alterando o tamanho da VSM, que tende a não ter mais de meio centímetro de espessura, até que o seu aumento cause a formação das varizes, que em algumas partes da perna podem crescer a ponto de ficarem do tamanho de um cacho de uvas.

Portanto, a causa das varizes é um problema em uma pequena válvula no arco safeno que é fraca demais para sua função. E isso porque, por algum motivo misterioso, não há mais válvulas nas veias grandes do corpo acima do arco safeno. A esta altura, a pergunta óbvia é: por que será? A resposta para essa indagação é incrivelmente simples.

Para desvendar esse mistério, precisamos viajar no tempo, voltar 3,2 milhões de anos até chegarmos em Lucy, uma *Australopithecus afarensis* que viveu até os 25 anos de idade. Lucy e os outros membros de sua espécie estiveram entre os nossos primeiros ancestrais com a capacidade de andar sobre as duas pernas. O fato de que Lucy e seus semelhantes tenham passado a caminhar com o corpo na posição ereta está na raiz de metade dos problemas com os quais a prática cirúrgica moderna têm de lidar.

Macabra Edition
DarkSide Books

CURIOSIDADES & ABSURDOS

CIRCULAÇÃO SANGUÍNEA

* *

O coração pode ser divido em duas partes. A metade direita é responsável por bombear o sangue do corpo para os pulmões, cumprindo essa função ao exercer uma baixa pressão na circulação. Isso porque os pulmões são delicados e não aguentam altas pressões sanguíneas. A metade esquerda do coração é responsável por bombear o sangue saído dos pulmões para o restante do corpo. Deste lado, a pressão exercida é bem maior. As artérias então transportam o sangue que sai dos pulmões, cheio de oxigênio e de um tom vermelho vivo, partindo do coração e chegando às extremidades mais distantes do corpo. As veias coletam o sangue de todo o corpo e levam-no de volta para o coração. O funcionamento do coração e dos vasos sanguíneos, conhecido como circulação, era visto como um mistério inescrutável até o ano de 1628, quando o inglês William Harvey decidiu passar diversas horas analisando o coração pulsante de um cervo à beira da morte, que Harvey acabara de abrir para o experimento. Harvey descreveu suas observações em um tratado chamado *Exercitatio Anatomica the Motus Cordis et Sanguinis in Animalibus* [Um exercício anatômico do movimento do coração e do sangue em animais]. Antes disso, ninguém havia compreendido o funcionamento do sistema circulatório, pois a morte causa a coagulação do sangue, fazendo com que as veias de um cadáver pareçam conter apenas ar. O sangue volta para o coração por meio da combinação do movimento nos membros e das válvulas nas veias — a chamada bomba muscular esquelética. O poder de sucção do tórax também auxilia esse processo. Quando inspiramos, criamos uma pressão negativa na cavidade torácica que puxa o sangue para fora do abdômen e dos membros. Por outro lado, as veias do sistema digestivo e do baço são uma exceção no sistema circulatório. Elas são conhecidas como veias portais, pois transportam o sangue para o fígado ao invés de levarem-no de volta para o coração.

* * * * *

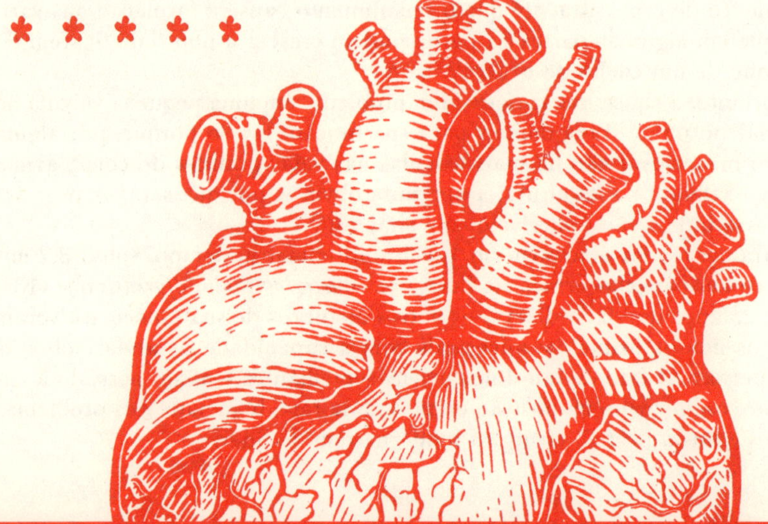

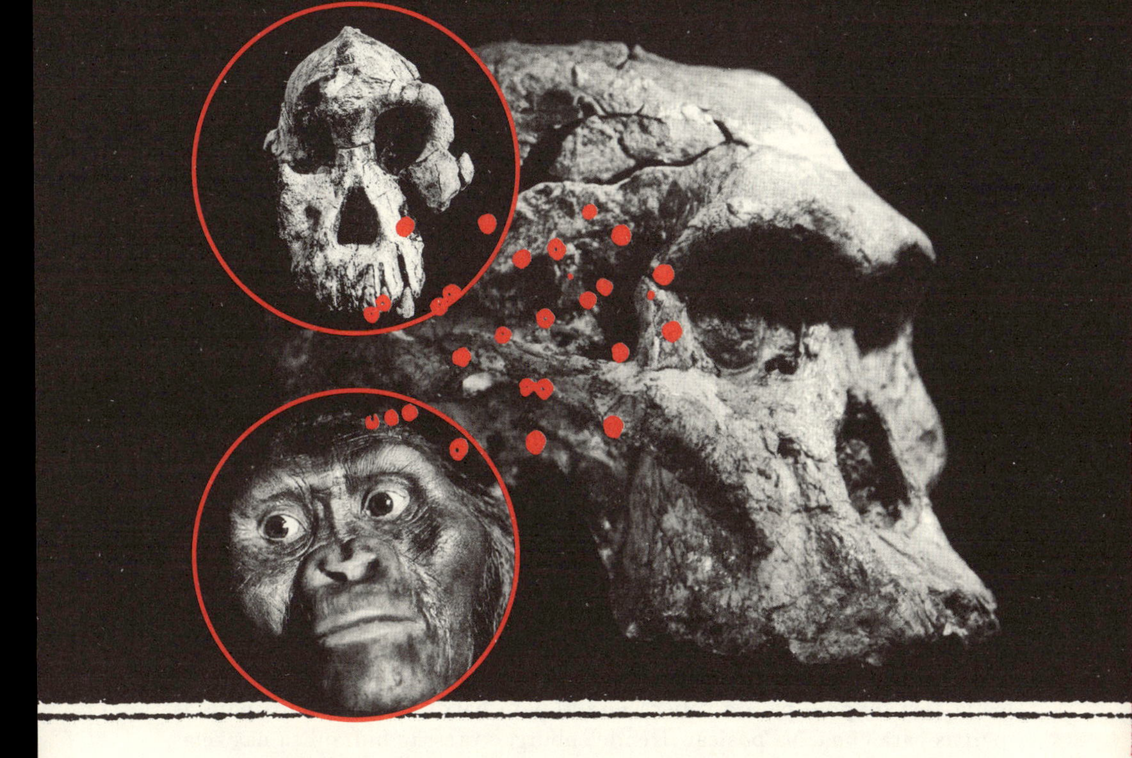

Partes do esqueleto de Lucy foram encontradas pelos paleontólogos Donald Johanson e Tom Gray em 1974, na Etiópia. Eles a batizaram em homenagem à música dos Beatles que estava tocando no rádio enquanto eles cavavam — “Lucy in the Sky with Diamonds”. Atualmente, Lucy está exposta no Museu Nacional da Etiópia, localizado em Adis Abeba, além de existirem diversas réplicas em vários museus por todo o mundo.

Suponhamos que a mãe de Lucy ainda caminhasse apoiada sobre os quatro membros. Isso faria com que a coluna de líquido nas veias principais entre a virilha e o coração estivesse na posição horizontal. Como uma coluna de líquido na horizontal não acumula nenhuma pressão, os ancestrais de Lucy não sofriam de varizes. Ou seja, como as veias maiores e o arco safeno estavam na mesma altura, as válvulas nas veias maiores “acima” do arco safeno seriam inúteis.

Portanto, as varizes são um problema que existe há tanto tempo quanto os seres humanos modernos. Os primeiros registros sobre varizes vêm do Egito Antigo e têm mais de 3.500 anos de idade. A ilustração mais antiga que representa as varizes vem da idade de ouro de Atenas, e Hipócrates foi o primeiro a tratá-las por meio de faixas de curativo. O médico romano Celso descreveu o procedimento de remoção das varizes por meio da realização de uma incisão, para em seguida serem puxadas para fora do corpo com um gancho sem lâminas afiadas. De acordo com Plutarco, o cônsul Caio Mário (tio de Júlio César) teria chegado à conclusão de que as dores dessa cirurgia eram maiores do que os resultados, recusando-se a permitir que sua outra perna fosse operada. Segundo Plínio, esse estadista durão foi o único romano que se submeteu a essa operação de pé, opondo-se a ser amarrado a uma mesa de operação. Foi uma decisão corajosa, mas também tola. Devido à pressão maior que a gravidade exerce em uma coluna de líquido na vertical, isso faz com que um paciente que tenha as varizes operadas de pé sangre muito mais do que se ele estivesse deitado.

As válvulas nas veias só seriam descritas após a Idade Média. Mesmo assim, isso ainda não queria dizer que elas eram plenamente entendidas pelos médicos da época. Ambroise Paré foi o primeiro cirurgião a pensar em atar a VSM, fazendo então uma ligadura na parte superior da perna. Hoje em dia é sabido que esse procedimento não causa nenhum dano sério, pois há diversas veias próximas à VSM que podem assumir a sua função. Mas será que Paré tinha consciência disso?

Em 1890, Friedrich Trendelenburg, um cirurgião alemão, descreveu uma ligadura alta de pernas com mais detalhes, além de ser o primeiro médico a exibir um pouco mais de conhecimento sobre como as varizes são causadas pelo vazamento das válvulas venosas e pelo aumento da pressão hidráulica nas veias. Esse foi um passo fundamental na direção do surgimento de um tratamento funcional. Por isso, decidiu-se batizar de Trendelenburg a posição que coloca o paciente de costas em uma mesa de operação inclinada com o apoio para a cabeça virado para baixo e os sustentos para as pernas para cima. Na posição Trendelenburg, a pressão hidráulica nas veias das pernas é invertida, tornando-se negativa no sentido dos membros inferiores e positiva na direção do coração. O aumento da pressão no coração é favorável para os pacientes que estejam em choque, além da baixa pressão fornecida por essa posição também ser excelente para a realização de operações de varizes.

Ao final do século XIX, Jerry Moore, um cirurgião australiano, aperfeiçoou os métodos desenvolvidos por Paré e Trendelenburg. Moore compreendeu que não se deve fazer uma ligadura na VSM o mais alto possível, mas sim dar um passo além e fechar o arco safeno. Logo esse se tornou o método padrão, que hoje em dia é conhecido como crossectomia, em homenagem ao termo em francês para um cajado de pastor, *crosse*. Além de tratar as varizes que o paciente já possui e que estão visíveis, esse método também evita que o problema volte a ocorrer.

No decorrer do século XX, a crossectomia foi combinada com um método chamado "stripping", que permite a remoção da veia safena magna em uma só cirurgia e de forma subcutânea. Até 2005, esse foi o procedimento padrão para o tratamento de varizes. A operação completa em cada perna não demorava mais de quinze minutos para ser realizada. Theodor Billroth, um dos nomes mais reconhecidos da história da cirurgia, era firme em sua oposição às operações de varizes, mas nunca chegou a explicar os motivos.

Tudo mudou, entretanto, com a chegada de Sven Ivar Seldinger, um radiologista sueco que trouxe uma mudança radical para o campo das cirurgias vasculares. Em 1953, Seldinger criou um método que possibilitou o tratamento endovascular de vasos sanguíneos — de maneira interna. Graças ao método desenvolvido por Seldinger, Charles Dotter, um outro radiologista, criou em 1964 a angioplastia percutânea. Trata-se de uma ideia brilhante e simples para o tratamento de artérias que se tornam estreitas, sendo que esse método envolve o alongamento do vaso sanguíneo por dentro com o uso de um pequeno balão. No século XXI, o método de Seldinger passou a ser utilizado não apenas para tratar as artérias, mas também contra as varizes. Assim, a VSM pode ser cauterizada por dentro por meio da aplicação de um laser ou micro-ondas, fechando-a totalmente — tudo isso sem usar um bisturi.

Além das varizes, o fato de que Lucy passou a caminhar ereta sobre os dois pés trouxe mais outros problemas para a humanidade. Se o reto de Lucy não tivesse três pequenos vasos sanguíneos capazes de manter seu ânus plenamente fechado (as veias hemorroidais), ela muito possivelmente teria mudado de ideia logo nos primeiros passos e voltado a se mover apoiada nos quatro membros. O ato de defecar nunca pôde se adaptar à mudança de locomoção dos seres humanos — por isso, nós ainda somos obrigados a dobrar os nossos quadris em 90 graus para fazermos as nossas necessidades. A quantidade muito maior de pressão necessária para defecarmos nessa posição está por trás de alguns problemas típicos dos seres humanos, tais como as hemorroidas, prolapsos e constipação.

Devemos agradecer a Lucy por outro problema recorrente com o qual os cirurgiões têm de lidar, que ocorre no canal inguinal. O canal inguinal representa um ponto fraco na parte interior da parede abdominal, localizado bem onde ela deveria ser mais forte. A gravidade empurra constantemente o conteúdo do abdômen contra o lado interior desse ponto fraco. Com o tempo, isso pode levar ao surgimento de um buraco conhecido como hérnia inguinal ou hérnia na virilha, uma abertura que representa um resquício esquecido da evolução de nosso corpo. No entanto, se imaginarmos como seria voltarmos a nos locomover apoiados em quatro membros, o canal inguinal deixaria de sofrer com a pressão do abdômen, pois passaria a ficar em um ponto mais alto do que o centro de gravidade do abdômen. Portanto, essa falha de design não representava um problema para os nossos antepassados que se apoiavam em quatro membros, tornando-se uma questão para nós que somos bípedes. Devido ao fato de que andamos eretos, os seres humanos modernos têm 25% de chances de desenvolver uma hérnia na virilha no decorrer de sua vida — o que significa muito mais trabalho para os cirurgiões.

Obviamente, a transição de quadrúpedes para bípedes também significou que os quadris e os joelhos passaram a ter de suportar o dobro de peso de antes. Além disso, se antes os discos intervertebrais (que separam cada uma das vértebras da coluna) não tinham de sustentar quase nenhum peso, pois as pessoas se moviam com o corpo na horizontal, agora, quando nos locomovemos na posição vertical, eles são responsáveis por carregar metade do peso dos nossos corpos. Toda essa carga excedente nos joelhos, quadris e costas levou ao surgimento de uma disciplina médica irmã da cirurgia:

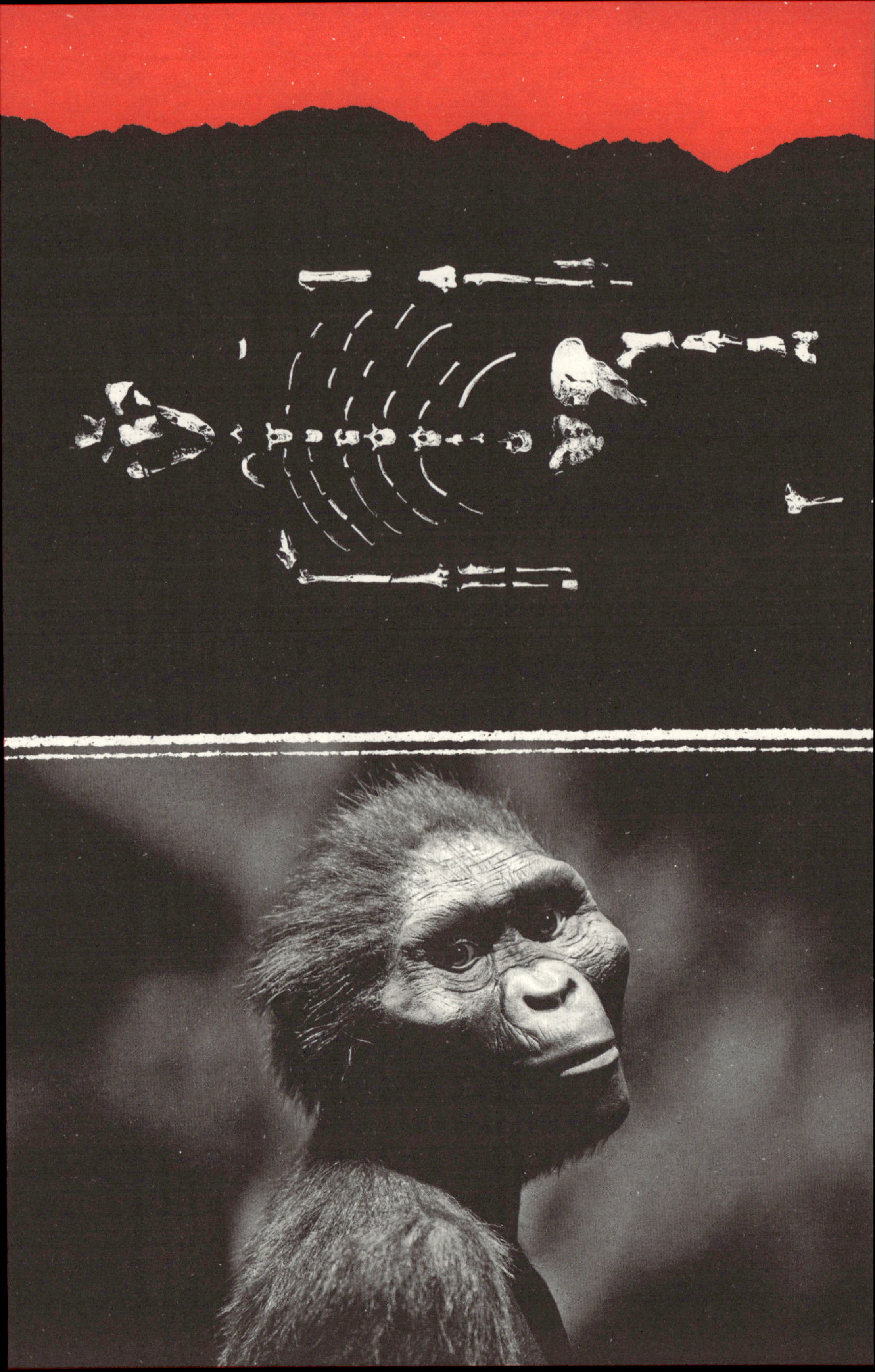

a ortopedia. Boa parte do tempo, os cirurgiões ortopédicos se ocupam substituindo com próteses quadris e joelhos gastos devido ao sobrepeso, além de terem de realizar operações de remoção de hérnias nas costas.

A falha evolutiva mais evidente se encontra nas artérias que levam sangue para as pernas. Esses vasos ainda fazem uma curva de 90 graus na parte de trás da pélvis, uma característica dos animais quadrúpedes. Tal curva costumava ser necessária em função das patas traseiras de um animal quadrúpede formarem um ângulo reto com o tronco. Como a maior parte do tempo decorrido durante nossa evolução representou nossa transição de animais terrestres primitivos para humanos que caminhavam apoiados nos quatro membros, a seleção natural fez com que a curva de 90 graus de nossas artérias seja ampla, espaçosa e gradual. Isso diminui a quantidade de turbulência na circulação nesse trecho do sistema circulatório, um fator importante para nossa sobrevivência, já que um fluxo de sangue turbulento pode danificar as paredes das artérias. Mas como agora nós andamos eretos, logo após fazer uma curva suave e gradual típica dos quadrúpedes, as artérias das nossas pernas também precisam se dobrar para trás, formando outro ângulo de 90 graus em nossas virilhas, sendo que esta não é uma curva suave, mas sim uma dobra acentuada que não foi adaptada pela seleção natural — ou seja, trata-se de uma região dos nossos corpos com um fluxo sanguíneo bastante turbulento. Isso leva ao endurecimento das artérias (conhecido como arteriosclerose), que resulta no estreitamento dos vasos sanguíneos perto dessa torção. É por isso que o endurecimento das artérias, entre os seres humanos, tende a acontecer na região da virilha. Quando as artérias se tornam gradualmente mais estreitas, as pernas passam a receber uma quantidade insuficiente de sangue rico em oxigênio bem nos momentos em que elas mais precisam dele — quando as pernas estão em movimento. Isso causa dor ao caminhar, sendo que esta imediatamente desaparece quando o paciente fica parado. Essa enfermidade tem o nome clínico de claudicação intermitente (do termo em latim *claudicare*, que significa "claudicar", "mancar"). No holandês, entretanto, ela é popularmente conhecida como "pernas de olhar vitrines", o que se refere ao fato de que a dor de andar na rua diminui toda vez que o paciente interrompe a caminhada para olhar uma vitrine. Eventualmente, as pernas podem começar a necrosar, causando uma gangrena. Eis aí algo com que nossos antepassados quadrúpedes não tinham que se preocupar.

Assim, acumulamos uma verdadeira lista de problemas que são tratados pelos cirurgiões modernos e que podem ser traçados de volta até Lucy. Hoje em dia, as varizes, hemorroidas, hérnias na virilha e estreitamento das artérias possivelmente representam metade do volume de trabalho de um cirurgião. Em outras palavras, grande parte do trabalho de um cirurgião consiste em consertar tudo que deu errado a partir do momento em que Lucy decidiu passar a andar com as costas eretas e sobre as duas pernas. Aliás, Lucy também recebeu um outro nome em etíope: *Dinquines*, que significa "você é incrível". Cirurgiões devem concordar com isso.

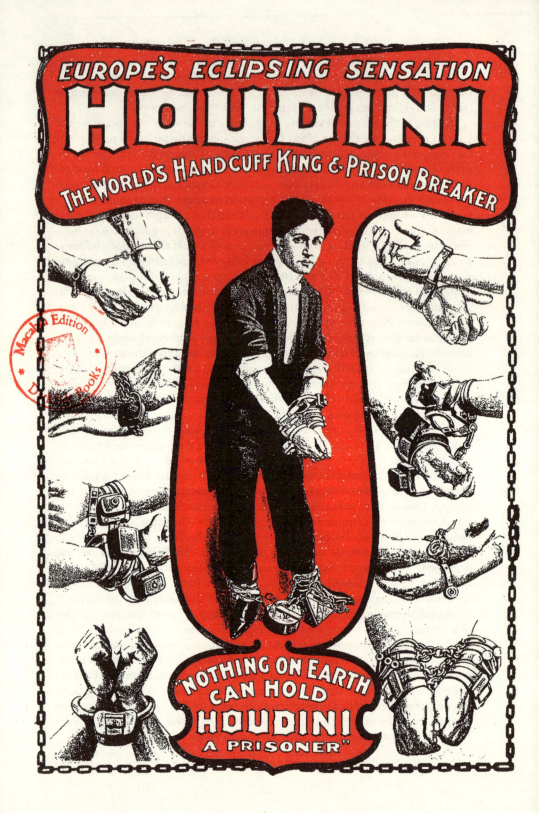
EUROPE'S ECLIPSING SENSATION
HOUDINI
THE WORLD'S HANDCUFF KING & PRISON BREAKER
"NOTHING ON EARTH CAN HOLD HOUDINI A PRISONER"

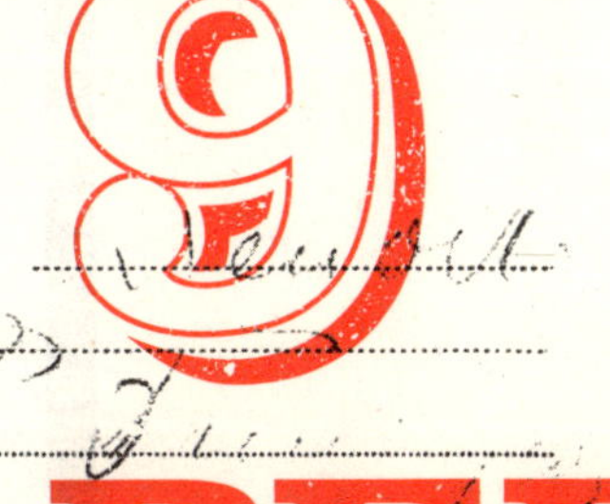

PERITO-NITE

A Morte do Mestre das Fugas: Harry Houdini

Houdini, sempre aberto a aventuras, representa bem "Os Loucos Anos 1920" dos Estados Unidos. Mas sua morte precoce por peritonite também guarda um certo presságio sobre o estado de espírito daquele período.

A morte de Erik Weisz, em 31 de outubro de 1926, foi manchete nos jornais do mundo todo. Do lado de lá do Atlântico, a Europa estava passando por uma época de otimismo cauteloso. O continente também estava lidando com o aumento da pobreza e da agitação social, enquanto dois homens chamados Adolf Hitler e Benito Mussolini se preparavam para assumir um papel de liderança no campo da política internacional. Claude Monet faleceu e Marilyn Monroe nasceu em 1926. Os olhos da Europa se voltavam com inveja para os Estados Unidos, onde tudo parecia possível enquanto eles passavam por anos que ficaram conhecidos como "Os Loucos Anos 1920" — até a Quebra da Bolsa acontecer, em 1929. Essa foi a era de Charleston e da Lei Seca, de Rockefeller e de Al Capone.

Assim como Charlie Chaplin, Stan Laurel e Oliver Hardy, Erik Weisz representou o espírito daquela época gloriosa dos Estados Unidos. Ainda que poucos conhecessem seu nome real, ainda hoje, quase um século depois, seu nome artístico é conhecido no mundo todo, tendo se tornado um sinônimo para a arte que ele desenvolveu. Erik Weisz foi Harry Houdini, o mestre escapologista famoso mundialmente, que se prendeu em uma

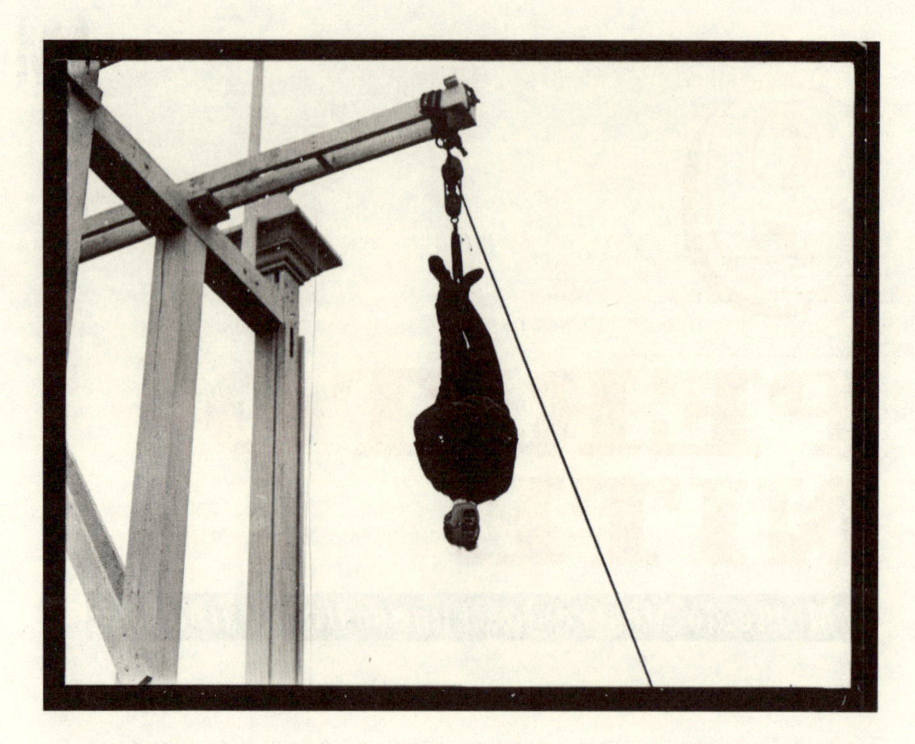

camisa de força para ser içado no ar pelos pés, que se enrolou em correntes e foi trancado em um caixão de madeira para ser jogado nas águas do porto marítimo de Nova York, que se algemou e se fechou em uma máquina industrial de misturar leite cheia de cerveja. Houdini sempre saía ileso, mesmo após ter sido enterrado vivo em um caixão de bronze. Por isso, muitos consideram que sua morte foi tão espetacular quanto sua vida e que ele se afogou enquanto realizava seu lendário ato da Câmara Chinesa de Tortura Aquática, no palco de um teatro lotado, com as mãos algemadas, de cabeça para baixo e debaixo d'água. No entanto, isso está longe de ser verdade.

Houdini enfeitava seus números espetaculares com toques de Espiritismo e truques circenses clássicos. Ele era malabarista e acrobata, além de apresentar números de força física. Entre estes, Houdini costumava afirmar que seus músculos abdominais seriam capazes de aguentar qualquer golpe, desafiando todos os presentes a colocarem suas palavras à prova. Acreditou-se por muito tempo que sua morte fora causada por um desses socos no estômago. No entanto, hoje sabemos que a morte de Houdini não teve nada a ver com suas acrobacias, mas sim com sua recusa constante de se consultar com um médico.

Gordon Whitehead, Jacques Price e Sam Smilovitz eram três estudantes canadenses que visitaram Houdini em seu camarim algumas horas após uma de suas apresentações, na manhã de 22 de outubro de 1926, em Montreal. Houdini se deitou em um divã para que Smilovitz pudesse desenhar um retrato seu. Whitehead indagou Houdini se era verdade que ele seria capaz de aguentar qualquer golpe no estômago e se poderia tentar acertá-lo. Houdini concordou, e o aluno logo começou a socá-lo. Whitehead atingiu Houdini diversas vezes e com bastante força do lado direito da região inferior do abdômen. Mais tarde, os outros dois jovens disseram que o mestre das fugas claramente não estava pronto para a velocidade do ataque de seu amigo. Os estudantes perceberam que Houdini só conseguira tensionar os músculos abdominais o suficiente para aguentar os socos após receber o terceiro golpe. Logo depois, eles também notaram que o durão Houdini, apesar de se mostrar plenamente indestrutível no palco durante sua apresentação na noite anterior, agora, ao se deitar no divã, parecia estar sofrendo com uma dor terrível e inesperada, causada pelos socos bem dados por Whitehead.

No dia seguinte, logo após seu show noturno, Houdini partiu no trem com destino a Detroit, nos Estados Unidos, que seria a próxima parada de sua turnê. Ele não estava se sentindo bem, por isso enviou um telegrama para agendar uma visita a um médico assim que desembarcasse. No entanto, ao chegar na cidade, Houdini não teve tempo de ser examinado, decidindo iniciar o último espetáculo de sua vida, apesar de estar com uma febre alta. É possível que Houdini tenha realizado seu número no qual ele se soltava e escapava debaixo d'água, obrigando-o a prender a respiração por vários minutos — um feito assustador, já que logo após o espetáculo um médico não hesitou em concluir que o mestre das fugas precisava ser operado imediatamente. Portanto, o público não tinha como saber o nível de maestria que estava testemunhando no palco.

Bastou um simples exame físico para o cirurgião do hospital de Detroit chegar ao seu diagnóstico. Ao colocar a mão no abdômen de Houdini, o médico declarou que o mestre escapologista estava acometido de uma enfermidade que, apesar de cotidiana, ainda estava apenas começando a ser compreendida: a apendicite. Surpreendentemente, a apendicite só foi corretamente descrita por Reginald Fritz, um médico de Boston, quando Houdini tinha 12 anos de idade. Agora, 40 anos depois daquilo, o mestre escapologista era diagnosticado com a mesma enfermidade que representou um risco de vida alto para incontáveis pessoas, por milhares de anos. Não há sequer uma menção à apendicite nos antigos textos médicos provenientes da Mesopotâmia, Egito, Grécia e Roma antigos, ainda que ela deva ter sido uma constante para essas antigas civilizações onde o conhecimento sobre medicina já era bastante avançado. A apendicite foi descrita pela primeira vez por Giovanni Battista Morgagni, um anatomista do século XVIII que não pôde identificar a causa correta de suas consequências letais. Foi só em 1887, quando o dr. Thomas Morton realizou a primeira operação bem-sucedida, na cidade da Filadélfia, Estados Unidos, que se tornou evidente que a apendicite não precisava terminar com a morte do paciente.

Portanto, é de se concluir que Houdini deveria ter se encaminhado para o hospital em Montreal, onde uma operação poderia salvar sua vida. Será que o mestre das fugas era teimoso, vaidoso ou ganancioso demais para buscar ajuda, ou será que ele tinha medo de médicos? É provável que Houdini

CURIOSIDADES & ABSURDOS

TERMOS MÉDICOS

As palavras terminadas com o sufixo "-ose" são condições clínicas e doenças. Portanto, a palavra artrose é uma condição causada pelo desgaste das articulações (do grego "artros", que significa articulação). As palavras que terminam com o sufixo "-ite" indicam inflamações — a artrite, por exemplo, é o nome que damos para uma articulação inflamada. Mas nem todas as inflamações são infecções. Nós só nos referimos a elas como infecções se forem causadas por patógenos que se propagam, tais como bactérias, vírus e outros parasitas. O prefixo "a-" ou "an-" significa "sem", enquanto "ec" ou "ex" significam "fora". A palavra apneia significa "sem respirar", e tumorectomia quer dizer "cortar fora um tumor". "Hemato" se relaciona ao sangue. Hematúria é a presença de sangue na urina, hemoptise é o ato de tossir sangue. Um tumor (a palavra vem do latim para "inchaço") é indicado pela terminação "-oma". O tumor pode ser um acúmulo de líquido — um hematoma, por exemplo, é um acúmulo de sangue. Além disso, os tumores também podem ser formados por tecidos sólidos. Um lipoma se trata de um tumor formado por tecido adiposo. Os tumores se dividem entre malignos e benignos. Os tumores malignos são cancerígenos e seus nomes terminam com carcinoma (câncer de pele, mucosa ou de tecido glandular) ou sarcoma (câncer de outros tecidos, tais como os ossos ou músculos). Tumores benignos não são cancerígenos. Caso um teste confirme o diagnóstico ou revele um problema de saúde, ele terá um resultado positivo. Ou seja, neste caso, um resultado positivo significa algo negativo para o paciente. Além disso, nenhum teste é 100% confiável. Então é possível receber um resultado falso positivo ou falso negativo. Quando uma palavra termina com "-geno", ela indica uma causa. Então, se algo é cancerígeno, aquilo pode te causar um câncer.

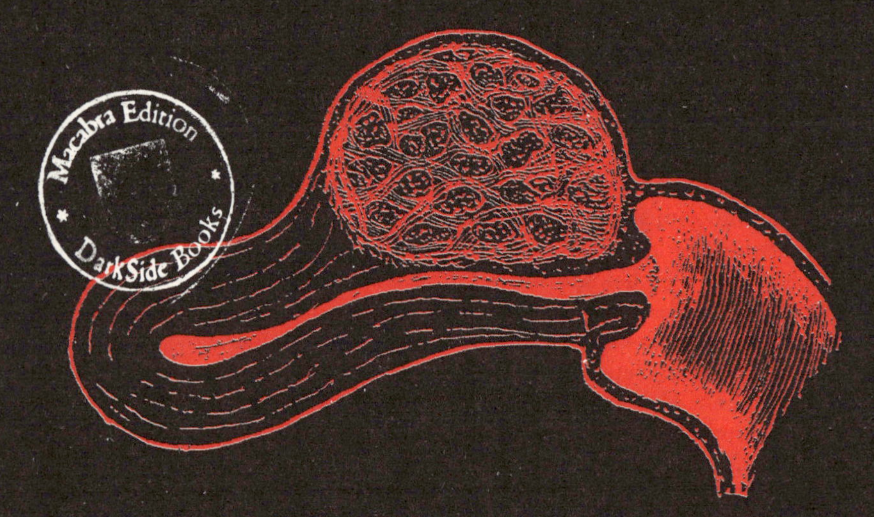

tenha pensado que "o show deve continuar". Por decorrência disso, ele só foi operado três dias depois, quando já estava em Detroit. Foi aí que o cirurgião descobriu uma peritonite, que se desenvolve quando o apêndice estoura. Àquela altura, a cavidade abdominal de Houdini já estava totalmente infectada com pus. Quatro dias depois da cirurgia, seu abdômen teve de ser aberto mais uma vez, para que fosse lavado. No entanto, sua situação não melhorou, pois naquela época ainda não havia antibióticos para combater sua infecção. Harry Houdini faleceu dois dias depois, aos 52 anos de idade. Ele foi enterrado no Queens, na cidade de Nova York, Estados Unidos, bem no meio de um turbilhão de público, tendo sido sepultado no mesmo caixão de bronze que ele costumava usar em suas apresentações. Foi assim que Erik Weisz, um notório malabarista, artista circense, espírita e, além de tudo, um mestre das fugas — conhecido pelo mundo afora como o Grande Houdini — faleceu em decorrência de uma enfermidade banal e cotidiana: a apendicite.

A apendicite é uma doença bem comum. Mais de 8% dos homens e quase 7% das mulheres contraem apendicite no decorrer de suas vidas. Ela pode acontecer em qualquer idade e se trata da causa mais comum para a dor abdominal aguda. O apêndice — ou para ser mais específico, o apêndice vermiforme ("em forma de verme") — é um tubo intestinal de ponta arredondada que começa no intestino grosso, próximo à conexão deste com o intestino delgado, localizado no quadrante inferior direito do abdômen. O apêndice tem menos de 1 centímetro de diâmetro e cerca de 10 centímetros de comprimento.

Os médicos conhecem esse pequeno órgão desde séculos atrás, mas demorou até que alguém percebesse que um detalhe tão pequeno do corpo poderia trazer consequências tão perigosas. Por ser tão pequeno, ao ficar inflamado, o apêndice pode estourar rapidamente. Isso faz com que o conteúdo dos intestinos seja liberado no abdômen, causando uma peritonite (a inflamação de todo o peritônio, que é o revestimento da cavidade abdominal). Foi por isso que demorou tanto até que a ligação entre o pequeno apêndice e as consequências fatais de uma inflamação abdominal fosse estabelecida. Antes que os cirurgiões tivessem a coragem e a capacidade de abrir o abdômen de um paciente vivo para realizar uma operação bem-sucedida, já no século XIX, os médicos só podiam ver o apêndice quando examinavam os corpos de pessoas falecidas. Durante as autópsias de casos de peritonite aguda, ninguém jamais notara o pequeno rompimento daquele minúsculo apêndice em forma de verme.

A apendicite causa uma série de sintomas que refletem cada um dos estágios sucessivos da doença, começando pela inflamação do próprio apêndice. Essa inflamação causa uma dor vaga no centro do abdômen superior. Dentro de um dia, a inflamação se expande ao redor do apêndice e começa a causar a irritação do peritônio na área próxima ao apêndice, do lado direito do abdômen inferior. Esta dor localizada é muito mais forte e pronunciada do que a dor de antes, que é mais vaga e cuja localização é mais difícil de identificar. Os pacientes com apendicite descrevem a mudança da posição da dor, desde o meio até a parte inferior do abdômen, sendo que a dor aumenta conforme ela se mexe. A irritação localizada no peritônio também causa febre, perda de apetite (anorexia) e, acima de tudo, dores quando o paciente se mexe. Os pacientes não conseguem tolerar serem tocados ou realizarem movimentos bruscos, passando a preferir ficarem parados e deitados de costas com as pernas para cima. Para uma pessoa normal, estar nesse estágio da apendicite significaria que é impossível se manter de pé diante de um teatro cheio de pessoas, quanto menos se deixar amarrar, ser pendurado de cabeça para baixo e imerso na Câmara Chinesa de Tortura Aquática — que foi tudo que Houdini fez enquanto estava nessas mesmas condições.

A partir daí, o pus se acumula ao redor do apêndice. A princípio, o pus é contido pelos intestinos próximos a esse ponto. No entanto, no estágio seguinte o apêndice sucumbe e estoura. Isso faz com que fezes e gases intestinais sejam liberados na cavidade abdominal. O paciente então sente a dor aumentar drasticamente e se espalhar por todo o abdômen, tornando-se tão grave que fica impossível apontar para onde ela está localizada. Neste estágio, a peritonite representa um perigo letal.

Tipicamente, o quadro completo que se encaixa com a peritonite é o de um "abdômen irritado". Os músculos abdominais se encontram tensos, o abdômen está duro e cada movimento é doloroso para o paciente. As dores ocorrem não só quando o abdômen é tocado, elas são ainda maiores assim que o médico solta o abdômen durante a palpação — isso é conhecido como "sensibilidade de rebote". A face do paciente fica pálida, ele está ansioso e tenso, com os olhos e bochechas fundos. Em resposta à inflamação, os intestinos no abdômen do paciente interrompem seus movimentos normais. Quando o médico ouve o abdômen por meio de um estetoscópio, ele está quieto demais, de um jeito anormal. Todos esses sintomas são tão típicos de uma peritonite, que o diagnóstico pode ser feito em poucos segundos — basta realizar uma rápida análise visual do paciente (checando sua face e sua postura), fazer algumas perguntas (sobre a posição da dor e quando ela começou), pressionar o abdômen uma vez (o que causa uma dor forte quando a pressão é aplicada e liberada) e ouvir o abdômen com o estetoscópio (que não apresenta nenhum ruído intestinal audível). Na fase final da apendicite, o paciente entra em choque séptico causado pelo envenenamento do sangue. O peritônio possui uma grande área de superfície, o que permite a liberação em massa das bactérias na corrente sanguínea. Isso causa um envenenamento geral do corpo, resultando em uma febre alta e afetando o funcionamento de todos os órgãos, tendo como resultado o óbito.

A peritonite é uma emergência cirúrgica aguda. Por isso, o cirurgião deve reparar ou remover sua causa o mais rápido possível, além de limpar a cavidade abdominal. Este procedimento deve ser feito o mais cedo possível, de preferência antes que se estabeleça um choque séptico ou, quando viável, antes que a peritonite geral se estabeleça — o melhor momento, na verdade, acontece enquanto o problema ainda está localizado apenas no órgão afetado, ou seja, no minúsculo apêndice. Portanto, a apendicite aguda já representa uma emergência cirúrgica.

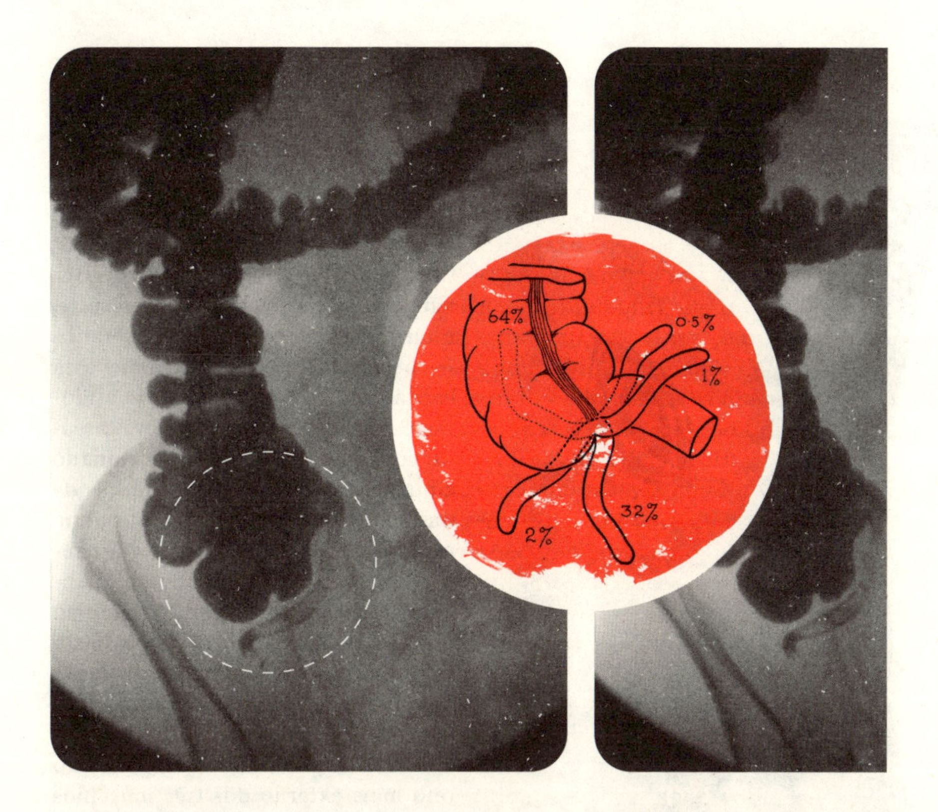

Em 1889, o cirurgião norte-americano Charles McBurney descreveu os princípios acima para a realização da operação de apendicite — ou seja, ele relatou que quanto antes a operação for realizada, mais chances existem de uma recuperação completa. Além disso, McBurney também escreveu que se o apêndice estiver inflamado, mas a peritonite ainda não tiver se desenvolvido, basta remover o órgão afetado. Esse feito criou uma ligação direta entre o nome de McBurney e a apendicite. Por isso, o local do abdômen onde a dor da apendicite costuma se concentrar é conhecido como o ponto de McBurney, além da incisão feita na parede abdominal durante a realização da apendicectomia também ter sido batizada com seu nome. Hoje em dia, todo cirurgião reconhece imediatamente do que um colega está falando quando este se refere a uma “sensibilidade no ponto de McBurney”.

Uma operação clássica de apendicite normalmente acontecia da seguinte forma. O paciente fica deitado de costas, o cirurgião se posiciona à direita do paciente, seu assistente fica à esquerda. O cirurgião realiza uma pequena incisão diagonal na parte inferior direita do abdômen, no ponto de McBurney, localizado exatamente a dois terços de uma linha imaginária entre o umbigo e a projeção óssea da crista ilíaca, na borda externa da pélvis. Bem ali, sob a pele e o tecido subcutâneo, há três músculos abdominais empilhados um no outro. Neste ponto exato da parede abdominal, tais músculos podem ser

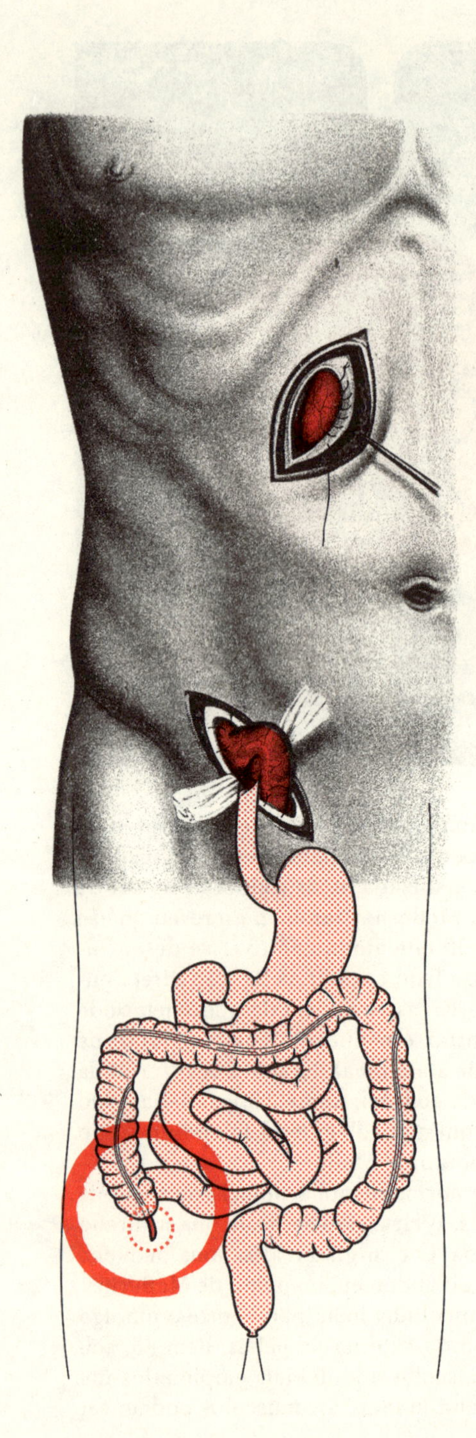

atravessados sem serem cortados, por meio de uma manobra que passa por entre as fibras musculares, como se o cirurgião estivesse abrindo três pares de cortinas. O peritônio se encontra abaixo do terceiro músculo. Então, o cirurgião deve segurá-lo com cuidado e abri-lo, tomando cuidado para não danificar os intestinos. Com sorte, o cirurgião consegue ver o apêndice — no entanto, ele geralmente está escondido nas profundezas do abdômen. Por isso, o cirurgião deve tateá-lo com o dedo, soltá-lo com cuidado e puxá-lo para fora. Utilizando-se de um pequeno grampo e de uma linha absorvível, primeiro o cirurgião separa e ata o vaso sanguíneo que alimenta o apêndice. Depois, o cirurgião repete a mesma operação, mas desta vez com o próprio apêndice. A partir daí, ele pode fechar o peritônio, colocar os músculos de volta no lugar e fechar a aponeurose — o tendão reto mais externo dos três músculos abdominais. Por último, o cirurgião fecha o tecido subcutâneo e faz os pontos na pele. A operação toda levava cerca de vinte minutos. Entretanto, hoje em dia o apêndice deixou de ser removido por meio do procedimento clássico. Agora, a apendicectomia laparoscópica passou a ser o método mais utilizado, fazendo uso de uma cirurgia buraco de fechadura ("keyhole") através do umbigo que necessita de apenas duas minúsculas incisões.

Os sintomas que acometeram Houdini eram típicos da apendicite — febre e dores na parte inferior direita do abdômen. O médico em Detroit, que só teve autorização para examinar o mestre das fugas em seu camarim após o show, deparou-se com um homem gravemente adoecido cujo abdômen inferior direito estava bastante irritado. Os sintomas eram tão óbvios que os médicos sequer consideraram os socos que Gordon Whitehead dera em Houdini três dias antes. O diagnóstico foi confirmado durante a operação: o apêndice de Houdini estava perfurado e, como consequência, ele apresentava uma peritonite. Ainda assim, mais tarde, foram os socos que Houdini recebera no estômago que passaram a ganhar mais foco. Outros casos desse suposto tipo de "apendicite traumática" (que seria causada por golpes diretos, quedas ou outros tipos de traumas no abdômen) foram enumerados. No entanto, não havia qualquer ligação causal entre esse suposto trauma e a apendicite, por isso, o fato de que esses dois eventos tenham ocorrido com poucos dias de diferença deve ser visto como uma mera coincidência. No entanto, a causa da apendicite nem sempre é evidente. Ainda hoje, não sabemos ao certo os motivos de algumas pessoas contraírem a apendicite em determinado momento de suas vidas, enquanto outras nunca desenvolvem a condição.

No caso de Houdini, tornou-se importante tentar encontrar uma causa. Os três estudantes canadenses passaram por longos interrogatórios da polícia e o soco dado pelo pobre Gordon Whitehead terminou sendo descrito como a causa da morte do mestre das fugas. Também deve ter sido importante para essa investigação o fato de que Houdini, cuja profissão obviamente estava longe de ser livre de perigos, tivesse assinado uma apólice de seguro de vida que incluía uma cláusula sobre acidentes. A cláusula determinava que a esposa de Houdini, Bess Weisz, que trabalhara como sua assistente de palco por toda a sua vida, receberia um pagamento duplo — no valor de 500 mil dólares — caso Houdini morresse em decorrência de um acidente ocorrido durante uma de suas apresentações. Enquanto um soco no estômago com o intuito de demonstrar a capacidade de Houdini para suportar a força de quem desferia o golpe pudesse ser considerado como um acidente como o da cláusula, uma doença cotidiana como a apendicite — obviamente — não se encaixava nos termos da apólice de seguro. Felizmente, Whitehead não foi processado por lesão corporal grave ou homicídio culposo, já que Price e Smilovitz puderam testemunhar que Houdini havia lhe dado permissão para que o estudante o socasse.

Entre os presentes na última apresentação de Houdini no Garrick Theatre em Detroit, no dia 24 de outubro de 1926, encontrava-se um homem chamado Harry Rickles. Mais tarde, Rickles descreveu o show como decepcionante. A performance começara com meia hora de atraso e Houdini estava com uma péssima aparência. O mestre das fugas cometeu alguns erros básicos que possibilitaram à audiência perceber os segredos por trás de seus truques, além de ter de ser apoiado por sua assistente diversas vezes. No entanto, ao ler que Houdini se apresentara com um apêndice estourado que o matou, Rickes percebeu que o mestre das fugas havia dedicado toda a sua vida, até quase o último suspiro, a se apresentar para os seus admiradores.

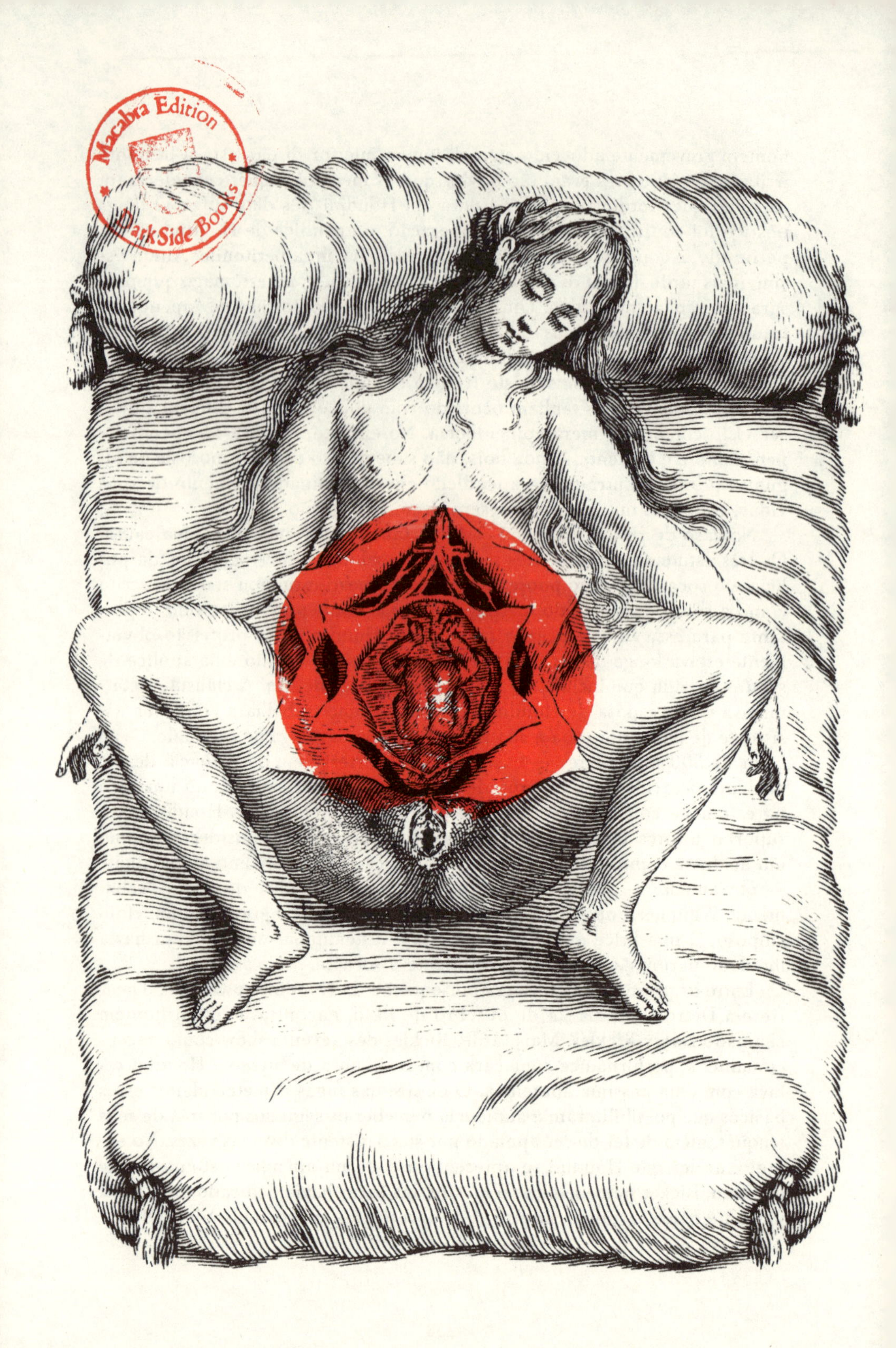
Macabra Edition
DarkSide Books

MM

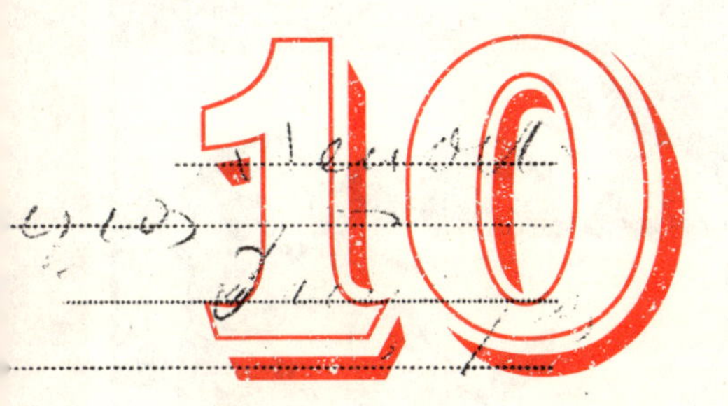

10 NARCOSE

Anestesia para a rainha: Rainha Vitória

Tentando apaziguar a dor e a fúria que Rainha Vitória sentia ao dar à luz, um anestesista, algo raro em meados do século XIX, foi chamado para ajudá-la no parto de seu oitavo filho.

Vitória de Hanôver foi rainha do Reino Unido e imperatriz da Índia. O sol nunca se pôs em seu império e seus filhos e netos pertenceram a diversas famílias reais europeias. Sua época chegou até mesmo a receber o seu nome, a Era Vitoriana. Vitória se casou com seu primo, o príncipe Alberto de Saxe-Coburgo-Gota, formando o que parecia ser um casal dos sonhos, considerado o mais apaixonado de todos os casais da história real britânica. As brigas constantes dos dois, entretanto, são menos conhecidas — certas vezes, eles chegavam a se bater. Geralmente, esses conflitos que arruinavam o clima no Palácio de Buckingham eram causados pelo mesmo problema: Vitória não podia aguentar a dor insuportável que acompanhava o que ela descrevia como a experiência "animalesca" de dar à luz. A rainha costumava ficar tão furiosa que em determinado momento o príncipe Alberto chegou a ameaçar deixá-la se ela lhe batesse novamente. Por mais forte que Vitória tenha sido, ela considerava esses ataques de espírito e de nervos absolutamente terríveis. Embora os partos de seus primeiros sete filhos tenham transcorrido sem maiores problemas, Vitória viveu a experiência deles como uma série de traumas indescritíveis. O nascimento de cada um de seus filhos foi seguido

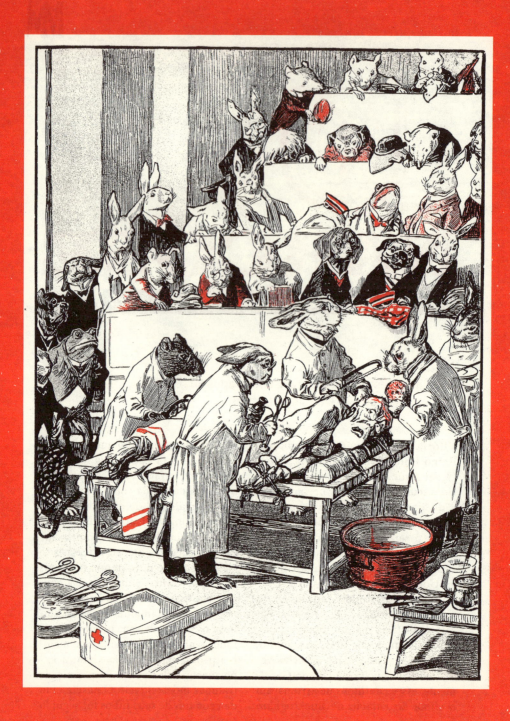

por uma depressão pós-parto que durou pelo menos um ano, fazendo com que seus períodos de depressão se conectassem diretamente com a chegada da próxima gravidez. Até que em 1853 Vitória ficou grávida novamente e começou a perder o controle mais uma vez, ansiando pelo parto traumático que se aproximava. Foi então que Alberto decidiu que essa situação não poderia continuar e convocou um médico chamado John Snow. Foi assim que a anestesia entrou na história.

O processo de se colocar o paciente para dormir ou de induzir nele uma inconsciência completa é chamada de anestesia geral ou narcose (que vem do grego para "sono"). A primeira operação sob anestesia geral foi realizada mais ou menos naquela mesma época, apenas sete anos antes, em 16 de outubro de 1846, no Hospital Geral de Massachusetts em Boston, Estados Unidos. Um dentista chamado William Morton havia anestesiado um paciente chamado Edward Abbott, fazendo-o inalar éter (o éter etílico, para ser mais preciso). Abbott estava com um tumor no pescoço que precisava ser retirado. Enquanto Abbott dormia, um cirurgião chamado John Warren removeu seu tumor. A operação transcorreu bem e aparentemente o paciente não sentiu nada, despertando somente ao fim da cirurgia. Warren ficou bastante impressionado com o resultado, pronunciando então uma frase histórica, ainda que discreta: "Senhores, isto não é uma farsa". Esse feito significou um ponto de virada para a história da cirurgia.

Desde a invenção das ferramentas afiadas, qualquer pessoa que desejasse ajudar alguém por meio de uma cirurgia teve de lidar com o paciente se debatendo durante a operação. Além de ser doloroso, a possibilidade de passar por uma operação também faz com que o paciente sinta medo — principalmente o medo de não sobreviver à cirurgia. Por isso, os cirurgiões sempre tiveram de ser rápidos, não só para fazer com que a duração da dor fosse a menor possível, mas também porque havia pouco tempo disponível enquanto os assistentes de cirurgião e outros ajudantes seguravam o paciente. Tratava-se, portanto, de uma questão que era "quanto mais rápido, melhor". O cirurgião londrino Robert Liston sempre começava suas cirurgias gritando para a plateia: "Cronômetros, cavalheiros, me cronometrem!". Caso o cirurgião não terminasse a operação antes que o paciente conseguisse se soltar dos ajudantes que o seguravam à mesa de cirurgia, as consequências seriam desastrosas. A vítima escaparia da mesa de operações sangrando profusamente, além da agitação e do pânico aumentarem o fluxo de sangue, esguichando o líquido para todos os lados. Algo assim deixaria o pobre paciente tão aterrorizado e em choque que seria difícil voltar a prendê-lo. Por isso, um código de vestimenta específico para cirurgias acabou sendo desenvolvido. Até cerca de 150 anos atrás, os cirurgiões ainda costumavam usar um jaleco preto para realizar as operações. Essa cor fazia com que o vermelho do sangue saltasse menos aos olhos, tornando menos óbvio que eles estavam cobertos de sangue e diminuindo a frequência com que esse uniforme precisava ser lavado. Naquela época, alguns cirurgiões costumavam se gabar do fato de que os seus jalecos estavam tão sujos de sangue endurecido que poderiam ficar de pé sozinhos.

CURIOSIDADES & ABSURDOS

ANESTESIOLOGIA

Hoje em dia, a anestesiologia se tornou uma disciplina médica por si só — e com razão. Os dias em que bastava aplicar algumas gotas de éter em um lenço para anestesiar um paciente ficaram no passado distante. A anestesia geral moderna utiliza três tipos de medicamentos. Um narcótico é uma substância com a capacidade de reduzir a consciência do paciente, causando sono (narcose) e esquecimento (amnésia). Como o narcótico não consegue reprimir sozinho as reações físicas às dores da operação — tais como o aumento no ritmo dos batimentos cardíacos e da pressão arterial, os arrepios e a sudorese —, também são administrados os analgésicos. Os analgésicos geralmente tendem a ser derivados do ópio. A palavra anestesia significa literalmente "sem sensações". Com o intuito de reprimir a tensão dos músculos em resposta à manipulação deles durante a operação, geralmente se inclui um relaxante muscular ao coquetel aplicado no paciente. Os relaxantes musculares são derivados do curare, um veneno vindo das flechas indígenas feitas pelos povos originários da Amazônia. Essa combinação de três medicamentos resulta em um paciente relaxado e adormecido, que não apresenta reações físicas à operação. O anestesista usa um respirador mecânico, uma máquina de respiração que assume a respiração do paciente. O respirador é instalado no paciente por meio de um tubo traqueal que entra pelo nariz e pela boca (intubação) e atravessa a traqueia. Enquanto o paciente está sob anestesia geral, seus batimentos cardíacos, o teor de oxigênio em seu sangue e a taxa de dióxido de carbono exalado são monitorados de forma contínua por meio de uma faixa de pressão arterial e eletrodos instalados no peito e no dedo. Durante a operação, o anestesista fica responsável por checar diversas outras coisas, incluindo o hemograma, a produção de urina, o nível de açúcar no sangue e a coagulação. O estágio em que se coloca o paciente para dormir é conhecido como "indução", enquanto o estágio de vigília se chama "emergência".

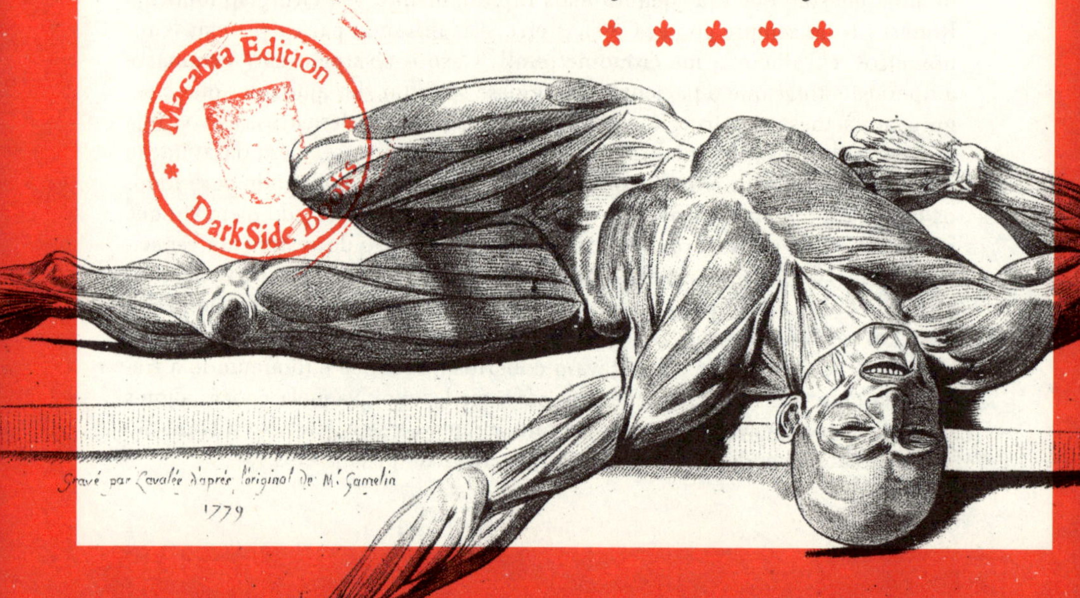

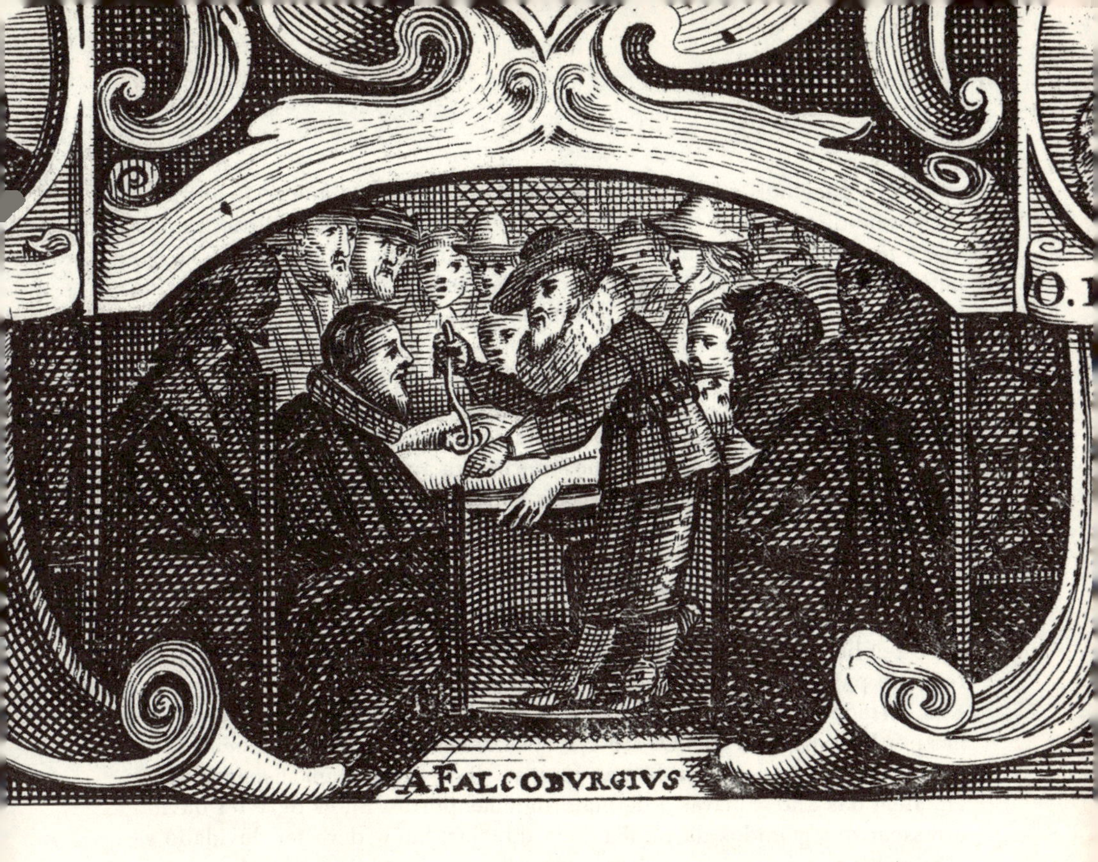

Portanto, os cirurgiões precisavam trabalhar rápido, senão as operações acabariam mal. A velocidade era sinônimo de segurança. Por isso, eles precisavam realizar incisões curtas, profundas e precisas — cortes feitos no lugar certo e que passavam pelo maior número possível de camadas de tecido de um só golpe. Eles deixavam o fluxo do sangue para ser estancado ao final da cirurgia, "no caminho de volta", enquanto suturavam as camadas de tecido com fio, selando-as com um ferro de marcar, ou simplesmente aplicando um curativo bem apertado. Tratava-se de um método eficaz, mas bem pouco seguro. Não havia tempo hábil para examinar de perto o que se estava fazendo, além de não existir sequer um momento livre ou espaço que possibilitasse ao cirurgião lidar com circunstâncias inesperadas. Até 16 de outubro de 1846, era assim que as operações eram realizadas: de forma rápida e sangrenta — e seguindo um padrão pré-estabelecido que não deixava tempo para detalhes.

Até por isso, a ideia de se administrar uma anestesia geral foi por uns anos considerada uma perda de tempo para os cirurgiões rápidos. Na Europa, demorou um longo período até que o uso de anestesia geral se tornasse uma prática cirúrgica cotidiana. Muitos cirurgiões se opunham abertamente ao uso dela, considerando-a uma prática perigosa e desnecessária. Na Inglaterra, a anestesia ficou conhecida como a "farsa ianque", cujo uso supostamente seria bom apenas para charlatões que não tinham a capacidade de operar os pacientes rapidamente. No entanto, a fama da anestesia terminaria por mudar — graças aos problemas de humor da rainha Vitória. Depois que a própria rainha se atreveu a experimentar o uso de anestesia e se beneficiou tanto com ela, ninguém mais pôde descartá-la. Antes desconhecida (ainda que muito bem-vinda), a anestesia precisava desse impulso de popularidade para convencer o público comum.

John Snow era um filho de fazendeiro e anestesista amador, que escrevera um livro sobre éter e clorofórmio, além de ter projetado uma máscara especial para a administração do clorofórmio de forma lenta, com doses controladas. Em 1847, apenas um ano após a primeira anestesia geral com éter ter sido realizada em Boston, James Young Simpson realizou a primeira anestesia geral com clorofórmio em Edimburgo, na Escócia. O feito de John Snow em 1853 não era nada novo, mas ainda era raro. Será que a rainha Vitória tinha consciência de que John Snow não era exatamente um especialista, ou mesmo que ele não conhecia os riscos do que estava prestes a fazer com ela e seu bebê nascituro? Enquanto ele subia as escadas para os aposentos reais do palácio, o coração de Snow devia estar pulsando forte. Era noite e os corredores, salas de recepção e as escadarias estavam iluminados apenas por lamparinas a gás. Os serviçais deviam estar nervosos também. Todo o gabinete estava de prontidão, as pessoas ali esperavam em suspense. Logo ali, além das antecâmaras e de mais algumas portas, Snow deve ter ouvido o ressoar dos gemidos da rainha. Sem dúvidas, Snow deve ter duvidado se a rainha o receberia com calma e respeito — ele era um completo estranho, um plebeu. Ao adentrar o quarto da rainha, ele teria se posicionado na cabeceira da cama dela e, por ser-lhe impedido o uso da máscara dosadora que ele mesmo desenhara, Snow decidiu colocar um lenço limpo sobre o nariz e a boca de Sua Majestade. Com uma pipeta, ele teria pingado no lenço algumas gotas de uma garrafa de clorofórmio. Seria inevitável que ele próprio terminasse inalando um pouco de clorofórmio, então Snow deve ter virado a cabeça para o lado de tempos em tempos, para aspirar profundamente um pouco de ar puro.

Snow registrou cada detalhe do que ocorreu naquela noite. Ele administrou o clorofórmio para a rainha, gota a gota, até ela indicar que não sentia mais dor. Snow também notou que o clorofórmio não diminuiu as contrações da rainha, que permaneceram tão severas quanto antes. A partir de 0h20 do dia 7 de abril de 1853, a cada contração que a rainha Vitória tinha, ele deu a ela quinze gotas de clorofórmio em um lenço. Mais tarde ele escreveu: "Sua Majestade expressou um imenso alívio a cada aplicação de clorofórmio. As dores se tornaram insignificantes durante as contrações uterinas, enquanto nos períodos entre as contrações ela se mostrava calma". A rainha não ficou atordoada em nenhum momento em decorrência do clorofórmio, permanecendo consciente durante todo o parto. A criança veio a nascer 53 minutos depois, à 1h13 da manhã. Poucos minutos depois, a placenta foi expelida. A rainha ficou radiante, segundo Snow, "... ela se expressava com muita gratidão sob o efeito do clorofórmio". A própria Vitória descreveu o evento da seguinte forma: "... aquele clorofórmio abençoado, calmante e delicioso além da medida". O príncipe recém-nascido foi batizado de Leopoldo; ele era a oitava criança que Vitória dera à luz e o quarto filho homem.

Alberto ficou fora de si de felicidade. No entanto, sua alegria durou pouco, pois logo a rainha foi acometida novamente por sua habitual depressão pós-parto, desta vez foi a pior que ela já sentira. Após o parto, a revista médica *The Lancet* publicou um comentário acusatório contra o ocorrido e os estudiosos religiosos ficaram indignados, pois a Bíblia diz que as mulheres devem suportar a dor ao darem à luz. Entretanto, a notícia caiu como uma bomba entre o público comum de toda a Europa. A partir dali, na França, o uso de clorofórmio se tornou imensamente popular, recebendo o apelido de "l'anaesthésie à la reine" ("a anestesia da rainha"). Os pacientes passaram a se negar a serem operados sem anestesia e os cirurgiões foram obrigados a cumprir essa exigência.

Em poucas décadas, a época da prática dominante da antiga cirurgia rápida acabou, dando origem a uma nova ordem das coisas. Graças aos anestésicos, os cirurgiões passaram a ter tempo para trabalhar com mais precisão e sem se distraírem com seus pacientes se debatendo e gritando de dor. As operações se tornaram mais precisas, meticulosas e secas, sem ruídos ou respingos de sangue por todos os lados. As incisões passaram a ser feitas de forma cuidadosa e exata. Os tecidos deixaram de ser cortados de uma só vez, mas sim camada por camada, com o fluxo de sangue sendo interrompido antes que a próxima camada de tecido fosse aberta — "pelo caminho" e não no final. Com o surgimento de novos heróis como Friedrich Trendelenburg, Theodor Billroth e Richard von Volkmann, a prática cirúrgica se tornou uma ciência baseada em precisão. Finalmente os jalecos cirúrgicos escuros foram substituídos pelos brancos.

Entre os novos nomes reconhecidos da cirurgia estava o grande norte-americano William Halsted. Responsável por inovações no tratamento de hérnias inguinais e do câncer de mama, Halsted introduzira o uso de luvas de borracha durante as cirurgias, além de juntamente a outros colegas montar um grupo de trabalho com o intuito de desenvolver um procedimento de anestesia local, que representou uma nova e incrível invenção. Tal procedimento, que consistia em injetar uma droga anestésica ao redor de uma terminação nervosa, passou a permitir que o paciente ficasse acordado sem sentir nada na área anestesiada e dormente. O grupo se reunia de maneira regular para praticar uns com os outros, desfrutando de maravilhosas noites juntos. Halsted acabou se tornando não só um pioneiro da anestesia local, como também terminou viciado, já que a droga que eles usavam era a cocaína. Desde então, a cocaína foi substituída como método de anestesia local por outras drogas derivadas dela que têm o mesmo efeito localizado, mas não possuem os mesmos efeitos colaterais estimulantes.

A anestesia representou uma revolução no campo da cirurgia e o próximo passo foi a introdução da higiene. Em 1847, o húngaro Ignaz Semmelweis descobriu que a febre puerperal (uma infecção contraída pelas mães logo

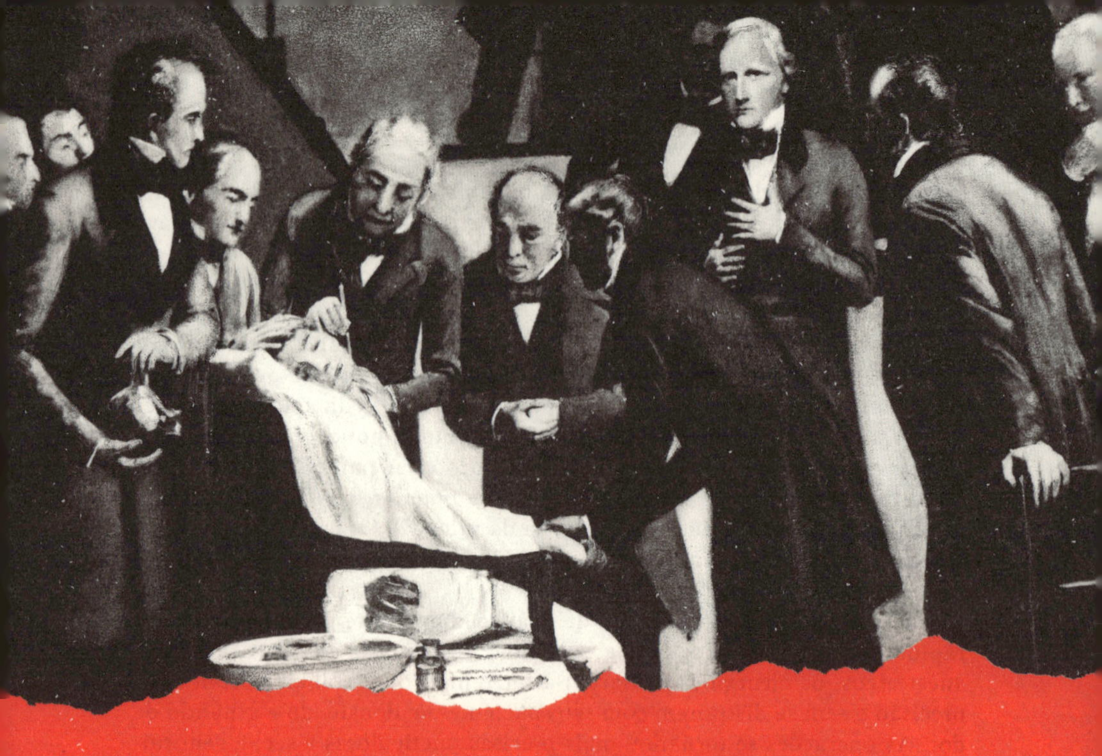

após o parto) ocorria quando os estudantes de medicina voltavam da sala de dissecação depois de praticarem anatomia em cadáveres e — sem lavar as mãos — ajudavam nos trabalhos de parto. Na época, todavia, ninguém acreditava que algo tão simples quanto lavar as mãos pudesse fazer uma diferença de vida e morte, por isso Semmelweis foi considerado um louco. (Infelizmente, o fato de que ele estava sofrendo de um distúrbio neurológico que afetou sua saúde mental de maneira gradual e crescente só piorou a situação.) O princípio básico de Semmelweis só foi aceito após Louis Pasteur ter comprovado que as bactérias são as causas das doenças. Depois disso, em 1865, Joseph Lister foi o primeiro médico que impediu a infecção de uma ferida cirúrgica por meio do uso de um antisséptico. Ainda que revolucionário, a princípio tais métodos eram dolorosos demais em função do efeito corrosivo do desinfetante que era aplicado na ferida e o tempo que demorava para que este terminasse de agir. Por isso, eles puderam ser aplicados com mais facilidade graças à chegada da anestesia.

O clorofórmio que tanto deliciara a rainha Vitória deixou de ser utilizado durante o século XX, após a descoberta de que ele podia danificar o fígado e causar batimentos cardíacos irregulares. O éter também foi substituído por outra substância: o óxido nitroso (N_2O), um poderoso anestésico que também é conhecido como o gás do riso ou hilariante. No entanto, a certa altura o óxido nitroso também teve seu uso deixado para trás, pois se provou que ele é um gás que causa dano significativo no efeito estufa — ele é trezentas vezes mais prejudicial ao meio ambiente do que o dióxido de carbono.

No campo da anestesia moderna, os medicamentos passaram a ser injetados diretamente na corrente sanguínea dos pacientes, fazendo com que eles tenham um efeito mais rápido e facilitando a possibilidade das doses

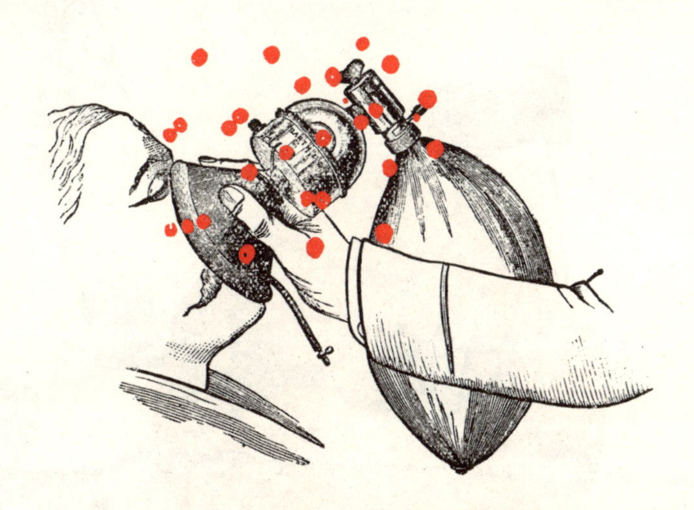

serem ajustadas com mais precisão no decorrer da operação. Atualmente, a droga anestésica mais utilizada é o 2,6-diisopropilfenol, mais conhecido como propofol. O propofol traz vantagens significativas e seus efeitos desaparecem rapidamente do organismo assim que ele deixa de ser administrado. Melhor ainda, ao despertarem, os pacientes se sentem como se tivessem acabado de dormir profundamente. Em decorrência de sua aparência leitosa, o propofol também é conhecido como “leite da felicidade” ou “leite de amnésia”. No entanto, esse anestésico milagroso não é isento de riscos: o astro da música pop Michael Jackson se tornou viciado em propofol e terminou falecendo de overdose em 2009 porque o médico que administrou o 2,6-diisopropilfenol para ele não prestou a atenção necessária ao estado de saúde do músico. Este foi um verdadeiro caso de erro médico, pois um bom anestesista faz questão de monitorar de perto seus pacientes por 24 horas após eles terem despertado.

Não temos como saber se John Snow conseguiu monitorar sua paciente dessa forma. Além disso, apesar dos serviços prestados à rainha Vitória, o dr. Snow não é lembrado como um grande anestesista. Seu nome vem à tona por outro motivo completamente diferente. Em 1854, Snow descreveu um surto de cólera em Londres e identificou uma única bomba d’água pública como a fonte da infecção. Por isso, ele se tornou o primeiro a demonstrar que uma doença pode ser contagiosa, tornando-se o fundador da epidemiologia, que é o estudo das formas como as doenças se espalham.

A rainha Vitória fez questão que Snow estivesse presente, com seu anestésico, durante o nascimento de seu próximo filho, em 14 de abril de 1857. Desta vez, Vitória deu à luz uma menina, a princesa Beatriz e, para a surpresa de todos, a rainha não foi acometida pela depressão pós-parto. Beatriz foi sua nona e última filha.

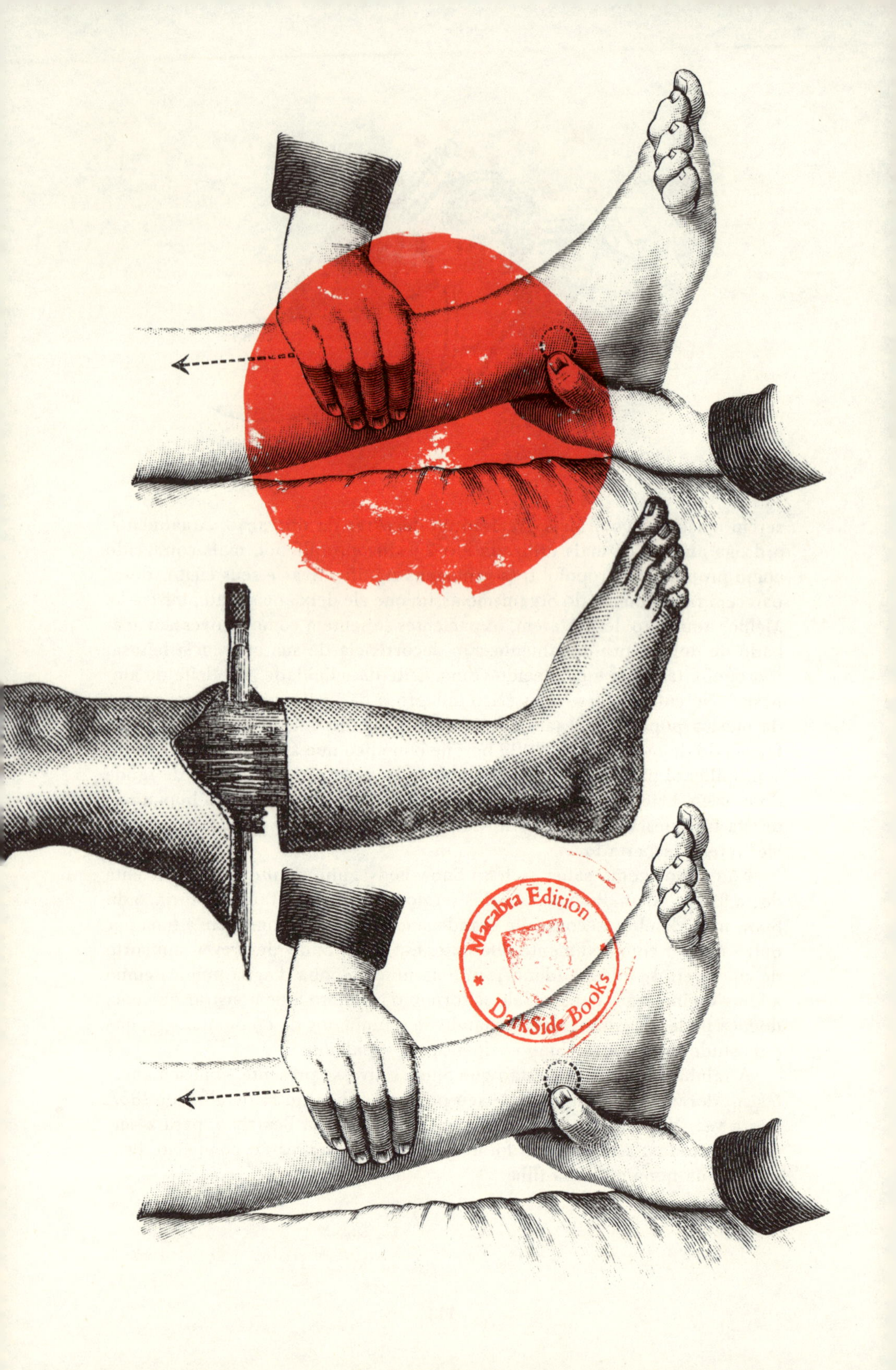
Macabra Edition
DarkSide Books

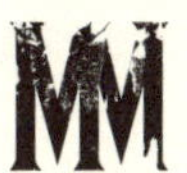

11 GANGRENA

A Batalha da Pequena Baía: Peter Stuyvesant

Antes que a medicina moderna descobrisse que água limpa era uma solução inicial para vários tipos de problemas, inclusive deter a gangrena, vários homens devem ter perdido partes do corpo sem necessidade. Um deles foi Peter Stuyvesant, que tentou atacar a Ilha de São Martinho e saiu fracassado do ataque sem uma das pernas.

Durante a segunda viagem de Cristóvão Colombo para o Oeste em busca da Índia, a primeira terra que se ergueu no horizonte diante da embarcação foi uma ilha, que foi batizada com o mesmo nome do dia em que foi avistada, Ilha de São Domingos (atual República Dominicana). Dando sequência à jornada, Colombo seguiu navegando na direção noroeste e oito dias depois chegou a outra ilha, cujo nome também foi escolhido de acordo com o dia do avistamento, segunda-feira, 11 de novembro de 1493. Entretanto, obviamente Colombo não *descobriu* novas terras, pois havia pessoas que viviam nelas por milhares de anos antes da chegada dos europeus. Os caraíbas, a população nativa, chamavam sua ilha de Soualiga, cujo significado é "terra salgada". A partir do ano de 1627, navios holandeses passaram a ir até a ilha regularmente para buscar o sal que era extraído de uma grande salina entre as colinas que se avistava da imensa baía. No século XVII, os Países Baixos necessitavam de grandes quantidades de sal para conseguir manter o peixe arenque em conserva. O trabalho forçado de escravizados era utilizado pelos holandeses para

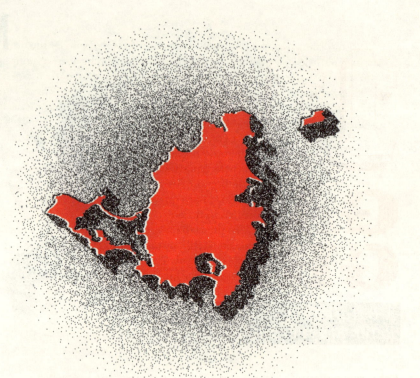

extrair o sal; os escravizados eram provenientes da ilha vizinha, Santo Eustáquio, para onde eram levados diretamente da África e eram enviados para outros destinos no Novo Mundo. Todavia, os espanhóis ainda consideravam a ilha como propriedade deles. Além disso, a coroa espanhola estava em guerra com a Holanda e não via com bons olhos que os holandeses pegassem o "seu" sal. Em 1633, os espanhóis retomaram a ocupação da ilha e construíram diversos fortes. Um deles se encontrava em uma pequena península que se estende oceano adentro, localizada em Point Blanche, entre a Pequena Baía e a Grande Baía. A partir daí, os colonizadores espanhóis passaram a dificultar a vida dos filibotes (navios cargueiros à vela) holandeses que transportavam o sal. Em 1644, o diretor da Companhia das Índias Ocidentais em Curaçao viajou até a ilha para resolver o conflito.

A ilha que fora batizada por Colombo como Segunda-Feira acabou conhecida como ilha de São Martinho, o santo padroeiro do dia em que ela foi avistada pelo navegador (11 de novembro). Hoje em dia, a ilha é reconhecida por suas 34 excelentes praias. Portanto, Peter Stuyvesant poderia ter escolhido outras 33 praias para seu ataque. No entanto, seu objetivo era conquistar a Pequena Baía, pois essa região lhe daria acesso ao forte espanhol. Se hoje os turistas se deitam ao sol e fazem mergulhos turísticos na praia de águas cristalinas de cor azul-turquesa, naquela época Stuyvesant sabia que se conseguisse conquistá-la, ele seria capaz de tomar a ilha inteira.

Mas Stuyvesant não era um grande estrategista. O ataque conduzido por ele foi um total desastre para as tropas holandesas e uma terrível humilhação pessoal para ele. Seus navios demoraram vários dias para navegar as 500 milhas náuticas pelo Mar do Caribe que separavam as distantes Ilhas de Sotavento de São Martinho. Eles não encontraram nenhuma resistência até o dia 20 de março de 1644, quando o navio-almirante de Stuyvesant, *Blauwe Haan*, adentrou a Baía Cayo, uma pequena enseada localizada logo após a bela Pequena Baía. Cheio de orgulho, o filho do ministro dos frisões desceu do navio e caminhou pela água morna até a praia. Sob o comando de Jacob Polak, governador de Bonaire, os marinheiros empurraram um canhão colina acima, posicionando-o para que desse vista para a Pequena Baía e para o forte espanhol, localizado do outro lado da baía, sobre a pequena península. No entanto, ou a Pequena Baía era grande demais ou o canhão era curto demais, pois as balas da artilharia não atingiram o forte. Por isso, eles se viram forçados a encontrar um alvo mais próximo. Com uma manobra de flanco, Stuyvesant liderou uma mudança de trajeto até uma colina localizada diretamente acima da praia da Pequena Baía, chamada Belair. Ali, Stuyvesant fincou a bandeira holandesa bem ao alcance dos canhões do forte espanhol localizado imediatamente à sua frente.

Boom! O primeiro tiro disparado pelos espanhóis atingiu em cheio e estraçalhou a perna direita de Stuyvesant. O disparo também atingiu quem estava logo ao lado de Stuyvesant, o capitão do *Blauwe Haan*, que perdeu uma bochecha e um olho. Imediatamente, Stuyvesant foi carregado e levado de volta para o navio, sendo então içado de volta a bordo.

Para nossa sorte, o tratamento para casos como o de Stuyvesant não é mais aquele que deve ter sido evidente para ele na época, enquanto gemia no barco a caminho do navio. Mesmo que não tenha olhado para a própria

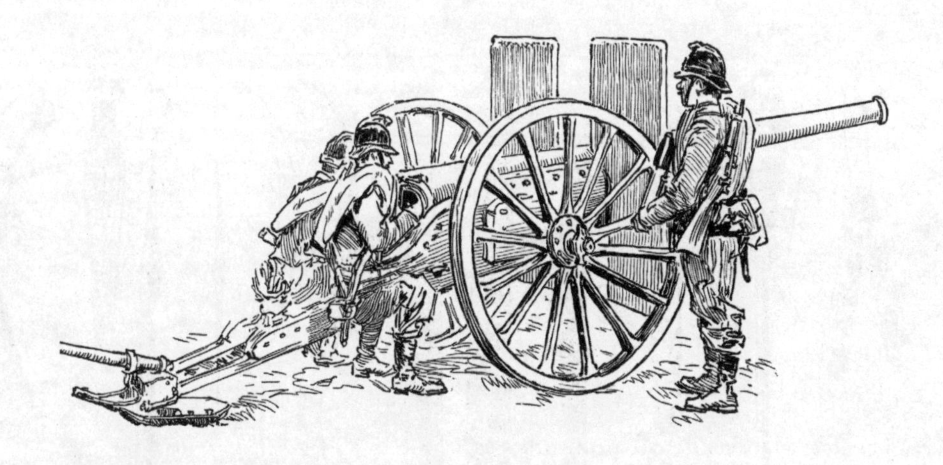

GARFOS E FACAS

* *

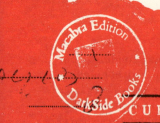

Tais como as facas, garfos, colheres, copos e guardanapos são itens padronizados que esperamos encontrar na mesa de jantar e que nos permitem desfrutar de uma refeição, existem alguns instrumentos padrão necessários na mesa de operação que permitem que uma operação moderna seja realizada. Uma lâmina cirúrgica, que antigamente se tratava de um bisturi de peça única, agora consiste em um cabo no qual as lâminas descartáveis podem ser encaixadas. Isso significa que a lâmina está sempre afiada, limpa e sem danos no fio. Existem várias lâminas diferentes que podem ser utilizadas pelo cirurgião e que são indicadas por um número. As lâminas mais empregadas são as de número 10 (uma lâmina grande e curva), número 15 (uma lâmina pequena e curva) e a de número 11 (uma lâmina pontiaguda e afiada). O tecido é segurado por fórceps que se assemelham a pinças. Existem fórceps "anatômicos" sem fio e fórceps "cirúrgicos" atraumáticos com extremidades pontiagudas. Há tesouras para cortar ou espalhar os tecidos e tesouras para cortar os fios de sutura. A agulha de sutura é segurada por um engate especial, conhecido como porta-agulha. A ferida é mantida aberta com retratores. O sangue é limpo com o uso de gazes estéreis de diferentes tamanhos. O fluido de limpeza e o desinfetante são mantidos em pequenas tigelas na mesa de instrumentos. Há também uma ampla variedade de pinças de todas as formas e tamanhos, para todos os tipos de uso. Para as operações ósseas, existem chaves de fenda, serras, goivas, cinzéis, brocas, martelos e limas. Existem sondas cirúrgicas, dilatadores, espéculos e tubos de sucção. Há também máquinas de grampeamento médico em ampla variedade, que são usadas em operações modernas para se realizar junções no abdômen, entre o estômago e os intestinos. Por fim, quase nenhuma operação pode ser realizada sem eletrocoagulação, para a qual se usa uma sonda elétrica que serve para cortar ou selar os tecidos.

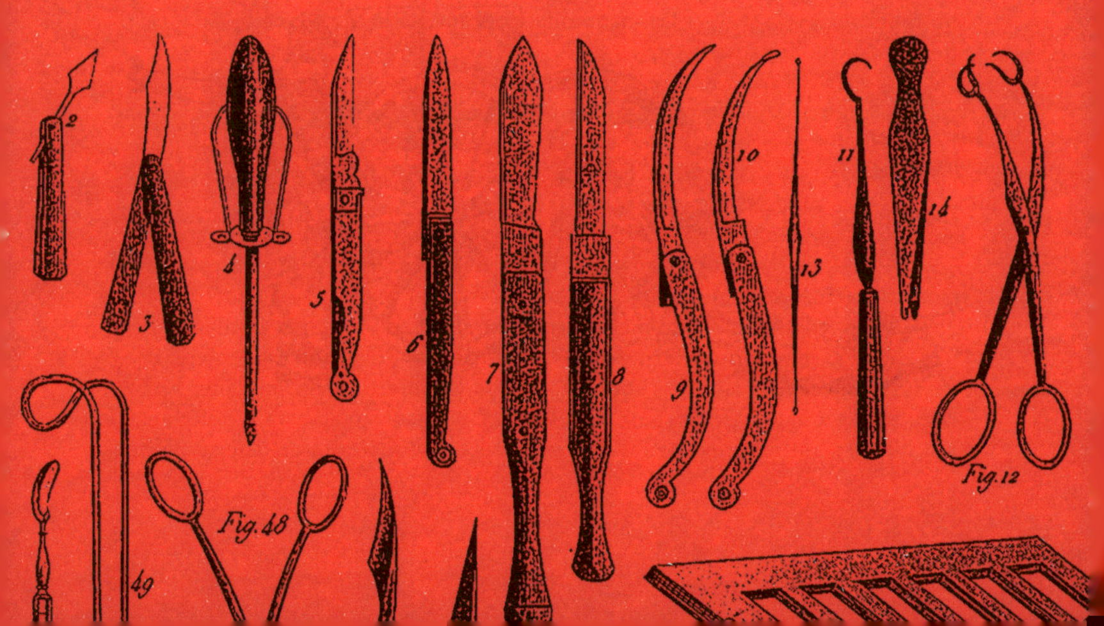

perna, Stuyvesant teria entendido na hora — independentemente da gravidade da lesão ou do tamanho da ferida — que a sua perna teria de ser amputada. Até cerca de 150 anos atrás, o único tratamento eficaz para uma fratura exposta na perna era a amputação. Mesmo nos casos em que as feridas eram menos complexas, as consequências de não amputar imediatamente tendiam a ser fatais, pois a gangrena gasosa — a maior adversária da cicatrização de feridas — sempre foi um perigo.

A palavra gangrena é um termo não apenas médico, também sendo usado para descrever a morte de tecidos vivos. Trata-se do estágio final da falta de oxigênio na pele, no tecido subcutâneo, nos músculos ou mesmo em um membro inteiro. Ainda que os tecidos sejam frios como gelo ao serem tocados, a vítima desenvolve uma febre alta. A gangrena pode ser causada por uma artéria bloqueada. A partir daí, pode-se falar em um infarto. Isso leva a uma mumificação escura bem definida de parte do membro. A parte morta então se torna seca — por isso, é conhecido como gangrena seca. No entanto, o tecido também pode morrer devido à infecção de uma ferida. Nesse caso, em função do pus e dos fluidos apodrecidos que são produzidos, esse tipo de gangrena é conhecida como gangrena úmida. Algumas bactérias também produzem gases, resultando em uma forma de gangrena úmida chamada de gangrena gasosa.

A gangrena gasosa é a forma mais mortal de gangrena, sendo causada principalmente por um microrganismo cujo nome (bem apropriado) é *Clostridium perfringens*, proveniente do verbo em latim *perfringere*, que significa "esmagar", "demolir", "assaltar" ou "romper com violência". Esse microrganismo pode ser encontrado em todos os lugares do planeta — areia, solo, fezes e lixo de rua estão cheios dele. O *perfringens* vem de uma família bem perigosa. O *Clostridium tetani* causa o tétano, uma doença fatal, ou o trismo; *Clostridium difficile* leva a uma infecção do intestino grosso com risco de vida; *Clostridium botulinum* causa uma intoxicação alimentar mortal. Em condições não higiênicas, o *Clostridium perfringens* também causa a temida febre puerperal, que levou tantas mulheres do passado a morrerem de forma desnecessária durante o parto.

A bactéria *Clostridium perfringens* é uma forma de vida anaeróbica, ou seja, ela sobrevive em ambientes livres de oxigênio. Essa bactéria possui duas propriedades perigosas: ela emite gases de decomposição e produz substâncias tóxicas que são conhecidas como toxinas. A batalha cirúrgica contra a gangrena gasosa e as infecções de feridas durou muitos séculos. Por que será que algumas feridas infeccionam e outras não? Por que a gangrena gasosa se desenvolveu nos ferimentos de Peter Stuyvesant? E por que casos assim raramente acontecem nos dias atuais?

O desenvolvimento de uma infecção ou gangrena em uma ferida necessita de três elementos determinantes. Em primeiro lugar, obviamente, é necessário que exista uma ferida. O tamanho da abertura na pele não é tão importante quanto possa parecer. As bactérias são pequenas o suficiente para entrar até mesmo nas feridas menores. O segundo fator determinante

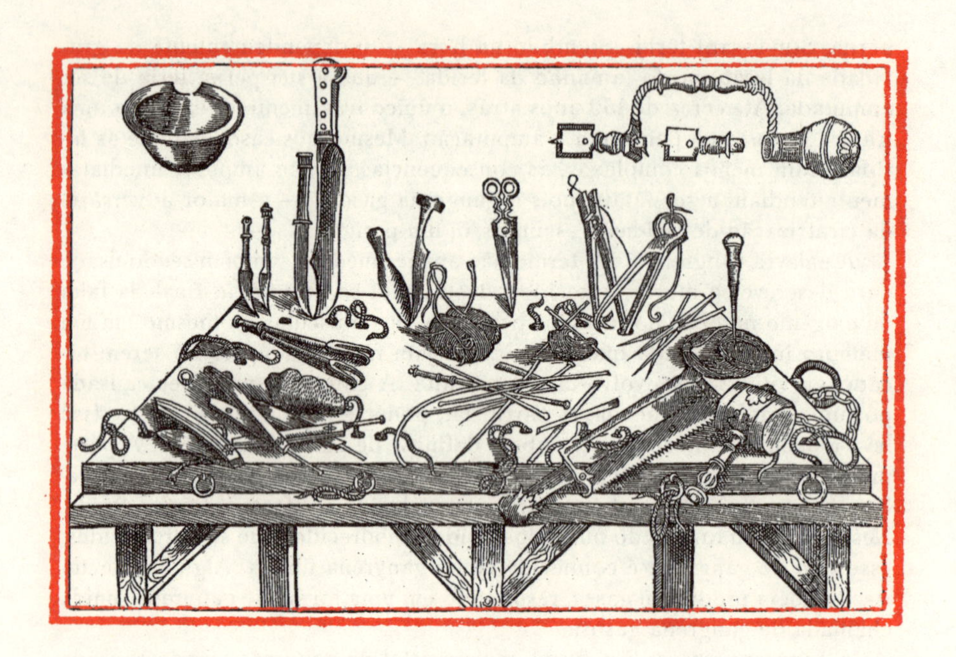

é a quantidade de bactérias que conseguem se multiplicar dentro da ferida. Esse fator pode ser minimizado por meio da manutenção da limpeza da ferida. O mais importante, entretanto, são os danos nos tecidos ao redor da ferida, chamados de "leito da ferida". A condição do leito da ferida é fundamental para se definir o que acontecerá a seguir.

Em uma ferida causada por uma faca afiada, o leito da ferida dificilmente será danificado. As bordas da ferida permanecem ilesas, por isso, os tecidos saudáveis permitem que o sistema imunológico mate qualquer bactéria que entre ali. Caso seja enxaguado rapidamente com água, sabão ou desinfetante, um corte limpo feito com uma faca afiada pode até ser fechado de volta imediatamente. Isso se trata da cura primária ou cura em primeira instância (*per primam*). Caso o corte não esteja limpo, a ferida infeccionará, passando a produzir pus. A ferida infectada não pode mais ser fechada *por primam* e terá que cicatrizar *per secundam*, por meio da cura secundária ou "cura em segunda instância". No entanto, ainda assim o leito saudável da ferida também garante um suprimento suficiente de oxigênio. Como a bactéria *Clostridium perfringens* não é capaz de sobreviver na presença de oxigênio, a gangrena gasosa tem poucas chances de se desenvolver em um corte saudável, não importa quão suja a ferida esteja.

Por outro lado, no caso de uma ferida com esmagamento, os tecidos são danificados por hematomas, esmagamentos e rasgos. Por consequência, os vasos sanguíneos no leito da ferida também ficam danificados, o que reduz o suprimento de oxigênio. Por isso, muito mais tecido acaba morrendo do que o tamanho da ferida sugere a princípio. Todo esse tecido morto é referido como necrose e fornece um terreno ideal para o surgimento de todos os tipos de bactérias. Todavia, em função da falta de oxigênio na ferida, a bactéria *Clostridium perfringens* acaba prosperando mais do que as outras. É assim que a gangrena gasosa tem início.

Qualquer um que conheça esses fatos sabe que a solução é relativamente simples. Ou seja: limpar a ferida o mais rápido possível. Enxaguar com água limpa (por exemplo, com a água cristalina do mar nas baías de São Martinho) e deixar a ferida aberta. Em seguida, usar uma faca afiada para cortar todo o material morto até se alcançar o tecido saudável. Existem termos cirúrgicos que soam melhores do que a descrição acima: *debridement* ou *nettoyage* em francês, *anfrischen* em alemão ou necrosectomia (vindo do latim e do grego). Em seguida, é necessário manter a ferida limpa até que ela esteja totalmente cicatrizada *per secundam*.

No passado, infelizmente, os cirurgiões costumavam fazer exatamente o contrário. Em vez de limpar as feridas enxaguando-as ou lavando, eles as queimavam. Isso mata as bactérias, mas também os tecidos e vasos sanguíneos no leito da ferida, aumentando a escassez de oxigênio. Os cirurgiões também lidavam com as febres resultantes de feridas tratadas de forma inadequada por meio da sangria, causando assim uma anemia que terminava por restringir ainda mais o suprimento de oxigênio para o ferimento.

A ferida de Peter Stuyvesant teve ainda mais danos colaterais. O impacto da bala de canhão quebrou seu osso, que se projetou para fora do ferimento. Sem dúvidas, a perna de Stuyvesant se tornou um verdadeiro banquete para o diminuto *Clostridium perfringens*. Em tais condições, as bactérias anaeróbicas

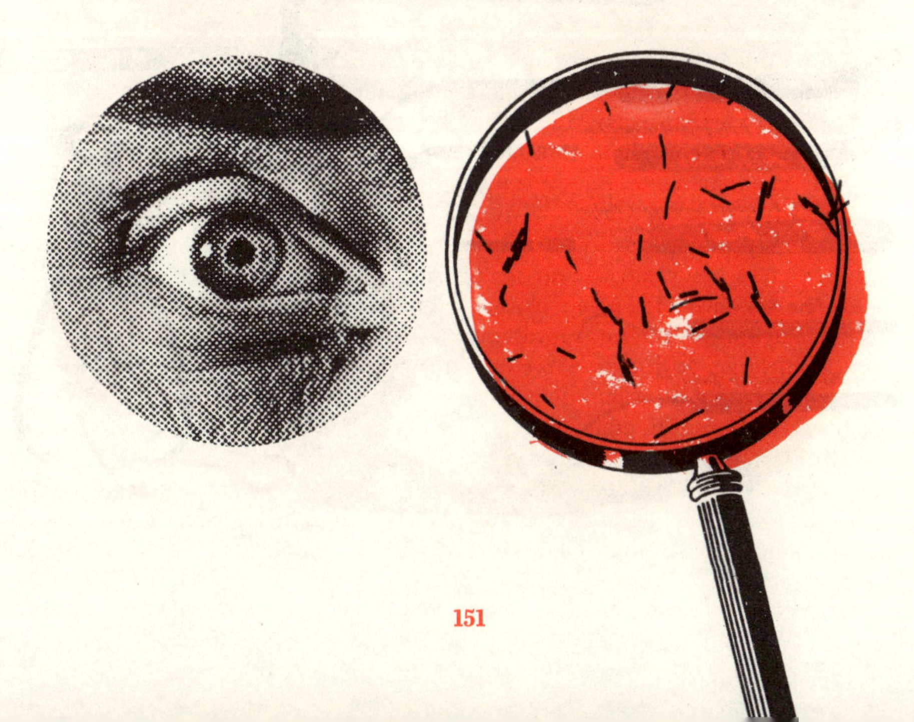

SURGERY.

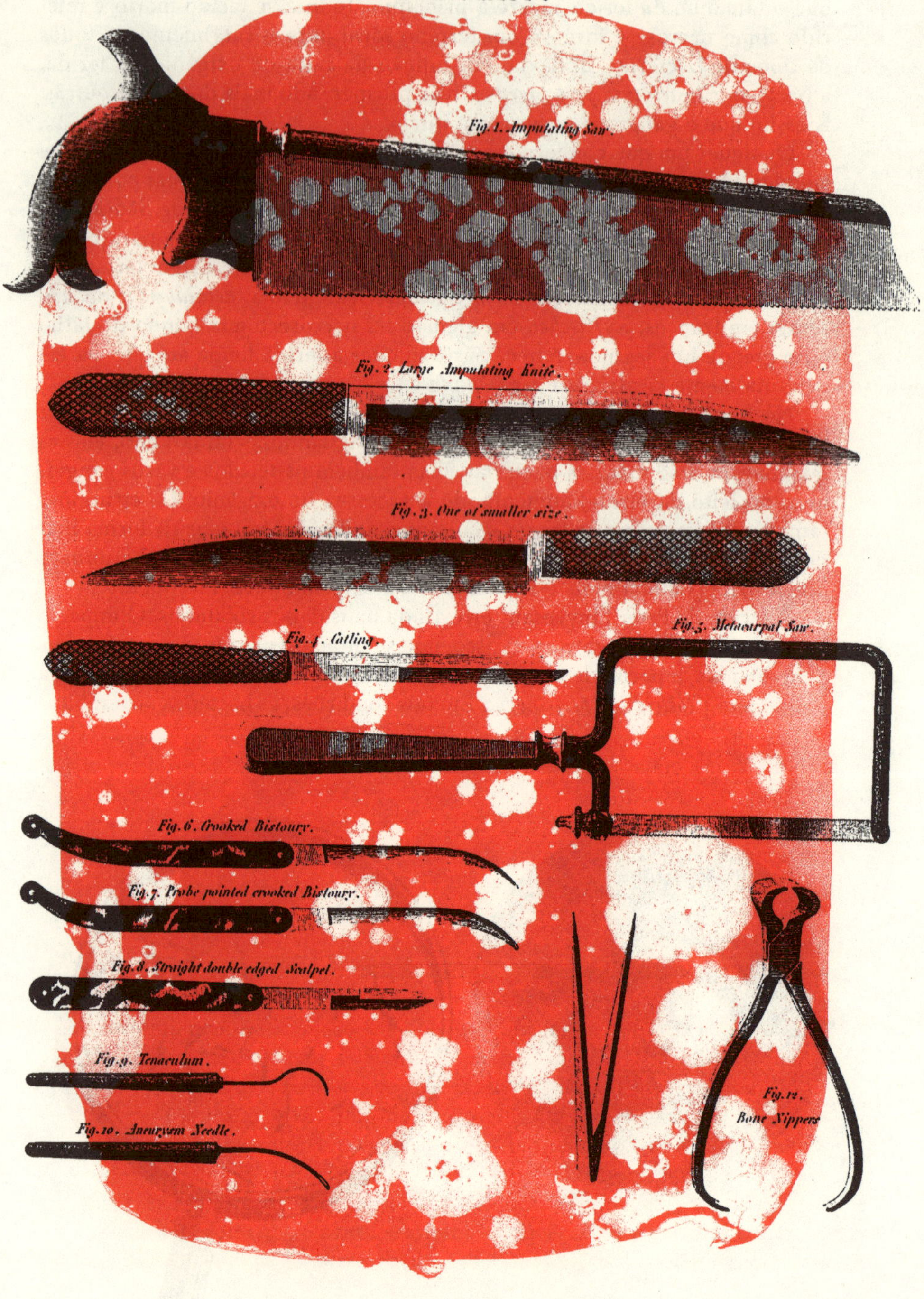

Fig. 1. Amputating Saw.

Fig. 2. Large Amputating Knife.

Fig. 3. One of smaller size.

Fig. 4. Catling.

Fig. 5. Metacarpal Saw.

Fig. 6. Crooked Bistoury.

Fig. 7. Probe pointed crooked Bistoury.

Fig. 8. Straight double edged Scalpel.

Fig. 9. Tenaculum.

Fig. 10. Aneurysm Needle.

Fig. 12. Bone Nippers

seriam capazes de se multiplicar bem rapidamente. O sistema imunológico responde a um ataque desse com uma reação inflamatória que causa febre e produção de pus. Os micróbios então produzem toxinas que matam as células ainda saudáveis ao seu redor. Isso gera um líquido podre que em conjunto com o pus formam a gangrena úmida. O gás apodrecido exalado pelos bacilos fica sob pressão e força seu caminho para os tecidos saudáveis, os quais, por consequência, são cortados de seu suprimento de sangue. O gás pode ser sentido debaixo da pele ao tocá-la, o que causa uma sensação crocante, tal como andar na neve fresca. O gás e as toxinas matam mais e mais tecidos, e a infecção se espalha mais rapidamente. Conforme a quantidade de tecido morto aumenta, o suprimento de oxigênio diminui ainda mais, tornando o ambiente progressivamente mais favorável ao patógeno. Por muito tempo, esse ataque em massa costumava ser fatal.

A ferida de Peter Stuyvesant estava tomada de *Clostridium perfringens*, pois havia bactérias assim no solo de Belair, na bala de canhão que estivera no chão do lado espanhol da batalha, na barca imunda que o carregara de volta ao navio, nas mãos encardidas do cirurgião e nas pontas emporcalhadas de suas unhas, na sujeira sobre a mesa de cirurgia, na lâmina contaminada da serra do cirurgião e nas bandagens sujas antes mesmo de serem usadas. Mas o cirurgião do navio não sabia de nada disso, ele só sabia que uma amputação poderia salvar a vida de Stuyvesant, caso ela fosse feita na altura certa da perna, uma altura onde os tecidos estivessem sadios. Para ele, era uma operação rotineira, para a qual ele precisaria de quatro instrumentos.

O paciente foi deitado sobre a mesa. O cirurgião prendeu o torniquete ao redor da parte superior de sua perna. Isso serviu não só para estancar o fluxo de sangue, como também para deixar o membro um pouco entorpecido. Após meia hora, isso causaria um formigamento forte o suficiente para distraí-lo da dor do corte.

Então, o cirurgião alcançou a faca de amputação. Tal instrumento não era pequeno como um bisturi, mas sim uma espécie de faca de açougueiro com 30 centímetros de comprimento e 3 centímetros de largura, de corte afiado, extremidade pontiaguda e um cabo firme. O médico usou a faca para cortar o osso de uma só vez, logo acima do joelho. Obviamente, o corte por si só era suficiente para causar uma dor insuportável — mas deve ter sido quando o cirurgião serrou os grandes nervos que descem pela perna tais como cabos grossos que uma dor repentina e gelada fez o paciente uivar de dor. Stuyvesant devia estar com um pedaço de madeira preso entre os dentes, para ajudar a amortecer os sons terríveis que estava produzindo.

Os principais vasos sanguíneos correm por entre os músculos, tendões e nervos, por isso, é óbvio que eles também tiveram de ser cortados. Graças ao torniquete preso ao redor da parte superior da perna, o sangue não jorrou. Mas o curativo não impediu que os vasos sanguíneos se esvaziassem do outro lado da ferida. A parte inferior estava com cerca de um litro de sangue contido, que então começou a escorrer do ferimento de amputação sobre a mesa, por isso, logo tudo ficou coberto de sangue.

O corte teve de ser realizado na parte saudável da perna, bem acima do ferimento causado pela bola de canhão. No entanto, o osso tinha que ser serrado um pouco mais alto, para que a ponta ficasse bem coberta com músculo e pele. Portanto, o próximo passo era raspar os músculos do osso ao longo do comprimento da largura de uma das mãos. Por meio do uso de um instrumento de raspar cujo sinistro nome era "raspatório", foi isso mesmo que o cirurgião passou a fazer. Com quatro ou cinco golpes fortes desferidos como se estivesse lixando um pedaço de madeira, ele raspou o periósteo, a membrana que cobre o osso. Tal procedimento deve ter causado pelo menos uns quatro ou cinco gritos horrendos do paciente, isto se ele já não estivesse sem voz de tanto gritar. Então o cirurgião pegou a serra. Munido de uma serra robusta e afiada, é possível cortar o osso da coxa com menos de dez golpes. O paciente sentiu as vibrações dos dentes da serra literalmente "até o osso". Imagine serragem de osso, sangue, vômito, urina e suor, tudo misturado — deve ter sido uma imundície só. E então, um baque sólido quando a perna caiu. Uma perna tem um peso surpreendente, ela é muito mais pesada do que alguém normalmente cogitaria. Ou talvez uma perna seja surpreendentemente leve, caso você a tenha perdido.

O toco foi mantido aberto e totalmente envolvido em bandagens, para que então o torniquete pudesse ser removido. Caso a ferida continuasse a sangrar, o cirurgião sempre tinha em mãos o ferro em brasa. De qualquer maneira, o paciente desmaiara há muito. A ferida aberta cicatrizaria *per secundam.*

No decorrer da história das guerras, dezenas de milhares de pernas devem ter sido removidas dessa mesma forma. O recorde é de Dominique Jean Larrey, um cirurgião do exército francês, que durante a Batalha de Sierra Negra em 1794 teria realizado setecentas amputações em apenas quatro dias. Isto quer dizer que se Larrey passou todos esses quatro dias apenas amputando pernas, ele teve de realizar uma amputação a cada quatro minutos. Ele foi capaz de realizar tal feito com a ajuda de uma invenção que ainda leva o seu nome, o retrator de Larrey, uma espécie de escudo que podia ser aberto e encaixado ao redor do osso, para que os músculos e a pele pudessem ser arrancados com um só puxão bem firme, deixando o caminho aberto para a serra. Assim, o uso do raspatório se tornava desnecessário. Muito provavelmente, as azaradas vítimas foram colocadas em fila e aplicaram-lhes torniquetes, para então Larrey vir com sua faca e seu retrator, seguido de um assistente com a serra e outro com os curativos.

O fato de que hoje em dia não temos mais que aplicar a amputação como um procedimento padrão se deve graças a um macabro experimento que foi realizado em um órfão de 11 anos de idade que não sabia que estava sendo usado como cobaia. O pequeno James Greenlees caiu debaixo de uma carruagem em Glasgow, na Escócia. Sua tíbia se quebrou e saiu para fora da pele. A ferida ficou cheia de sujeira da rua. Sem uma amputação, certamente Greenlees viria a falecer, pois uma gangrena se estabeleceria. No entanto, Joseph Lister poupou o menino de passar por uma amputação. Em 12 de agosto de 1865, ao invés de cortar a perna do menino, Lister borrifou a ferida com um líquido corrosivo, o ácido carbólico. Esse tratamento experimental foi bem-sucedido, salvando a vida e a perna de James. Lister, por sua vez, tornou-se um lorde, e a antissepsia — o uso de antissépticos para tratar feridas — nasceu oficialmente. Ninguém levantou a questão sobre se a maneira que essa descoberta foi feita era justificável. Aparentemente, fazer experimentos em crianças era algo considerado normal naquela época.

A derrota de Peter Stuyvesant foi um verdadeiro fiasco. Os espanhóis devem ter gargalhado da situação. Mas os holandeses se recusaram a desistir e por mais alguns dias fizeram uma série de novas tentativas inúteis de atacar o forte espanhol, tanto por terra quanto por mar. Um dos navios utilizados durante esses ataques foi o *Blauwe Haan*, no qual Stuyvesant estava se recuperando de sua amputação. A embarcação foi atingida por três balas de canhão. Em 17 de abril, exatas quatro semanas após sua chegada, os holandeses derrotados bateram em retirada, permitindo aos espanhóis que continuassem dominando São Martinho por mais quatro anos.

Peter Stuyvesant voltou para os Países Baixos. Ao perder uma de suas pernas, ele não estava mais apto para a vida de comerciante no mar, por isso a empresa lhe deu um trabalho de escritório em terra. Stuyvesant se tornou o diretor-geral da colônia de Nova Holanda, onde ele se tornou o primeiro prefeito de Nova Amsterdã, um assentamento na ilha de Manhattan. Ou seja, passar por uma amputação evidentemente não significava que a carreira de alguém precisaria terminar de vez. No entanto, caso um marinheiro comum tivesse perdido um membro, ele provavelmente não poderia contar com um retorno ao serviço em um cargo tão favorável quanto o de Stuyvesant — os marinheiros que passavam por isso geralmente eram dispensados e acabavam vivendo como mendigos em terra, ou voltavam para o mar como piratas.

Em 1664, a vila de Nova Amsterdã foi capturada pelos ingleses, que a rebatizariam de Nova York. Stuyvesant retornou então aos Países Baixos, mas mais tarde voltou para Nova York para viver como um cidadão normal. Ele terminou morrendo lá em 1672, aos 61 anos de idade, e está sepultado na Igreja de São Marcos, em Bowery.

Em 1648, os holandeses recuperaram São Martinho sob os termos da Paz de Münster — ou ao menos metade dela. Os franceses colonizaram o norte de ilha (Saint-Martin) e os holandeses colonizaram o Sul (Sint Maarten). Ainda que as colônias tenham convivido em harmonia por quase quatro séculos, todos os residentes da ilha falam inglês. A magnífica salina que costumava existir atrás da Grande Baía hoje abriga o aterro sanitário nacional.

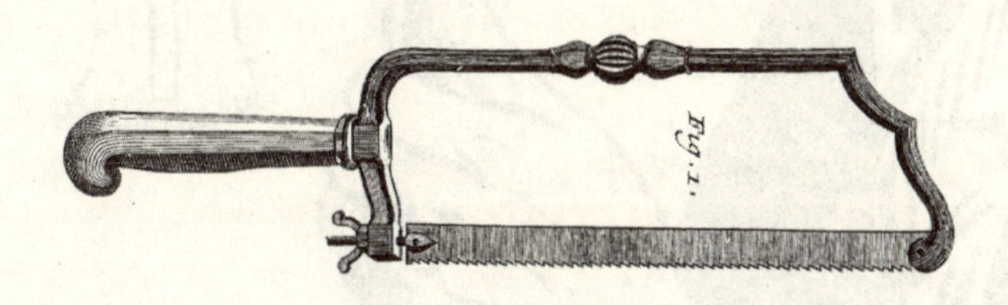

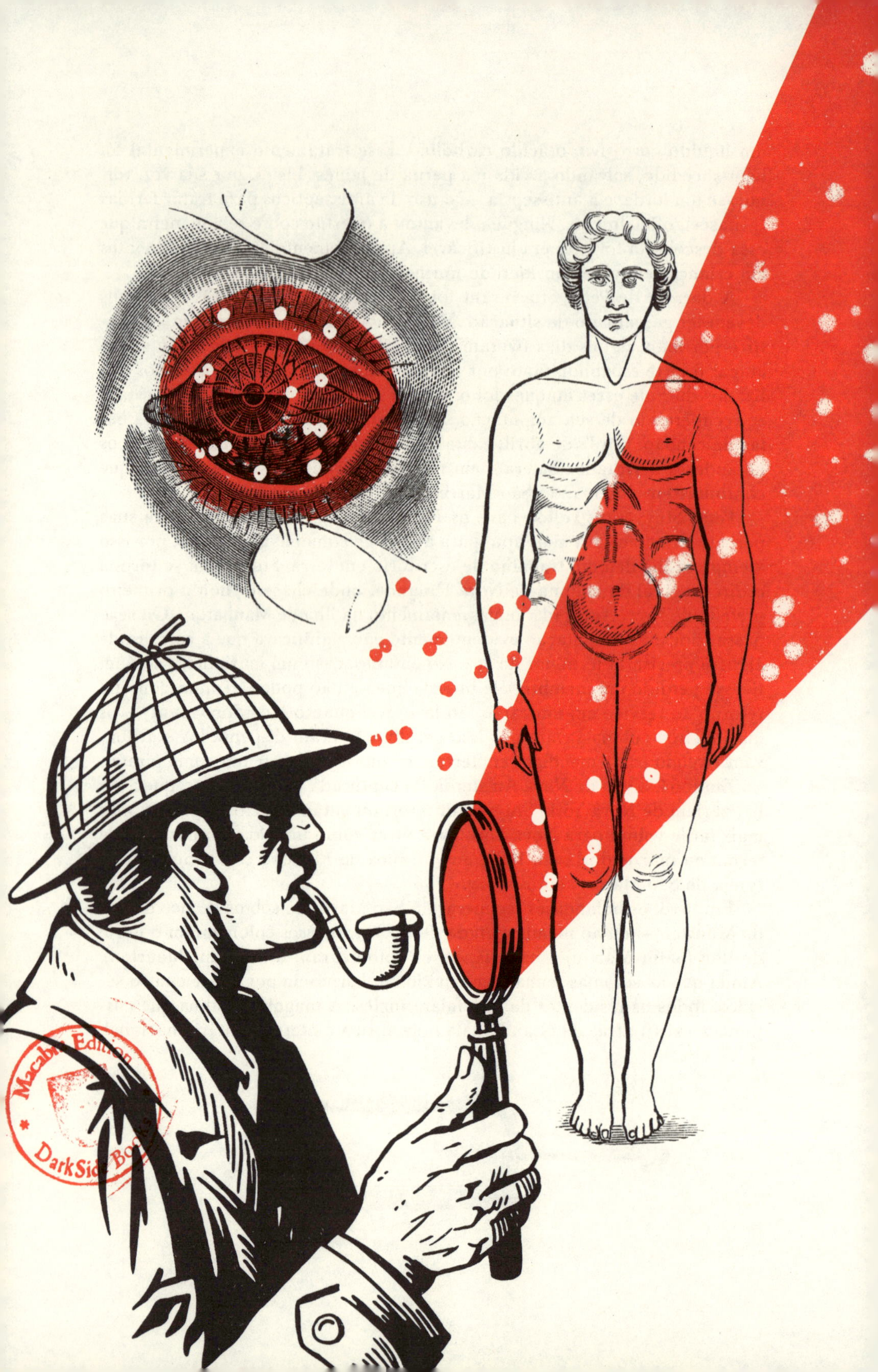
Macabre Edition
DarkSide Books

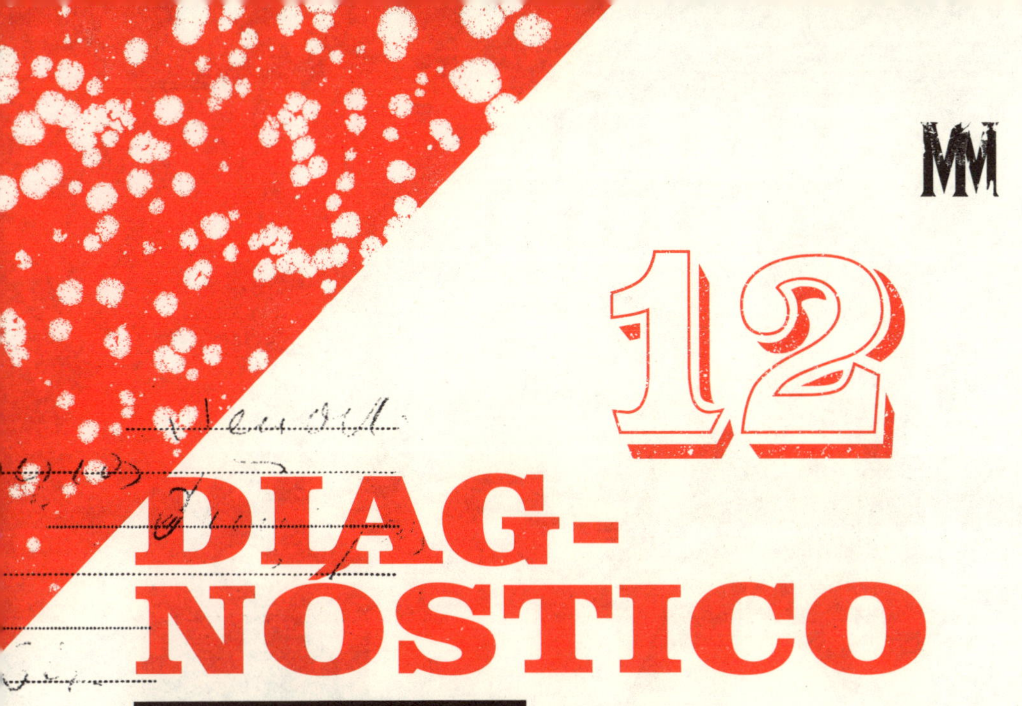

12
DIAG-NÓSTICO

Médicos e Cirurgiões: Hercule Poirot e Sherlock Holmes

Enquanto Hercule Poirot pode ser considerado o mestre da indução e se aproxima das características de um médico internista, seu parceiro de profissão do século XIX, Sherlock Holmes, prevalece através da dedução e possui um método mais próximo de um médico cirurgião.

Muitas vezes, ao visitarem seus pacientes, os médicos não mexiam um dedo para examiná-los. Talvez eles se sentissem bons demais para tais preocupações mundanas ou estivessem com medo de pegar uma doença. Os pacientes na Ásia e na África costumavam depender de uma estatueta de madeira ou marfim, na qual deveriam apontar onde estavam sentindo dor. Se os médicos prestavam ou não atenção neles, daí é outra questão. Muitas vezes, mesmo se os médicos estivessem atentos, isso não era muito mais útil, pois eles não dispunham de um tratamento eficaz para oferecer. O que os médicos costumavam prescrever era sempre o mesmo: lavagens intestinais feitas através do ânus, purgações através da boca e uma panaceia, um remédio que era utilizado contra todas as queixas dos pacientes, tal como a teriaga, uma pílula cura-tudo feita de biscoitos de cobras venezianas. O contraste entre esses médicos e os cirurgiões era gigante — um cirurgião costumava realizar seus atendimentos usando as mãos. Além disso, os tratamentos oferecidos por cirurgiões costumavam ser muito mais específicos. Afinal, não há uma panaceia no campo da cirurgia — é impossível tratar uma reclamação do paciente com uma operação para outra enfermidade.

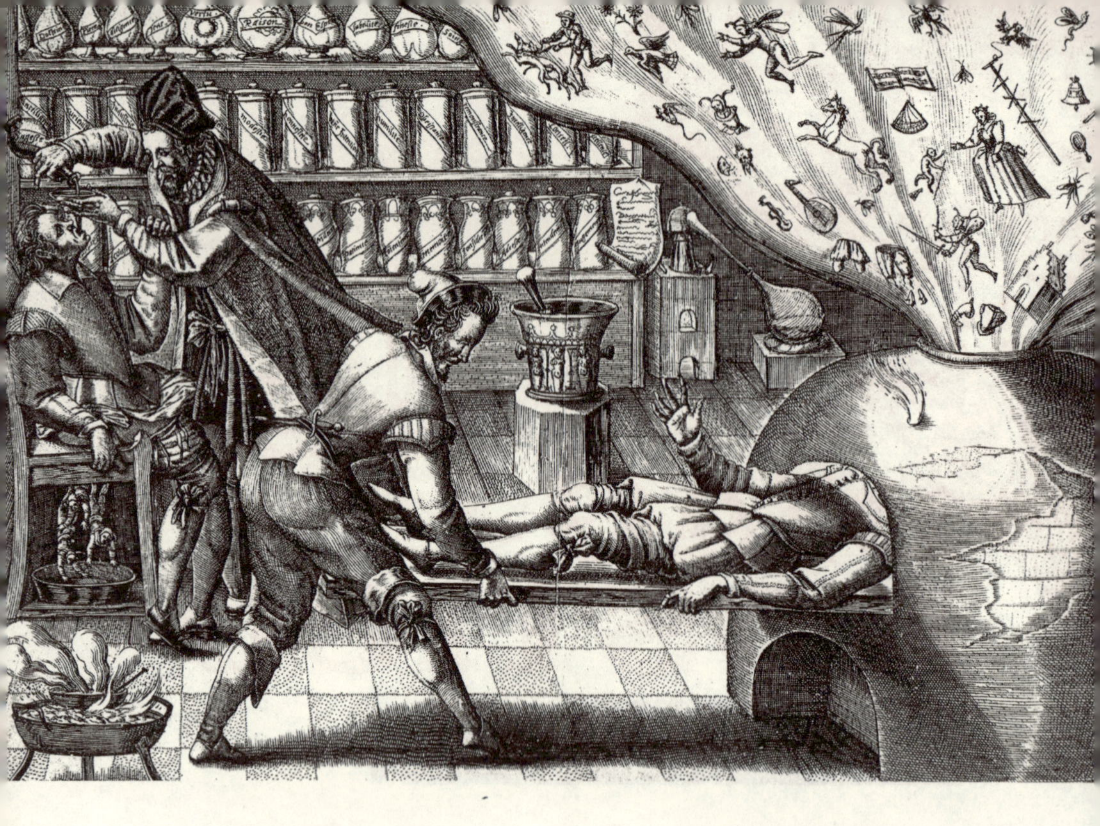

Felizmente, muita coisa mudou na medicina. O tratamento por médicos que não são especializados em cirurgia se tornou igualmente valioso e específico. No entanto, no que diz respeito ao envolvimento com a doença do paciente, sempre existiu uma lacuna entre as duas profissões. Espera-se dos médicos que não são cirurgiões que eles realizem um diagnóstico correto, ou seja, que eles determinem o que há de errado com o paciente. Os melhores tratamentos para a maioria dos diagnósticos possíveis já foram encontrados. Por isso, as doenças são tratadas com medicamentos de acordo com o protocolo, seguindo diretrizes fixas. E por isso, tudo que o médico precisa fazer é esperar que os próprios poderes de cura do paciente cumpram sua função. Se o paciente não vier a sobreviver mas o diagnóstico foi correto, não há nada que um médico possa fazer.

Para os cirurgiões a situação é outra. O sucesso de uma operação não depende apenas do diagnóstico correto, de se seguir um protocolo e do poder de cura do próprio paciente, mas também do envolvimento do cirurgião no tratamento. Se o paciente não sobreviver e o diagnóstico estiver correto, o cirurgião pode ter cometido um erro. Isso significa que os cirurgiões, muito mais do que os médicos que não são cirurgiões, acabam se envolvendo pessoalmente na doença de seus pacientes. O cirurgião é parte integrante de como a doença irá progredir, se ela terá um final feliz ou não.

Isso levou a uma conjuntura em que os cirurgiões procuram estabelecer o que está errado com um paciente por vias diferentes das utilizadas pelos médicos de práticas não cirúrgicas. Isto porque, como cirurgião, o profissional tem de responder a si mesmo pelo fato de que a recuperação de um paciente depende da habilidade do cirurgião, então ele quer ter certeza sobre tudo que há de errado com o paciente antes de começar a operação. Tal necessidade de certeza é bem menos urgente para os médicos que não são cirurgiões, pois estes podem se dar ao luxo de estarem mais distantes desde o início do processo.

Como decidir o que há de errado com um paciente? Em outras palavras, como realizar um diagnóstico? No decorrer da história da medicina, os médicos sempre tentaram responder a essa pergunta. Desde o início, eles sempre se depararam com o medo do paciente. Quem sente que o seu próprio fim está próximo quer saber do médico como a morte irá acontecer. Ainda existe alguma esperança? Quanto tempo resta de vida? Haverá muita dor? Para responder a tais perguntas de forma sensata, é necessário que se reconheça o problema do paciente. Os médicos podem fazer isso melhor do que qualquer um porque já viram mais doenças e distúrbios em suas vidas do que outras pessoas tiveram acesso. Uma vez que eles soubessem qual é a enfermidade de um determinado paciente, os médicos poderiam fazer uma previsão. Essas duas etapas eram conhecidas como diagnóstico e prognóstico, que são termos médicos derivados da palavra grega *gnosis*, cujo significado é "conhecimento". Diagnóstico, que tem a preposição grega *dia* ("através"), significa "ver através" ou "introspecção". Prognóstico, com a preposição *pro* ("antes"), portanto, significa uma "previsão" ou uma "perspectiva".

Antigamente, costumava ser o suficiente para um diagnóstico que o médico descrevesse uma enfermidade, mesmo se ele não soubesse o que realmente havia de errado. Além disso, não era necessário que se encostasse no paciente para fazer esse diagnóstico. Caso o médico visse algumas bolhas na pele aqui e ali, ele consideraria que não deveria haver nada de errado, não importa o que estivesse as causando. Agora, se o médico se deparasse com um paciente coberto da cabeça aos pés por pústulas que exalavam mau cheiro, então isso seria algo que merecia sua preocupação. No entanto, em ambos os casos, o médico poderia prescrever alguns remédios caseiros simples. Se os remédios não ajudassem, também não causariam maiores danos.

Por muitos séculos, a falta de compreensão acerca das causas adjacentes das doenças foi sustentada por uma teoria sem nenhum embasamento real que envolvia quatro supostos fluidos corporais ou humores: sangue, muco, bile amarela e bile negra. Entretanto, a crença de que uma doença ou enfermidade seria o resultado do desequilíbrio de um dos humores não servia como um bom ponto de partida para os cirurgiões. Costumava-se acreditar que a única maneira de se fazer com que qualquer um dos quatro fluidos fosse reabastecido ou reduzido seria por meio da sangria, uma prática cujos efeitos eram bastante duvidosos. Tratava-se do típico remédio usado por médicos que não eram cirurgiões.

O próximo passo de um diagnóstico não se limita apenas a reconhecer e nomear o problema, mas também a desvendar as suas causas. Os cirurgiões querem remover as causas, usando de preferência uma lâmina. O diagnóstico

CURIOSIDADES & ABSURDOS

INVESTIGAÇÃO

Essencialmente, a investigação acerca do estado do paciente consiste em três elementos. Em primeiro lugar, o médico pergunta sobre o histórico médico do paciente, suas queixas atuais (os sintomas) e o uso de medicamentos. Esse estágio é conhecido como "anamnese", um termo grego cujo significado é "de memória". Então, o médico perguntará sobre a existência de doenças na família do paciente, além de poder também perguntar a outras pessoas sobre o paciente (hetero-anamnese). Neste estágio, por exemplo, os pais de uma criança doente podem ser consultados, ou talvez os espectadores de um acidente de trânsito. A anamnese é seguida por um exame físico, no qual o médico sente, cheira, olha, ouve e mede. O ato de olhar durante o exame é conhecido como inspeção, o de sentir é chamado palpitação, o de bater é percussão e ouvir com um estetoscópio é a ausculta. O médico pode utilizar o dedo indicador para apalpar o reto, o que é conhecido como *palpatio per anum*. Ele pode testar os reflexos das pupilas com uma luz e os dos tendões com um martelo. Pode também olhar dentro do ouvido com um otoscópio e na retina com um fundoscópio. Pode ainda testar as diferentes formas de reação a sensações por meio de um alfinete ou de um diapasão. O nariz de um médico também é um instrumento importante. Em certos casos, é possível determinar a natureza ou composição do pus, infecções de feridas ou fluidos corporais com uma grande precisão apenas pelo cheiro. Por fim, o médico pode solicitar exames complementares, tais como o exame de sangue, um exame microscópico ou de imagem. Os exames de imagem podem ser feitos por meio de fotografias de raios x, com o uso de contraste ou pela tomografia computadorizada. Entre outros exemplos de exames de imagem há também as ressonâncias magnéticas, doppler, ultrassonografia e ultrassonografia duplex. Finalmente, em alguns casos é possível identificar enfermidades por meio da radioatividade, fazendo uma varredura isotópica, o que é conhecido como cintilografia.

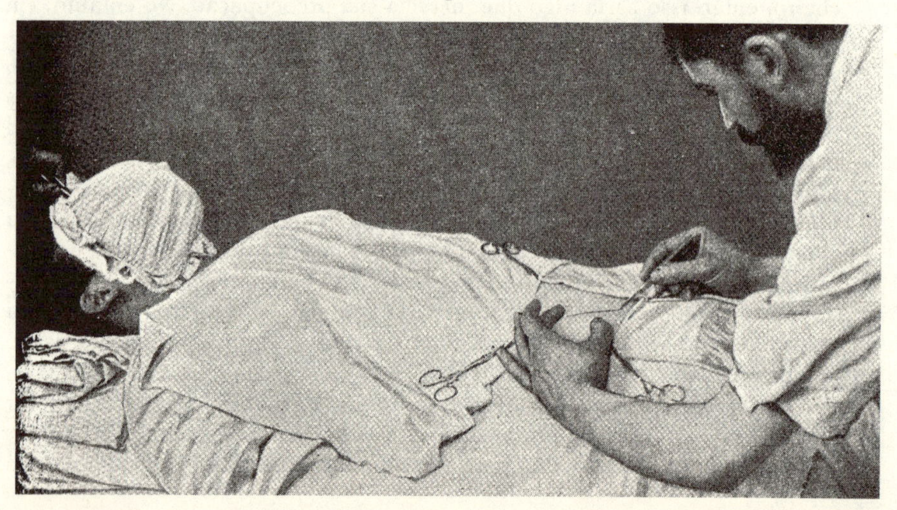

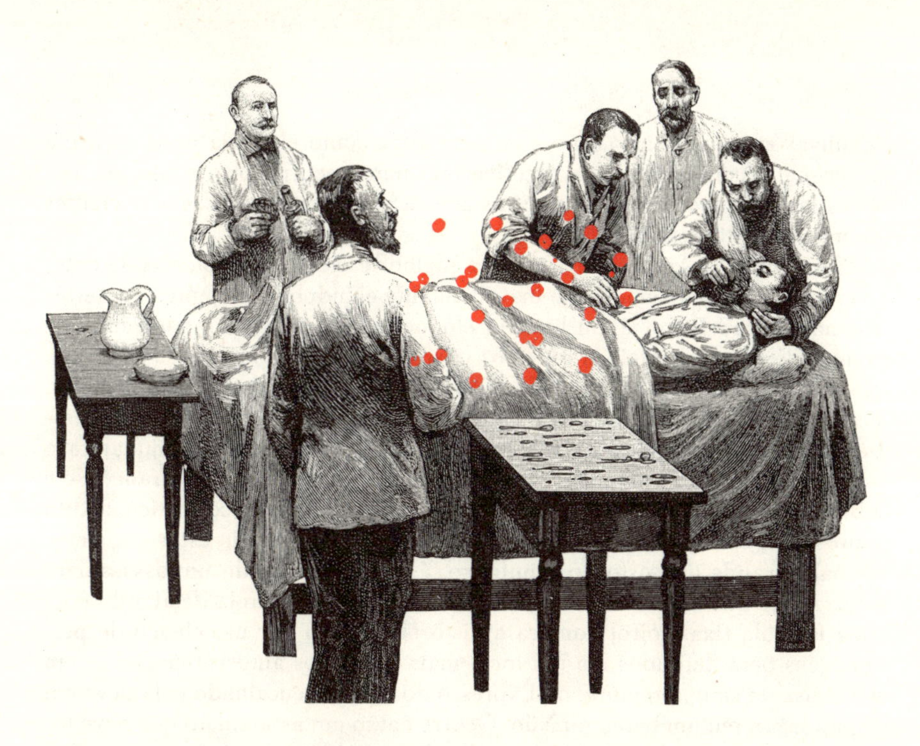

é importante para o estabelecimento do prognóstico, enquanto a causa é importante para o tratamento. A palavra "íleo", por exemplo, é um termo que serve para nomear de forma generalizada as obstruções na passagem de alimentos e fezes pelos intestinos. É um bom exemplo de um diagnóstico que data de antes de possuirmos qualquer compreensão das causas das doenças. Se não houver nada que possa ser feito sobre um íleo, o prognóstico após o seu diagnóstico é sempre sombrio, independentemente da sua causa. O paciente começa a vomitar, não consegue defecar e nem respirar, seu abdômen fica inchado e o paciente passa a se queixar de cólicas intensas — se os sintomas não passarem, o paciente acaba falecendo. No entanto, caso um cirurgião saiba não só que se trata de fato de um íleo, mas também conheça a sua causa, ele pode fazer algo sobre ela. O intestino pode estar obstruído por um tumor ou uma inflamação, mas também pode ser um simples osso de galinha. O diagnóstico permanece o mesmo, mas o tratamento cirúrgico é diferente para cada caso. Portanto, a interrogação acerca do que há de errado com o paciente abrange uma série de outras perguntas: quais são os sintomas do paciente? O que causou tais sintomas? Como isso levou à doença?

Considerando que um diagnóstico moderno envolve bem mais do que os de antigamente, a busca por essas respostas se tornou cada vez mais desafiadora, exigindo habilidades muito desenvolvidas. Médicos e cirurgiões trabalham da mesma forma que detetives em busca de uma resolução para um crime. O processo de um médico que tenta descobrir o que há de errado com um paciente se assemelha à busca de um detetive pelo agressor: identificar a causa de uma doença é como procurar o motivo de um crime, estabelecer como uma doença pode ter se desenvolvido é similar ao ato de seguir os rastros do assassino e se perguntar como ele teria usado a arma do crime. Assim como cada detetive real tem o seu próprio estilo, os médicos também resolvem os mistérios acerca das doenças dos seus pacientes de maneiras diferentes.

Sem dúvidas, Agatha Christie foi a melhor escritora de histórias de detetive. Entre seus personagens, o mais brilhante é, indubitavelmente, o detetive Hercule Poirot. Poirot é um homem eloquente, charmoso e inteligente, que resolve de maneira infalível todos os mistérios que surgem em seu caminho. No entanto, sua criadora também o retrata como uma espécie de anti-herói. Poirot é educado, mas também é vaidoso e esnobe; ele é objetivo, mas é também arrogante e temperamental; curioso, mas só está disposto a ajudar caso acredite que o caso é interessante o suficiente, e, apesar de falar francês, ele é belga. O respeitável detetive de meia-idade é um homem excêntrico, astuto e próspero, com um bigode bem-encerado, que acontece de estar por perto — para grande desgosto do criminoso, é óbvio — quando um assassinato ocorre. Nas histórias de Hercule Poirot, a trama se desenrola de acordo com uma fórmula fixa. Poirot começa a história cercado por um elenco de personagens bem definidos em um local mais ou menos autossuficiente — em uma casa de campo remota, no Expresso do Oriente encalhado pela neve em algum lugar, em um barco no Nilo. Ocorre então um assassinato que deve ter sido cometido por alguém do grupo. Conforme Poirot investiga o assassinato, fica evidente que ele sabe mais do que está deixando transparecer. No capítulo final, Poirot reúne todos os personagens na sala de estar ou no salão, para revelar a identidade do assassino. Daí, ele se dirige a cada um deles individualmente, para explicar os motivos que cada um deles teria para cometer o assassinato. Torna-se evidente que cada um dos personagens tem um motivo oculto e que ninguém possui um álibi inquestionável. Ou seja, o mordomo tinha a chave de acesso à faca, a baronesa estava endividada e por isso poderia fazer bom uso da herança, a ajudante de cozinha estava com ciúmes — nada é escandaloso demais para não se tornar um elemento da história.

No entanto, logo após elencar todos os motivos para cada um dos personagens ter cometido o crime, Poirot apresenta contra-argumentos mostrando os motivos de cada um deles para não ter cometido o assassinato. Até que ele chega ao último: ao próprio assassino. Mas isso não se torna evidente até que ele tenha passado por todos os outros personagens individualmente. Dessa forma, a tensão é construída até que Poirot chega ao último personagem restante, para então revelar as circunstâncias que cercam o terrível assassinato. Seus relatos detalhados do potencial envolvimento de cada personagem são tão fascinantes que facilmente nos esquecemos que a maioria das informações que Poirot reuniu, no fundo, não tem nada a ver com o caso em si. Afinal, apenas a história do verdadeiro assassino é relevante para que o mistério seja desvendado.

É exatamente assim que um médico internista trabalha. Um internista é um médico especialista em Medicina Interna Geral, que cuida das doenças e as trata com medicamentos, sem utilizar cirurgias. Por exemplo, um

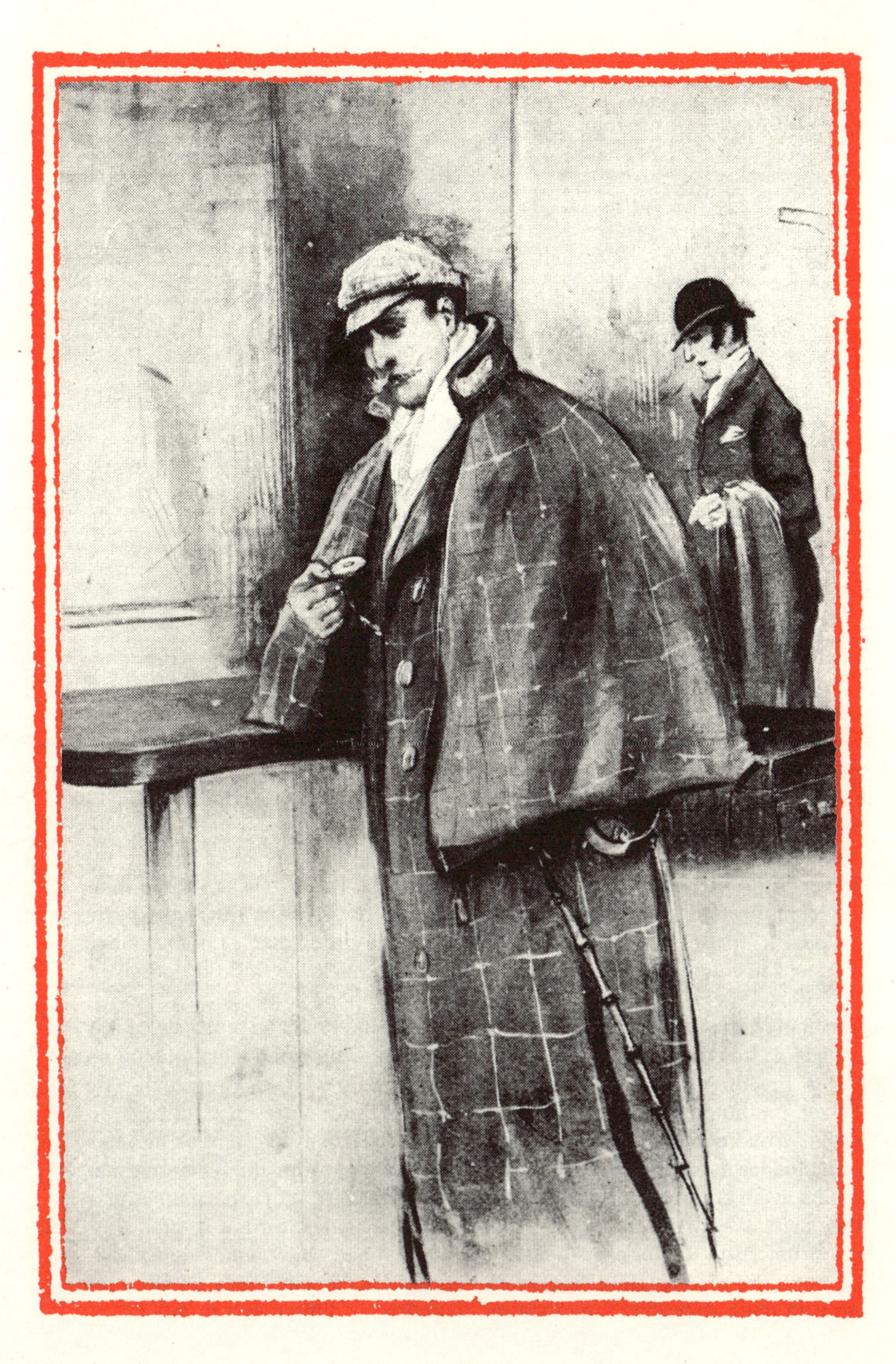

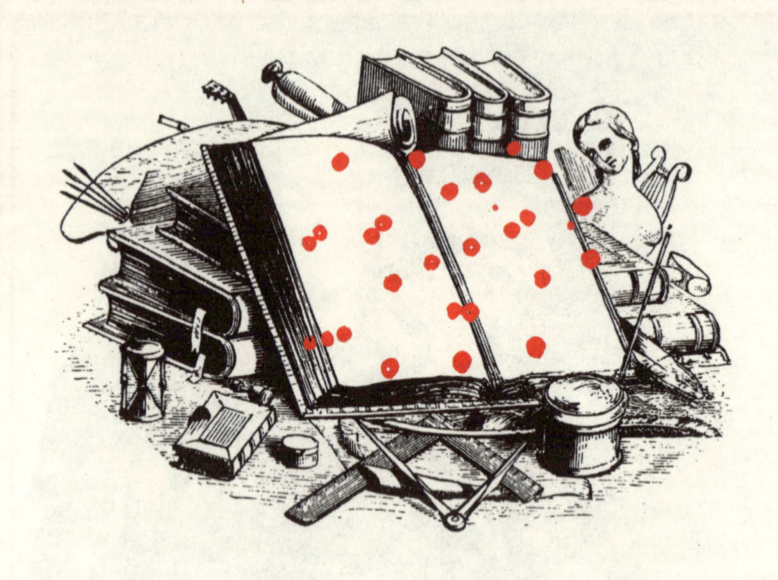

pneumologista (especializado em doenças pulmonares) é um internista, assim como um gastroenterologista (especialista em sistema digestivo), um cardiologista (coração), um nefrologista (rins) e um oncologista (câncer). Os internistas tratam diabetes, doenças cardiovasculares, doenças do sangue, doenças inflamatórias e todos os outros tipos de doenças, desde que uma operação não seja necessária. Assim como Hercule Poirot, um internista prefere resolver os problemas que encontra com uma lista. Poirot começa a sua análise com o crime, perguntando-se: "O que aconteceu?". Um internista parte da queixa do paciente e se pergunta: "Qual é o problema?". Então, ambos isolam o problema e se restringem a um resumo bem definido de possíveis culpados. Poirot se pergunta qual dos presentes poderia ter cometido o assassinato, enquanto o internista se questiona quais seriam as possíveis causas da queixa do paciente. Na medicina, isso é conhecido como a elaboração de um diagnóstico diferencial. Agatha Christie tendia a facilitar o trabalho de Poirot, limitando o número de pessoas em sua lista de presença na cena do crime. Atualmente, por sua vez, os internistas também não têm as mesmas dificuldades de antigamente para elaborar um diagnóstico diferencial. A medicina avançou tanto nos últimos cinquenta anos que agora, para a maioria das queixas e distúrbios apresentados pelos pacientes, tornou-se fácil procurar uma lista de possíveis causas em um manual, em resumos de artigos, na literatura médico-científica ou na internet. Assim, em pouco tempo o internista pode encontrar uma lista de diagnósticos diferenciais pronta.

A partir daí, é hora de analisar as evidências e pistas. Poirot passa a conduzir interrogatórios, investigações e, quando necessário, chama outros para ajudá-lo. Um internista também questiona seu paciente, fazendo-lhe perguntas não apenas sobre sua queixa atual, mas também sobre seu estado geral de saúde, seu histórico médico e familiar. Ele examina o paciente, solicita exames complementares — por exemplo, exames de sangue ou raio x — e se for necessário, pede a orientação de um especialista de outra área. Em essência, tanto Poirot quanto o internista estão focados em todos os possíveis culpados, não apenas nos mais prováveis.

Por fim, eles têm que excluir os culpados improváveis. Eles então olham com atenção para cada um dos candidatos, para checar se ele ou ela podem ser o culpado. Eles percorrem toda a lista até sobrar apenas um — o menos improvável. Para o detetive, trata-se do principal suspeito, enquanto, para o internista, é o referido "diagnóstico de trabalho". Nas histórias de Poirot, a exclusão com base na probabilidade pode levar a conclusões bem surpreendentes. Em *Assassinato no Expresso Oriente*, por exemplo, todos os presentes se provam culpados, enquanto em *Morte no Nilo* a própria vítima é a culpada.

Para os cirurgiões, esse método de trabalho é incompreensível. Seu raciocínio costuma ser mais pragmático e linear. Se as mulheres são de Vênus e os homens são de Marte, por sua vez, para os cirurgiões os internistas parecem viver em um outro universo completamente diferente e bem distante da lógica terrena. Por exemplo, um cirurgião pode ficar bem nervoso debaixo de sua aparente calma quando um internista lhe pede para "extrair o íleo" no caso de um paciente que não apresenta mais nenhum sintoma e deveria na verdade receber alta, somente porque um radiologista viu algo que "poderia ser interpretado como um possível íleo" na tomografia computadorizada do

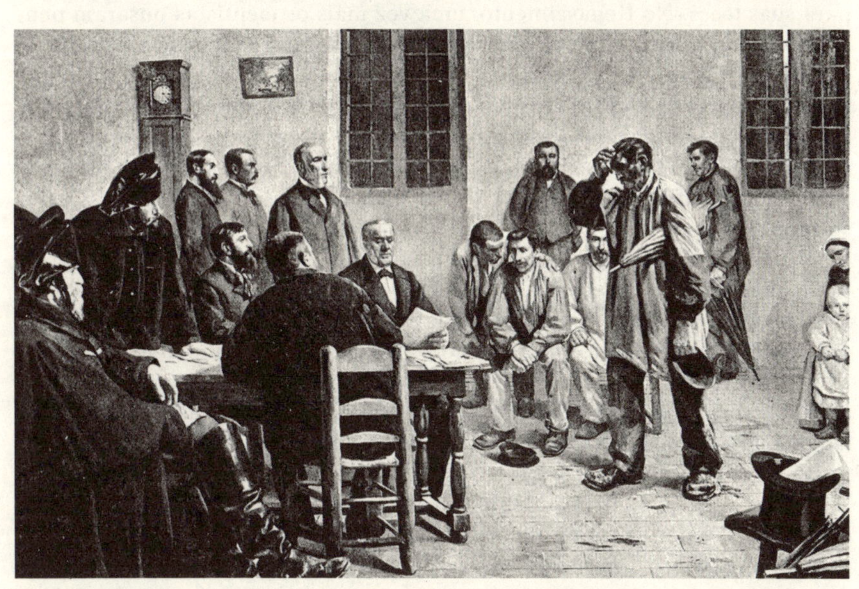

abdômen do paciente. Para um internista, um resultado assim atrapalha sua lista de verificação, por isso, uma suspeita de íleo deve ser excluída por um cirurgião. No entanto, para um cirurgião isso é um absurdo, pois é imediatamente evidente que ele não deve operar um paciente sem sintomas apenas em função de uma suspeita.

Por outro lado, é possível que um internista fique igualmente irritado com um cirurgião que, durante uma operação em um paciente com suspeita de apendicite aguda, descobre que o intestino delgado é que está inflamado e não o apêndice. A inflamação do intestino delgado não é tratada cirurgicamente, mas com remédios. No entanto, o cirurgião manterá sua decisão de operar, porque encontrou o paciente muito doente e suspeitou que ele sofria de peritonite com risco de vida. O internista poderia apresentar argumentos que trariam dúvidas sobre a probabilidade da apendicite. Por exemplo, poderia dizer que o paciente sofria de diarreia por uma semana antes da ocorrência da inflamação, o que torna o diagnóstico menos provável.

O que reside por trás dessa mútua falta de compreensão é uma distinção filosófica entre dedução e indução, que são duas maneiras de se descobrir a verdade por meio da lógica. Historicamente, o método dedutivo é mais antigo do que o método indutivo, mas ambos foram substituídos na filosofia da ciência pelo método científico, desenvolvido por Karl Popper em 1934.

Durante a Idade Média, acreditava-se que o conhecimento humano já teria atingido seu apogeu durante a idade de ouro da Antiguidade Clássica. Por isso, os médicos e cirurgiões costumavam trabalhar de acordo com bases fundadas de forma acrítica na sabedoria do filósofo grego Aristóteles e do médico e gladiador romano Galeno, duas figuras que, analisando em retrospectiva, não se destacaram por fornecerem uma base de fato sólida para suas teses. No Renascimento, uma vez mais os cientistas ousaram pensar de forma crítica e passaram a tirar suas próprias conclusões a partir de observações gerais — ou seja, por meio da dedução. Um cirurgião sabe, por meio da observação dos casos com que ele se depara, que a peritonite pode ser fatal e que operar para se remover um apêndice representa um risco menor. Ou seja, em termos dedutivos, é lógico realizar uma operação em uma situação específica na qual o cirurgião suspeita que o paciente possa estar sofrendo de apendicite.

Durante o Iluminismo, um século após o Renascimento, o processo de experimentação se desenvolveu, tornando-se uma base séria para a ciência. As conclusões passaram a ser tiradas de achados específicos, ou seja, por meio da dedução. Quanto mais indícios houverem de um determinado fenômeno, mais provável ele será, e vice-versa. Um diagnóstico de íleo é mais provável se uma tomografia computadorizada mostrar possíveis indicações da doença, mas menos provável se o paciente não apresentar sintomas, e ainda menos provável se o cirurgião não perceber motivos para realizar uma operação.

Então, Karl Popper introduziu o princípio da falseabilidade e o método científico. Popper afirmou que a verdade não pode ser descoberta. Só podemos desenvolver uma teoria da verdade, e apenas se pudermos observar

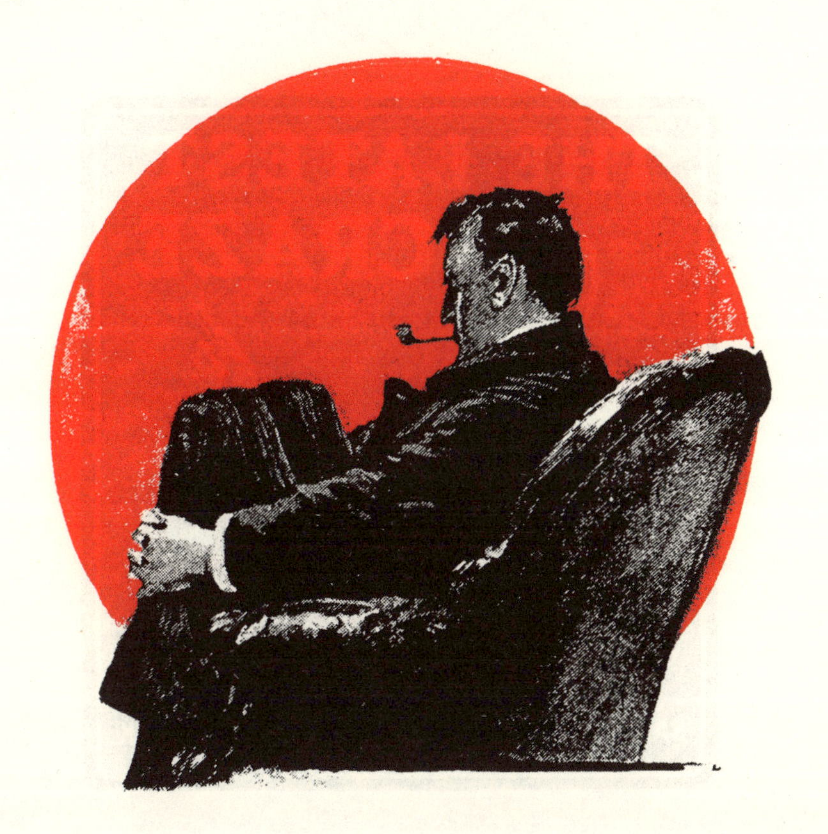

uma condição crucial: a teoria deve ser formulada de tal maneira que possa ser refutada. Essa noção se tornou a base de toda a ciência médica moderna. Na prática clínica diária, o método científico funciona da seguinte maneira: um plano de tratamento bem estabelecido é colocado em ação para o paciente, o mais rápido possível, com base em um diagnóstico de trabalho. Tal diagnóstico de trabalho é baseado em uma teoria falsificável da realidade. Se o tratamento não obtiver o efeito desejado, o diagnóstico de trabalho deve ser revisto de forma crítica. No entanto, para se chegar a um diagnóstico de trabalho, a indução e a dedução devem permanecer logo ao lado do leito do paciente.

Se Hercule Poirot é o mestre da indução, aquele outro detetive famoso da literatura internacional, Sherlock Holmes, trata-se do mestre da dedução. Holmes resolve seus casos de maneira totalmente diferente, assim como um cirurgião chega a um diagnóstico de trabalho de uma forma distinta de um internista. Sherlock Holmes é alto e magro, tem uma aparência séria. Ele se alimenta mal, o que o leva a fumar demais. Sherlock resolve mistérios em uma enevoada Londres que se mostra fantasmagórica e envolta em segredos.

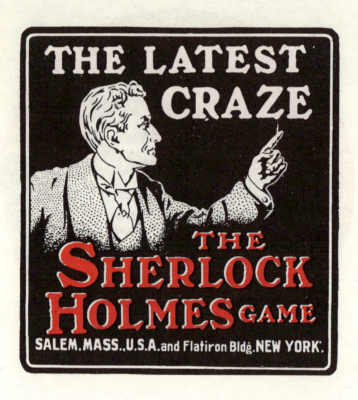

A base de seu sucesso é o enorme repositório de conhecimentos aleatórios presentes na mente de Holmes. Ele estudou os significados das tatuagens dos marinheiros, decorou os tons e composições do solo de todas as partes da Inglaterra e conhece a tipografia de cada jornal. São nesses fatos gerais que sua capacidade de dedução é baseada. O forte do método de Sherlock Holmes vem da sua capacidade de observação. Segundo Holmes, "o mundo está cheio de obviedades as quais ninguém observa com atenção", um conhecimento vindo diretamente de seu pai espiritual e criador, Arthur Conan Doyle — que além de autor também era médico. Sherlock utiliza a dedução para comparar o que está observando com aquilo que já conhece. Sua mente salta de observação em observação, avançando o tempo todo. E como ele faz isso de forma tão primorosa, Sherlock raramente tem de olhar para outras possibilidades ou mudar de rumo. Portanto, seu método é muito mais eficiente do que o de Poirot, mais direto também, assim como mais vulnerável, pois seu sucesso depende de quão bem Holmes observa e o quanto de conhecimento adquirido ele possui. É por isso que Sherlock trabalha sozinho. Por mais que tenha um parceiro, seu amigo dr. Watson, Holmes o trata mais como uma espécie de aluno de quem espera pouca ajuda. Watson parece ter sido criado por Conan Doyle unicamente para permitir que os pensamentos da mente solitária de seu detetive pudessem ser traduzidos em diálogos, para que os leitores também pudessem se beneficiar deles.

É evidente, portanto, que o método de dedução depende inteiramente do que está na mente do detetive ou do cirurgião. Em comparação, a indução é um processo muito mais complexo, mas também mais transparente e objetivo. Sherlock Holmes podia se dar ao luxo de não entrar nos detalhes de muitas de suas deduções e só explicar tudo no final porque suas aventuras sempre terminavam com sucesso. No entanto, os médicos especialistas, inclusive os cirurgiões, não podem se permitir esse mesmo luxo. Foi-se o tempo em que Sherlock Holmes, com seu jeito superior e insondável, podia ser mais esperto do que um criminoso escondido nas neblinas de Londres. Um cirurgião moderno não se apresenta mais como um médico com uma única especialização e que determina a natureza da investigação sobre a enfermidade do paciente por conta própria. Cada vez mais, decisões difíceis são tomadas em consultas multidisciplinares, nas quais especialistas de várias áreas discutem caso a caso e as decisões são minuciosamente justificadas e registradas. Portanto, os dias da dedução estão contados. Quem sabe, em um futuro próximo, os cirurgiões e os internistas comecem a se entender...

Mas uma coisa nunca vai mudar. Uma vez que o cirurgião esteja na mesa de operação e com o bisturi a postos, ele está completamente sozinho, e tudo que ele fizer a partir dali — tudo o que vier a acontecer com o seu paciente daquele momento em diante — continua sendo da responsabilidade pessoal do cirurgião. Por isso, um cirurgião quer ter certeza sobre o que está fazendo. E sua consciência não vai ficar mais tranquila se ele estiver trabalhando com base em probabilidades.

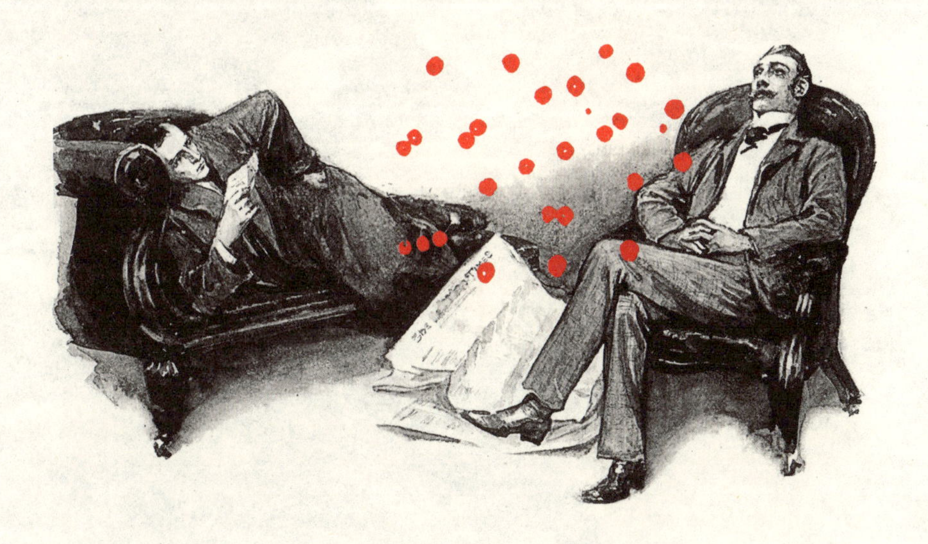

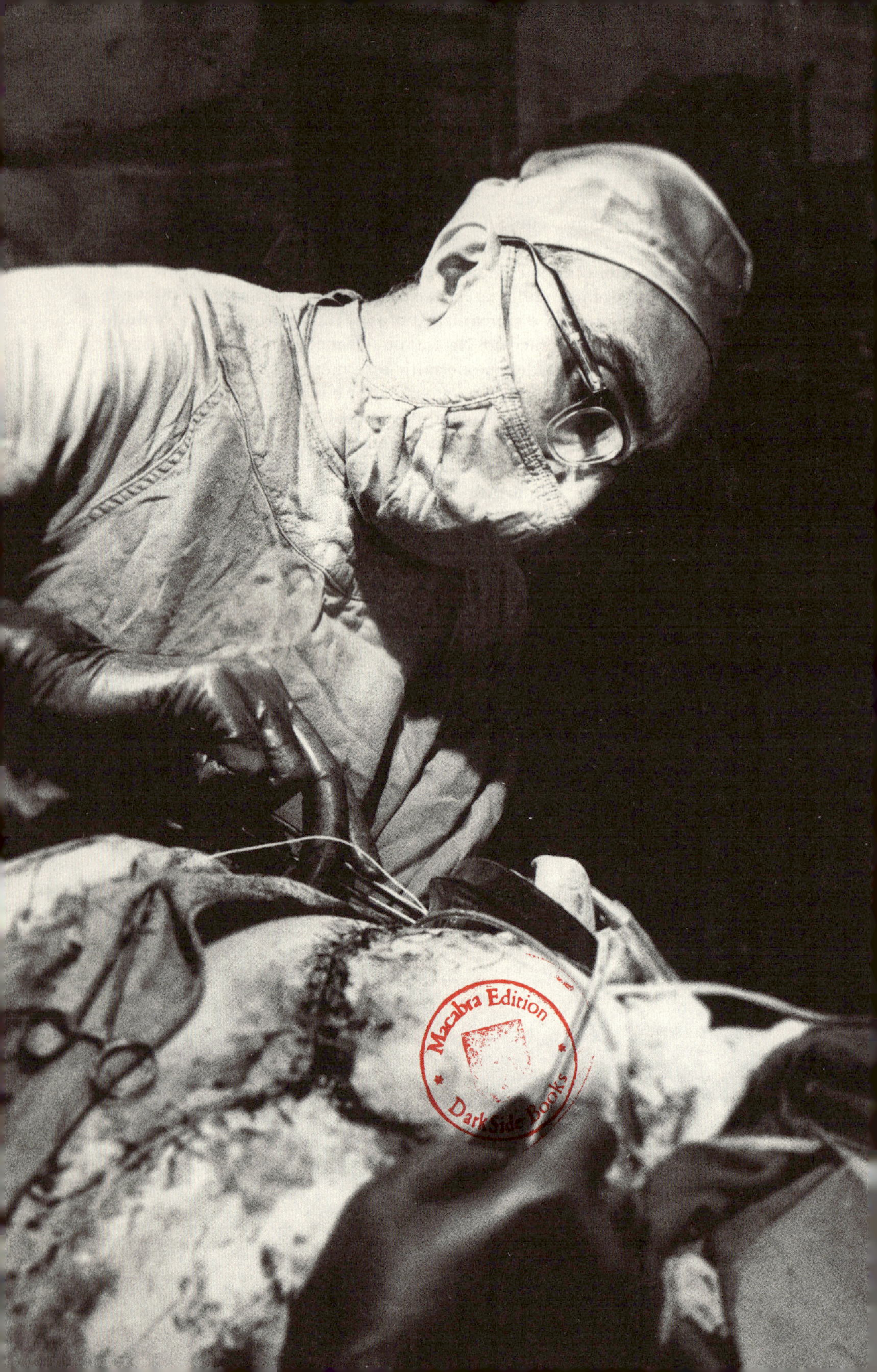
Macabra Edition
DarkSide Books

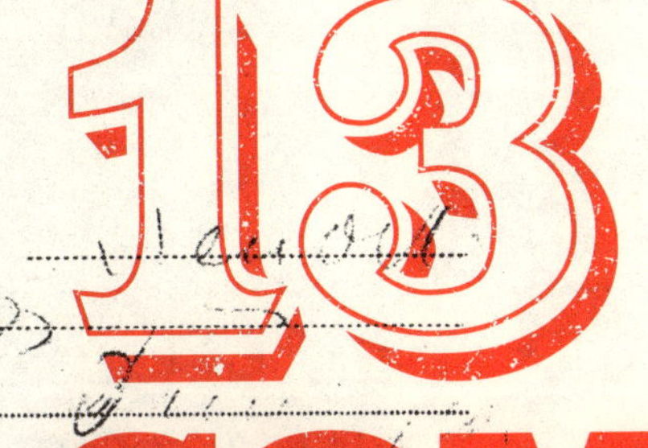

13 COMPLICAÇÕES

O Maestro e o Xá: Mohammed Reza Pahlavi

As técnicas para uma cirurgia vascular de artérias e veias são bastante complexas. Um médico, Michael DeBakey, se destacou nessas empreitadas e ficou conhecido como "o maestro", realizando cirurgias em diversas celebridades.

Durante a Segunda Guerra Mundial, a atriz e cantora alemã Marlène Dietrich aqueceu o coração de muitos soldados das linhas de frente com a sensual canção "Ich bin von Kopf bis Fuß auf Liebe eingestellt" [Estou pronta da cabeça aos pés para o amor].* Tratava-se de uma declaração e tanto para uma mulher cujas pernas eram tão longas. Na época, dizia-se até mesmo que suas pernas eram as mais bonitas do mundo. Em suas fotografias, Dietrich costumava ser retratada com um cigarro na mão e sua famosa expressão sensual no rosto. Todos aqueles cigarros terminaram entupindo as artérias de suas belas pernas e Dietrich teve de ser operada por um cirurgião vascular. Aos seus olhos, só havia um homem bom o suficiente para ter permissão de operar sua mágica em suas pernas mundialmente famosas: Michael DeBakey.

Um cirurgião vascular é um cirurgião especializado principalmente em vasos sanguíneos e artérias. As técnicas cirúrgicas vasculares para costurar as artérias e veias foram inventadas e testadas durante os primeiros anos do século XX por um único homem, o cirurgião francês

* O título da canção em inglês é "Falling in Love Again (Can't Help It)". [NT]

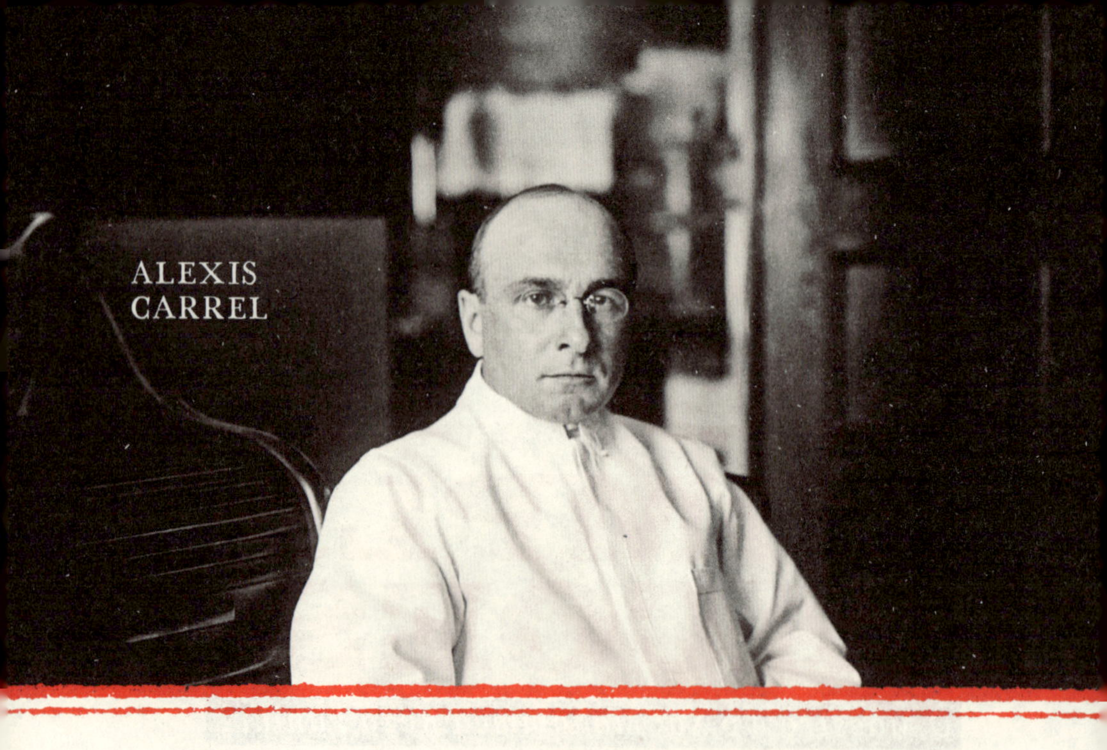

Alexis Carrel. A contribuição de Carrel para a área cirúrgica foi considerada tão importante que ele recebeu o Prêmio Nobel de Medicina em 1912. As condições sob as quais as cirurgias vasculares são realizadas são excepcionais. Como os vasos sanguíneos são relativamente pequenos, as agulhas e linhas utilizadas devem ser menores do que as usadas para outras partes do corpo. Além disso, como o sangue jorra imediatamente quando se abre um vaso sanguíneo, este deve ser temporariamente fechado. No entanto, os grampos não devem ficar posicionados por muito tempo, pois um membro ou órgão não pode ficar tempo demais sem sangue. Além disso, uma vez que o sangue pare de fluir, ele pode coagular. Mesmo depois que o vaso sanguíneo foi suturado e o sangue está fluindo novamente, ele ainda pode se obstruir por causa de coágulos sanguíneos na costura na parede do vaso. Como os vasos sanguíneos são essenciais para a sobrevivência de órgãos e de outras partes do corpo, muitas vezes há um senso maior de urgência em torno das operações vasculares — uma operação vascular bem-sucedida muitas vezes parece mais um resgate. Portanto, não é à toa que um cirurgião vascular tenha sido considerado um herói internacional por tantas celebridades do século XX.

A cirurgia vascular era uma novidade empolgante que abria caminho para que o órgão supremo pudesse ser operado: o coração. O desenvolvimento da cirurgia cardíaca, as operações no coração, levou a um sentimento de onipotência no mundo cirúrgico que atingiu seu ápice no ano de 1967 — o ano do primeiro transplante de coração bem-sucedido, realizado por Christiaan Barnard na Cidade do Cabo, na África do Sul. Tal conquista para a medicina era algo da mesma ordem do primeiro pouso na lua, dois anos depois. Michael DeBakey, um cirurgião cardiovascular (especialista em coração e vasos sanguíneos) do Hospital Metodista de Houston, estava no centro de todos esses avanços. DeBakey conduzira um trabalho inovador e esteve envolvido no desenvolvimento do primeiro coração artificial. Ele se mostrou um pioneiro especialmente no tratamento de um distúrbio incomum: a dissecção da aorta, um problema extremamente complexo para um cirurgião vascular. A dissecção da aorta acontece quando uma ruptura ocorre na camada interna da aorta, a principal artéria do corpo e que se origina no coração. O sangue é forçado em alta pressão através da ruptura, entre as camadas interna e externa da aorta, as quais passam a se afastar cada vez mais. Isso não só é muito doloroso, como também representa uma ameaça para o suprimento de sangue do cérebro, dos braços e eventualmente de todo o restante do corpo. A operação concebida por DeBakey possibilitou a existência de uma cura para esse dramático problema de saúde.

DeBakey tornou-se conhecido como "o maestro". Ele conquistou renome global — e esse apelido — graças ao seu paciente mais famoso: o ex-rei Eduardo VIII da Grã-Bretanha, que viajou para os Estados Unidos no ano de 1964 sem avisar a imprensa com o intuito de ser operado por DeBakey. Assim como Dietrich, Eduardo era um fumante inveterado — de fato, a maior parte dos pacientes de um cirurgião vascular são fumantes assíduos. Naquela altura, Eduardo estava com 70 anos de idade, ou seja, a cirurgia vascular de que ele necessitava representava um perigo à sua vida. Ainda assim, Edward não deu detalhes à mídia, limitando-se a dizer: "Vim ver o maestro". Trinta e dois anos depois, quando Boris Yeltsin precisou passar por uma cirurgia de ponte de safena quíntupla, em 1996, obviamente ele não confiava totalmente nos cirurgiões cardíacos russos, por isso mandou buscar o maestro

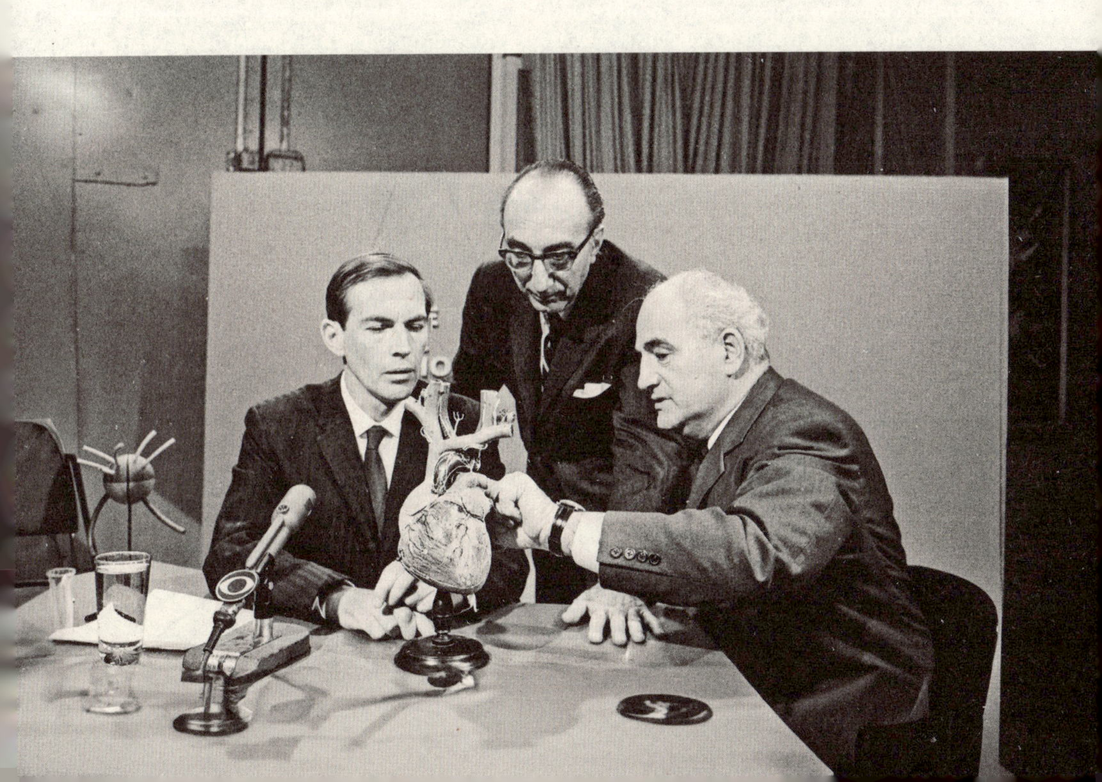

CURIOSIDADES & ABSURDOS

FEBRE ARDENTE

Os seres humanos, assim como os outros mamíferos e pássaros, são animais de sangue quente. Nossos corpos estão sempre queimando energia para manter a nossa temperatura em torno de 37º C. Nosso termostato está posicionado fundo em nosso cérebro, no hipotálamo, podendo ser interrompido por uma proteína chamada interleucina-6, que é liberada por uma inflamação. Tal ocorrência causa febre e isso aumenta o ajuste do termostato. O corpo então tem de trabalhar mais para se manter aquecido, passando a sentir muito frio. O hipotálamo passa essa informação errada para o cérebro, de modo que sentimos frio, embora não seja esse o caso. Começamos então a tremer muito, enquanto nosso termostato aumenta a temperatura de nosso corpo. Depois de um tempo, quando o impacto da interleucina-6 diminui, o processo se inverte: a temperatura cai e passamos a sentir muito calor, começamos a suar. Não está evidente se a febre desempenha uma função. Será que devemos deixá-la seguir seu curso e fazer o seu trabalho, embora não saibamos qual função seria essa, ou será que devemos combatê-la e tentar esfriar o paciente? A febre sempre tem uma causa, mas às vezes pode ser difícil de encontrá-la. Diferentes inflamações têm padrões distintos de aumento e diminuição da temperatura. Uma infecção por vírus normalmente causa uma febre de mais de 39º C, enquanto uma infecção bacteriana geralmente causa uma febre que fica entre 38º e 39º C. Se as bactérias causarem um abscesso que contenha pus sob pressão, também ocorrem picos curtos de febre alta, especialmente noturnos. A febre resultante desse pus só desaparecerá se ele for removido cirurgicamente. A tuberculose produz pouca febre, mas causa uma sudorese profusa, especialmente à noite. Uma infecção tifoide cria um padrão de picos de febre conhecido pelo apropriado nome de "febre de brontossauro". Uma infecção na bexiga não causa febre nenhuma.

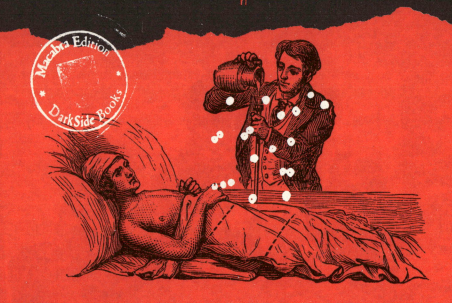

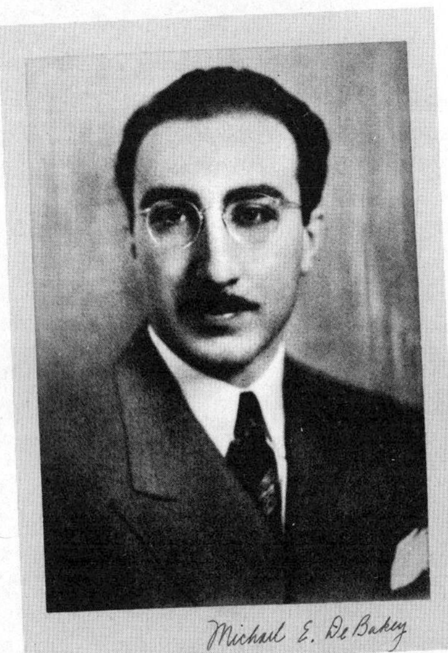

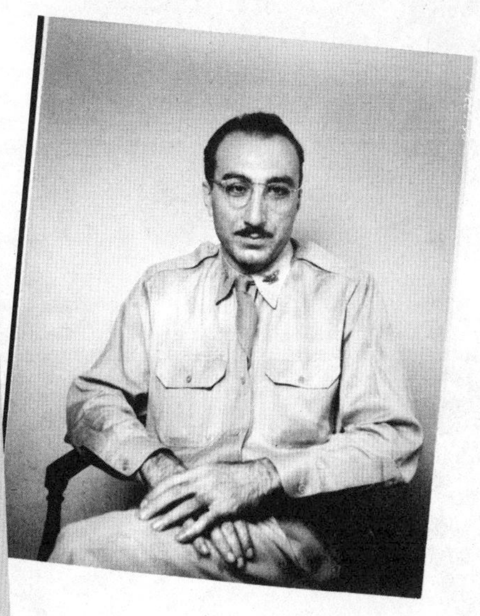

lá dos Estados Unidos — na época, DeBakey estava com 87 anos de idade. Entre as outras celebridades que foram paciente de DeBakey estão: o rei Leopoldo III da Bélgica, o rei Hussein da Jordânia, as estrelas de Hollywood Danny Kaye e Jerry Lewis, o multimilionário Aristotle Onassis, os presidentes norte-americanos Kennedy, Johnson e Nixon, além do ditador iugoslavo Tito. Todos eles deviam ter DeBakey na mesma alta estima. O fato de que Michael DeBakey não tenha sido nada modesto e tenha aproveitado sua fama também não atrapalhou sua reputação.

Por isso, em 1980, quando Mohammed Reza Pahlavi, o xá deposto do Irã, teve que passar por uma esplenectomia (remoção cirúrgica do baço), aos seus olhos só existia um cirurgião no planeta capaz de realizar a operação. O fato de que DeBakey era um cirurgião cardiovascular, ou seja, sua especialização não tinha nada a ver com o baço, aparentemente não era um fator de importância nem para o médico, nem para seu paciente.

Ao ser forçado a fugir do Irã em decorrência da revolução, em 16 de janeiro de 1979, o xá embarcou em um avião em Teerã para nunca mais retornar ao seu país natal, passando a ser ameaçado de morte não só pelo aiatolá Khomeini e pelos rebeldes islâmicos, como também por um câncer. Seu exílio se tornaria algo além de uma viagem incessante de um país para o outro, sendo sempre mal-recebido, mas também uma luta contra um linfoma não Hodgkin maligno que se desenvolveu em seu abdômen.

O xá foi tratado pelo oncologista francês professor Georges Flandrin, que o acompanhou em suas viagens de um país para o outro. Um oncologista é um médico especialista em medicina interna geral — não sendo um

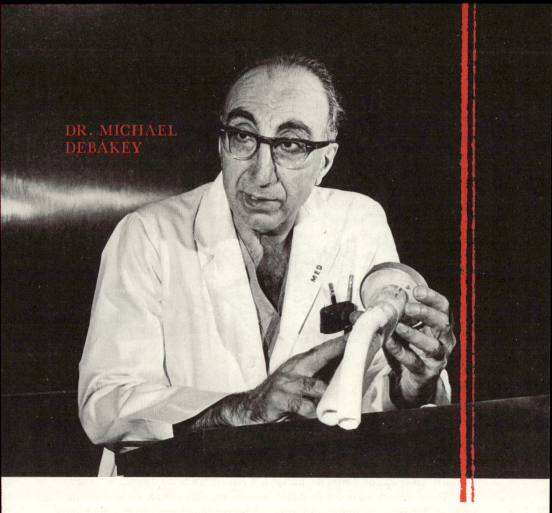

cirurgião — cuja especialidade é o tratamento do câncer. O paciente de Flandrin sofria constantemente de anemia e dor, até que, para deixar as coisas ainda piores, surgiu uma infecção em sua vesícula biliar. O xá foi submetido a uma colecistectomia (remoção cirúrgica da vesícula biliar) em Nova York, nos Estados Unidos. Os cirurgiões norte-americanos confirmaram que o fígado e especialmente o baço do xá estavam bastante inchados em razão de sua doença maligna. Ele estava com hepatoesplenomegalia, um termo médico cujo significado é o aumento simultâneo do fígado e do baço. O baço inchado significava que suas células sanguíneas estavam sendo continuamente quebradas, o que também era a fonte de suas dores. O xá se recuperou razoavelmente bem da operação de vesícula biliar, apesar de sua internação no hospital ter sido seguida por manifestações e tumultos do lado de fora do prédio — por isso, o xá e a sua família deixaram de se sentir seguros nos Estados Unidos. Seu problema com os cálculos biliares fora resolvido, mas isso não teve impacto em sua enfermidade. Suas dores e fadiga se intensificaram, por isso, era hora de remover seu baço inchado.

Pouco depois, ocorreu uma questão dramática envolvendo reféns na embaixada dos Estados Unidos em Teerã. É muito provável que isso tenha feito o presidente Jimmy Carter desejar se livrar o mais rápido possível de seu convidado de alto escalão. O xá e sua esposa, a imperatriz Farah Diba, viajaram então para o México, Bahamas e Panamá. No entanto, aonde eles estivessem, a ameaça de extradição pairava sobre eles, tal como uma nuvem. Em tais circunstâncias era impossível de se realizar uma cirurgia. Por sua vez, o presidente do Egito, Sadat, estava disposto a oferecer abrigo e cuidados médicos a seu velho amigo. Por isso, em março de 1980 o xá se internou no Hospital Militar Maadi, no Cairo. Cinco dias depois, DeBakey e os seus assistentes chegaram lá, trazendo também um anestesista e um patologista com eles. Em 28 de março, a operação de remoção do baço foi realizada por dois cirurgiões, DeBakey e o egípcio Fouad Nour. A esposa e o filho mais velho do paciente puderam acompanhar a operação ao vivo, por meio de uma conexão de televisão com a sala de cirurgia. A operação correu bem; segundo DeBakey, o baço do xá estava do tamanho de uma bola de futebol americano.

O baço exerce funções relativamente pequenas no corpo, por isso o paciente pode se dar ao luxo de perdê-lo, caso seja necessário. O órgão desempenha um papel na manutenção da qualidade do sangue, filtrando as células sanguíneas velhas; além disso, especialmente durante a juventude, o baço também faz parte do sistema imunológico do corpo. Em função de, em determinados momentos, podermos sentir uma sensação engraçada no baço quando corremos ou rimos, Plínio, o Velho, acreditava que a função do baço teria algo a ver com essas atividades. Há dois registros de esplenectomias realizadas durante o século XVI. Em 1549, Adriano Zacarelli registrou ter removido o baço de uma jovem em Nápoles; em 1590, Franciscus Rosetti supostamente teria removido metade de um baço, novamente na Itália. No entanto, parece improvável que tais operações tenham realmente removido o baço, pois a primeira operação abdominal na qual o paciente sobreviveu só seria realizada em 1809. É mais possível que esses dois casos registrados do século XVI tenham sido remoções de grandes coágulos de sangue resultantes de uma contusão subcutânea profunda. Um coágulo dessa natureza pode se assemelhar ao baço, tendo a mesma cor e textura sólida, o que explicaria os motivos de dois italianos terem acreditado que os coágulos removidos de seus pacientes fossem baços. A primeira esplenectomia genuína realizada com sucesso foi conduzida por Jules-Émile Péan em Paris, na França, no ano de 1876. Na ocasião, removeu-se o baço de uma mulher de 20 anos de idade, cujo órgão extraído pesava mais de um quilo.

Uma esplenectomia não precisa ser uma operação difícil, contanto que o cirurgião siga as regras. O procedimento pode ser aprendido no terceiro ou quarto ano de treinamento para se tornar um cirurgião. Existem algumas questões a que o cirurgião precisa estar atento, mas retirar o baço em si é algo relativamente simples. Normalmente, o órgão tem o tamanho de um abacate e se parece um pouco com um cogumelo, com seus vasos sanguíneos fluindo tanto para dentro quanto para fora do órgão localizado de

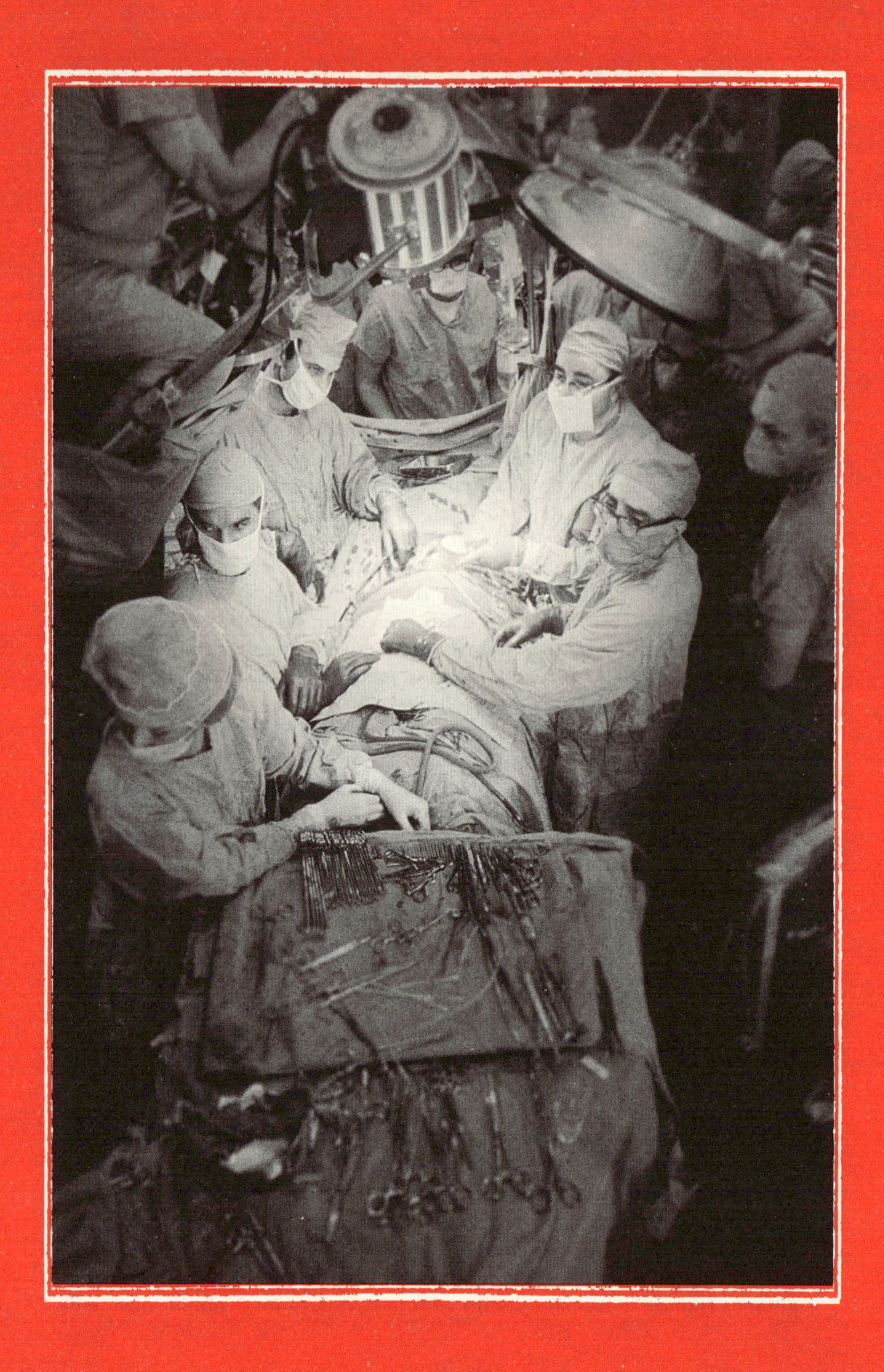

um único lado, o que lembra o talo de um cogumelo. Como o baço fica escondido bem no fundo do canto superior esquerdo da cavidade abdominal, esse órgão é difícil de alcançar. O cirurgião precisa inserir as duas mãos no abdômen, enfiando além da altura dos pulsos, para então conseguir alcançar o baço. Além disso, o baço é um órgão muito delicado. Caso o cirurgião o puxe ou o empurre com muita força, o baço pode rasgar, o que é perigoso, pois trata-se de um órgão que pode sangrar muito. Fora isso, caso o baço se rompa, o cirurgião pode facilmente perdê-lo de vista por causa de todo o sangue, portanto, deve-se evitar ao máximo que isso ocorra. Por fim, precisamos também nos recordar do aviso final que os cirurgiões dão aos seus alunos quando lhes ensinam sobre essa operação: cuidado com a ponta do pâncreas!

O pâncreas é um órgão de forma alongada, que é descrito em alemão como a "glândula salivar abdominal". Os sucos digestivos que o pâncreas produz, entretanto, são bem mais agressivos do que a saliva. Por exemplo, tais sucos são responsáveis pela digestão da carne que ingerimos. A cauda desse órgão corre ao longo dos vasos sanguíneos do baço e pode se estender até o pedúnculo do baço. Caso um cirurgião coloque um grampo nos vasos sanguíneos do baço um pouco demais para a direita, ele irá remover não só o baço, como também um pedaço do pâncreas. Tal erro pode ser muito perigoso, pois os sucos pancreáticos podem vazar para a cavidade abdominal, passando então a literalmente digerir os tecidos do corpo, produzindo pus. Contanto que o baço esteja normal e saudável, felizmente não é difícil posicionar o grampo de forma correta e poupar o pâncreas. Todavia, a esplenectomia realizada no xá foi especialmente complicada, pois seu baço estava muito inchado.

Nour chegou a perguntar a DeBakey: "O grampo não está prendendo a cauda do pâncreas?". No entanto, DeBakey ignorou a observação de seu colega egípcio, limitando-se a acenar para silenciá-lo, e atou o tecido sob o grampo com uma grande ligadura. Nour sugeriu que eles ao menos tivessem a cautela de deixar um dreno para trás, um pequeno tubo que permitiria que qualquer excesso de fluido escorresse para fora do abdômen, mas DeBakey achou essa precaução desnecessária e fechou o abdômen sem o dreno. DeBakey foi aplaudido ao retirar suas luvas. O baço do xá foi pesado, tendo 1.900 gramas. Encontrou-se também um câncer no baço, assim como nos pedaços do fígado que foram retirados para análise. Infelizmente, o exame microscópico também encontrou tecido pancreático na amostra...

No terceiro dia após a operação, o paciente apresentou uma dor na região posterior do ombro esquerdo e estava com febre. Por outro lado, a ferida da operação cicatrizou rapidamente, então o xá logo pôde andar novamente pelo jardim do hospital, enquanto DeBakey partia de volta para Houston, nos Estados Unidos. Ao chegar em seu país, DeBakey se deixou ser entrevistado como um herói. Já seu paciente, por outro lado, passou a sofrer com uma lenta deterioração de seu estado. A febre se recusava a baixar e o xá se sentia doente e exausto. Ele estava com pouca dor, mas ficava de cama o dia todo.

A febre do xá continuou de forma persistente por vários meses, dia após dia. Ele recebeu transfusões de sangue e antibióticos, foi atendido por uma procissão de médicos norte-americanos, mas DeBakey mesmo escolheu ficar em Houston e se limitou a analisar os exames de raio x do xá. DeBakey suspeitou que o xá estivesse com uma pneumonia no pulmão esquerdo inferior. Por isso, uma broncoscopia foi realizada — um exame bem desagradável das vias aéreas —, mas nada foi encontrado. Os diversos especialistas envolvidos no caso perderam totalmente de vista o quadro geral, e o professor Flandrin, acompanhando tudo de Paris, foi ficando cada vez mais espantado com o que estava ocorrendo. Flandrin se perguntava se ninguém seria capaz de perceber que o paciente simplesmente estava com um abscesso sob o diafragma.

Trata-se de uma causa clássica de erros no campo da cirurgia: uma infecção na cavidade abdominal produz febre e irritação do peritônio, a menos que a infecção esteja localizada abaixo do diafragma. Então, o único sintoma passa a ser a febre. O termo médico para "debaixo do diafragma" é subfrênico. Portanto, o pus abaixo do diafragma é referido como um abscesso subfrênico. Se um paciente estiver com uma infecção na cavidade abdominal e o peritônio estiver irritado, ele sentirá uma dor intensa que aumenta com os menores movimentos — esta é uma indicação muito evidente para os médicos. No entanto, se apenas o diafragma estiver irritado e não o peritônio, tais sintomas reveladores não se apresentam. O paciente tem apenas febre, talvez com soluços ou dores no ombro. Flandrin notou tudo isso — e ele nem mesmo era cirurgião. Até mesmo as radiografias dos pulmões do xá se encaixavam nesse quadro. Então, Flandrin decidiu fazer algo a respeito, voando para o Egito e passando a discutir com todos os envolvidos. Flandrin requisitou que um cirurgião viesse da França, chamado Pierre-Louis Fagniez. No dia 2 de julho, Fagniez realizou uma pequena incisão na parte superior esquerda do abdômen do xá e drenou um litro e meio de pus da cavidade abdominal. Depois disso, o xá ficou por três meses com um abscesso grande abaixo do seu diafragma. Imediatamente, o paciente passou a se sentir melhor, voltando a ser capaz de andar, recuperando o apetite e passando a se preocupar novamente com os assuntos de Estado. No entanto, três semanas e meia depois, o xá desmaiou subitamente. Sua pressão arterial caiu, ele ficou pálido e perdeu a consciência. O xá recebeu uma transfusão de sangue, mas não passou por uma cirurgia. Em 27 de julho de 1980, o xá morreu inesperadamente de hemorragia interna — ele estava com 60 anos de idade.

O xá sofria de macroglobulinemia de Waldenström, uma forma rara e pouco agressiva de câncer não Hodgkin que pode se desenvolver no fígado e no baço. No entanto, essa não foi a causa da morte do xá, mas sim o dano feito em seu pâncreas durante a esplenectomia realizada por DeBakey. Tal complicação era iatrogênica, ou seja, "causada por um médico". O vazamento de suco pancreático após o cirurgião ter cortado a cauda do pâncreas levou à infecção da cavidade oca e grande logo abaixo do diafragma, que passou a existir após a remoção do baço inchado; tal cavidade logo se encheu de pus. Os fluidos pancreáticos agressivos passaram então a corroer a parede da artéria esplênica, o que poderia causar uma hemorragia arterial súbita na região do abdômen superior.

Esse ocorrido mostra de forma bem evidente como as complicações após uma cirurgia podem representar um risco de vida que não é necessariamente fatal. A maioria das complicações podem ser tratadas com sucesso, contanto que sejam reconhecidas a tempo e o tratamento correto for tomado. Essas complicações só se tornam fatais caso continuem por muito tempo, ou caso uma complicação leve à outra. No caso do xá, essas duas possibilidades aconteceram. O pâncreas foi danificado, levando ao desenvolvimento de um abscesso. Daí, isso foi tratado tarde demais, levando a uma hemorragia. Infelizmente, o paciente terminou falecendo.

Michael DeBakey viveu bastante. No dia 31 de dezembro de 2006, aos 97 anos de idade, ele sentiu uma dor no peito e quase se conformou com o fato de que morreria de ataque cardíaco. No entanto, ao perceber que sua dor persistia e ele continuava vivo, o pai da cirurgia de dissecção de aorta pôde notar que ele próprio estava com uma dissecção em sua aorta. Por isso, ele se tornou o paciente mais velho a se submeter à complexa e importante operação que ele mesmo desenvolvera — e sobreviveu a essa provação. Dois anos depois, pouco antes de fazer um século de vida, Michael DeBakey faleceu, tendo morrido de maneira pacífica.

Os fórcepses especiais que ele projetou — o fórceps DeBakey — ainda hoje são utilizados cotidianamente por cirurgiões pelo mundo todo. DeBakey foi de fato um grande cirurgião e um exemplo para muitos de seus colegas, de vários lugares do globo. No entanto, é óbvio que mesmo os grandes cirurgiões às vezes podem cometer erros. Afinal, as complicações são parte integrante das cirurgias, e o risco de surgirem problemas nunca pode ser descartado, independentemente de quão bom o cirurgião possa ser. Marlène Dietrich, por sua vez, morreu em Paris no ano de 1992. Tendo falecido aos 90 anos de idade, ela também viveu uma vida bem longa e — graças a DeBakey — suas pernas permaneceram saudáveis.

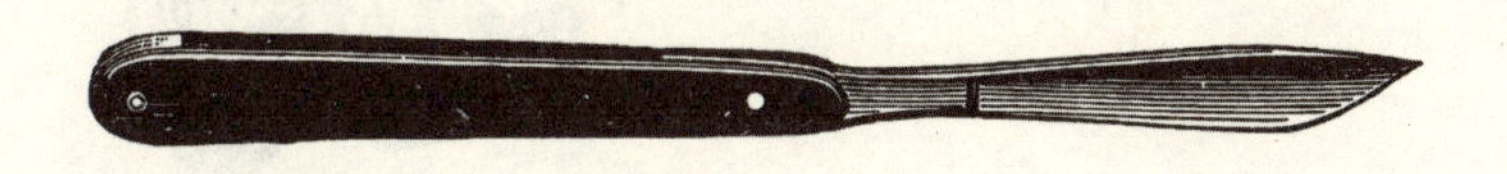

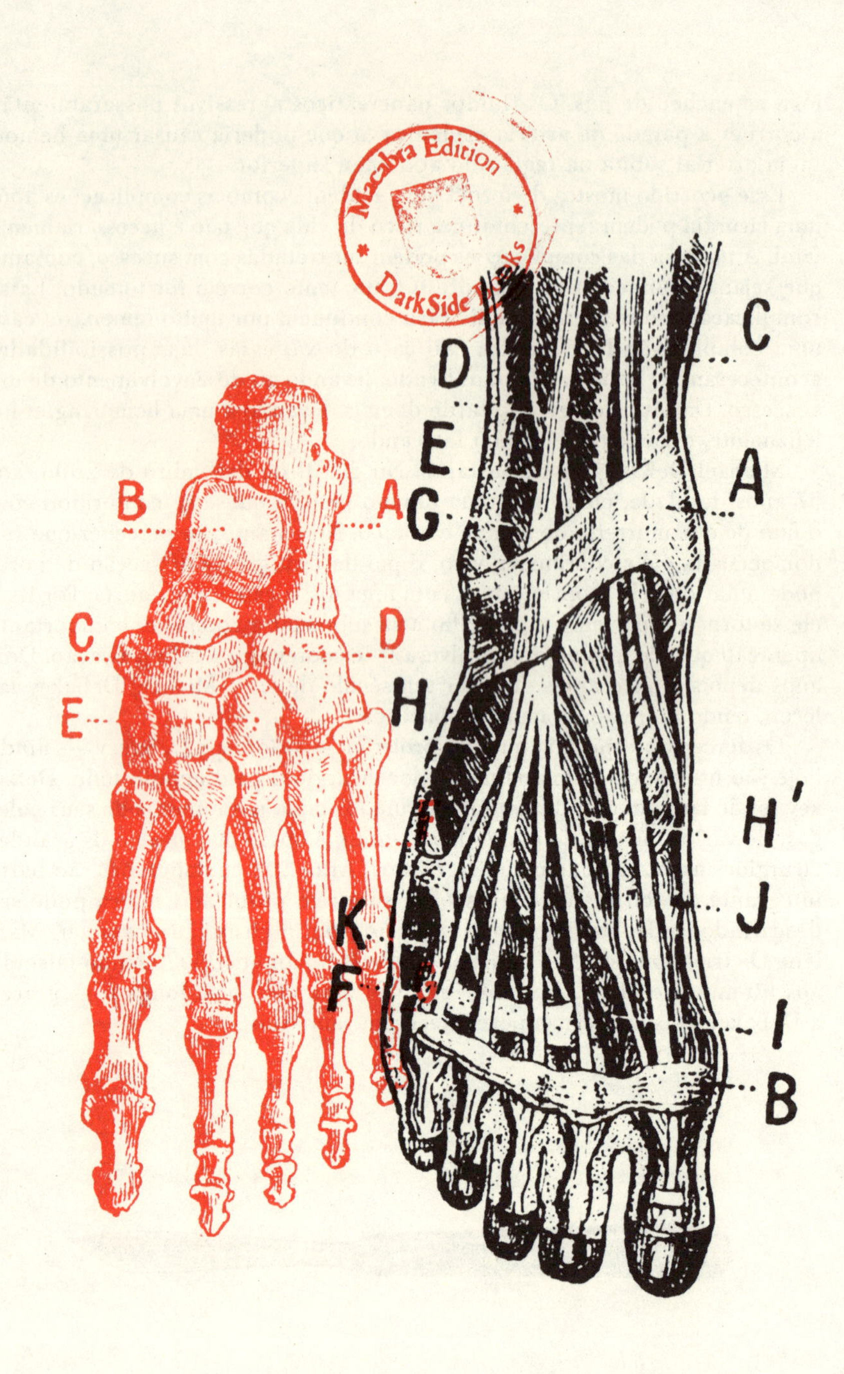
Macabra Edition
DarkSide Books
B
A
C
D
E
D
E
G
C
A
H
H′
J
K
F
I
B

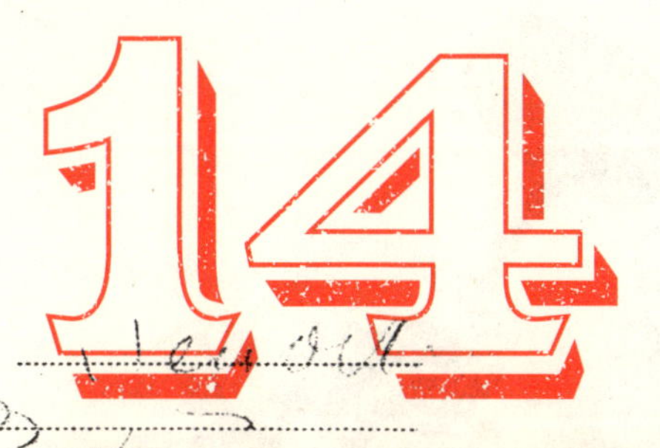

DISSEMINAÇÃO

Dois Músicos e Seus Dedões dos Pés: Lully e Bob Marley

Dois músicos, separados no tempo por cerca de três séculos, acabaram morrendo em decorrência de um acidente nos pés. O maestro da corte do rei Luís XIV Jean-Baptiste Lully e Bob Marley tiveram trágicas doenças que lhes tiraram a vida.

Foi só no século XIX que os maestros começaram a reger usando o pequeno bastão pelos quais são tão famosos hoje em dia. Antes disso, eles costumavam ficar na frente da orquestra batendo o compasso com um bastão comprido, no qual havia uma ridícula bola decorativa. Os bastões utilizados pelos músicos que tocam os tambores principais das bandas marciais remetem a essa antiga prática. Jean-Baptiste Lully, compositor da corte do rei francês Luís XIV em Versalhes, também utilizava um longo bastão para reger. No dia 4 janeiro de 1687, um sábado, enquanto batia seu cajado no chão ao ritmo da batida, Lully sofreu um curioso e desagradável acidente que viria a lhe custar sua vida dali a 77 dias.

A era do barroco estava em seu apogeu. Versalhes era o centro do mundo e, nesse centro cultural, Lully era o mestre da música barroca e da ópera francesa. Seu chefe, o Rei Sol, acabara de sobreviver a uma operação no ânus, realizada há cerca de dois meses. Lully ansiava por apresentar seu *Te Deum* no início do ano novo, com o intuito de celebrar a recuperação do rei. A ode sagrada, uma obra-prima magistral originalmente composta em 1677, fora retrabalhara por Lully especialmente para

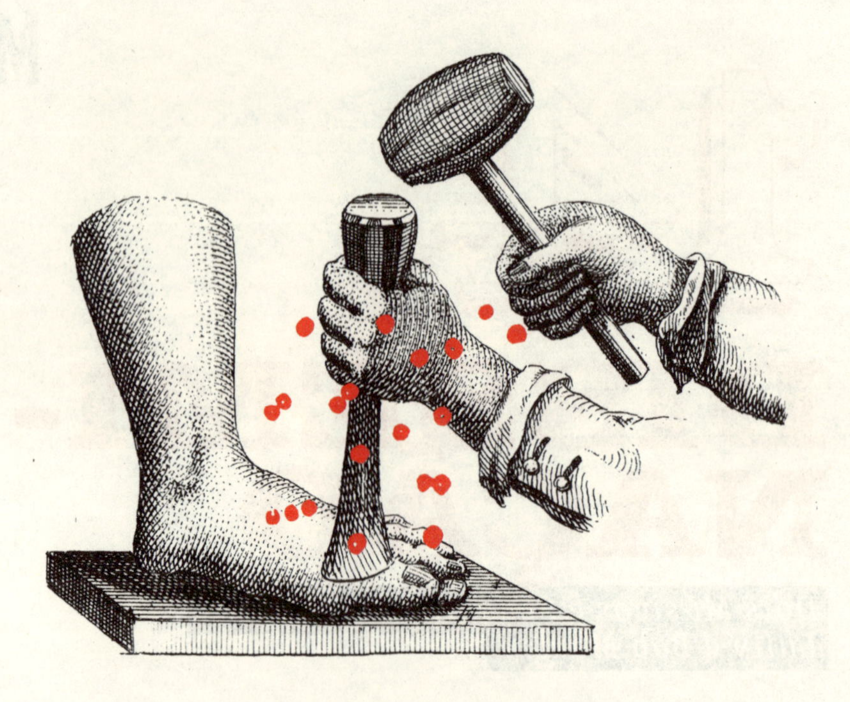

tal ocasião. Sua intenção era apresentá-la para o rei e diante de um grande público no dia 8 de janeiro, uma quarta-feira, na Église des Pères Feuillants, em Paris. O ensaio final ocorreu no sábado anterior à apresentação. Trombetas e címbalos ecoavam pela igreja vazia. Havia cinquenta músicos e um coral com mais de cem das melhores vozes do país. Diante deles estava Lully, munido de seu longo bastão, que era mais alto do que ele próprio.

Uma das marcas típicas da música barroca é o baixo contínuo, que se trata de uma sucessão rítmica de acordes que serve de base para toda a peça musical. Os músicos tinham certa liberdade para improvisar, no entanto, Lully tinha o costume de intervir ao máximo na execução de seu próprio trabalho e certamente fazia o mesmo durante os ensaios. Com um pouco de imaginação, é possível visualizá-lo parado diante da orquestra, batendo seu bastão de forma apaixonada para guiar o baixo contínuo e de tempos em tempos exigindo a atenção dos músicos, martelando o chão. Em um desses momentos, Lully atingiu o próprio dedo do pé. Não sabemos ao certo se Jean-Baptiste cerrou os dentes e deu continuidade à música ou se ele gritou de dor, ou se os músicos e o coro estavam tão envolvidos na música que não perceberam o incidente ou se explodiram em risos. É possível que o ensaio final do *Te Deum* tenha sido interrompido para carregá-lo para fora do palco, enquanto ele gritava em agonia. De qualquer maneira, a apresentação em 8 de janeiro seguiu conforme o planejado, com Lully regendo os músicos e conquistando um grande sucesso. Depois disso, ele foi visto mancando em direção à sua carruagem e no decorrer dos próximos dias, seu dedão do pé infeccionou. Lully desenvolveu uma febre e sua esposa chamou um médico, monsieur Alliot, que o aconselhou a amputar o dedo do pé para evitar uma gangrena. Lully se recusou.

A infecção se espalhou lentamente do dedo para o restante do pé e então para a perna. Uma amputação poderia ter lhe salvado a vida e Lully deveria ter consciência disso. No entanto, ele ignorou o sábio conselho do dr. Alliot e decidiu ser tratado por um charlatão, que cobrou uma quantia digna de um príncipe, 70 mil francos. A princípio, Lully se recuperou, mas logo sua febre retornou. A essa altura, o charlatão já fugira com o dinheiro de Lully.

Por que será que Lully se recusara a passar pela amputação que lhe teria salvado a vida? Será que ele era vaidoso demais para viver sem uma perna? Lully não só compôs óperas e balés, ele também foi músico, ator, dançarino e coreógrafo. Era um artista genial e não apenas no palco. Jean-Baptiste era um italiano de origem muito humilde, cujo trabalho na França fez com que ele subisse os degraus de um simples violonista a uma verdadeira celebridade. Ele se tornara um respeitado compositor, marido e pai, além de ser amigo pessoal do Rei Sol. Além disso, Lully também foi um personagem muito querido na cena gay parisiense, que iluminou a França do século XVII não só com sua arte, mas também com uma série de escândalos — alguns deles pequenos, outros nem tanto. Sendo forçado a viver com apenas uma perna, Lully veria sua carreira, seu prazer e seu status todos serem apagados.

Ou será que Lully teria apenas sido imprudente e subestimado a gravidade da situação? O período de 77 dias é bastante tempo até que uma infecção se prove fatal. Portanto, pelo menos de início, não teria sido uma gangrena gasosa, pois ela se espalha como um incêndio e, sem a amputação, terminaria por matá-lo em apenas três dias. Então deve ter sido uma infecção mais simples, causada por bactérias menos agressivas e que se espalham lentamente, trazendo menos sintomas — talvez tão poucos sintomas que Lully não percebeu o perigo.

A descrição do caso sugere que a causa teria sido um abscesso com linfangite e envenenamento do sangue, ou uma infecção progressiva que começa como local (no dedo do pé), torna-se regional (sobe para a perna) e depois sistêmica (se espalha por todo o corpo). Esse processo é conhecido como disseminação. Em essência, um abscesso é uma infecção fechada que contém pus. O que é o pus e como ele surge já foi explicado anteriormente — trata-se de uma sopa de tecido morto, glóbulos brancos mortos e bactérias, a qual flui de uma ferida aberta infectada como um fluido cremoso, fedorento e de cor bege. Entretanto, o pus também pode se desenvolver em lugares mais profundos do corpo, abaixo da pele. Então, o pus não consegue encontrar uma saída e fica sob pressão, causando um abscesso. Nas feridas abertas e nos abscessos fechados as bactérias no pus são estreptococos e estafilococos, os quais vivem em nossa própria pele. No caso de um abscesso, eles devem ter penetrado de alguma forma nos tecidos mais profundos debaixo da pele. Isso só acontece através de uma ferida, que é chamada de ponto de entrada — pode ser um prego em que você pisou, uma mordida

CURIOSIDADES & ABSURDOS

BARREIRA

Uma condição importante para a sobrevivência de qualquer ser vivo é sua capacidade de manter uma barreira entre seu organismo e o ambiente que o cerca. Isso requer energia. No caso da vida animal, essa necessidade de energia significa que um suprimento contínuo de oxigênio é necessário. Uma célula viva só pode sobreviver enquanto sua membrana celular estiver intacta. Animais multicelulares complexos, tais como os seres humanos, também possuem barreiras para protegê-los contra o mundo exterior, incluindo o lado de fora da pele, as membranas mucosas do lado de dentro do corpo e o sistema imunológico. Um câncer só consegue se desenvolver se as células cancerígenas disfuncionais derrubarem essas barreiras. Um bom exemplo de uma barreira saudável mantida em nosso organismo é o pâncreas, que graças à sua própria barreira é capaz de digerir a carne sem se autodigerir. Nossa camada de membrana mucosa do estômago, a mucosa gástrica, chega a produzir ácido clorídrico puro, mas ela própria é resistente a ele. As doenças infecciosas ocorrem quando patógenos vivos rompem essas barreiras. Isso pode ser causado por uma ferida aberta na pele ou na membrana mucosa, ou pelo suprimento inadequado de sangue. Neste último caso, isso gera uma escassez de oxigênio nos tecidos do corpo, que se tornam incapazes de gerar energia suficiente para manterem suas barreiras. Danos físicos e a falta de oxigênio são os principais mecanismos que levam ao comprometimento das barreiras. A compreensão desses mecanismos é a base para se resolver o maior desafio da cirurgia moderna, ou seja, como restaurar da maneira mais eficaz possível a barreira rompida pelo bisturi ao se realizar uma operação. Isso significa que os tecidos na área ao redor da ferida operatória devem reter um suprimento suficiente de sangue, além de, enquanto a ferida estiver aberta, ela deve ser mantida livre de patógenos vivos.

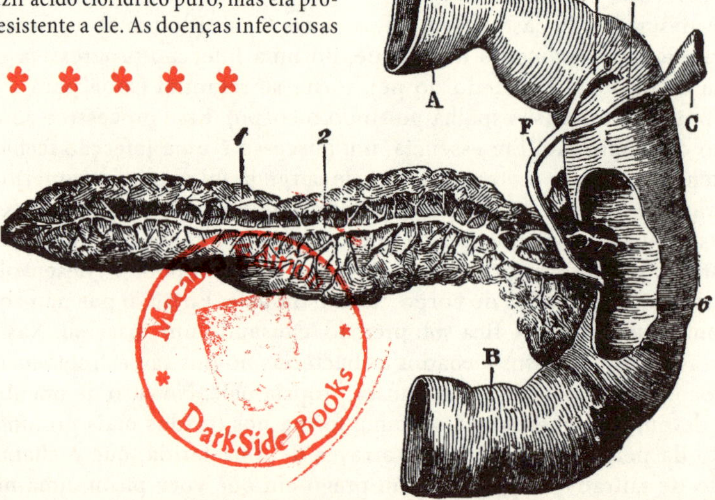

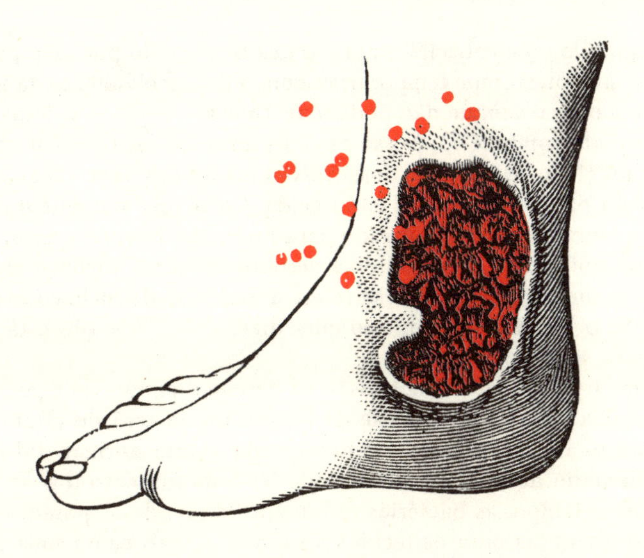

de cachorro, uma glândula sebácea ou sudorípara inflamada, um pelo encravado, uma ferida causada por uma coceira ou eczema, ou mesmo uma rachadura na pele. No caso dos dedos das mãos e dos pés, danos à cutícula também podem fornecer um ponto de entrada — esse provavelmente foi o que ocorreu com o pé de Lully.

Além disso, as meias de Jean-Baptiste provavelmente estavam cheias de estreptococos e estafilococos. O hábito de trocar as roupas e lavá-las diariamente não era uma prática comum na Europa do século XVII, sendo que a corte francesa de então não era uma exceção. Havia um bom motivo para as perucas, perfumes e águas de toalete serem tão populares: eles eram necessários para disfarçar os cabelos sujos e os odores do corpo e das roupas das pessoas. Foi somente cem anos depois, na época de Napoleão, que os europeus passaram a desenvolver uma certa compreensão da higiene, levando-os a instalarem esgotos e a disponibilizarem instalações específicas onde as pessoas podiam tomar banho e lavar suas roupas — tais práticas haviam desaparecido da Europa com a queda do Império Romano. Apesar do quão colorida a vida na corte do Rei Sol deveria ser, é difícil de se imaginar o quão imunda ela também deve ter sido. Por isso, sem dúvidas, a meia suada de Jean-Baptiste Lully devia ser um terreno ideal para bactérias.

Quando um abscesso se desenvolve, inicialmente as bactérias debaixo da pele causam apenas uma inflamação. A pele incha e fica quente, tensa, vermelha e dolorosa. No entanto, logo a seguir as bactérias derrotam as células inflamatórias e o pus se forma na inflamação. A partir daí, a infecção começa a amadurecer. Uma quantidade crescente de pus passa a afastar o tecido ao redor da infecção e o tecido tenta interromper esse processo formando um tecido conjuntivo ou cicatricial. Então, o pus fica selado por uma parede de abscesso, o que interrompe temporariamente o desenvolvimento da infecção. No entanto, como o sangue não pode mais fluir até o pus, o sistema imunológico não pode combatê-lo. Nesse caso, os antibióticos também não surtiriam nenhum efeito. O paciente desenvolve uma febre severa e o acúmulo de pus começa a parecer uma bola endurecida. Caso você coloque dois dedos no inchaço e um deles for empurrado para fora quando você apertar o outro para dentro, então isso é um sintoma certeiro de que o inchaço está cheio de líquido. A medicina cirúrgica se refere a esse tipo de inchaço como uma flutuação. Se o inchaço flutuar, isso quer dizer que a infecção está madura e pronta para ser aberta.

Caso um cirurgião faça uma incisão na parede do abscesso e permita que todo o pus seja expelido, a parede de tecido aberta terá de cicatrizar por segunda instância, assim como em uma ferida aberta normal. Tal procedimento é chamado de incisão e drenagem. No entanto, caso o abscesso não seja drenado a tempo, as bactérias terminam rompendo as paredes do abscesso e são liberadas para os tecidos ao redor — isso causa uma infecção do tecido adiposo subcutâneo, conhecida como celulite infecciosa.

Os tecidos subcutâneos são entrecruzados por minúsculos vasos que não transportam sangue, mas sim um fluido tecidual chamado de linfa. Tais estruturas têm o nome de vasos linfáticos, sendo que os menores deles são conhecidos como capilares linfáticos. Nesses vasos é onde se desenvolve a linfangite, uma infecção que segue o trajeto dos vasos linfáticos e pode ser vista na superfície da pele como uma linha vermelha cujo ponto de início é o abscesso. Essas linhas ficam mais longas a cada dia que passa.

Os vasos linfáticos se aglomeram nos gânglios linfáticos, que são pequenas glândulas com menos de meio centímetro de diâmetro encontradas agrupadas e que atuam como centros na rede de vasos linfáticos. O grupo de nós mais próximo do dedo do pé fica na cavidade do joelho e o próximo está localizado na virilha. A infecção faz com que os gânglios linfáticos inchem, de tal modo que eles podem ser sentidos do lado de fora da pele, tais como pequenos caroços duros — no primeiro dia eles se encontram atrás do joelho, no dia seguinte eles estarão na virilha. Da virilha, os gânglios linfáticos continuam subindo por trás do abdômen, chegando por fim a entrar na circulação sanguínea na altura do peito.

Sem antibióticos, a linfangite (infecção dos vasos linfáticos) fatalmente leva ao envenenamento do sangue, já que grandes quantidades de bactérias acabam indo parar na circulação. Isso permite que as bactérias infectem outros órgãos e formem abscessos em outros lugares, tais como no cérebro, fígado ou na glândula adrenal. A partir daí, o processo se reinicia nesses outros abscessos. A possibilidade de o paciente sobreviver a tudo isso depende muito de seu estado geral de saúde. Um indivíduo saudável tem um sistema imunológico saudável também, por isso ele sobreviverá por mais tempo. Portanto, Lully devia ser um homem saudável, já que sobreviveu por 77 dias.

Por fim, a perna de Lully ficou verde e preta por inteiro. O músico primeiro chamou um notário para que este redigisse seu testamento e depois convocou um padre para ouvir sua confissão. Em seu leito de morte, Lully, um pai de dez filhos que fora promíscuo com muitos homens, compôs uma música chamada "Il faut mourir, pécheur, il faut mourir" [É hora de morrer, pecador, é hora de morrer]. Lully faleceu em 22 de março de 1687.

Três séculos depois, outro músico renomado morreu devido a uma doença no dedão do pé. A música deste artista foi ainda mais influente do que a de Lully. Embora sua obra represente apenas algumas horas de música, ele foi o pai de um novo gênero musical. Embora isso pudesse salvar sua vida, este músico também se recusou a amputar o dedo do pé. No entanto, no caso dele, isso não aconteceu por orgulho ou vaidade, mas sim porque essa cirurgia não era permitida por sua religião. Assim como Lully, este músico também buscou a ajuda de um charlatão, que também se provou incapaz de salvar sua vida.

Tudo começou com uma dor no dedão do pé. Ele não conseguia se lembrar de tê-lo batido em nenhum lugar. A princípio, a dor ficava suportável quando o músico fumava maconha. Por um período, o músico acreditou ter machucado o dedão enquanto jogava futebol, mas sua dor não ia embora. Os médicos então diagnosticaram a presença de um tumor debaixo da unha. Uma cirurgia simples foi realizada para remover o pequeno inchaço e estudá-lo sob o microscópio. O resultado indicou que se tratava de um melanoma maligno, uma forma agressiva de câncer de pele que se desenvolve nos melanócitos, as células pigmentares da pele. O músico foi aconselhado a amputar o dedo do pé, mas ele rejeitou o conselho e decidiu que iria tentar combater a doença por meio de jejuns, fumando e aplicando pomadas feitas de ervas. O músico continuou ignorando a gravidade da doença por dois anos, mesmo após o surgimento de sintomas em outros lugares de seu corpo. O câncer no dedo do pé se espalhou por todo o organismo. Eventualmente, seus sintomas se tornaram tão graves que ele não podia mais ignorar o fato de que iria morrer. Por isso, ele expressou a aceitação de seu destino em uma de suas músicas mais bonitas, "Redemption Song" [Canção da redenção].

Bob Marley passou os últimos oito meses de sua vida na Alemanha, internado na clínica de um charlatão que acreditava ser capaz de curar o câncer de Marley, que se espalhara para seus pulmões e cérebro, por meio de um tratamento que consistia em uma dieta especial acompanhada por injeções "holísticas". Quando o fim se aproximou, Marley quis voltar para casa, para morrer em seu próprio lar. Durante o voo da Alemanha para sua terra natal, sua saúde se deteriorou ainda mais. Já na Flórida, Marley estava doente demais para ser transferido para o avião com destino à Jamaica. Bob Marley morreu em um hospital em Miami em 11 de maio de 1981, três anos após seu diagnóstico de câncer. A religião que o proibira de profanar seu corpo com uma amputação era o Rastafari, que tem como importante característica evitar toda associação com a morte. Por isso, as doenças letais são negadas. Marley estava com 36 anos de idade.

Quando o corpo é invadido pelo câncer, as células tumorais se espalham da mesma forma que as bactérias durante uma infecção. Em ambos os casos, um ataque local se torna regional e, por fim, termina atingindo todo o corpo. O mecanismo de disseminação é o mesmo. No caso do câncer, esse processo é conhecido como metástase, cujo significado literal é "deslocamento". O câncer possui três propriedades malignas. As células tumorais escapam dos mecanismos de controle do corpo, afastando-se de suas posições originais. Elas são capazes de encontrar um caminho por entre as outras células saudáveis do corpo. Isso é conhecido como invasão. O ponto máximo que a invasão de células tumorais é capaz de se desenvolver é uma medida do estágio que a doença atingiu. O ciclo de vida das células tumorais também escapa dos mecanismos de controle do corpo. Elas se multiplicam de forma indiscriminada, o que significa que há cada vez mais delas. Em terceiro lugar, as células tumorais perdem as propriedades das células das quais se originaram. Quanto menos reconhecíveis as células tumorais se tornam, mais maligno é o comportamento delas.

Ainda que as células tumorais se disseminem pelo corpo da mesma maneira que as infecções bacterianas, elas fazem isso de forma muito mais lenta. Lully sobreviveu por 77 dias, Marley viveu por três anos. Ambas as doenças começam localmente, no ponto onde os invasores conseguem penetrar nas barreiras do corpo. As bactérias precisam esperar por uma chance e entrar no corpo por meio da pele ou da membrana mucosa danificada, enquanto as células tumorais forçam seu caminho ativamente através das barreiras, mesmo que estas ainda estejam intactas. Em ambos os casos — tanto em uma infecção quanto em um câncer — o corpo é atacado, pois há uma forma rápida de multiplicação de bactérias ou de células tumorais ocorrendo, o que causa danos ativos aos tecidos do corpo, gerando uma resposta do organismo. O sistema imunológico tenta repelir o ataque. Os glóbulos brancos, anticorpos e macrófagos — as células que limpam os danos nos tecidos — passam a combater as bactérias e as células cancerígenas. Neste ponto, o ataque ainda é local e não se estende além do ponto de origem da infecção ou do tumor. A invasão pode ser interrompida cirurgicamente, por meio de uma excisão total (*in toto*) ou por uma ressecção da fonte. No caso de uma ferida infectada com tecido morto (necrose) ela pode ser removida (necrosectomia), um abscesso pode ser aberto (incisão e drenagem) e um tumor pode ser retirado (tumorectomia).

Assim como as bactérias, as células tumorais também podem se disseminar por meio dos vasos linfáticos e chegar aos linfonodos. Em alguns casos raros de tumores de pele, a disseminação do câncer pelos vasos linfáticos pode ser vista a olho nu, como no caso da linfangite, que fica como uma linha vermelha visível na pele. Usando um pouco de imaginação, é possível encontrar uma semelhança entre um tumor e um caranguejo: o tumor é o corpo do caranguejo, suas pernas são a disseminação pelos vasos linfáticos. É daí que surgiu o nome "câncer", da palavra em latim para caranguejo. No entanto, na maior parte dos casos a disseminação do câncer não é visível a olho nu.

As células tumorais que se espalham pelos vasos linfáticos são capturadas pelos gânglios linfáticos, que funcionam como filtros. Nos gânglios linfáticos, as células tumorais crescem e se tornam tumores. Neste ponto, a invasão deixa de ser local e se torna regional. Nesta fase, os gânglios linfáticos inchados podem ser sentidos pelo toque. Assim como ocorreu com Lully, no caso de Bob Marley isso teria sido perceptível primeiro na cavidade do joelho e depois na virilha. Então, a excisão total do tumor original não é mais eficaz. Torna-se necessário que se realize uma excisão regional — ou seja, a remoção do tumor juntamente com os linfonodos afetados. Na área cirúrgica, esse procedimento é conhecido como uma excisão radical. O termo médico "radical" se originou da palavra em latim *radix* (raiz), portanto, seu significado é remover algo "pelas raízes". Como o cirurgião não sabe de antemão se já existem células tumorais nos gânglios linfáticos, a melhor solução é removê-las todas. Portanto, a ressecção cirúrgica do câncer deve ser total (não deixando nada do tumor para trás) e radical (removendo todos os linfonodos conectados ao tumor). Os antibióticos podem surtir um efeito que é principalmente o de reduzir uma infecção do nível regional para o local. Quando se trata de algumas formas de câncer, a quimioterapia e o tratamento com radiação podem ter o mesmo efeito.

Uma vez que os invasores tenham conseguido invadir o sistema circulatório, eles passam a ser capazes de se espalhar para outros órgãos. Isso é conhecido como "metástase distante". Nesta fase a doença não pode mais ser tratada cirurgicamente. Apenas os antibióticos (para infecções) e a quimioterapia (para o câncer) são eficazes.

Os estágios do câncer são classificados em nível local, regional e sistêmico, com base no sistema de estadiamento TNM. O T significa tumor. T1 é o estágio inicial do tumor, T3 é o tumor que está crescendo além da barreira do órgão, T4 significa que o tumor está invadindo a barreira de um órgão adjacente. Na maioria dos casos é possível realizar uma ressecção cirúrgica total. Para isso, o cirurgião deve aplicar uma margem segura e remover alguns centímetros de tecido ao redor do tumor. Isso é feito porque a invasão de células tumorais tende a ser mais avançada no nível microscópico do que no macroscópico. O N significa nódulo. N0 significa que os linfonodos não foram afetados pelas células tumorais, e N1 indica que as células tumorais se espalharam para o grupo de linfonodos mais próximo do tumor. Até este estágio, uma ressecção cirúrgica radical ainda pode curar a doença de maneira permanente. N2 geralmente significa que os gânglios linfáticos foram afetados e não podem mais ser removidos por meio de uma operação. O M significa metástase. M0 significa que não houve metástase a distância, enquanto M1 indica que os órgãos distantes foram afetados. Em alguns casos, como na disseminação limitada para fígado, pulmões ou cérebro, o câncer em estágio M1 ainda pode ser tratado cirurgicamente.

O estadiamento TNM do câncer determina não só o prognóstico — ou seja, quanto tempo o paciente ainda tem de vida —, como também suas opções de tratamento. O tratamento do câncer pode servir a diversos propósitos.

O tratamento curativo tem por objetivo livrar o paciente do câncer de forma completa e permanente. Neste caso, pode valer a pena levar em consideração o risco de efeitos colaterais graves ou de ressecções mutilantes. Geralmente isso só é possível quando o câncer é detectado nos estágios iniciais. O tratamento paliativo visa a prolongar a vida do paciente, restringindo o progresso da doença ou o aumento no número de células tumorais no organismo. Neste caso, os benefícios — em termos de anos a mais de vida — devem ser calculados em relação às desvantagens do tratamento. O último estágio de tratamento, os cuidados de fim de vida, tem por objetivo terminar a vida do paciente da forma mais confortável possível, sem que nada seja feito para combater a doença.

Com base no conselho dado a Bob Marley de que ele deveria ter amputado "apenas" um dedo do pé, seu câncer naquela época ainda deveria ser local. Como o pequeno tumor estava sob sua unha, ele deve ter sentido dor rapidamente, o que explica como ele descobriu a doença durante o estágio inicial. A ressecção cirúrgica de um melanoma maligno nesta fase (T1N0M0) oferece uma chance de 91% de que o paciente ainda estará vivo dali a cinco anos. No entanto, Bob Marley se recusou a perder seu dedão do pé e por isso não viveu até a velhice. Mesmo assim, ele se tornou uma lenda.

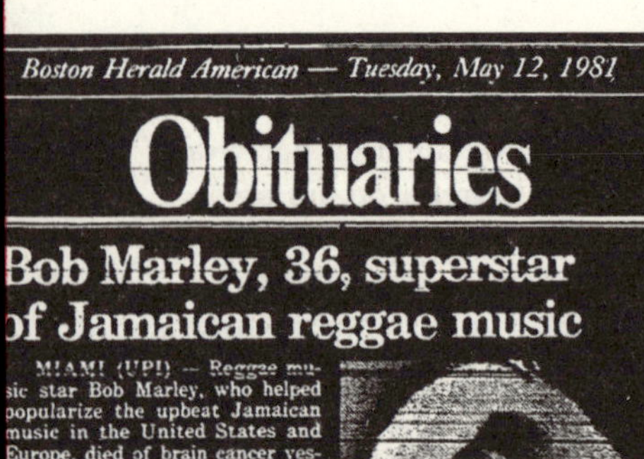

Boston Herald American — Tuesday, May 12, 1981

Obituaries

Bob Marley, 36, superstar of Jamaican reggae music

MIAMI (UPI) — Reggae music star Bob Marley, who helped popularize the upbeat Jamaican music in the United States and Europe, died of brain cancer yesterday in Cedars of Lebanon Hospital. He was 36.

An international superstar known for his long, uncombed "dreadlock" hairdo, Marley made Jamaica's hard-driving Reggae music and its apocalyptic Rastafarian sect famous in the white and black world outside the Caribbean.

Though his income was a closely held secret, spokesmen for London's Island Record estimate worldwide sales of Marley's albums exceeded $190 million, equal to about a tenth of Jamaica's gross national product.

Prime Minister Edward Seaga in 1981 granted him the Order of Merit, Jamaica's third highest honor.

Funeral arrangements were incomplete.

Marley rose from a poor country boy in Jamaica's verdant St.Annhills to become a superstar who sold more than 20 million albums and penned such famous songs as "I shot the Sheriff," sung by Eric Clapton.

His music spoke of the violence of the black Kingston ghetto where Marley grew to musical maturity — "War in Rena, war in concrete jungle, war in Tivoli, everywhere is war, war, war."

"Get up, stand up, stand up for your rights," Marley's music counseled blacks around the world. "Get up, stand up, don't give up the fight."

But Marley's strong faith in the Rastafarian teachings, which predict God will eventually save his black children also gave him the consolation that someday all would be right, best expressed in his song, "No Woman, No Cry."

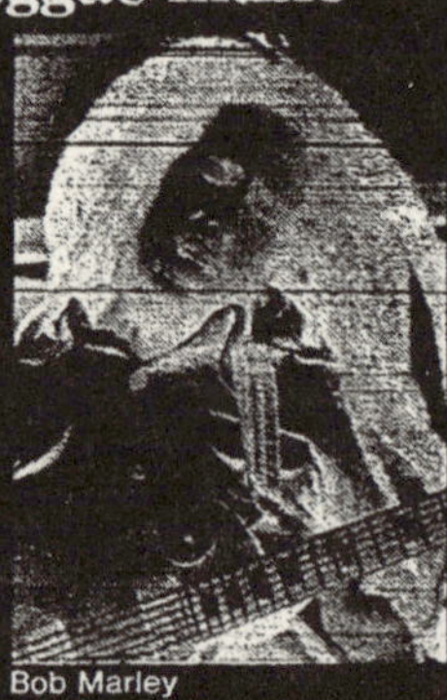

Bob Marley

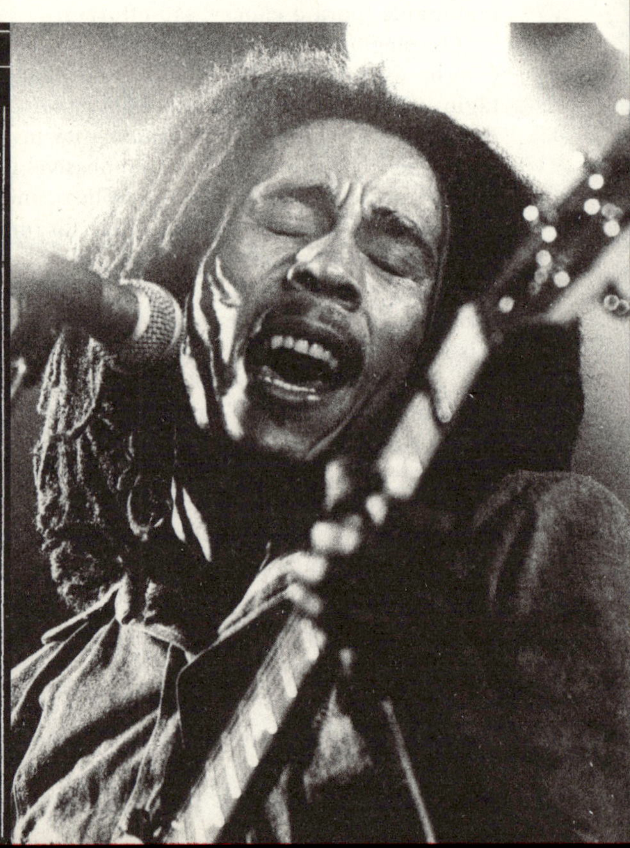

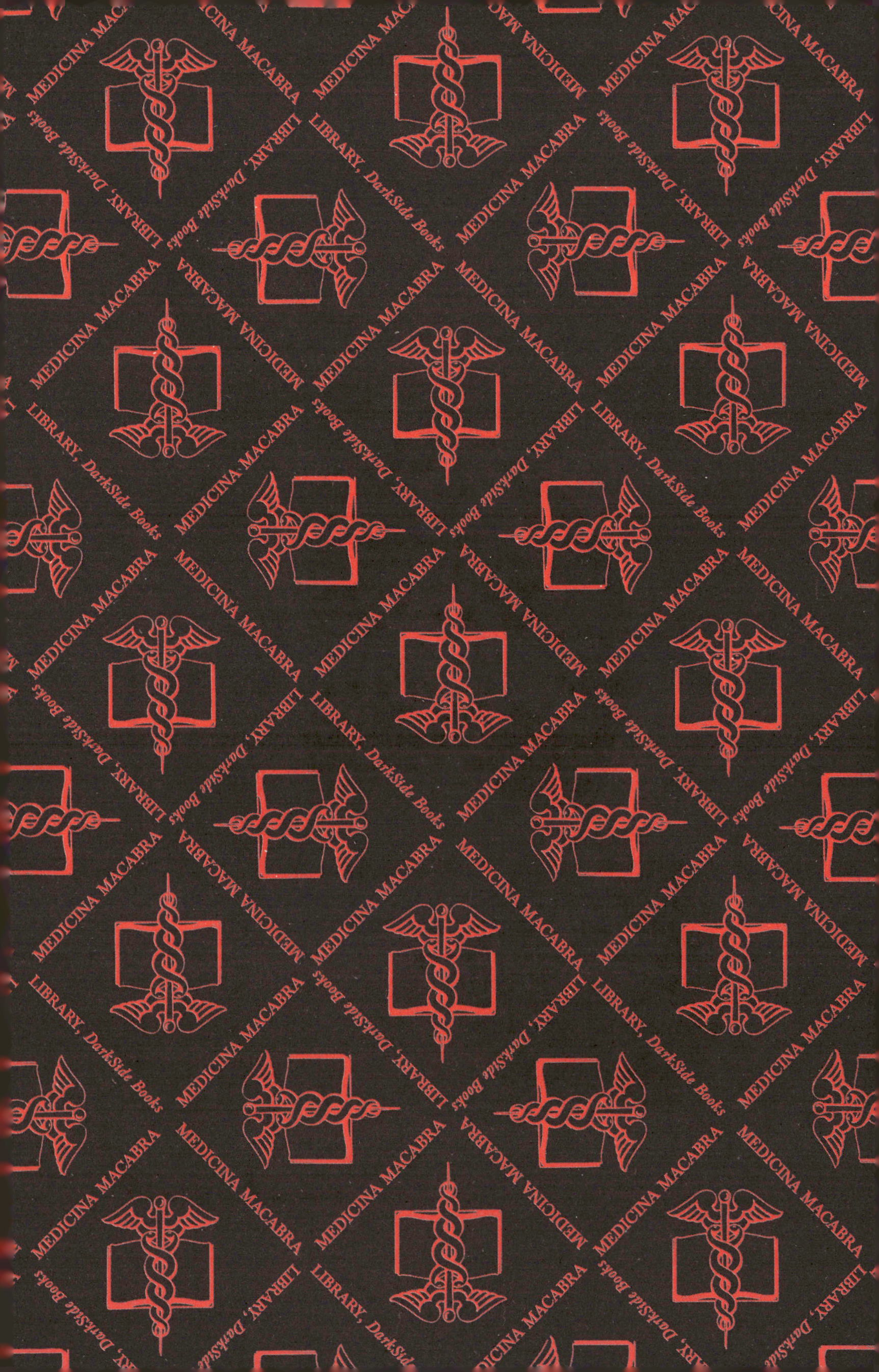

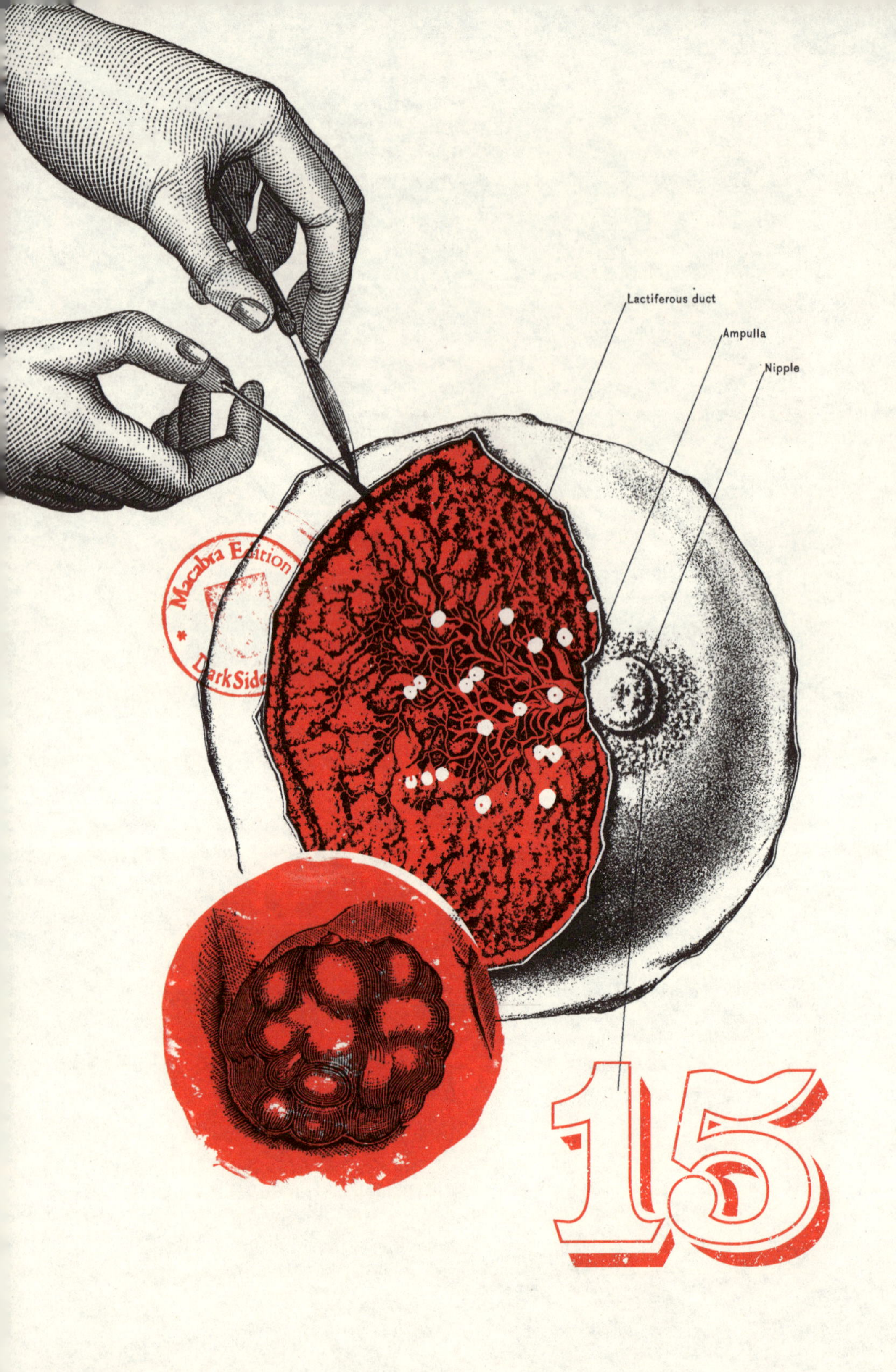
Lactiferous duct
Ampulla
Nipple
Macabra Edition
DarkSide
15

CARCINOMA MAMÁRIO

Carta Sobre uma Terrível Operação em Paris: Madame d'Arblay

Madame Frances d'Arblay, a famosa escritora de livros conhecida por Fanny Burney, passou por um processo cirúrgico traumático e sem anestesia para a retirada de um doloroso caroço em seu seio direito. Somente nove meses depois da cirurgia, ela reuniu forças para escrever uma carta contando como se sentiu.

Em 1812, Madame d'Arblay escreveu uma longa carta à sua irmã. Ela havia passado por algo terrível. Com sua linguagem realista, ela não facilitou à leitora; não poupou a irmã de nenhum detalhe. Embora atualmente poucas pessoas conheçam Frances d'Arblay, ela foi mundialmente famosa em sua época. É mais conhecida pelo nome de solteira em inglês, Fanny Burney. Ela era uma bem-sucedida escritora de romances (de amor), peças de teatro, cartas e diários e uma personalidade bem conhecida na alta sociedade europeia. Em seus livros, ela descreveu a vida, as convenções e os costumes dos abastados na transição do século XVIII para o século XIX. Seu trabalho exuberante deu origem a um gênero literário que se tornou famoso por conta dos romances das contemporâneas Jane Austen (*Razão e Sensibilidade*) e das irmãs Brontë (*Jane Eyre*, *O Morro dos Ventos Uivantes*), que ofuscariam os best-sellers de Fanny Burney.

Ela era casada com Alexander d'Arblay, ajudante geral do general Lafayette, que fugiu para a Inglaterra após a Revolução Francesa. Ele voltou para a França com sua esposa em 1802 para servir como general

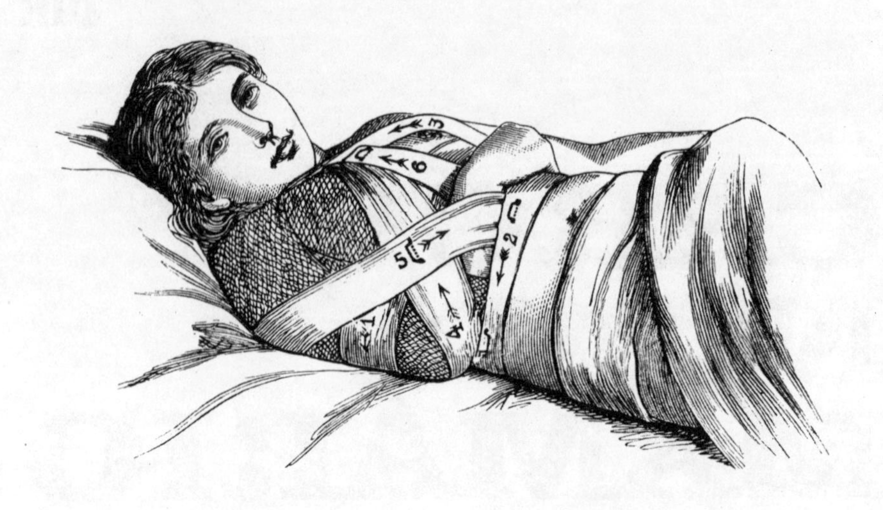

de Napoleão. Um ano depois, a Inglaterra declarou guerra à França, impedindo a escritora inglesa de retornar para sua família e pátria. Seu exílio duraria dez anos. Ela estava com 59 anos quando, ainda na França, no verão de 1810, sentiu um doloroso caroço em seu seio direito.

Ela não se atreveu a contar a ninguém e esperava que aquilo passasse sozinho. Mas seu marido observador logo percebeu que algo estava incomodando sua esposa e aconselhou-a a ir ver um médico. Fanny não seguiu o conselho e continuou reclamando por vários meses. Mesmo quando sua melhor amiga a advertiu para levar a situação a sério, ela não cedeu de imediato. Tinha sido um erro, como ela notaria depois, em suas cartas, e desejou que suas irmãs e sobrinhas nunca esperassem que isso acontecesse com elas. Só quando outra amiga se atreveu a dizer que poderia ser câncer, ela pediu ao marido que contatasse um médico.

Jouart, o clínico geral, não sabia o que fazer com o problema. Então, o senhor d'Arblay pediu ao dr. Dubois que examinasse sua esposa. Ele não era um médico qualquer. O barão Antoine Dubois era cirurgião do imperador (Napoleão) e um homem muito ocupado. Ele havia recebido recentemente uma tarefa de importância nacional. A imperatriz (Marie-Louise) estava grávida do herdeiro do trono e o dr. Dubois precisava garantir que nada desse errado. Mas d'Arblay conhecia o caminho das pedras e conseguiu que sua esposa se consultasse com o mais importante cirurgião do país. Dubois conseguiu um tempo livre enquanto a imperatriz dava um passeio e visitou Frances em seu apartamento. Ele a examinou, prescreveu um medicamento e teve uma longa conversa a portas fechadas com o marido. Depois que Dubois saiu, ele fez o possível para tranquilizá-la, mas ela viu o terror em seus olhos, e cada traço, ela escreve, denunciava uma amarga tristeza. Aparentemente, era algo muito ruim.

O câncer de mama sempre foi uma doença temida e onipresente. Como as células do câncer de mama geralmente estão sob a influência de hormônios, a doença é mais comum em uma idade mais avançada, em mulheres que nunca engravidaram. Deve ser por isso que o câncer de mama foi apelidado de "doença de freira". As freiras levavam uma vida sem filhos e, devido ao seu estilo de vida protegido, eram relativamente mais velhas do que outras mulheres. Na história, existem inúmeras descrições de mulheres que tiveram câncer de mama. A mãe do rei francês Luís XIV, Ana da Áustria, morreu em circunstâncias miseráveis de câncer de mama metastático. Um cirurgião holandês foi convocado para operá-la, mas não adiantou. Ela se retirou em um mosteiro e suportou seu sofrimento, em suas palavras, como uma provação diante de Deus. A doença sempre levou a um fim degradante e à mutilação do corpo feminino. Em um estágio avançado da doença, o tumor perfura a pele. O câncer de mama rompido torna-se uma ferida aberta da qual o fedor de carne podre emana e cresce nas profundezas dos músculos e costelas, com uma dor terrível e limitação dos movimentos do braço. Mesmo muito antes da invenção do anestésico, cortar a mama poderia curar esse câncer em um estágio inicial, ou pelo menos levar a um fim menos degradante em um estágio avançado. Mas uma operação tão horrível costumava ser fatal, pois não adiantava nada, e certamente não era menos mutiladora.

Fanny escreveu à irmã que o medo da cirurgia a paralisava; nem era pelo medo da dor de uma operação sem anestesia, algo que dificilmente podemos imaginar, mas principalmente pelas consequências da operação, a insegurança, a perda de dignidade e controle, a mutilação, pela longa e dolorosa recuperação, a ameaça de morte, nas palavras de Frances *"that most frightful of deaths"* [é a mais assustadora das mortes]. Nos meses que se seguiram, entretanto, ela se convenceu cada vez mais de que a cirurgia seria necessária, pois seus sintomas se tornavam cada vez mais graves e a doença era cada vez mais aparente.

Através de vários intermediários, eles foram recomendados a um cirurgião de grande eminência, um homem conhecido por fazer cirurgias de mama, Dominique-Jean Larrey. Ele também era da comitiva de Napoleão Bonaparte. Larrey era o cirurgião-chefe da Guarda Imperial e seguiu Napoleão com o Grande Exército em todas as suas campanhas. Ele era um mestre em cirurgias de emergência, o cirurgião mais rápido de seu tempo e, atualmente, famoso por ter sido o homem que inventou a ambulância. Ele era conhecido por sua expertise, sua agilidade e sua imparcialidade. Sem levar em conta a origem ou posto militar, ele deu prioridade aos feridos no campo de batalha com base na urgência de seus ferimentos. Larrey também é famoso pelo sinistro feito de realizar o maior número de amputações de membros consecutivas (700) em um campo de batalha, na Espanha, em 1794.

Dominique-Jean Larrey tinha 45 anos quando Frances o conheceu como seu cirurgião. Ela o descreveu como um médico agradável e charmoso, mas também muito sensível, que em momentos cruciais de seu tratamento tinha lágrimas nos olhos e não ousava fitá-la diretamente. Ela o achava um

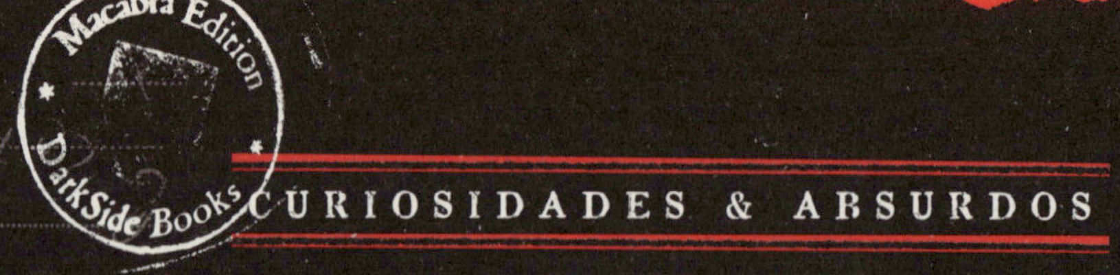

CURIOSIDADES & ABSURDOS

DORES INIMAGINÁVEIS

O principal sintoma que nosso corpo produz para indicar que algo não vai bem é a dor. A dor avisa sobre uma ameaça e, portanto, é um meio poderoso de sobrevivência. Mas a dor é ineficaz se não houver nada que se possa fazer para lidar com uma ameaça, como no caso de uma doença. Após a cirurgia, a dor pode até ser prejudicial à recuperação. Não é fácil medir a dor de outra pessoa. Com a *numeric rating scale* (NRS), escala de avaliação numérica (EAN), o paciente atribui à dor uma pontuação de 0 a 10. A desvantagem é que a nota é tão subjetiva quanto a própria dor. A *visual analogue scale* (VAS), escala visual analógica (EVA), tem dois extremos, nenhuma dor e a pior dor imaginável, que são representados no cartão alongado por uma carinha feliz e uma triste. O paciente aponta a dor em uma linha entre esses dois extremos. Na parte de trás do cartão, a distância entre as carinhas pode ser vista em uma régua com números de 0 a 10. A desvantagem é que a pior dor imaginável para uma pessoa pode ser apenas uma picada de agulha para outra. Um método melhor é deixar a administração de analgésicos para o paciente. Isso é possível com o *patient controlled analgesia* (PCA), analgesia controlada pelo paciente (ACP), uma bomba que joga analgésicos diretamente na corrente sanguínea. O paciente recebe o botão da bomba para administrar o analgésico até que a dor esteja sob controle. O número de vezes que o paciente usa o botão é uma boa medida da dor.

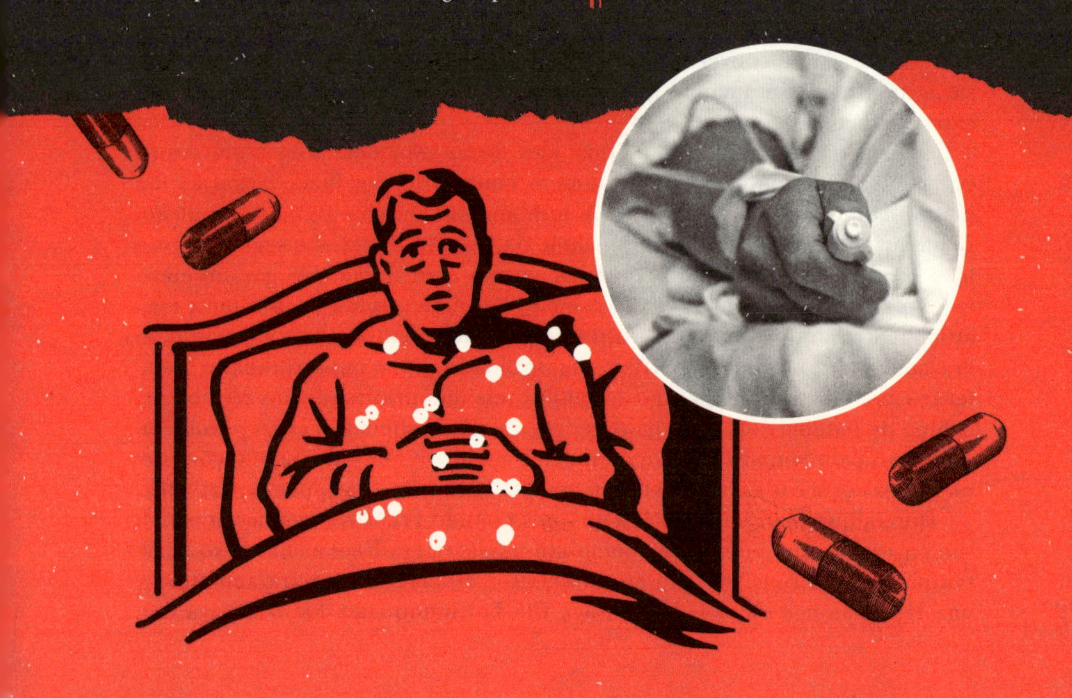

homem bonito, que a lembrava de seu irmão, a quem não via há muitos anos. Talvez isso a tenha tornado tendenciosa, porque, para o leitor objetivo de sua carta, Larrey parece um tanto autoritário, impessoal e calculista. Como militar, ele também era sensível à hierarquia. Ele insistiu que Frances primeiro consultasse o dr. Dubois sobre sua nomeação como cirurgião. Ela o fez, e Dubois concordou.

Larrey chamou um especialista não cirúrgico, o distinto anatomista-patologista dr. Ribe, e esperou temporariamente. Ele prescreveu remédios e medidas para amenizar as queixas, o que, a princípio, pareceu ajudar. Mas um ano depois o tumor cresceu — não tinha ido embora. O caroço estava mais duro e maior do que nunca. Fanny sentiu aquilo no fundo do peito. Seu estado geral também se deteriorou gradualmente. Tinha dificuldade de subir escadas. Larrey chamou outro colega, o dr. Moreau, mas ele também não conseguiu sugerir nada novo. Eles decidiram que apenas a cirurgia poderia ajudar, e Frances concordou. Decepcionada, ela olhou para seu corpo. Aquele pobre peito, ela escreve, não parecia diferente de seu vizinho saudável.

Agora que a cirurgia parecia inevitável e, de maneira bastante surpreendente, a paciente queria correr os riscos com confiança, Larrey, de súbito, não ousou mais assumir a responsabilidade. Talvez ele esperasse que ela recusasse. Ele queria discutir o assunto com Dubois outra vez, e Fanny não entendia bem o porquê. Ela não percebeu que a história de sua doença se espalhou como uma fofoca por toda a Europa. De Sevilha a Constantinopla, posteriormente, Fanny ouviria dizer que todos sabiam de sua condição. Aparentemente, ainda no século XIX, as coisas mais íntimas da vida de uma celebridade já estavam nas ruas. Larrey estava muito ciente do público de uma escritora mundialmente famosa. O que aconteceria com sua reputação se, por sua causa, algo acontecesse com ela? Portanto, ele insistiu que o primeiro cirurgião do Império, o dr. Dubois, se envolvesse de novo na questão apenas para se garantir.

Dubois, entretanto, teve mais algum tempo para se livrar de seus deveres na corte, pois, na primavera de 1881, a imperatriz dera à luz um príncipe herdeiro saudável. Ele veio, examinou Madame d'Arblay e a fez esperar, de novo, meia hora, para conversar com Larrey, Ribe e Moreau. A conversa que se seguiu não correu bem. Frances sentou-se sozinha no sofá, os quatro médicos reunidos ao seu redor, Larrey ficou atrás dela e em silêncio. A tensão era palpável, seu coração batia forte na garganta. Todas as esperanças foram aparentemente perdidas. Só quando ela pediu uma explicação aos senhores, Dubois tomou a palavra. Ele fez um discurso prolixo cheio de palavras difíceis que ela não entendia muito. No final, ela deu-lhe permissão para fazer a operação.

Hoje chamaríamos isso de más notícias. Talvez seja a parte mais difícil do tratamento do câncer para o médico. É claro que também é difícil para o paciente. É o momento da verdade, o fim da esperança, o começo da aceitação, às vezes de uma nova esperança. Uma conversa de más notícias, se mal conduzida, pode levar à negação do paciente, rebelião ou, como no

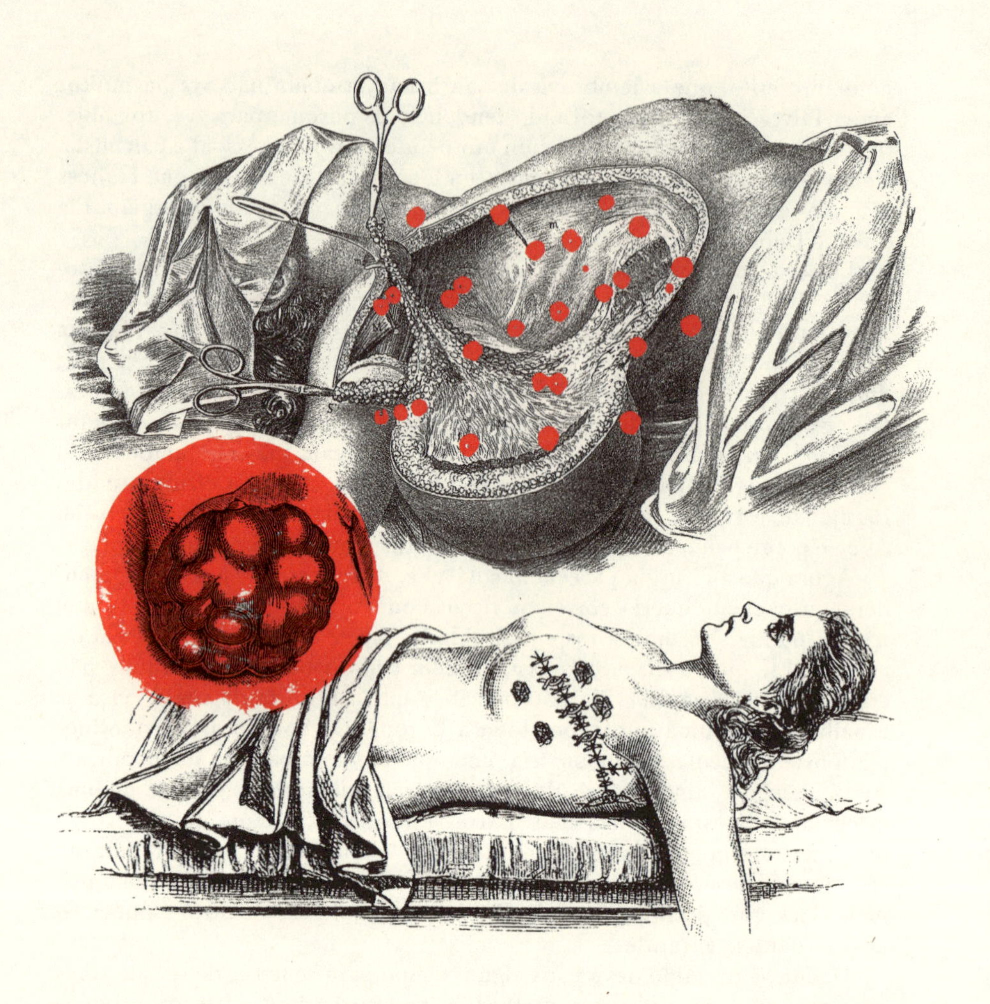

caso de Dubois, não conseguir transmitir a mensagem. Existem regras para uma boa conversa de más notícias. O médico não deve ser muito emotivo. A mensagem deve ser dita de maneira honesta e clara, quase profissional, "na mosca", e com palavras que qualquer um entenda. O paciente, de preferência, não deve estar sozinho, mas com um familiar ou amigo. Dois é melhor que um. O médico se senta em frente ao paciente, na mesma altura, e faz contato visual. O médico termina a má notícia afirmando que é uma má notícia e, em seguida, faz uma pausa para aguardar a resposta do paciente. A conversa não dura muito e termina com acordos práticos, incluindo uma consulta de acompanhamento para discutir tudo novamente.

Em comparação, Frances d'Arblay teve um confronto desajeitado e terrível com seus médicos, mais parecia uma reprimenda de corte marcial do que uma conversa humana. E terminou de maneira muito pior. Dubois enfatizou que ela não deveria ter ilusões de que não sentiria muitas dores durante a operação. "*Vous souffrirez — vous souffrirez beaucoup!*" [A senhora vai sofrer — vai sofrer muito!], ele disse a ela. O dr. Ribe a aconselhou a gritar. Se segurar durante a cirurgia poderia ter consequências terríveis. O dr. Moreau quis saber se ela gritou durante o nascimento de seu filho. Não me contive, ela respondeu, e Moreau ficou aliviado por eles não precisarem se preocupar. Larrey ficou de boca fechada.

Dubois discutiu os aspectos práticos. A presença do marido seria perturbadora. Devido a suas emoções, ele nem teve permissão para saber a data da operação. Nem ela, aliás. Isso consumiria muito de seus nervos. Ela seria avisada da operação com no máximo quatro horas de antecedência. Frances perguntou se a cirurgia poderia ser realizada em sua poltrona e se ela poderia ficar com o roupão. Tudo bem. E tinha que estender algumas toalhas. Então os homens saíram da sala. A espera começou.

Ela só ficou esperando. Ela foi a um tabelião para fazer seu testamento. Os médicos podiam chegar a qualquer momento. Mas nada aconteceu durante três longas semanas. Então ela soube que seus cirurgiões estavam apenas esperando que ela desse uma permissão formal, escrita por seu marido. Só meses depois é que ela soube o motivo. Na conversa de más notícias, Dubois quis deixar bem claro que, na verdade, era tarde demais para uma operação, pois o tumor já havia aumentado muito, mas não havia outras opções. Ela não tinha entendido essa nuance. Mesmo que seu marido concordasse formalmente, ainda assim, ela teria que desejar correr o risco de fazer a operação. Os cirurgiões precisavam de uma autorização por escrito a respeito de uma operação sem garantias de recuperação. D'Arblay escreveu a permissão e então tudo se tornou rápido. A partir disso, o relato de Frances muda de tom. Ela usa menos detalhes em sua carta e acelera o ritmo.

No amanhecer de 30 de setembro de 1811, um jovem médico entregou-lhe uma carta de Larrey. Tudo acabaria em algumas horas. Dando uma desculpa, ela pôde pedir ao marido que ele saísse de casa, e o médico que havia lhe entregado a carta quis entrar no corredor e fazer os preparativos para a operação. Seu marido mal havia saído quando o jovem médico começou a trabalhar. Ao ver a enorme quantidade de ataduras, compressas, panos e gazes que ele preparava em uma sala ao lado, Frances entrou em um leve pânico. Ela escreveu algumas palavras ao marido e ao filho, duas cartas de despedida, algo que custou-lhe muito, devido à dor no braço direito. Então ela esperou inexpressivamente pelos acontecimentos.

Por volta do meio-dia, chegou uma carruagem atrás da outra, com médicos, assistentes, enfermeiras. Como o dr. Moreau entrou primeiro, logo deu a ela um copo de conhaque para beber e, antes que ela percebesse, sete homens vestidos de preto estavam em seu quarto, Dubois, Larrey, Moreau, Ribe, o jovem médico e dois assistentes. Ela queria perguntar-lhes: por que tanta gente? Mas nenhuma palavra saía de seus lábios.

Nesse ponto, seu relato é tocante. Ela perdeu completamente o controle de sua situação. Dubois deu ordens, Larrey manteve-se fora de sua vista. Dubois ordenou que uma cama com dois colchões velhos fosse colocada no quarto. Frances olhou assustada para Larrey. Isso não tinha sido o combinado, ele tinha aceitado que seria na poltrona. Mas Larrey evitou seu olhar. Ela foi cruelmente arrancada de sua zona de conforto, sentiu-se traída, em pânico, e começou a tremer violentamente de medo e horror. Desesperada, ela pensou em fugir pela porta, pela janela. Sua empregada e uma enfermeira fugiram. A outra enfermeira ficou chorando como se estivesse paralisada. Ela foi a única mulher que ficou no quarto com Frances e que decidiu ajudar a infeliz senhora, por mais grotesca que a situação fosse. Larrey parecia mortalmente pálido. Frances não sentiu nada além de perigo. Dubois pediu que ela tirasse o roupão. Isso também não tinha sido o combinado! Mesmo assim, ela se rendeu, deitou-se na cama e Dubois colocou um lenço transparente sobre seu rosto. Ela podia ver tudo através dele, mas poupou os médicos de verem sua agonia. Logo em seguida, os sete senhores de preto aproximaram-se dela.

Tudo mostra que Frances subestimou seriamente a operação. Ela esperava que apenas o caroço em seu seio fosse extirpado, em um pequeno procedimento que poderia ser feito de roupão e em uma poltrona. Mas tudo o que ela viu contradisse suas expectativas — a quantidade de curativos, o número de médicos, a cama. Ela ficou seminua esperando pela incisão. Viu a faca através do lenço. Fechou os olhos e seguiu-se um silêncio muito longo. Frances imaginou que, antes da cirurgia, os cirurgiões fariam sinais. Ela não se atreveu a respirar. Então Larrey disse: "*Qui me tiendra ce sein?*" [Quem vai segurar o peito para mim?]. A pergunta despertou Frances de sua rendição. Foi só então que ela percebeu que tirariam seu peito inteiro. Então ela viu Dubois gesticular através do lenço com o dedo. Silenciosamente, ele fez um círculo ao redor de todo o peito para os outros cirurgiões, em seguida, fez uma grande cruz. Frances deu um pulo e gritou: "*C'est moi, Monsieur!*" [Eu mesma seguro o peito!]. Ela pegou seu peito e os homens de preto se espalharam. Ela reclamou do mal-entendido, fez súplicas, mas Dubois não disse uma palavra, colocou-a de volta na cama, dobrou o lenço no rosto e logo fez o gesto com o dedo outra vez. Em total desespero, Frances se rendeu. Toda dignidade foi perdida. Ela fechou os olhos e se preparou.

Quando sentiu a faca entrar no peito, começou a gritar, um grito que durou toda a incisão e que nove meses depois, ao escrever a carta, ainda ecoava em seus ouvidos. Quando a faca foi retirada, ela sentiu o ar frio perfurar a ferida aberta, como adagas. Em seguida, veio a segunda incisão, do outro lado do peito. Não deu muito certo. A pele enrugou sob a faca e Larrey cortou aos solavancos. Frances desmaiou. Ela acordou quando o cirurgião realizou o procedimento seguinte. Ela o sentiu raspar o peito e as costelas com a faca. Então Larrey perguntou aos outros médicos se tudo tinha sumido, e cada um deles apontou aqui e ali para ver se havia algo que precisava ser cortado. Ela achou que sentiu o dedo de Dubois acima da ferida. Depois a faca de novo. E ela desmaiou outra vez.

Ao aplicar a bandagem, ela expressou sua compaixão pela profissão de cirurgião. Toda a operação durou vinte minutos, um tempo excepcionalmente longo para um procedimento sem anestesia. Os cirurgiões carregaram a senhora até a cama e só então ela viu o rosto de Larrey, coberto de sangue e com uma expressão de horror e tristeza.

A carta sugere que Frances teve estresse pós-traumático, um termo moderno para a incapacidade de lidar com um acontecimento terrível. A operação controlou sua vida por meses. Ela não falou com ninguém a respeito. Somente depois de seis meses ela se atreveu a escrever sobre o assunto, mas levou três meses para colocar a história inteira no papel. Ela escreve que nem se atreveu a reler a carta. A recuperação da operação deve ter demorado muito, devido à perda de sangue, à cicatrização da enorme ferida aberta ou talvez por causa do impacto psicológico. Enquanto escrevia as últimas linhas de sua carta, nove meses após a operação, ela ainda não tinha saído de casa.

Como Frances viveu muitos anos após essa operação primitiva, é improvável que ela realmente tivesse câncer de mama. O câncer de mama teria progredido mais de um ano antes da cirurgia do que o que foi descrito em seu caso, ou teria se espalhado para os gânglios linfáticos da axila, o que tornaria a cirurgia insuficiente para salvar sua vida. O câncer de mama é uma doença mortal. Afeta uma em cada sete mulheres e um em cada mil homens. O termo médico é carcinoma mamário, um tumor maligno das células da glândula mamária. Operações como as de Larrey, realizadas sem anestesia ou higiene, foram aperfeiçoadas nos Estados Unidos por William Halsted, setenta anos depois, sob condições estéreis e anestésicas. A chamada cirurgia de mastectomia radical foi o tratamento padrão para o câncer de mama até 1977. Naquele ano, foi demonstrado que a sobrevivência da paciente depende de outros fatores além do tamanho da operação. A cirurgia de Halsted envolvia a remoção extensa de toda a mama, o grande músculo subjacente do peito e os gânglios linfáticos da axila. Era uma operação mutiladora que resultava em dor, restrição de movimentos e acúmulo de fluido no braço. Nas últimas décadas, a combinação da cirurgia com outras formas de tratamento reduziu a quantidade de tecido a ser extirpado. Em muitos casos, a cirurgia conservadora não é menos segura do que uma mastectomia completa. Atualmente, a cirurgia de mama para câncer, em geral, é precedida e seguida por uma combinação de radiação, quimioterapia e terapia hormonal, e combinando a remoção do tumor com a reconstrução da mama por um cirurgião plástico, os efeitos colaterais e a mutilação podem ser reduzidos cada vez mais.

Em 1814, três anos após sua cirurgia, Frances publicou seu último romance. Depois, seguiram-se diários, cartas e memórias. Em 1818, seu marido morreu de câncer. Frances morreu na Inglaterra, em 1840, aos 87 anos.

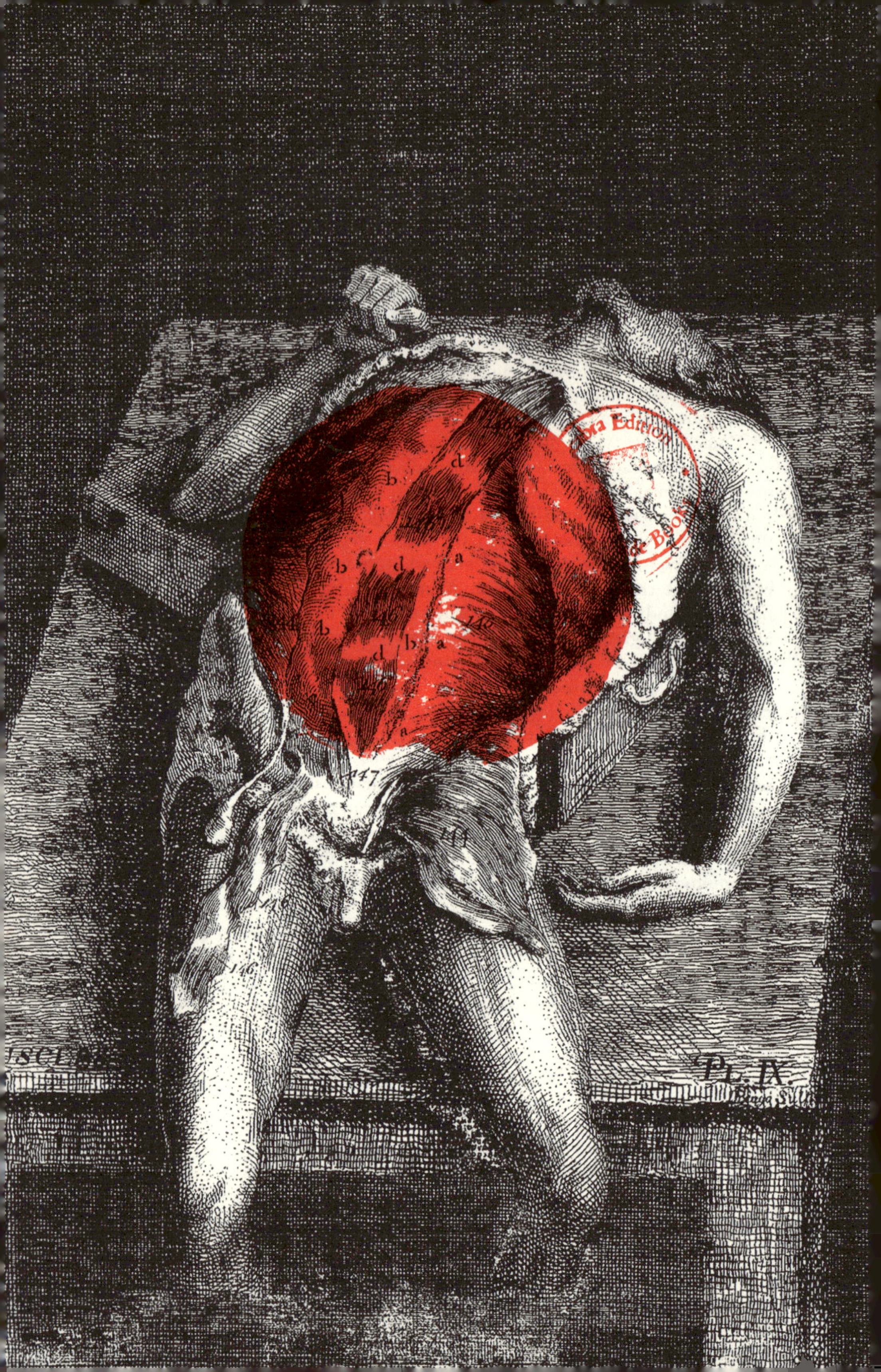
Pl. IX.

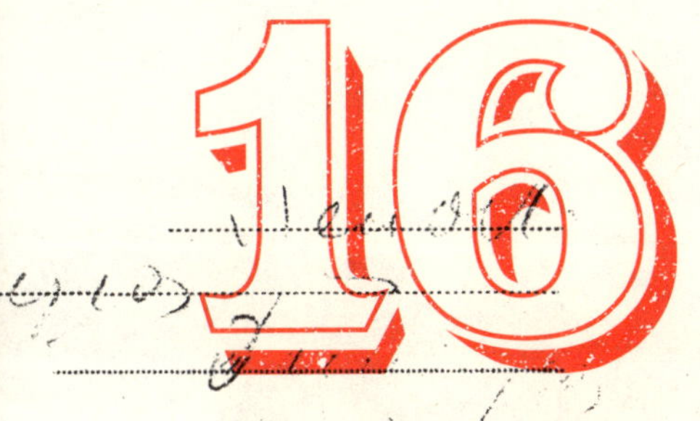

16 ABDÔMEN

Os Romanos e a Abdominoplastia: Lúcio Aprônio Cesiano

As cirurgias que procuram diminuir a quantidade de gordura no abdômen, de acordo com os relatos, aconteciam desde a Antiguidade, mesmo com os temores de se abrir a região abdominal de um paciente.

De todos os estilos de vida que existem, o modo dominante no Ocidente é o que mais causa obesidade. A obesidade se encontra na raiz de uma ampla gama de doenças da atualidade, espalhando-se pelo mundo tal qual uma epidemia. Existe uma forte ligação entre a obesidade e a diabetes tipo 2, as doenças cardiovasculares e o câncer. Portanto, esse estilo de vida dominante no mundo ocidental é um dos principais fatores no aumento cada vez maior nos custos dos cuidados médicos. Esse estilo de vida teve suas origens na Roma da Antiguidade. Naquela época, assim como ocorre agora, a obesidade era um problema cada vez maior; assim como hoje também, era uma condição que afetava especialmente a população jovem. Talvez o fato de que os romanos tenham inventado os hambúrgueres seja algo a ser levado em consideração.

No início do século I d.C., Roma foi inundada pelos luxos provenientes de todos os cantos do Império Romano — ao menos para aqueles que podiam pagar por esses luxos. O aspecto mais decadente do estilo de vida dos cidadãos ricos de Roma era seus hábitos alimentares. Era comum que se avistassem pessoas escravizadas munidas de penas nos banquetes romanos, cujo trabalho era cutucar a garganta dos convidados reclinados

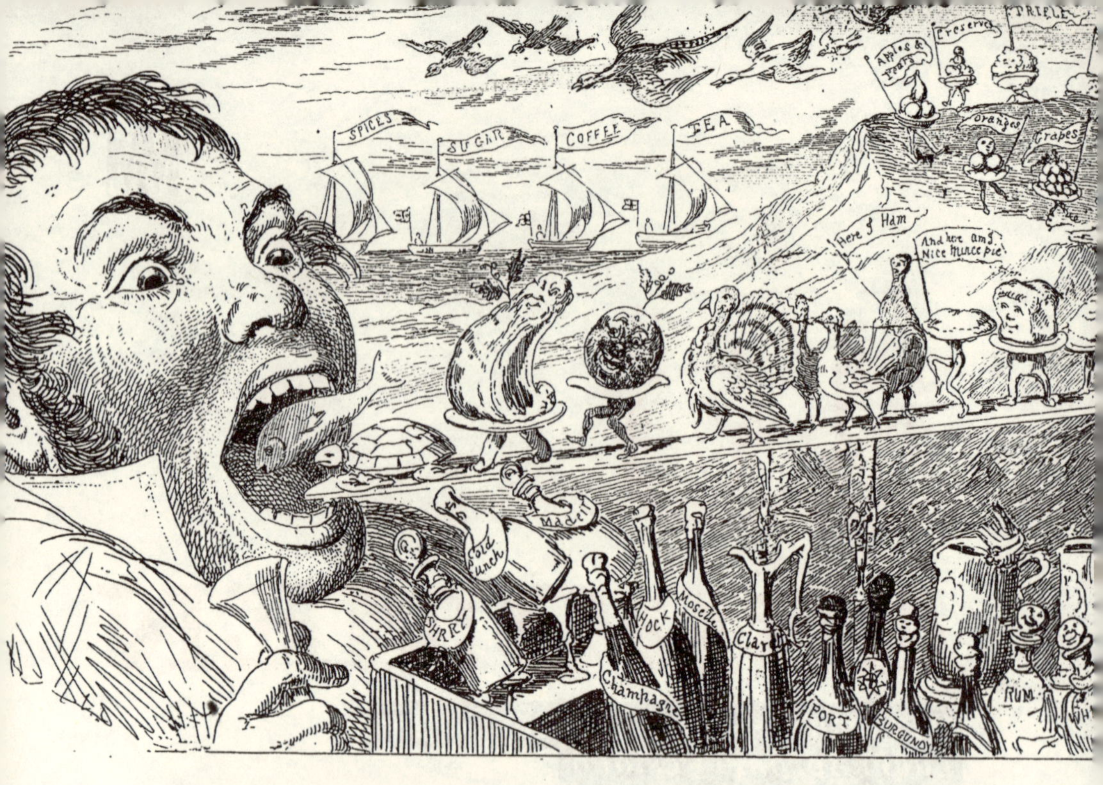

à mesa com o intuito de fazê-los vomitar para que pudessem comer o próximo prato. Entre os pratos da época, havia o pescoço de girafa assado, a tromba de elefante recheada, o ventre de porco assado, as almôndegas de golfinho, o cérebro fresco de veado e as tortas de língua de pavão.

O jovem Lúcio Aprônio Cesiano deve ter se deliciado com todas essas iguarias culinárias, pois ele acabou ficando bem acima do peso ideal. Seu pai, Lúcio Aprônio Pai, era um general durão e experiente, conhecido por matar pessoas dos povos descritos como bárbaros e que não tivera nenhum escrúpulo em punir outro militar que demonstrara covardia em uma batalha por dizimação (ele se limitara a executar um a cada dez inimigos). A região que fora conquistada anos antes por Júlio César para o *Imperium Romanum* tinha que ser defendida contra investidas diárias dos povos rebeldes do Norte. A vida na Germânia era bem diferente daquela da cidade, consistindo em construir fortes, realizar ataques e garantir posições militares, tudo isso sendo alimentado com uma dieta simples e escassa, feita a partir daquilo que podia ser encontrado ou capturado na própria área: frutos e sementes, coelhos, javalis selvagens... Foi por ter se dedicado a esse trabalho que Aprônio fora recompensado com a mais alta honraria concedida no Império Romano, uma procissão triunfal em Roma, realizada no ano 15 d.C. A partir daí, sua carreira decolou e ele trabalhou como cônsul por alguns meses, tornando-se logo procônsul da África — a lança com a qual ele atingira um bárbaro com tudo no rosto fora dada de presente aos deuses. Na sua opinião, seu filho que estava fora de forma precisava de uma séria mudança de estilo de vida — ele deveria se tornar um soldado, assim como o pai.

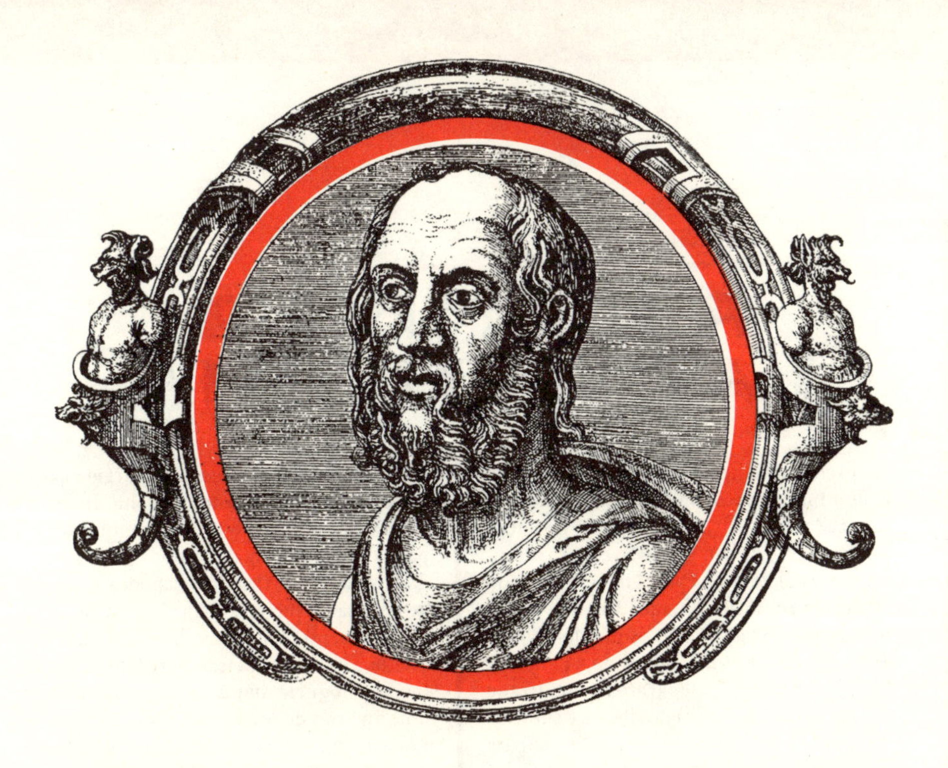

Só restou um registro histórico sobre esse conflito entre pai e filho, que se trata ainda de evidências indiretas. Plínio, o Velho, o grande enciclopedista romano, escreveu na maior obra de sua vida, *Naturalis Historia* (publicado em 78 d.C.), sobre a operação pela qual Lúcio Filho teve de passar. No capítulo 15 do livro 11, que se refere a assuntos relacionados ao tecido adiposo, Plínio escreveu: "Foi registrado que o filho do cônsul Lúcio Aprônio teve sua gordura removida por uma operação que aliviou seu corpo de um peso impossível de lidar". Plínio citou essa operação para dar sustentação à sua afirmação de que o tecido adiposo é desprovido da "capacidade de sentir" e não tem vasos sanguíneos. O enciclopedista também observou que os animais com excesso de peso (chegando a incluir pessoas nessa categoria) não vivem até uma idade avançada.

Certamente a mesma operação foi realizada mais de uma vez em todo o Império Romano, já que existe outro relato vindo de uma província distante de Roma, na Judeia, acerca de um funcionário local a serviço dos romanos que teria passado pela mesma cirurgia cerca de cem anos após a morte de Plínio. De acordo com este relato, presente no Talmude (Baba Metzia, capítulo 83b), o paciente se tratava do rabino Eleazar ben Simeão, que era bem corpulento: "Eles lhe deram uma poção para dormir e o levaram até uma sala de mármore, onde abriram seu abdômen, tirando então baldes de gordura...". Essa operação não foi realizada para fins cosméticos, mas sim por motivos funcionais. De acordo com o Talmude, a barriga de Eleazar fora reduzida para que seus julgamentos passassem a se basear menos em seu instinto e mais no bom senso. Supostamente, sua gordura também estaria lhe obstruindo os movimentos durante a cópula.

CURIOSIDADES & ABSURDOS

A PRIMEIRA LAPAROTOMIA

Surpreendentemente, a primeira operação abdominal (laparotomia) bem-sucedida foi realizada várias décadas antes da invenção da anestesia e da compreensão sobre a assepsia. No Natal de 1809, Ephraim McDowell, um cirurgião rural dos Estados Unidos, removeu um tumor do ovário esquerdo de Jane Todd Crawford, uma mulher de 44 anos de idade, durante uma laparotomia realizada na sala de sua casa em Danville, no Kentucky. A mulher ficou cantando salmos bíblicos para se manter calma. A operação durou meia hora e a paciente se recuperou bem. Ela viveu uma vida longa e saudável, falecendo aos 78 anos. Ao abrir o abdômen da paciente e ver os intestinos dela se derramarem sobre a mesa, McDowell manteve a cabeça fria. Mais tarde, ele escreveu que não conseguira empurrar os intestinos de volta para dentro do abdômen durante a operação, mas, após ter removido o enorme tumor, aparentemente surgiu espaço suficiente para colocá-los de volta. Hoje em dia a laparotomia é o procedimento padrão para as cirurgias em todos os órgãos na cavidade abdominal. O abdômen pode ser aberto de diversas maneiras: verticalmente ao longo da linha central, horizontalmente, diagonalmente, com uma incisão parecida com um taco de hóquei, com uma incisão chevron, uma incisão de McBurney, uma incisão de Kocher, uma incisão de Battle ou uma incisão de Pfannenstiel. Pode-se realizar uma laparotomia devido a uma infecção no abdômen, por causa de uma perfuração no trato gastrointestinal, para remover um tumor ou reparar um íleo, uma obstrução na passagem de alimentos e fezes pelos intestinos. No entanto, cada vez mais a laparotomia está sendo substituída pela laparoscopia, uma cirurgia de buraco de fechadura ("keyhole") no abdômen.

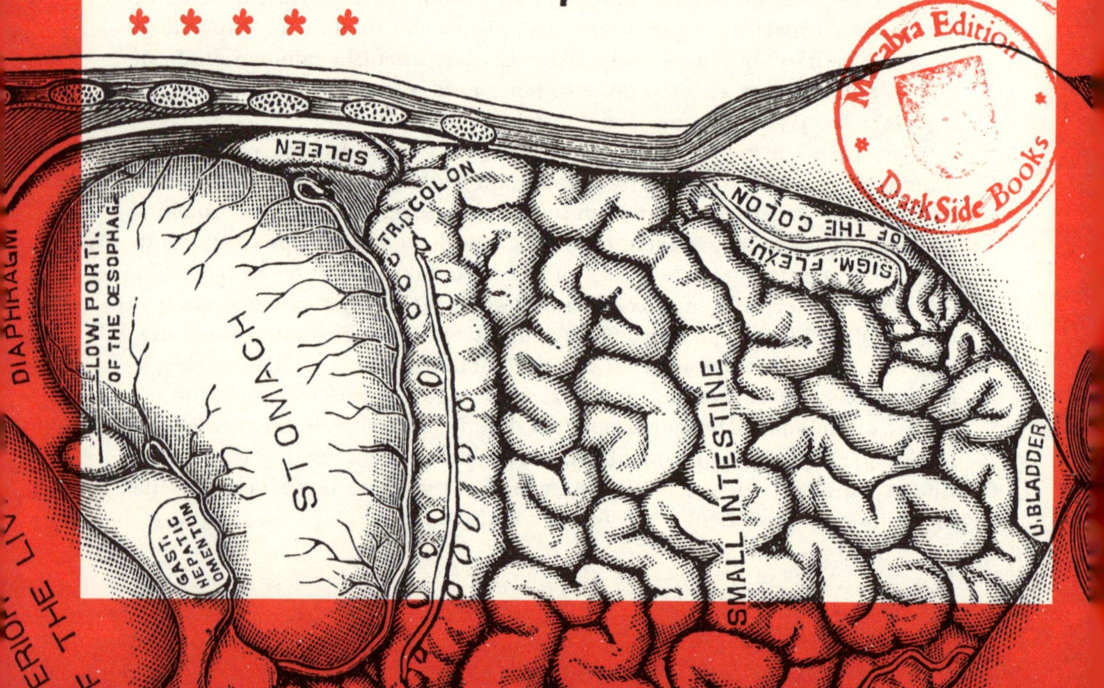

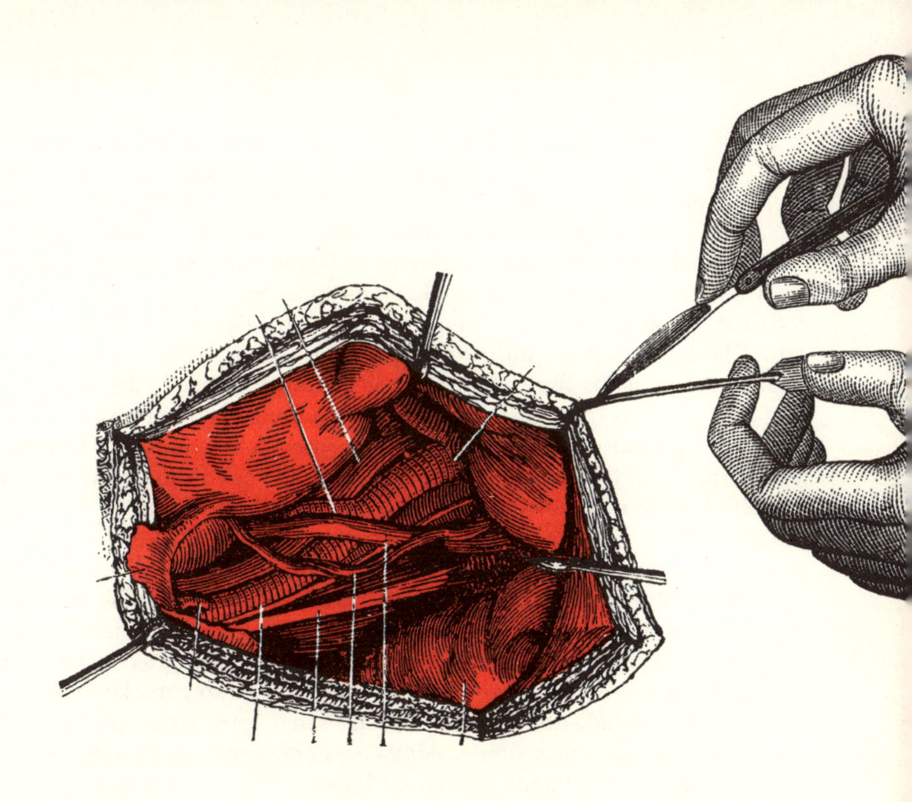

É inconcebível que essas operações tenham sido laparotomias genuínas, pois essa cirurgia envolve abrir a parede abdominal para chegar à cavidade do abdômen. Muitos séculos antes disso, Hipócrates escrevera que o ato de se abrir o abdômen seria sempre fatal para o paciente, e os romanos também sabiam disso. No ano 46 a.C., o senador romano Catão chegara a escolher cortar o seu abdômen como uma forma eficiente de tirar sua própria vida. Após um longo conflito, César o encurralara na África e Catão decidira acabar com a sua vida. Ele foi encontrado ainda vivo em seu quarto. Um médico conseguiu fechar a ferida, provavelmente agindo contra seu próprio julgamento; no entanto, no decorrer da noite Catão arrancou os próprios pontos, terminando por falecer antes do nascer do sol. Mais 1.800 anos se passariam antes que as cirurgias abdominais se tornassem seguras.

Obviamente, em épocas de guerra os cirurgiões tiveram de lidar com diversos abdômens abertos cujos intestinos pulavam para fora, no entanto, as chances dessas vítimas desafortunadas sobreviverem eram tão baixas que em tempos de paz nenhum cirurgião que se preze sequer cogitaria a possibilidade de infligir em seus pacientes feridas semelhantes àquelas. Mas o que pode haver de tão perigoso no ato de se abrir um abdômen durante uma operação, a ponto disso se tornar um tabu entre os cirurgiões por tanto tempo? Na verdade, não existe motivo nenhum. O ato de se realizar uma incisão no abdômen e depois fechá-la não é diferente de se tratar qualquer outra ferida. O perigo estava na complexidade de se compreender aquilo que existia além da parede abdominal.

As histórias do folclore de antigamente nos mostram que as ideias antigas acerca do funcionamento do nosso abdômen não eram nada sofisticadas. Na realidade, é impossível que alguém entre na barriga de uma baleia e saia de novo, dias depois. Tampouco se pode facilmente libertar uma vovó de camisola, uma pequena garota de capa e capuz vermelhos ou seis cabritinhos da barriga de um lobo, para então encher a barriga dele com pedras e costurá-la de volta. Além do mais, aquilo que comemos não vai parar na cavidade abdominal e permanece ali, mas continua descendo até os intestinos.

Em suma, o trato gastrointestinal é um longo tubo que vai da boca ao ânus. Cada um dos diferentes componentes desse tubo tem funções, estruturas e nomes diversos, mas ele continua sendo um único tubo. Após a cavidade oral (a boca) vem a faringe, então vem o esôfago, o estômago, o duodeno, o intestino delgado, o intestino grosso (cólon) — que engloba o ceco e o apêndice — e finalmente chegamos ao reto. Do estômago até o reto, o tubo (cujo comprimento total é de 9 metros) fica dobrado na cavidade abdominal. Por todo o seu comprimento, o tubo está conectado à parte posterior da cavidade abdominal por meio de uma ligação chamada mesentério. Portanto, o estômago e os intestinos não estão completamente soltos dentro da cavidade abdominal. Os vasos sanguíneos alcançam os intestinos e o estômago pelo mesentério. Ainda existem outros quatro órgãos na cavidade abdominal: o fígado, a vesícula biliar, o baço e o omento, que se trata de uma grande dobra do tecido adiposo. No caso das mulheres, há também o útero e os ovários. E é basicamente isso. Existe uma pequena quantidade de fluido entre os intestinos e os órgãos, mas não há nenhum ar. A cavidade abdominal não tem nenhuma conexão com nenhum dos orifícios naturais do corpo, o que a torna livre de bactérias.

Como a cavidade abdominal está quase totalmente cheia com os intestinos e os órgãos, isso faz com que os intestinos fiquem posicionados diretamente contra a parede abdominal. Ou seja, um cirurgião deve realizar uma incisão com muito cuidado para não rompê-los. Por vários motivos, no decorrer de um grande período isso representou algo impossível de se fazer. A pressão no abdômen é grande, pois os músculos abdominais ficam continuamente sob tensão. Existem quatro músculos de cada lado: os *rectus abdominis* (os dois juntos, da direita e da esquerda, são popularmente conhecidos como "abs"), que correm na vertical, os músculos oblíquo e externo, que correm na diagonal para baixo e para cima, respectivamente, assim como o músculo transverso, que corre na horizontal. Tanto para ficarmos de pé quanto para nos sentarmos eretos, assim como para nos curvarmos, nós usamos esses músculos. Mas os músculos abdominais também se tensionam quando a parede abdominal é aberta, como uma resposta em reflexo a dores, pânico e resistência do paciente. A parede abdominal passa então a pressionar os intestinos, tornando ainda mais difícil evitar de acertá-los com o bisturi. Assim que uma incisão é feita, a pressão também faz com que os intestinos sejam expelidos por ela, de tal modo que em poucos instantes os intestinos se encontram despejados do lado de fora da barriga, esparramados na mesa de cirurgia. Obviamente, tudo isso dificulta a vida dos cirurgiões. O processo reverso é tão complicado quanto realizar uma incisão segura, pois é praticamente impossível empurrar de volta os intestinos de um paciente consciente, quanto mais fechar cuidadosamente sua ferida.

No século III a.C., Erasístrato e Herófilo, dois médicos da Alexandria Ptolomaica, receberam uma permissão para investigar a anatomia do abdômen humano por meio de experimentos conduzidos em prisioneiros vivos que haviam sido condenados à morte. Por certo, eles devem ter se deparado com a alta pressão do abdômen, mas eles não tinham a obrigação de costurar seus pacientes de volta. Esta forma de tortura sob a qual tais vítimas desafortunadas faleceram deve ter sido terrível, no entanto, imaginemos que suas mortes tenham sido menos horríveis do que outras formas de tortura que poderiam ter sido empregadas contra eles. Os pacientes devem ter passado por uma dor na incisão que foi seguida por outra no peritônio, o revestimento interno da cavidade intestinal que se alonga ao redor dos intestinos e dos órgãos abdominais (a palavra peritônio significa "esticado ao redor"). O peritônio possui fibras nervosas, por isso que o ato de tocá-lo produz náuseas e ânsia de vômito. Como é possível para um cirurgião realizar uma operação eficaz enquanto o paciente grita de dor e começa a vomitar toda vez que é tocado no interior de seu abdômen aberto? Além disso, caso o cirurgião tenha danificado os intestinos ao abrir o abdômen, os conteúdos dos intestinos e todas as bactérias contidas neles são derramados pela cavidade abdominal, fazendo com que o paciente morra em poucos dias em função da peritonite. Por isso, é necessário que o paciente permaneça calmo, que ele não sinta nada, não tensione os músculos abdominais e não comece a vomitar. Além disso, obviamente, também faz-se necessário que haja um cirurgião que trabalhe de forma higiênica e não danifique os intestinos do paciente.

Naquela história contada no Talmude, a sala especial de mármore descrita como o local onde o rabino Eleazar foi operado pode sugerir uma leve noção das condições básicas de higiene que são necessárias para a realização de cirurgias. No entanto, essa operação certamente não deve ter sido realizada em um ambiente limpo, o que é essencial para uma cirurgia abdominal de sucesso. A história também diz que o rabino recebeu uma poção para

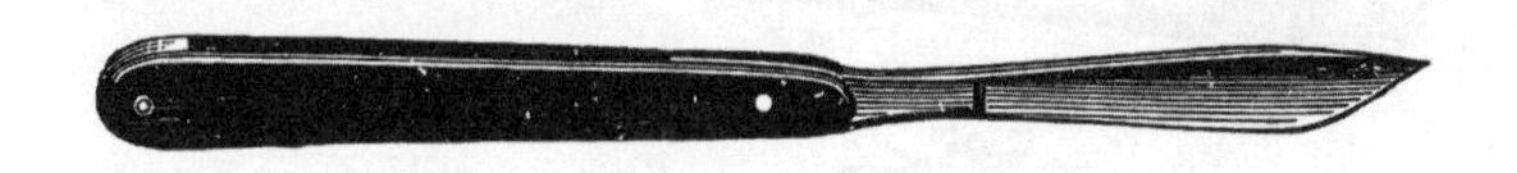

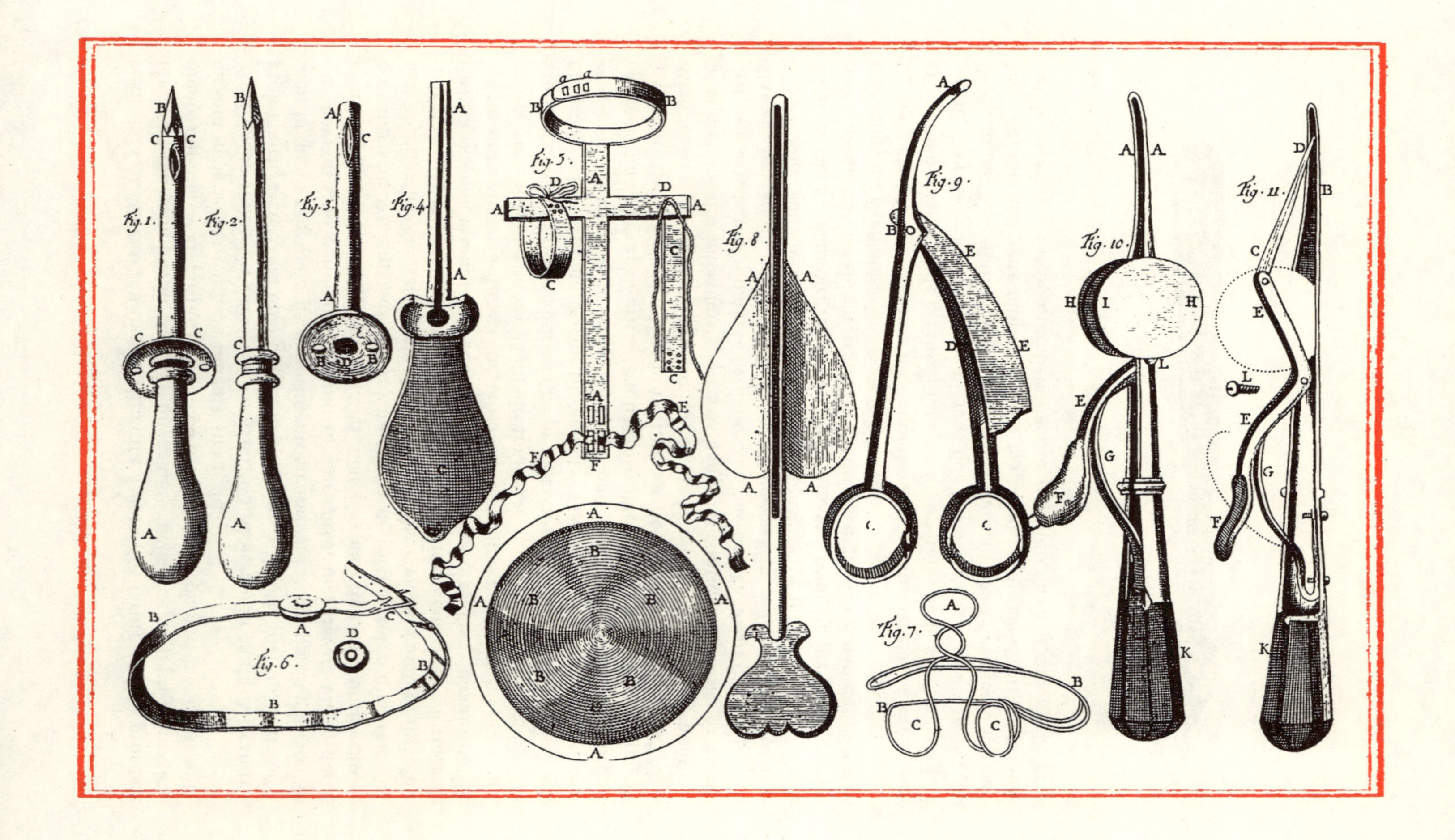
Fig. 1.
Fig. 2.
Fig. 3.
Fig. 4.
Fig. 5.
Fig. 6.
Fig. 7.
Fig. 8.
Fig. 9.
Fig. 10.
Fig. 11.

dormir, mas certamente esse líquido não deve ter sido poderoso o bastante para garantir que ele relaxasse os músculos abdominais o suficiente ou para anestesiar seu peritônio. Nem Aprônio e nem Eleazar devem ter passado por operações de abdômen de verdade, pois sabe-se que ambos sobreviveram por longos anos após suas respectivas cirurgias. No caso da remoção da gordura da barriga, nem toda a gordura supérflua se encontra dentro da cavidade abdominal — a gordura também pode ter se acumulado de maneira subcutânea, localizando-se entre a pele e os músculos abdominais. Caso os dois homens não tenham sido submetidos a operações para remover a gordura localizada dentro de seus abdomens, então é provável que ambos tenham tido a gordura ao redor de suas barrigas removida. Em outras palavras, essas duas cirurgias devem ter sido operações realizadas fora da parede abdominal e não dentro da cavidade abdominal. Em termos médicos, essa operação é conhecida como uma abdominoplastia (da palavra abdômen e do termo grego *-lastos*, cujo significado é "moldado" ou "formado").

Ainda assim, naquela época, mesmo essa cirurgia deve ter sido perigosa de se realizar. Hoje nós sabemos que as feridas causadas pela remoção de pele e tecido adiposo em pacientes com obesidade trazem diversas complicações com tanta frequência que tais operações costumam ser realizadas apenas em pacientes que perderam muito peso. Neste aspecto, Plínio quase acertou ao citar a operação realizada em Lúcio Aprônio para ilustrar as propriedades do tecido adiposo. Ainda que o tecido adiposo subcutâneo tenha alguns vasos sanguíneos, eles são bem poucos. Isso significa que, quanto mais espessa for a camada subcutânea de gordura, maior o risco de uma ferida se infeccionar ou não cicatrizar de maneira adequada.

Na época da Roma Antiga, as infecções nas feridas representavam complicações que traziam risco à vida do paciente. A partir de outras fontes, nós sabemos que Lúcio Aprônio viveu uma vida longa e saudável após a operação, ou seja, a correção de sua parede abdominal evidentemente prosseguiu sem complicações sérias. É possível que ele tenha perdido peso antes de se submeter ao procedimento cirúrgico. Nesse caso, aquilo que é chamado por Plínio de uma forma de aliviar um "peso do corpo impossível de se lidar" talvez não se refira diretamente à obesidade de Lúcio, mas sim às camadas de excesso de pele remanescentes após a perda de peso. Por outro lado, sabemos que o rabino Eleazar sofreu com dores terríveis em seus últimos anos de vida. Será que elas foram resultado de complicações decorrentes da operação?

Hoje em dia, tende-se a aplicar um limite de no máximo 100 quilos para aqueles que desejam passar por uma abdominoplastia. Howard Kelly, um ginecologista de Baltimore, nos Estados Unidos, foi o primeiro a descrever uma abdominoplastia nos tempos modernos, no ano de 1899. Na década de 1960, o cirurgião plástico brasileiro Ivo Pitanguy ficou conhecido por seu trabalho em Elizabeth Taylor, desenvolvendo então a abdominoplastia estética. Esse procedimento se tornou a base de todas as variantes existentes atualmente da correção da parede abdominal. Em 1982, o cirurgião francês

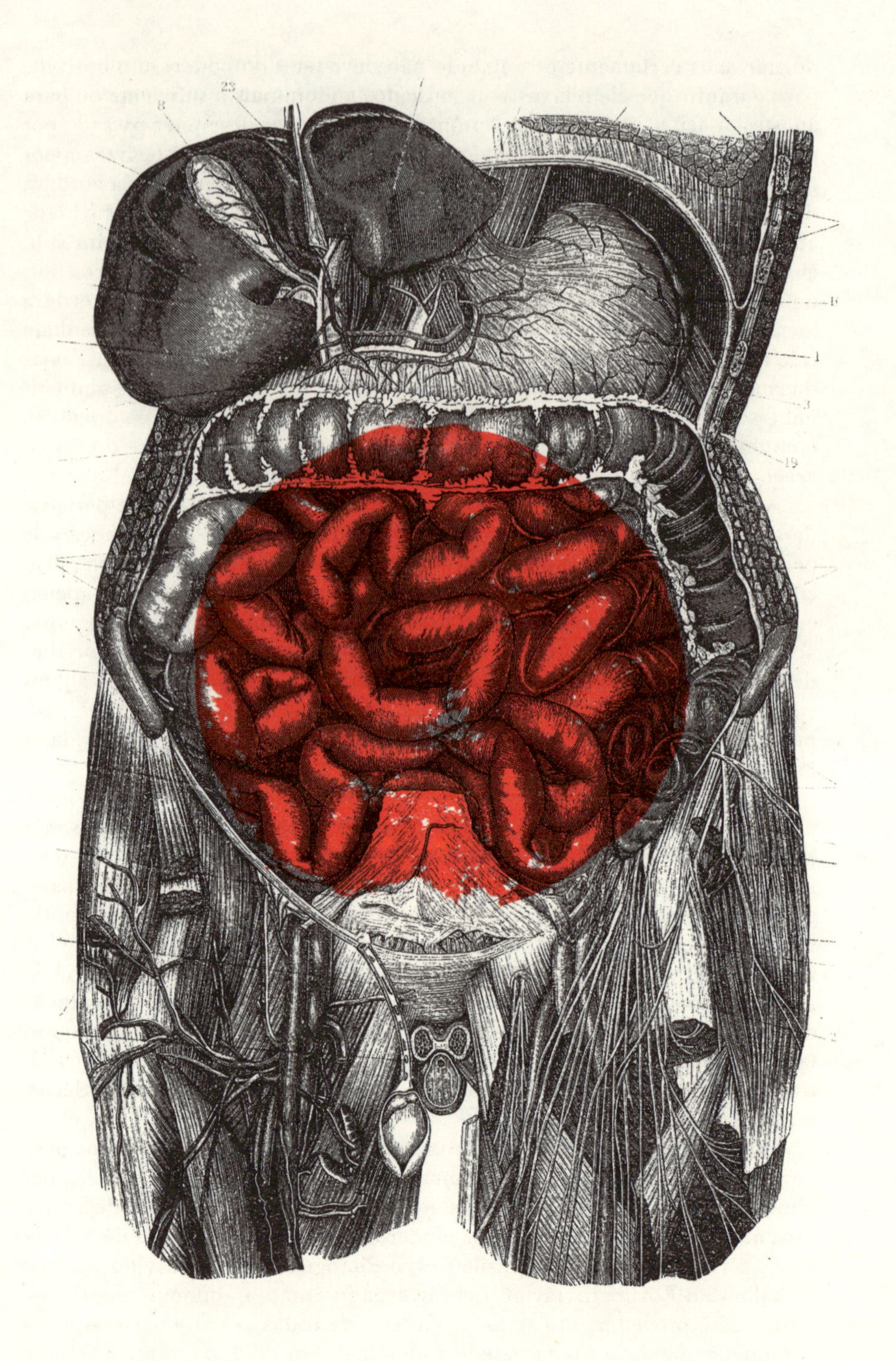

Yves-Gerard Illouz apresentou um novo truque para remover a gordura subcutânea por meio do uso de um tubo de aço ligado a uma poderosa máquina de aspirar. Esse método, chamado de lipoaspiração, necessita que se faça uma pequena incisão na pele, para que então o tubo de aço seja empurrado com força para trás e através do tecido adiposo, quebrando-o em fragmentos menores que são sugados. Aqui, uma vez mais, Plínio se provou quase certo. O tecido adiposo não é totalmente "livre de sensação", mas ele possui tão poucas fibras nervosas que a lipoaspiração pode ser realizada sob anestesia local. Hoje em dia existem outras tantas opções de cirurgias para a remoção do excesso de pele, sendo que o ápice é a "operação de contorno", um procedimento de correção de 360 graus. Primeiro, o paciente é deitado de costas e submetido a uma operação na pele do abdômen; depois, ainda sob anestesia geral, o paciente é virado sobre seu "novo" estômago para que o cirurgião também possa corrigir as costas.

E como foram as vidas dos dois heróis deste capítulo? Lúcio Aprônio se tornou um soldado e lutou ao lado de seu pai na África. Uma vez lá, encontrando-se distante do estilo de vida decadente de Roma, aparentemente Lúcio não teve dificuldades de manter um estilo de vida saudável. Ele também alcançou o posto militar mais alto, tornando-se cônsul em 39 d.C., chegando ao cargo juntamente com a ascensão do imperador Calígula.

Cerca de 2 mil anos depois, o mesmo estilo de vida que lhe causara tanto sofrimento acabou ressurgindo. No início do novo milênio, um em cada oito adultos do mundo sofre de obesidade, mas apenas 5% entre os que tentam seguir os passos de Aprônio Filho e mudar radicalmente de estilo de vida conseguem fazer isso de forma permanente.

Plínio, o Velho, faleceu durante a erupção do Monte Vesúvio no ano de 79 d.C., quando a cidade de Pompeia foi coberta por lava. Ele amarrara uma almofada na cabeça para tentar se proteger das pedras vulcânicas que caíram do céu expelidas pelo vulcão, mas isso de nada lhe adiantou. Por fim, Plínio foi sufocado pela fumaça. Por coincidência, se acreditarmos na palavra de seu sobrinho, Plínio, o Jovem, que registrou as circunstâncias da morte de seu tio, o Plínio mais velho também estava acima do peso.

Neste capítulo, estamos assumindo que Plínio se referia ao filho do cônsul Aprônio Pai como aquele que se submeteu à operação. No entanto, considerando que seu filho tinha o mesmo nome do pai, além de também ter exercido o cargo de cônsul antes da época de Plínio escrever o relato sobre sua operação, é possível que a descrição na verdade se refira a um filho desconhecido de Aprônio Filho. Obviamente, isso deixaria a história um pouco menos interessante...

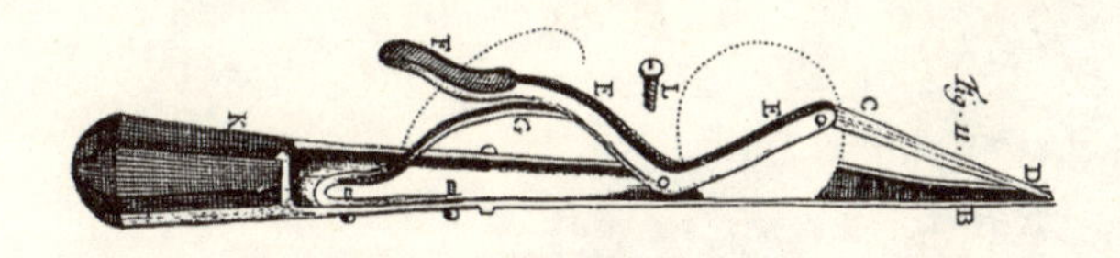

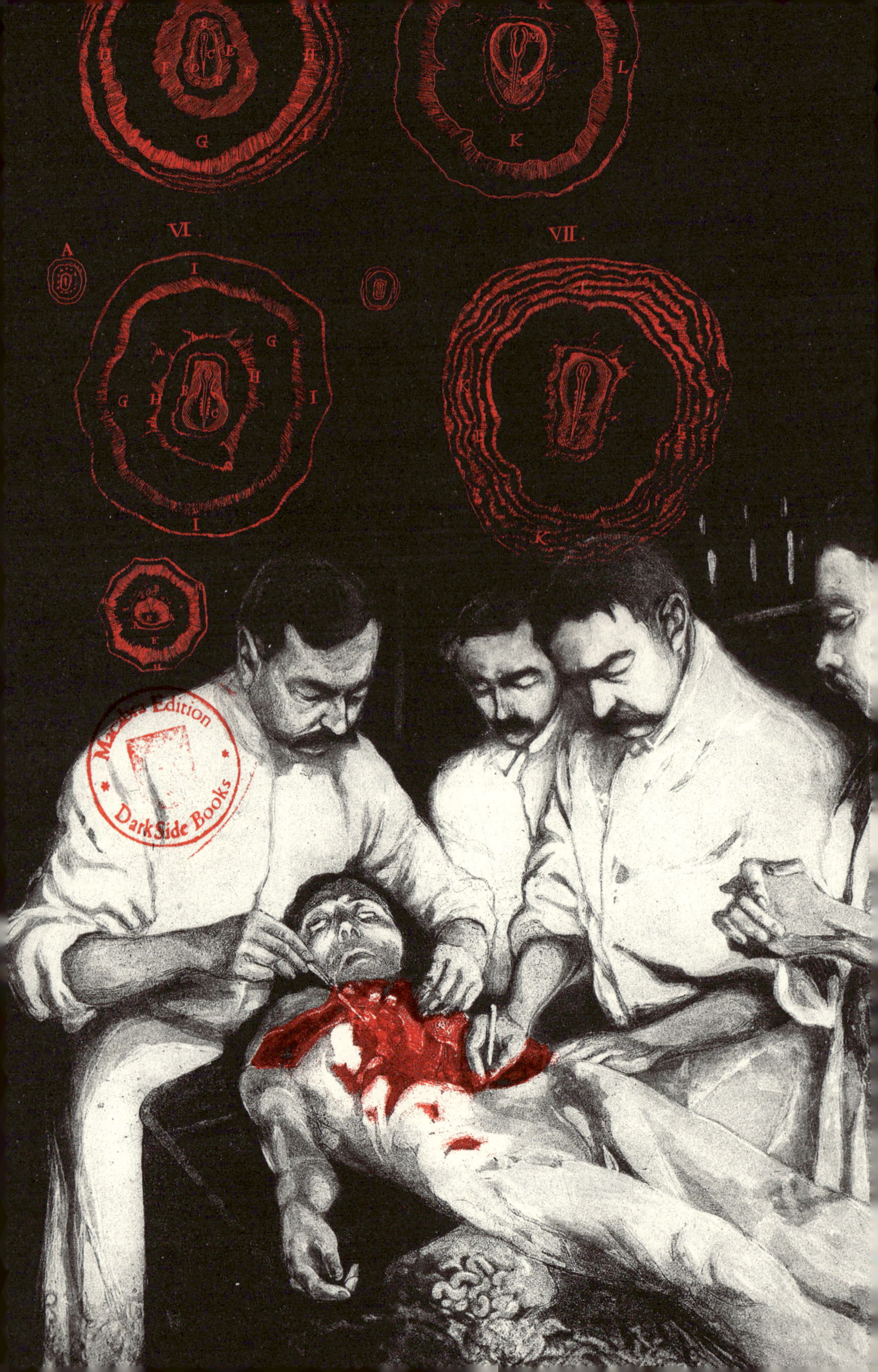
VI.
VII.
DarkSide Books

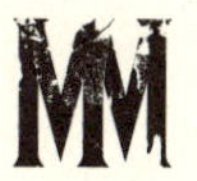

17 ANEU-RISMA

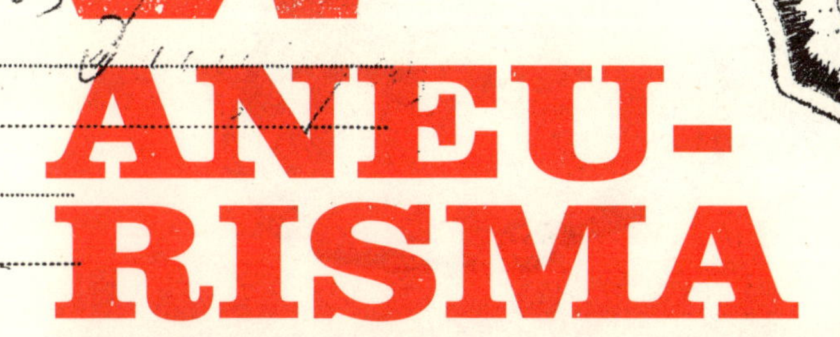

A Relatividade das Operações Médicas: Albert Einstein

Albert Einstein foi um dos pacientes que provou que a relatividade também existe na área médica e cirúrgica ao apresentar sintomas de uma enfermidade e sobreviver mais tempo do que se pensava ser possível.

A cirurgia moderna não é um campo de conhecimentos absolutos. Trata-se de uma ciência de probabilidades e que depende do cálculo de chances. Por exemplo, é provável que uma inflamação da vesícula biliar seja acompanhada de febre, mas é muito menos provável que alguém que esteja com febre esteja sofrendo de uma inflamação da vesícula biliar. Afinal, de modo geral, a febre ocorre com mais frequência do que as inflamações da vesícula biliar. A probabilidade de que seja uma inflamação da vesícula biliar aumenta caso outro sintoma dessa condição seja detectado, além da típica febre. Ou seja, um terceiro sintoma ou sinal típico faz com que esse diagnóstico seja ainda mais provável. A combinação de três sintomas ou sinais é conhecida como tríade. A tríade de uma vesícula biliar inflamada, a colecistite, é a seguinte: febre, dores na parte superior do abdômen que se irradiam para as costas e o "sinal de Murphy", que se trata de uma sensibilidade na parte superior direita do abdômen que aumenta com a inalação. As tríades são "específicas", portanto, o diagnóstico se torna mais provável ou há uma chance maior do paciente estar sofrendo com uma determinada doença quando todos os

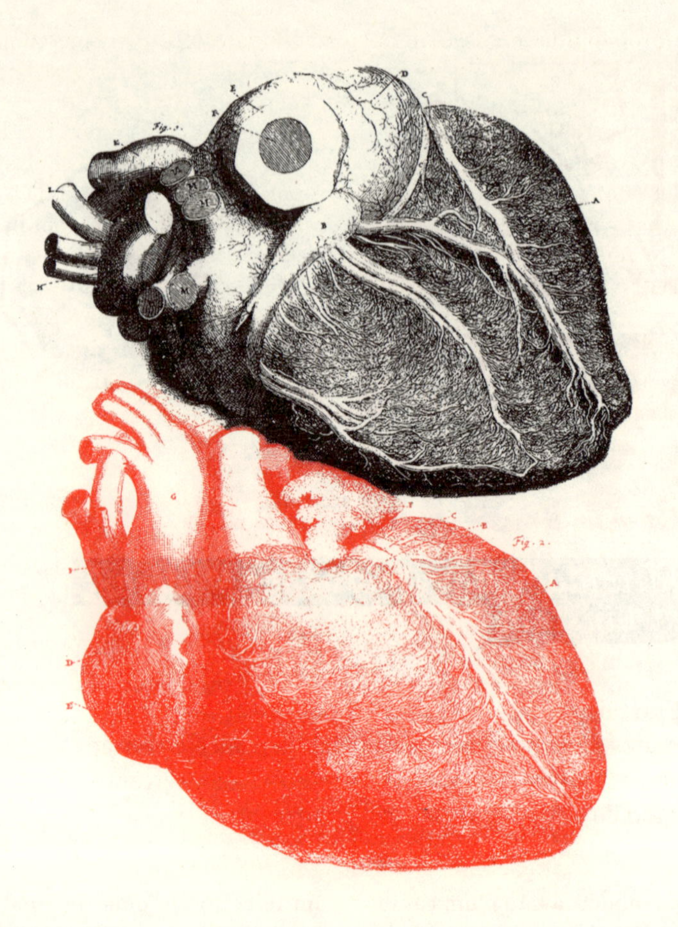

três indícios estão presentes. No entanto, as tríades também não são "sensíveis", ou seja, a doença também pode ocorrer sem que sua tríade completa esteja presente.

Os exames complementares, tais como o exame de sangue, raio x, ultrassonografia, possuem sensibilidades e especificidades próprias, as quais devem ser levadas em consideração quando o médico interpreta os resultados. Até mesmo a decisão de se realizar uma operação (a indicação da operação) é relativa e baseada apenas nas probabilidades. Por isso, a probabilidade da operação ser bem-sucedida deve ser considerada contra o risco de não se fazer nada. Esses cálculos de chances e riscos são expressos em termos de "mortalidade em trinta dias" (a probabilidade do paciente morrer no primeiro mês após a cirurgia), "morbidade" (a probabilidade de surgirem efeitos colaterais e complicações decorrentes da operação), a "taxa de recorrência" (as chances da doença voltar) e a "taxa de sobrevida em cinco anos" (a probabilidade de que o paciente ainda esteja vivo cinco anos após a cirurgia). Hoje em dia, esses graus de probabilidade e risco são conhecidos para a maioria dos testes, doenças e operações. A prática de se levar em conta essas porcentagens é conhecida como medicina cirúrgica baseada em evidências. No dia a dia do cirurgião, isso significa que as suas decisões devem ser tomadas com base nos números publicados na literatura de pesquisa médica. Essas publicações podem ser consultadas pela internet, por exemplo, no website em inglês *PubMed* (desde que se faça uso de palavras-chave bem escolhidas), onde é possível encontrar tudo que já foi publicado nas revistas médicas sobre uma determinada enfermidade. Portanto, a prática da área cirúrgica moderna não representa um problema básico de sim ou não, mas algo que depende do cálculo de maiores e menores graus de probabilidade, assim como de menores e maiores chances de sucesso.

É óbvio que existem exceções. Há pacientes que provam que o improvável pode acontecer, seja por apresentarem um diagnóstico surpreendente ou por sobreviverem contra todas as expectativas. Eles representam a prova incontestável de que a relatividade também existe na área cirúrgica. Albert Einstein, o pai da relatividade, foi um desses pacientes. Einstein tinha uma doença fatal na aorta, mas apresentava os sintomas de uma inflamação da vesícula biliar, além de ter vivido com sua doença real por mais tempo do que era considerado possível.

A aorta é o maior vaso sanguíneo do corpo humano. Ela corre verticalmente e para baixo, através da cavidade torácica (tórax), e a seção dela que passa pelo abdômen, a aorta abdominal, geralmente tem cerca de 2 centímetros de diâmetro. Caso a rigidez da aorta seja comprometida, a pressão do sangue que flui por ela faz com que ela exploda lentamente, tal como um balão. Ao contrário de outras doenças cardiovasculares, nem sempre há uma causa demonstrável e evidente para essa condição em específico. Esse aumento de uma artéria tem o nome de aneurisma; quando um aneurisma ocorre na aorta abdominal, seu nome é aneurisma da aorta abdominal, ou AAA. Como um aneurisma não restringe o fluxo de sangue, ele tende a não trazer sintomas. No entanto, em algum momento o AAA acaba se rompendo, por isso, assim que ele atinge um determinado tamanho, o tratamento passa a ser necessário. Então, o AAA se torna um AAAA, um aneurisma agudo da aorta abdominal, que apresenta sintomas, ao contrário de um AAA. O aumento

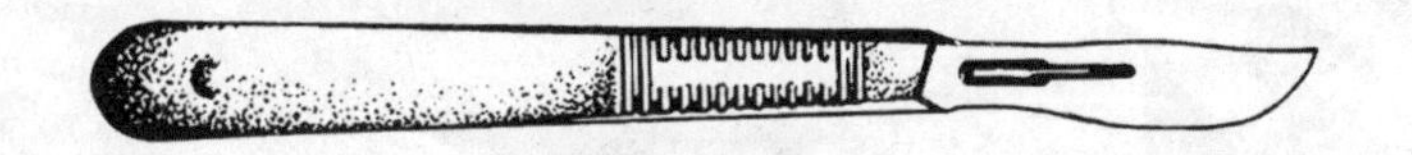

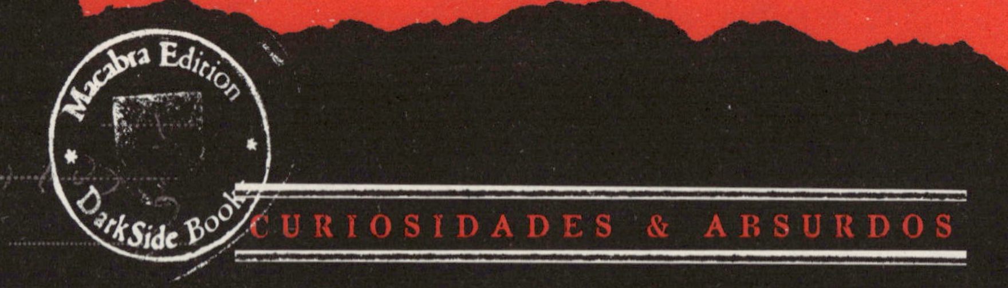

CURIOSIDADES & ABSURDOS

PONTOS E NÓS

Os cirurgiões são capazes de dar nós em fios de uma forma muito rápida e coordenada, seja com apenas um dedo, com as duas mãos ou usando um porta-agulhas. Há um nó especial de cirurgião, uma variante de um nó de pescador, em que se inicia o ponto girando um fio duas vezes ao redor do outro ao invés de apenas uma vez. A torção dupla ajuda a impedir que o ponto se solte enquanto o cirurgião dá um único nó em cima. Quando o cirurgião puxa todo o ponto, o fio duplo se amassa, puxando ainda mais a primeira parte do nó. Todas essas torções impedem que o nó escorregue. Ainda assim, os nós mais utilizados em operações são os pontos simples. Por não se apertar os nós, mas amarrá-los um após o outro no mesmo fio, todo o ponto pode ser puxado, permitindo que a tensão seja ajustada ponto a ponto. O último ponto é então apertar na direção contrária, "bloqueando" todos os nós dos pontos. O ponto mais simples é feito com um único laço: o cirurgião passa a agulha e a linha de fora para dentro, e do outro lado de dentro para fora, finalizando com um nó. Para aproximar as duas bordas da pele com a maior precisão possível, os cirurgiões usam o "ponto de Donati". Depois de se fazer um ponto simples, o fio ainda não fica apertado. A agulha e o fio são então passados de volta pela pele, mas agora a apenas um milímetro das bordas, em ambos os lados. E então, o cirurgião termina esse procedimento com um nó.

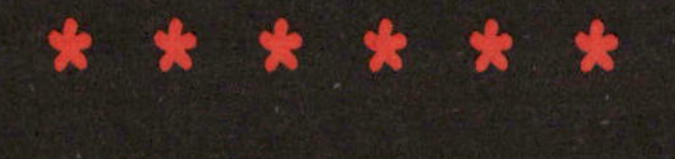

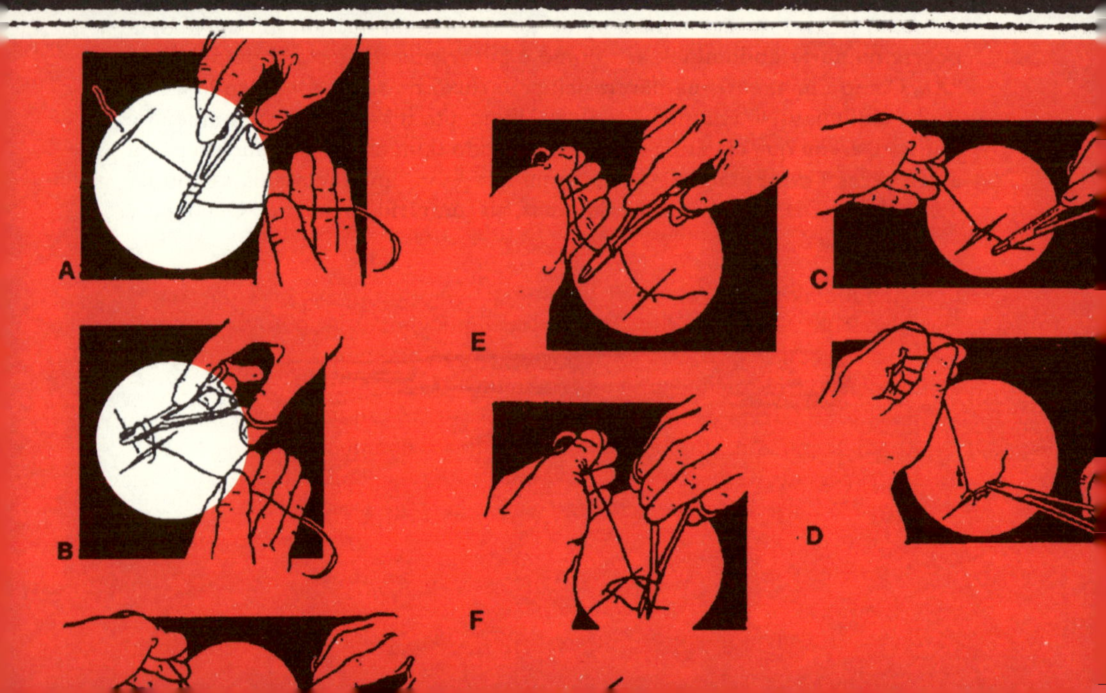

súbito de tensão na artéria causa uma deterioração, formando pequenos rompimentos na parede da artéria. O subsequente vazamento de sangue causa dores intensas tanto no abdômen quanto nas costas e, sem tratamento urgente, as paredes da artéria podem se romper completamente em poucos dias ou horas. Albert Einstein teve um AAA e apresentou sintomas, mas ele não demonstrou esses sintomas por horas ou dias — ele os teve por anos a fio.

Einstein estava com 26 anos de idade quando apresentou a sua teoria da relatividade, em 1905. Isso virou o mundo de cabeça para baixo, transformando $E=mc^2$ na fórmula mais famosa de todos os tempos. Todavia, as ideias fascistas e o antissemitismo declarado estavam crescendo na Europa, até que em 1933, no mesmo ano em que o Partido Nacional-Socialista dos Trabalhadores Alemães (os nazistas) chegou ao poder na Alemanha, Einstein (que era judeu) deixou o país e se mudou para os Estados Unidos, de onde recebera uma oferta bem atraente para trabalhar em Princeton, New Jersey. Foi nesse ano também que o cirurgião Rudolf Nissen, que originalmente atuara em Berlim, fugiu da Alemanha rumo a Istambul, na Turquia.

Ainda que Nissen não seja tão conhecido quanto Einstein, entre os cirurgiões ele é lembrado em função de uma operação conhecida como fundoplicatura de Nissen. Esse elegante procedimento cirúrgico é usado no tratamento da enfermidade conhecida como refluxo gastroesofágico (refluxo ácido), na qual o conteúdo do estômago do paciente pode entrar em seu esôfago, causando sintomas desagradáveis, tais como azia e arrotos. No entanto, Nissen teve um impacto bem maior como um cirurgião geral. Em 1931, ele realizou a primeira ressecção bem-sucedida de um pulmão inteiro. Nissen também desenvolveu a criosecção, um método rápido de análise microscópica que é feito durante uma operação, além de ter sido o primeiro a realizar uma ressecção completa do esôfago. Assim que a Segunda Guerra Mundial estourou, Nissen também emigrou para os Estados Unidos, no entanto, as suas qualificações não eram válidas naquele país, por isso ele teve que trabalhar como assistente cirúrgico antes de abrir seu próprio consultório particular em Manhattan, no ano de 1941. Pouco depois, Nissen aceitou o cargo de cirurgião-chefe em dois hospitais de Nova York, o Brooklyn Jewish Hospital e o Hospital Maimonides. Em ambos, Nissen conquistou uma reputação notória.

Foi em Nova York que Nissen conheceu seu paciente mais famoso. Albert Einstein já tinha 69 anos de idade e até ali não tivera problemas de saúde, apesar de ter fumado cachimbo a vida toda, nunca ter praticado esportes e ter ganhado peso nos últimos anos, muito provavelmente em função de seus hábitos alimentares notoriamente nada saudáveis. Einstein buscou se consultar com Nissen em função das dores que vinha sentindo várias vezes por ano; ele sentia dores na parte superior do abdômen, que duravam por alguns dias e geralmente surgiam acompanhadas de vômitos. Tais sintomas facilmente poderiam estar sendo causados por cálculos biliares. A tríade para se detectar um ataque de vesícula biliar é composta por dor no abdômen superior direito, náusea ou vômito e incapacidade de ficar parado. No entanto, Einstein também relatou a Nissen sobre uma certa vez quando

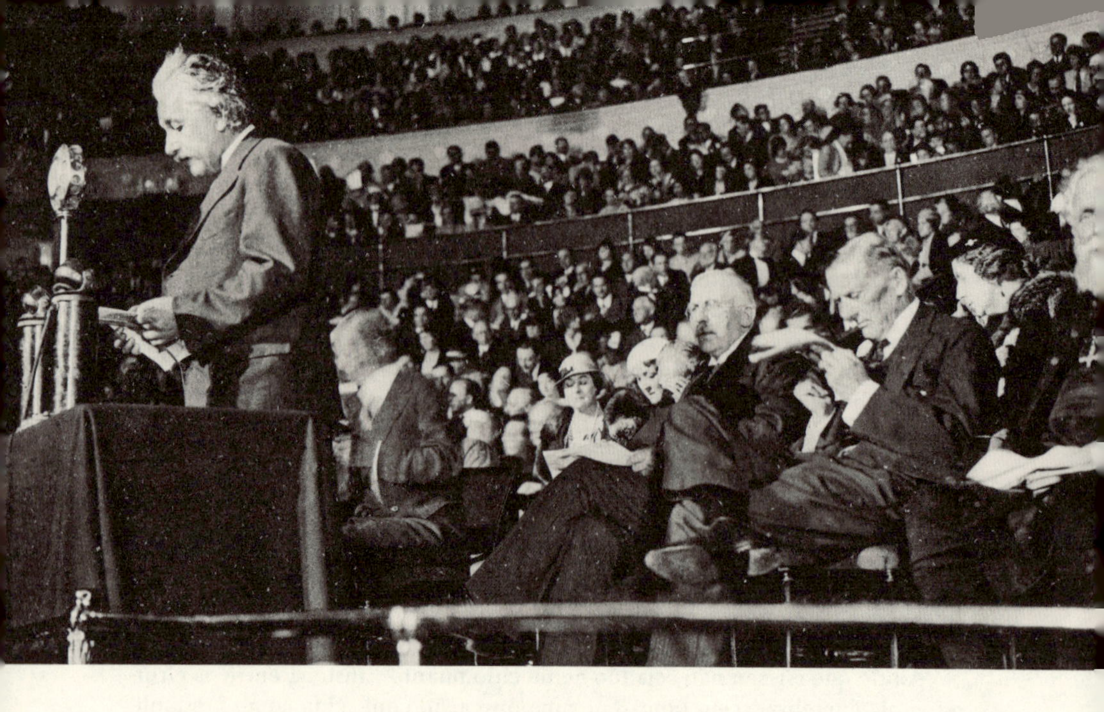

ele desmaiara no banheiro de sua casa em Princeton — eis aí um sintoma que não era mais típico dos cálculos biliares. Uma radiografia não detectou sinais de cálculos na vesícula biliar e, durante o exame físico, Nissen sentiu uma massa pulsante no centro do abdômen de Einstein. Nissen temeu que pudesse se tratar de um aneurisma da aorta abdominal e que aquilo que ocorrera com Einstein no banheiro — dor súbita seguida de desmaio — pudesse ser um quadro sintomático de um AAAA. Neste caso, se não fosse operado, o paciente estaria correndo risco de morte iminente.

Hoje em dia, essa passou a ser uma operação padrão com excelentes resultados e um nível aceitável de risco, ainda mais no caso de um paciente relativamente jovem, de 69 anos de idade. No entanto, seu sucesso depende de duas condições prévias que não podiam ser cumpridas em 1948. Em primeiro lugar, devem ser feitos estudos radiográficos antes da operação, para determinar o tamanho (diâmetro), extensão (comprimento) e localização do aneurisma (em relação às artérias dos rins). Atualmente, tudo isso pode ser realizado via tomografia computadorizada, utilizando-se uma ultrassonografia com contraste; em 1948, todavia, esses métodos ainda não existiam. Em segundo lugar, Nissen não dispunha de muitas opções de tratamento para oferecer ao paciente. A primeira operação bem-sucedida para substituir um AAA só seria realizada em Paris, na França, no ano de 1951 — nela, o cirurgião Charles Dubost utilizou um pedaço de aorta de um doador falecido. No ano de 1948, para o caso de um aneurisma rompido agudo, tudo que um cirurgião poderia fazer seria amarrar a aorta para salvar a vida do paciente. No entanto, como isso interrompe o suprimento de sangue para as pernas, o paciente acabaria morrendo. No caso de Albert Einstein, uma complicação terrível assim era impensável, pois sua vida não parecia estar em perigo.

Durante a cirurgia abdominal em Einstein, Nissen se deparou com uma vesícula biliar normal, livre de cálculos, mas também com um imenso aneurisma da aorta abdominal. Como o aneurisma ainda estava intacto, Nissen utilizou um método experimental, embrulhando-o com celofane. Sua ideia era que como o celofane — o mesmo material sintético usado para embrulhar doces, pães e charutos — é estranho ao corpo e ao mesmo tempo é totalmente solúvel, isso estimularia uma reação do tecido conjuntivo, resultando na formação de tecido cicatricial que fortaleceria a parede fina da artéria distendida e talvez adiasse por algum tempo a inevitável ruptura.

Tratando-se de um polímero transparente de celulose que passou a ser desenvolvido em 1900, o celofane tem uma grande variedade de usos, e diversos experimentos foram realizados para explorar seu potencial cirúrgico. Embora esse método já fosse utilizado por algum tempo, os resultados a longo prazo ainda não estavam evidentes. Por isso, foi preciso bastante coragem para envolver o aneurisma do maior cientista de todos os tempos com algo que era basicamente um plástico de embrulhar sanduíches. Nos anos que se seguiram após a operação de Einstein, o uso do celofane terminou completamente substituído pela cirurgia de prótese vascular, na qual a seção doente da aorta é substituída por um tubo plástico. Hoje em dia, muitos cirurgiões vasculares cairiam no riso se mencionássemos a cirurgia com celofane. No entanto, Einstein viveu mais sete anos com seu aneurisma gigantesco cuidadosamente embalado. Considerando o que sabemos atualmente sobre o AAA, trata-se de um pequeno milagre.

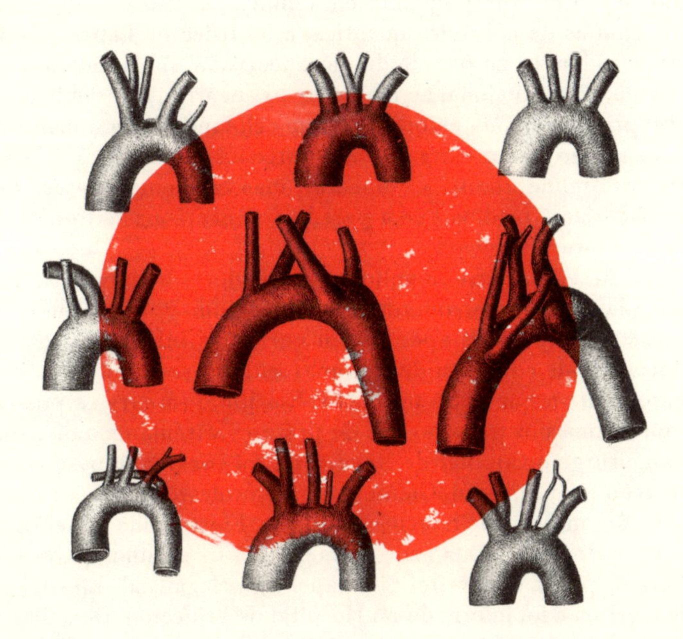

Na época, Nissen estimou o tamanho do AAA de Einstein comparando-o a uma toranja. Não se tratava de uma comparação aleatória, pois na época os médicos norte-americanos frequentemente usavam frutas para descrever o tamanho das "lesões que ocupam espaço no corpo", tais como os tumores ou aneurismas. Eles estavam acostumados a comparar tais lesões com tangerinas, laranjas e toranjas não só por serem frutas populares no hemisfério norte do globo, mas também porque elas indicavam respectivamente diâmetros de duas, três e quatro polegadas. Em sua comparação com uma toranja, Nissen deve ter sido bem cuidadoso, pois quanto maior o aneurisma, piores são as perspectivas para o paciente. Em média, uma toranja tem cerca de 10 centímetros de diâmetro. Para pacientes com AAAs não tratados e maiores do que 7 centímetros, a média de sobrevida é de apenas nove meses, o que também significa que metade deles morre antes disso. Um aneurisma maior do que 8 centímetros traz um risco anual de ruptura superior a 31%, ano após ano. Considerando que estava com um aneurisma de 10 centímetros, Einstein deveria morrer em um ou dois anos. Suas chances de conseguir sobreviver por mais sete anos eram baixíssimas.

Apesar da situação perigosa na qual se encontrava, Einstein se recuperou rapidamente da cirurgia e deixou o hospital em apenas três semanas. Quatro anos depois de sua operação, ele chegou a receber um convite para se tornar presidente do estado de Israel. Nos últimos sete anos de sua vida, Einstein, cuja pesquisa científica não mais produzira grandes avanços desde sua teoria da relatividade, prosseguiu trabalhando no Instituto de Estudos Avançados de Princeton. Enquanto ele tentava em vão conciliar as leis da gravidade com as da mecânica quântica, a lei física de Laplace — uma lei que dita que a tensão na parede de um aneurisma, submetida a uma pressão constante, é proporcional ao diâmetro do aneurisma — também operava em seu próprio aneurisma embrulhado em celofane. Quanto maior o aneurisma, mais tensão essa mesma pressão exerce na parede da artéria, por isso um aneurisma tende não só a aumentar, mas também a crescer cada vez mais rapidamente à medida que a parede do aneurisma se torna mais fina e o risco de ruptura aumenta.

Em abril de 1955, Einstein voltou a sentir dores abdominais, desta vez acompanhadas de febre e vômitos. Ele estava com 76 anos. Embora todos os sintomas uma vez mais apontassem para uma inflamação da vesícula biliar (pois a tríade completa de sintomas estava presente), os médicos naturalmente temiam que fosse um AAAA. Em 1955, tornara-se possível tratar um aneurisma por meio do uso de próteses vasculares, por isso, Frank Glenn, um cirurgião vascular de Nova York, foi convidado para vir discutir essa operação com Einstein. Glenn visitou o professor em sua casa e sugeriu a operação, mas Einstein recusou a oferta. Einstein lhe disse: "É falta de tato que se prolongue a vida artificialmente. Já fiz a minha parte e está na minha hora de partir. Cumprirei esse papel com elegância". Einstein recebeu doses de morfina e foi internado no Hospital de Princeton. Dois dias depois, na noite de 17 de abril, Einstein faleceu. Seus raros sintomas clínicos de um aneurisma rompido que apresentava a tríade de sintomas de uma inflamação aguda da vesícula biliar foram batizados de “Sinal de Einstein”, em sua homenagem.

Mas será que o truque de Nissen com o celofane funcionou? Provavelmente não. Einstein deve apenas ter tido sorte. No dia seguinte à sua morte, o patologista Thomas Harvey realizou uma autópsia no corpo do cientista mundialmente reconhecido. Harvey observou que ele tinha pulmão de fumante, notou o endurecimento de suas artérias, o fígado aumentado e o aneurisma de aorta abdominal rompido, com pelo menos dois litros de sangue no abdômen. A vesícula biliar estava normal, mas o cérebro do professor pesava 1.230 gramas, 200 gramas a menos do que o peso médio do cérebro de um homem adulto.

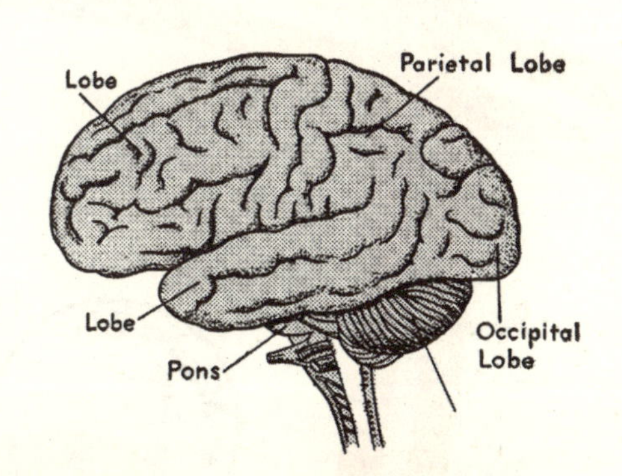

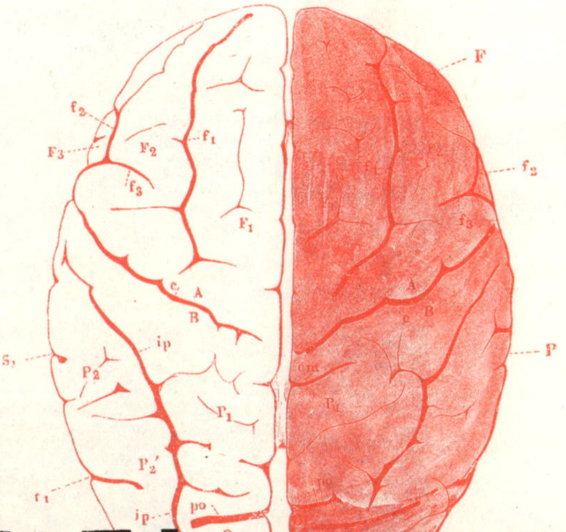

New York World-Telegram and The Sun

ALL Sports FINAL
Bid and Asked Prices
Complete Markets

IN TWO SECTIONS

Local Forecast: Mostly fair tonight. Increasing cloudiness with chance of showers tomorrow. Weather Forecast on Page 19

VOL. 122—NO. 190— NEW YORK, MONDAY, APRIL 18, 1955. FIVE CENTS

DR. EINSTEIN IS DEAD AT 76

ndergarten ts to Get e Vaccine

ity Adds 64,000 o First Program

Baseball

NATIONAL LEAGUE.

Results at Jamaica

(Charts and Other Race Results in Sports Section.)

Reds Blasted As Bandung Talks Begin

Free Vietnam, Iraq Open Fire

By GENE SYMONDS, United Press Staff Writer.

BANDUNG, Indonesia, April 18.—Iraq and Free Viet Nam strongly condemned communism today at the opening session of the 29-nation Asian-African conference.

Red China's Premier Chou En-lai, one of the most prominent delegates, smiled through it all.

The attacks on communism were virtually the only jarring notes in the opening day of the week-long session designed to consolidate the 1,500,000,000

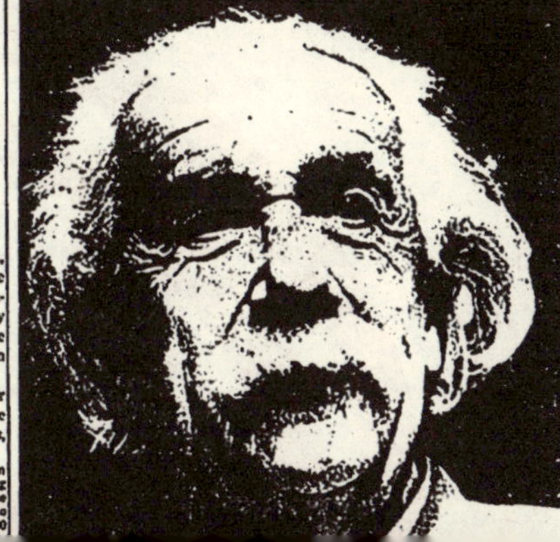

Burst Artery Proves Fatal To Physicist

Father of Atom Ag Passes at Princeton

By EDWARD ELLIS, Staff Writer.

Albert Einstein, hailed b some as the greatest geni of all time, died quietly 1:15 a.m. today in Princet Hospital in Princeton, N. at 76.

Death was due to a ruptu of the aorta, the body's m artery, caused by hardening the arteries. His death first been attributed to a g bladder condition but an topsy showed differently.

Dr. Einstein, his physici revealed after his death, m a decision in the field of m cine a few days ago and, tically, it was correct. They left it up to him whether s ery should be attempted to

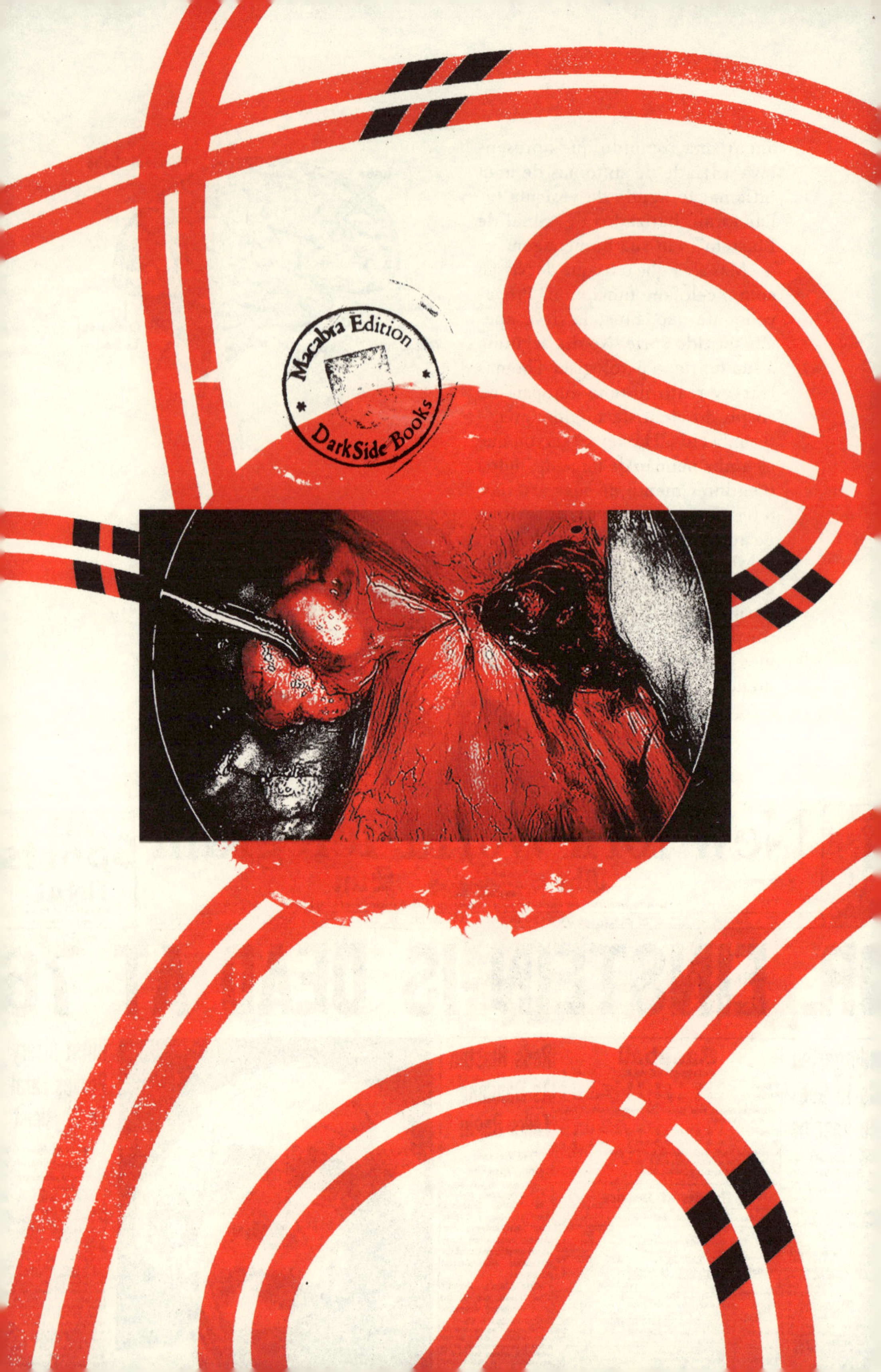
Macabra Edition
DarkSide Books

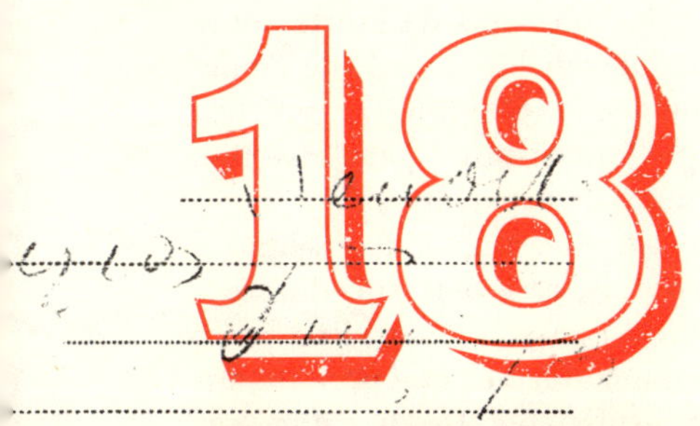

18 LAPAROSCOPIA

Endoscopia e a Revolução da Cirurgia Minimamente Invasiva

Das primeiras cirurgias com um "condutor de luz" até a possibilidade de operações à distância, houve um longo caminho de desenvolvimento do que hoje conhecemos por laparoscopia.

Em 9 de dezembro de 1806, após uma reunião científica no Josephinum, a escola de medicina de Viena, sete cavalheiros se encontraram em uma pequena sala dos fundos, onde um assistente colocara o corpo de uma jovem mulher. Os professores planejavam utilizar o cadáver para testar um dispositivo desenvolvido por um médico alemão, Philipp Bozzini, de Frankfurt.

Bozzini dera ao dispositivo o nome de "condutor de luz". Tratava-se de um aparelho composto por uma vela, um espéculo (um instrumento médico utilizado para realizar inspeções em orifícios corporais) e uma lente ocular (tal como a ocular de um microscópio ou de um telescópio). Sua invenção dava mostras de ser uma descoberta notável. Todo médico podia reconhecer que o desenho do espéculo até ali era falho. Idealmente, o espéculo, a fonte de luz e o olho do médico deveriam todos estar alinhados para evitar sombras, no entanto, ou acontecia da vela estar no caminho do médico, ou da cabeça do médico obstruir a luz da vela — além da vela fazer com que o espéculo ficasse muito quente. Naquele momento, entretanto, quando *herr Direktor* (o diretor), o *herr Vizedirektor* (vice-diretor), os quatro ilustres professores e o *herr Stabsarzt* (médico da equipe) testaram o aparelho criado por Bozzini, usando-o para inspecionar a vagina e o ânus da morta sobre a mesa, todos eles notaram espantados: "O condutor de luz enviado de Frankfurt pelo Doutor Bozzini foi apresentado e analisado, decidindo-se por testá-lo diretamente em um cadáver feminino que fora disposto para esse fim. Os promissores resultados ultrapassam em muito as expectativas".

Embora Hipócrates e outros cirurgiões do mundo antigo já fizessem uso de espéculos para examinar os orifícios corporais, esse bem-sucedido experimento com o "condutor de luz de Frankfurt" passou a ser visto como o verdadeiro nascimento da endoscopia, que é uma técnica que permite aos médicos olhar para dentro do corpo com luz o suficiente. Desde então, nos anos que se seguiram, o condutor de luz foi sendo aprimorado por médicos e fabricantes de instrumentos médicos de diversos países. Em 1855, o cirurgião francês Antonin Jean Desormeaux batizou sua versão aprimorada do endoscópio com o termo que acabou dando nome a essa disciplina: endoscopia, que significa "olhando dentro".

Quase 190 anos depois, em 9 de fevereiro de 1996, logo após seu simpósio anual sobre cirurgia laparoscópica realizada no Hospital Sint-Lucas, em Assebroek, subúrbio de Bruges, Bélgica, o cirurgião belga Luc Van der Heijden senta-se na frente de uma pequena mesa diante de um auditório. Heijden está um pouco nervoso. Para esta ocasião oficial, ele decidiu trocar sua roupa de operação por um elegante terno. Há câmeras de televisão focadas nele, e técnicos estão tentando se conectar com o Hospital Sint-Antonius, em Nieuwegein, Países Baixos, a 150 quilômetros de distância dali. O link de comunicação é possível em função de uma tecnologia relativamente nova naquele momento, a Integrated Services Digital Network [Rede Digital de

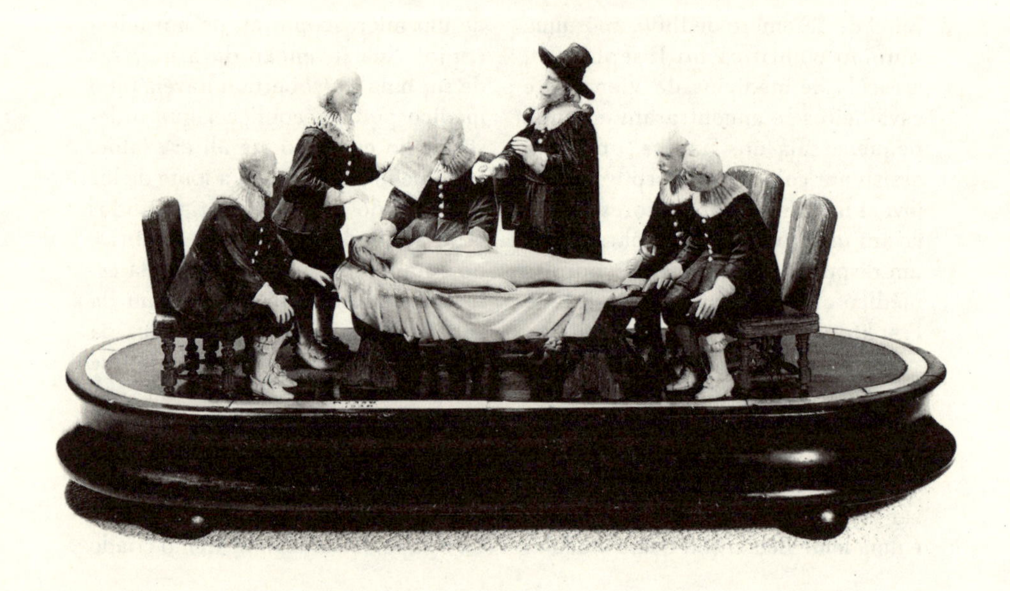

Serviços Integrados] ou ISDN. Peter Go, um cirurgião holandês, surge na tela. A imagem está um pouco trêmula e o som é metálico. Go explica que seu paciente já está anestesiado e pronto na mesa de operação. O paciente tem uma hérnia na virilha, que será reparada por meio de uma cirurgia laparoscópica de buraco de fechadura. A câmera no abdômen do paciente não ficará firme no lugar sendo segurada por mãos humanas, mas sim por um robô — e Van der Heijden a operá-la da Bélgica. Enquanto os membros da equipe de operação de Go permanecem com os braços cruzados, com o pressionar de um botão na Bélgica, a câmera passa a se mover dentro do abdômen do homem, indo para cima e para baixo, da esquerda para a direita.

Ainda que o reparo laparoscópico da hérnia tenha sido concluído pelo cirurgião holandês Go, essa operação remota da câmera foi o primeiro experimento do mundo com telecirurgia. Agora, mais de vinte anos depois, diversas operações complexas, tais como a remoção do reto, das glândulas suprarrenais, de partes do intestino grosso ou as de bypass gástrico, passaram a ser realizadas por laparoscopia como um procedimento padrão. Isso significa que essas cirurgias podem ser realizadas mais rapidamente (geralmente entre uma ou duas horas), com mais segurança e facilidade do que no caso de uma operação aberta convencional. Como chegamos neste nível de progresso?

Não tem como um médico ou cirurgião conseguir fazer muita coisa com um instrumento que depende de uma vela. Em 1879, Josef Leiter, um fabricante de instrumentos médicos vienense, e Maximilian Nitze, um urologista, resolveram esse problema de uma vez por todas ao darem um jeito de mover a fonte de luz de fora do corpo para dentro da própria cavidade corporal. Leiter e Nitze desenvolveram o cistoscópio, um instrumento que lhes possibilitava observar dentro da bexiga através da uretra por meio do uso de um fio incandescente (isso quase seis meses antes de Thomas Alva Edison inventar a lâmpada incandescente) para produzir luz, a qual era resfriada com água. O cistoscópio tornou Leiter famoso mundialmente. Leiter convenceu o assistente do cirurgião mais renomado do mundo de então, Theodor Billroth, de Viena, a ajudá-lo a desenvolver o endoscópio definitivo: o gastroscópio, um instrumento que possibilitava olhar para dentro do estômago. Leiter e o assistente de Billroth, Johan Von Mikulicz, construíram o gastroscópio utilizando um tubo com uma luz refrigerada por água na ponta. Considerando que o paciente teria que engolir o longo tubo inteiro, Von Mikulicz decidiu realizar a primeira gastroscopia em um engolidor de espadas de circo, no ano de 1880. A partir daí, Von Mikulicz passaria a utilizar o gastroscópio para examinar os estômagos de centenas de pacientes, muitas vezes acompanhado de seu pupilo, Georg Kelling.

Passar por um desses exames conduzidos por Von Mikulicz com um tubo rígido deve ter sido uma experiência terrível para seus pacientes. O paciente teria de se deitar sobre a mesa de operação de costas, com a cabeça pendurada na borda. Em seguida, o tubo de metal, cujo comprimento era de cerca de 60 centímetros, seria empurrado através da boca aberta do paciente,

CURIOSIDADES & ABSURDOS

TORRES E TROCARTES

A laparoscopia depende totalmente da tecnologia. Essa cirurgia requer o uso de quatro dispositivos que geralmente são empilhados um sobre o outro em um carrinho móvel conhecido como torre de laparoscopia. Na parte superior fica a tela; embaixo da unidade da câmera, à qual se conecta a câmera portátil, encontra-se o insuflador, responsável por inflar o abdômen por meio de uma pressão constante de dióxido de carbono; há também uma fonte de luz. Três cabos saem da torre para a operação: o cabo da câmera, um cabo de fibra óptica para a luz e um tubo para o gás dióxido de carbono. A câmera e o cabo de luz são conectados ao laparoscópio, um instrumento de forma tubular com cerca de 10 milímetros de diâmetro e de 30 a 40 centímetros de comprimento, equipado com um sistema de lentes que produz as imagens e mantém a luz. Para se obter acesso à cavidade abdominal inflada, utilizam-se dispositivos chamados trocartes, que são inseridos através da parede abdominal. Tratam-se de tubos cujos diâmetros têm entre 5 e 12 milímetros, equipados com válvulas herméticas, através dos quais o laparoscópio, as pinças e outros instrumentos podem ser introduzidos no abdômen. Tanto para se realizar incisões quanto para cauterizar o abdômen é utilizada a eletricidade. É por isso que o gás no abdômen não pode conter oxigênio e todos os instrumentos e trocartes são isolados eletricamente. Os trocartes e os instrumentos laparoscópicos são minúsculos e mecanicamente complexos; além disso, por serem facilmente danificados e difíceis de limpar, muitos deles são descartáveis e terminam sendo jogados fora após cada laparoscopia. Isso faz com que a laparoscopia seja uma cirurgia cara. No entanto, esse custo é compensado pelo fato de que os pacientes passam menos tempo internados no hospital.

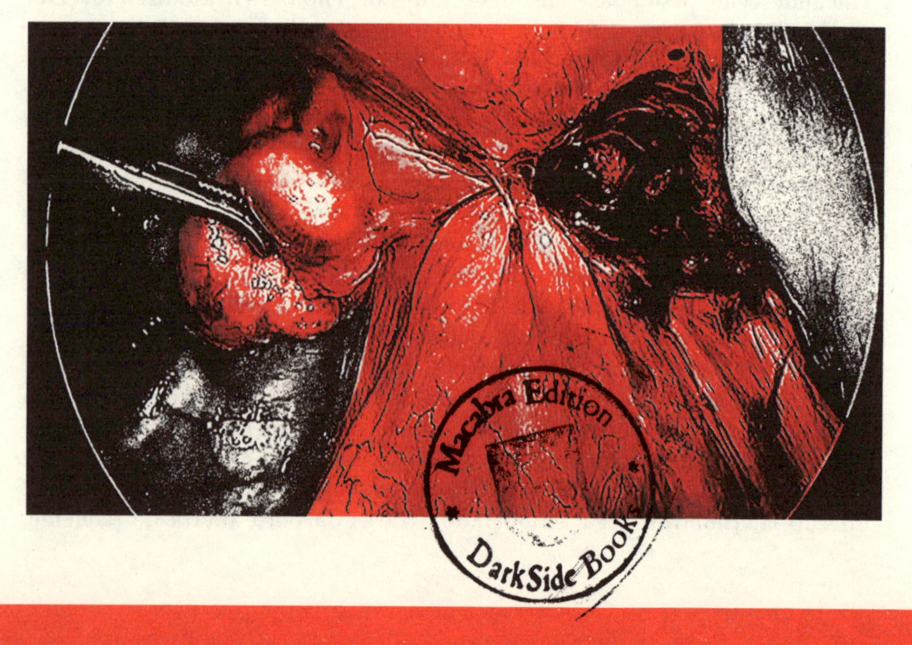

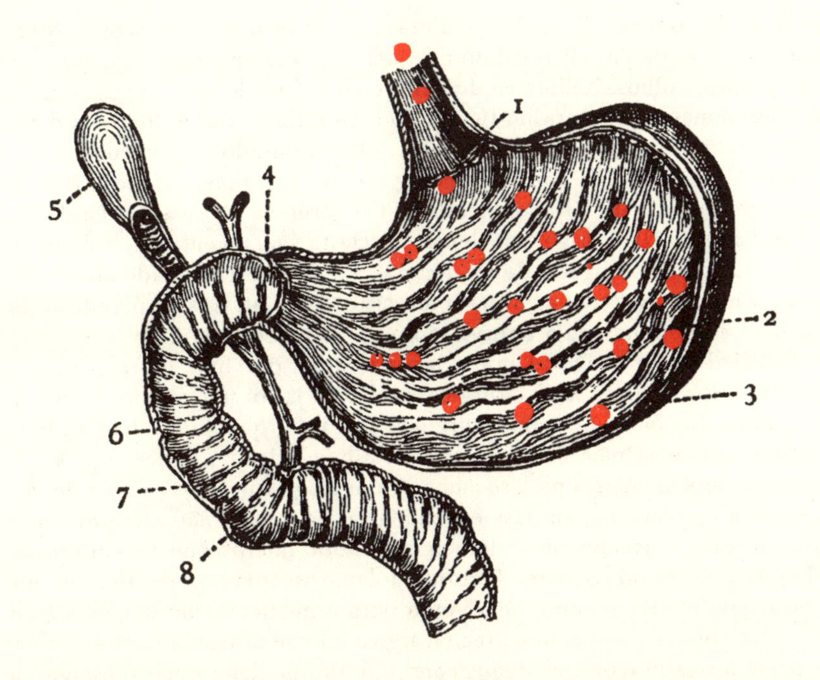

descendo pelo esôfago até entrar no estômago. Então, o estômago ficaria visível para o médico assim que se bombeasse ar para dentro dele e se acendesse a luz. Se o paciente ficasse imóvel, não entrasse em pânico e não engasgasse, o médico teria tempo suficiente para inspecionar uma parte do estômago. Não era muito, mas já era bem mais do que se imaginava possível até ali.

O próximo marco da endoscopia se tratou na verdade de um subproduto de outra ideia diferente. Por muitos anos, foram realizados experimentos nos quais se inflava a cavidade abdominal com ar, em um processo conhecido como insuflação. Esses experimentos foram conduzidos como uma tentativa para o tratamento de tuberculose, em uma época em que os tratamentos experimentais representavam tudo que se podia fazer contra as doenças debilitantes. Chegou a se dizer que a insuflação fora um tratamento bem-sucedido contra alguns casos de tuberculose. De qualquer forma, ficou evidente que inflar o abdômen do paciente com ar causava poucos danos. Von Mikulicz também experimentara com a insuflação e usara a mesma bomba de ar para seu gastroscópio. Então, seu assistente, Georg Kelling, teve a ideia de aumentar a pressão do ar na cavidade abdominal para interromper a hemorragia interna no abdômen, passando a conduzir testes desse tratamento em cães.

Primeiro, Kelling causava uma ruptura nos fígados dos animais de teste. Então, ele inflava suas cavidades abdominais e esperava para ver o que ocorreria. No entanto, mesmo com esse procedimento, os cães continuaram morrendo. Kelling não conseguia entender os motivos de sua ideia não estar dando certo, e, por isso, ele queria saber exatamente o que estava acontecendo na cavidade abdominal dos animais. Então, ele inseriu um cistoscópio Nitze-Leiter através da parede do abdômen inflado, para enxergar o interior com seus próprios olhos. Kelling se deparou com o fato de que a pressão do ar não pressionava a ruptura no fígado do bicho. Enquanto Kelling via o animal sangrar até a morte, percebeu que tinha inventado algo novo.

Em 23 de setembro de 1901, Kelling repetiu esses mesmo procedimento diante do público no 73º Congresso da Conferência Médica dos Cientistas Naturalistas de Hamburgo, na Alemanha. Desta vez, no entanto, Kelling decidiu não romper o fígado de um animal. Ele inflou a cavidade abdominal de um cão saudável com ar, inseriu um cistoscópio através da parede abdominal — e assim nasceu a cirurgia do buraco de fechadura.

É difícil de se imaginar que a laparoscopia, que hoje representa uma parte tão essencial da área cirúrgica moderna, já foi um campo dominado por internistas que não eram cirurgiões. Em 1901, quando Kelling realizou a primeira experiência de laparoscopia, ainda existiam poucas opções de exames complementares para se embasar um diagnóstico. Os exames de sangue ainda estavam em sua fase embrionária, os raios x não eram de muito valor quando se tratava do abdômen e o estudo microscópico só era possível após a morte do paciente. Portanto, a laparoscopia representou um progresso significativo e muito bem-vindo para a medicina, ainda que, até ali, ela tivesse pouco a ver com a área cirúrgica e fosse utilizada para examinar de perto o fígado e outros órgãos com o intuito de determinar o estágio de uma doença. Além disso, de início, a laparoscopia não estava livre de problemas: em 1923, um abdômen inflado com oxigênio pegou fogo por alguns instantes, mas felizmente isso causou poucos danos ao paciente. Desde então, o dióxido de carbono, que não é explosivo, passou a ser utilizado.

O próximo passo, da laparoscopia diagnóstica (que envolve olhar dentro do abdômen para averiguar o que há para se ver) para a laparoscopia terapêutica (olhar dentro do abdômen para se fazer algo ali) não foi dado pelos cirurgiões, mas sim pelos ginecologistas. Isso ocorreu porque o fígado não é o único órgão que pode ser inspecionado com o uso de um laparoscópio através do umbigo: essa também é uma maneira de se obter uma visão perfeita do útero e dos ovários. Para que os intestinos mudem de posição do abdômen inferior para o superior, basta que se incline a mesa de operação com a cabeça para baixo. Além disso, ao contrário dos internistas, os ginecologistas estavam acostumados a realizar operações, por isso, bastava um pequeno passo para que eles pudessem fazer pequenas operações com o auxílio de um laparoscópio. A princípio, os ginecologistas começaram com a esterilização laparoscópica, que envolvia amarrar ambas as trompas de Falópio, para então irem ainda mais longe, cortando os cistos nos ovários e removendo as gestações ectópicas. À medida que os ginecologistas se aperfeiçoavam, eles foram realizando procedimentos cada vez mais complexos. Kurt Semm, um ginecologista alemão, removeu miomas uterinos e conseguiu extrair um útero inteiro por laparoscopia. Em 1966, Semm passou a comercializar o primeiro insuflador automático, o CO_2-Pneu-Automatik, que era capaz de inflar o abdômen com dióxido de carbono e mantê-lo sob uma pressão constante e segura. Semm também desenvolveu o primeiro instrumento para o treino de laparoscopia, um modelo em uma caixa com o qual os ginecologistas podiam aprender a realizar operações laparoscópicas.

Em 2 de dezembro de 1975, nos Países Baixos, Henk de Kok, um cirurgião que aprendera laparoscopia com seu irmão Jef, um ginecologista, realizou a primeira apendicectomia assistida por laparoscopia no hospital da cidade holandesa de Gorinchem. Munido de um laparoscópio em uma de suas mãos, Kok localizou o apêndice, enquanto com a outra mão ele conseguiu precisar onde poderia realizar uma minúscula incisão pela qual conseguiria extrair o apêndice — tudo isso enquanto observava o tempo todo pelo laparoscópio. Na época, seus colegas cirurgiões consideraram o procedimento escandaloso.

Até ali, a laparoscopia nunca tivera muita popularidade entre os cirurgiões. Isso porque, como era necessário segurar o laparoscópio com uma das mãos, o cirurgião só dispunha da outra mão livre para realizar o procedimento. Foi só com o advento de uma tecnologia completamente nova que as aplicações cirúrgicas da laparoscopia se tornaram realmente possíveis. Em 1969, George Smith e Willard Boyle inventaram o dispositivo de carga acoplada, mais conhecido como o chip de CCD, que permitiu a digitalização e processamento de imagens. A primeira câmera CCD chegou ao mercado em 1982 e em poucos anos os modelos mais recentes se tornaram pequenos o suficiente para que um assistente de cirurgia segurasse a câmera enquanto o cirurgião permanecia de pé, olhando para a tela. Mesmo assim, muitos cirurgiões ainda não estavam convencidos. A primeira colecistectomia laparoscópia videoassistida — a remoção de uma vesícula biliar com uma câmera de vídeo e uma tela de televisão — foi realizada por Phillipe Mouret em Lyon, na França, no ano de 1987. De fato, Mouret era um ginecologista, mas a operação bem-sucedida causou uma reação entre os cirurgiões. Em poucos anos, a laparoscopia se espalhou pela área cirúrgica como fogo.

A colecistectomia se tornou a operação laparoscópica mais realizada no mundo. Ela requer apenas três ou quatro pequenas incisões, que somadas não têm mais do que 4 centímetros, enquanto a incisão para a remoção clássica de vesícula biliar até ali necessitava de uma corte de mais de 15 centímetros. O público percebeu a diferença imediatamente, já que essa inovação se tornou uma grande notícia na mídia. Os pacientes sentiam bem menos dor e não precisavam mais passar uma semana no hospital, sendo agora liberados para voltar para casa no dia seguinte. Esse foi o início de uma tendência que desencadeou uma verdadeira revolução. A cirurgia minimamente invasiva — ou seja, realizar o máximo de intervenção cirúrgica e com a menor técnica operacional possível — tornou-se a palavra mágica da cirurgia do século XXI. Hoje isso soa tão lógico, mas só se tornou possível como resultado de uma série de desenvolvimentos complexos de alta tecnologia.

Atualmente, não há nenhum órgão no abdômen que não possa ser operado por laparoscopia. Em 2001, o professor francês Jacques Marescaux levou além o feito de Van der Heijden e de Go ao realizar uma operação transatlântica (dotada de um óbvio toque de espetáculo) que ele batizou de Operação Lindberg. De Nova York, ele controlou um robô em Estrasburgo, na França, realizando uma colecistectomia laparoscópica em uma paciente do sexo feminino que estava a mais de 6 mil quilômetros. Mais recentemente, sem fazer uma incisão, Marescaux removeu uma vesícula biliar por endoscopia através de uma abertura na vagina. Entretanto, apesar dos esforços dos cirurgiões para exibir sua própria área como a disciplina mais inovadora, foram os radiologistas e os cardiologistas que apresentaram o progresso mais espetacular nas técnicas minimamente invasivas dos últimos anos. Agora, tornou-se possível substituir uma válvula cardíaca através de uma perfuração na virilha, interromper uma hemorragia no baço, remover um cálculo no duto biliar através do fígado e tratar um aneurisma de aorta rompido como se fossem as coisas mais fáceis do mundo, sem a necessidade de uma cirurgia.

Quanto aos médicos de áreas não cirúrgicas, eles deixaram de usar a laparoscopia diagnóstica mais ou menos na mesma época em que a laparoscopia cirúrgica com uso de câmera de vídeo começou, mas não foi porque os cirurgiões a substituíram. Outras tecnologias foram desenvolvidas, inclusive os exames de ultrassom e tomografia computadorizada, que fornecem imagens de melhor definição e mais visíveis do fígado do que a laparoscopia.

Georg Kelling, o responsável pela descoberta da laparoscopia, terminou morrendo em sua própria casa durante um bombardeiro em Dresden, na Alemanha, no ano de 1945. Seu corpo nunca foi encontrado.

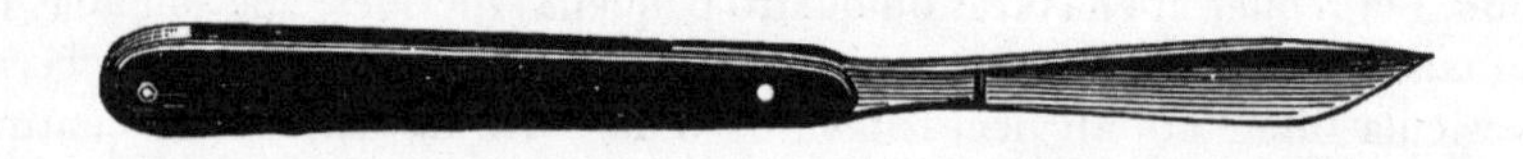

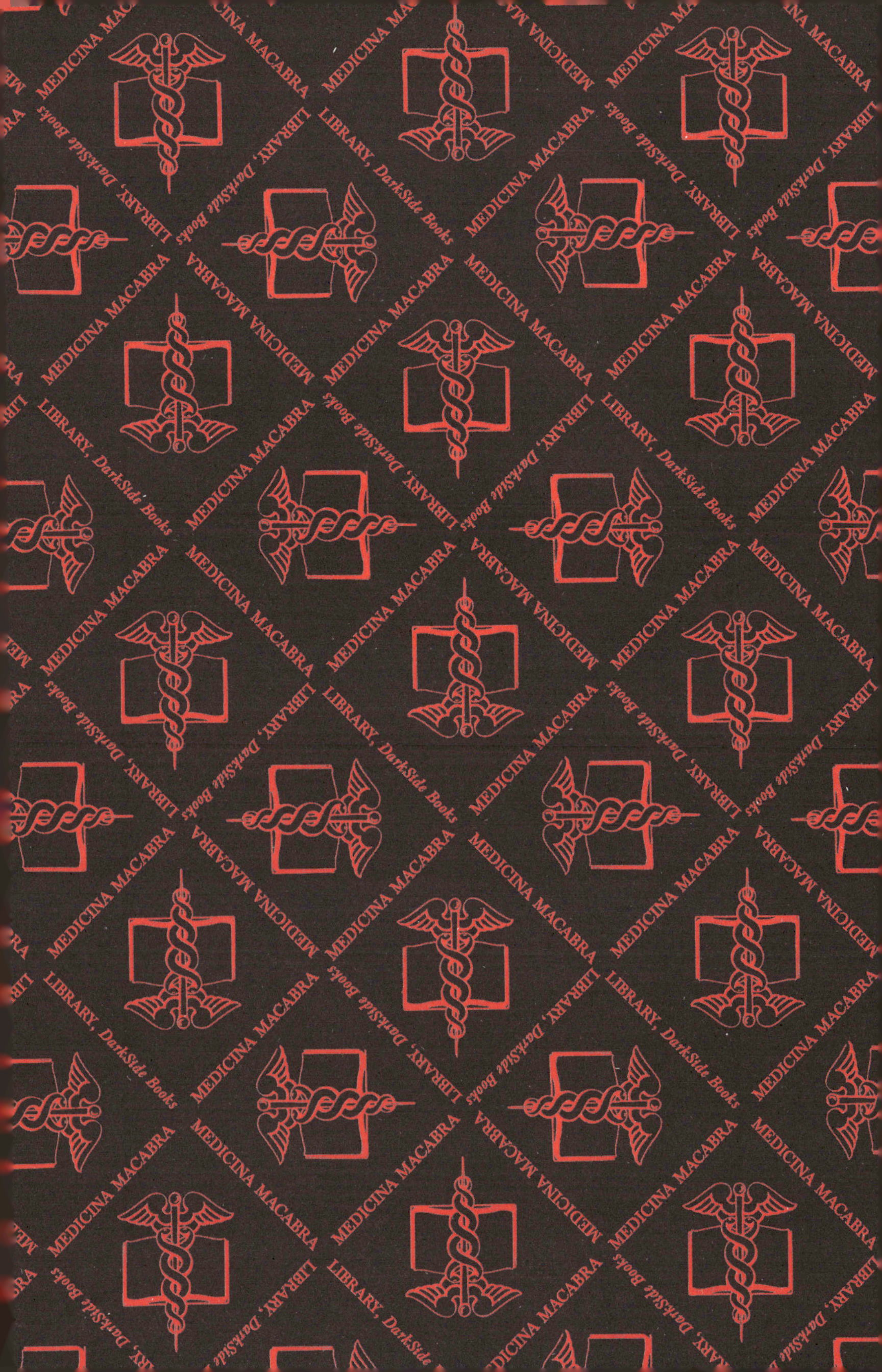
MEDICINA MACABRA
LIBRARY, DarkSide Books

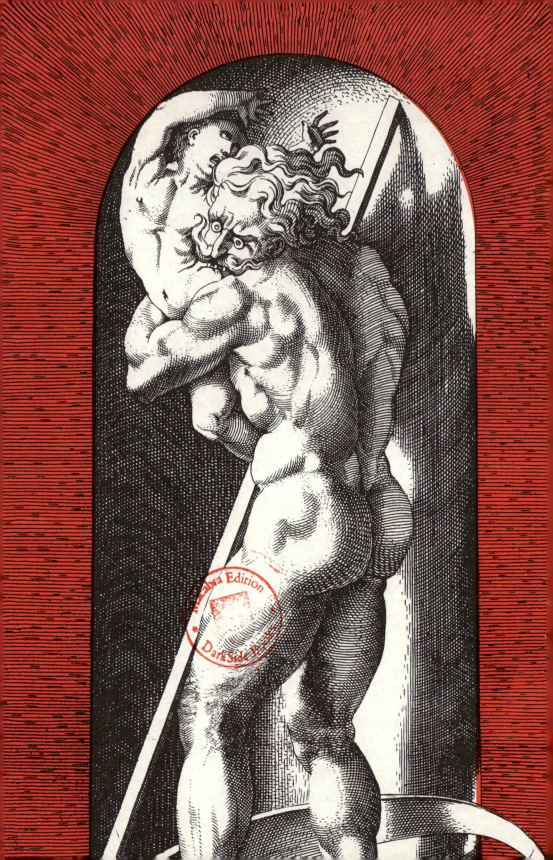

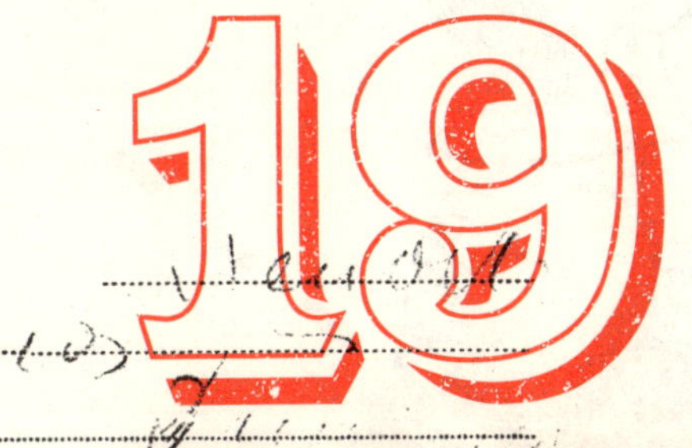

CASTRAÇÃO

A História de uma Cirurgia Bem Simples: Adão, Eva e Farinelli

Presente em mitos de origem de religiões diversas, a castração, na Antiguidade, poderia servir tanto como punição como para a transformação de eunucos, que tinham posições privilegiadas em impérios. Séculos mais tarde, jovens seriam castrados para permanecerem com vozes angelicais e triunfarem nas carreiras como cantores.

O mito grego da criação inclui um dos procedimentos cirúrgicos mais realizados da história da humanidade. O casal primordial Urano e Gaia, que representam o céu e a terra, tem filhos que são gigantes. Urano, com medo de ser usurpado por um de seus filhos, lança todos eles no submundo. No entanto, os piores temores de Urano se confirmam quando o titã Cronos escapa com a ajuda de sua mãe, para em seguida castrar seu pai e assumir o poder. Por dez dias, os genitais de Urano caem na direção da terra, finalmente mergulhando no mar e causando o nascimento da deusa Afrodite. Cronos, por sua vez, tem tanto medo de perder seu poder quanto seu pai também tinha. Por isso, ele devora todos os seus filhos, com a exceção de Zeus, que consegue escapar e depois retorna para matar o pai. Os três maiores planetas do nosso sistema solar têm os nomes desses três grandes deuses: Urano, Saturno (o equivalente romano de Cronos) e Júpiter (o equivalente romano de Zeus).

A castração também acontece em outro mito de criação, ainda que de forma inversa. O deus egípcio Osíris é trucidado em catorze pedaços

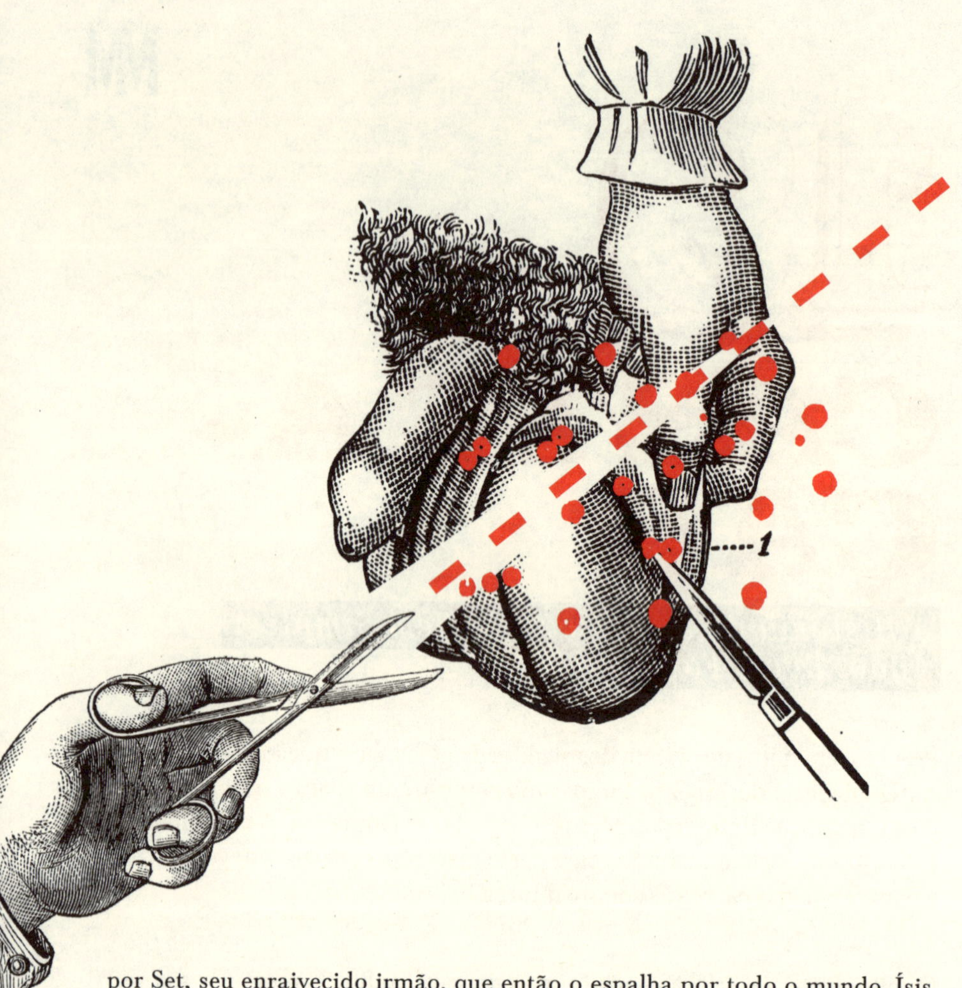

por Set, seu enraivecido irmão, que então o espalha por todo o mundo. Ísis, a esposa de Osíris, passa a procurar pelas partes do marido e consegue encontrar treze delas, que são reunidas cirurgicamente. Ísis se tornou a padroeira egípcia dos cirurgiões e Osíris se torna forte o suficiente para ser deus novamente e gerar um filho com a esposa, chamado Hórus. Esse é um baita feito, considerando que a 14ª parte faltante de Osíris é sua genitália. Eventualmente, Hórus se torna o deus dos céus e mata Set.

Não é apenas o mito de criação egípcio que se assemelha ao mito de Urano e Cronos. A história da criação descrita no Antigo Testamento também tem muitas semelhanças com o mito grego. Assim como na versão grega da criação, a história bíblica começa com a criação de um homem, Adão, e de uma mulher, que em algumas interpretações do texto sagrado é chamada de Lilith, ambos criados do pó da terra. Nas duas lendas, o homem passa então por uma operação: Adão é anestesiado e uma de suas costelas é retirada, enquanto Urano é castrado. De cada uma das partes removidas deles, uma nova mulher é respectivamente criada — Afrodite na versão grega, Eva na

Bíblia. O interessante da história bíblica, do ponto de vista cirúrgico, é que a parte extraída de Adão não é fácil de se remover, como os genitais, que é o caso das histórias grega e egípcia. A remoção de uma costela era uma operação complexa demais para a época, a ponto de ser inconcebível, dado o nível de dissecção cirúrgica necessária. Além do mais, a Bíblia também nos diz que a operação deixou uma cicatriz no corpo de Adão, mas não há nenhuma cicatriz lateral no peito dos homens e eles também possuem o mesmo número de costelas das mulheres: 24.

Ainda assim, os homens realmente nascem com cicatrizes. Duas delas, para ser mais preciso. Foi isso que o biólogo Scott Gilbert e o estudioso bíblico Ziony Zevit apontaram em um fascinante artigo publicado em 2001. O umbigo se trata de uma cicatriz deixada após o cordão umbilical ser descartado. A segunda cicatriz é a rafe perineal, uma linha vertical posicionada exatamente no meio do escroto e na base do pênis, que se trata de um resquício do desenvolvimento embrionário da uretra masculina. Quase todos os outros mamíferos possuem um osso abaixo dessa linha, que é conhecido como *baculum*, mas os homens estão entre os poucos que não o têm. O interessante é que a palavra hebraica *tzela*, usada na Bíblia, significa "costela" e também "viga de suporte" ou "contraforte". Com um pouco de imaginação, é possível pensar que *tzela* poderia ser uma referência a um osso diferente, longo e rígido, talvez o *baculum*. Seria esse osso do pênis — que os homens não têm — a "costela" que foi retirada de Adão? Será que isso significa que a operação pela qual Adão passou era também uma castração, sendo uma ressecção de seu "contraforte de sustentação"?

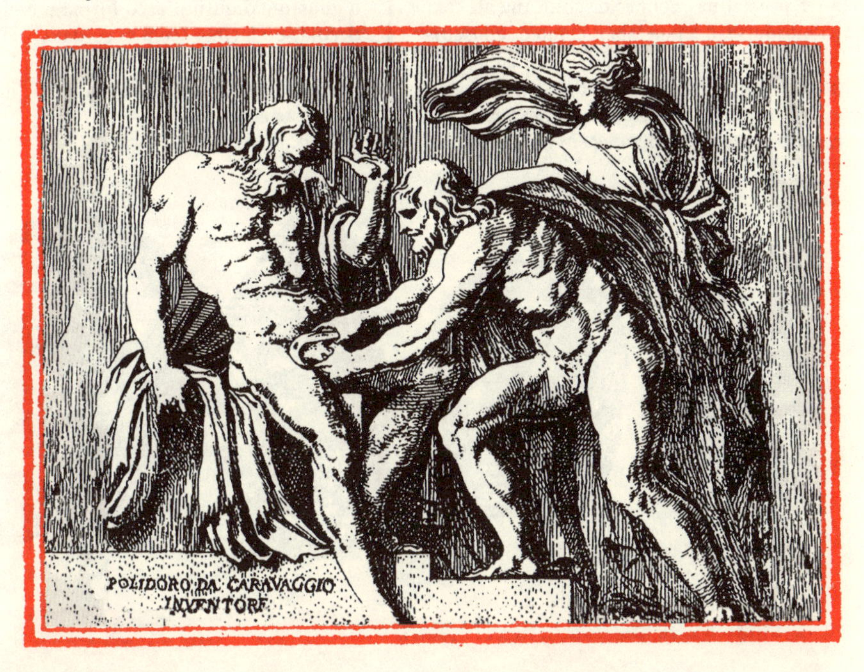

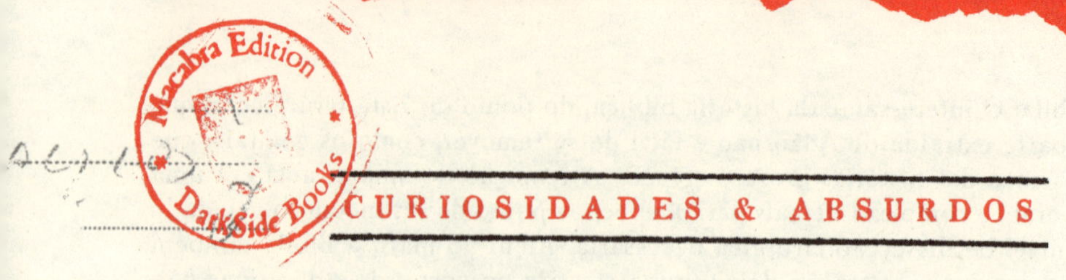

CURIOSIDADES & ABSURDOS

GUELRAS HUMANAS

Conforme nossos corpos se desenvolvem ainda no útero, o embrião repassa as mesmas fases pelas quais passamos durante nossa evolução de seres unicelulares para humanos. Em algum momento durante as primeiras semanas de gravidez, o embrião é brevemente uma criatura com guelras, como um peixe, tendo cinco delas de cada lado de sua cabeça. Então as brânquias se fecham novamente e crescem juntas, eventualmente formando o rosto e o pescoço. Caso algo dê errado durante esta fase do desenvolvimento do embrião, a criança fica com um defeito, tal como uma cicatriz ou uma fenda labial ou palatina. Tratam-se de condições congênitas que só podem ser corrigidas por meio de cirurgia. A fenda palatina é conhecida clinicamente como palatosquise, a fenda labial como queilosquise e a fissura de lábio, mandíbula ou palato, que pode chegar até a órbita ocular e a pálpebra, como queilognatopalatosquise. Também podem ocorrer problemas semelhantes em outros lugares, como a espinha bífida (quando o tubo do sistema nervoso embrionário não se fecha totalmente) ou a hipospádia (desenvolvimento incompleto da uretra). Há estruturas em nossos corpos que evoluem a partir dos cinco arcos de guelras e que geralmente as pessoas não imaginam ter nenhuma relação com peixes ou guelras. O primeiro arco dá origem ao ouvido médio — dessas guelras nascem dois dos três ossos do ouvido médio (ossículos auditivos) e a trompa de Eustáquio. O segundo arco forma o terceiro ossículo auditivo (o estribo), o osso hioide (osso da língua) e a tonsila faríngea (adenoide). As glândulas paratireoides e o timo são formados a partir do terceiro e quarto arcos de guelras, enquanto o quarto e o quinto arco formam a glândula tireoide e a laringe (com as cordas vocais). Portanto, nós começamos como peixes — quem acredita que fomos criados a partir de outra coisa está apenas errado.

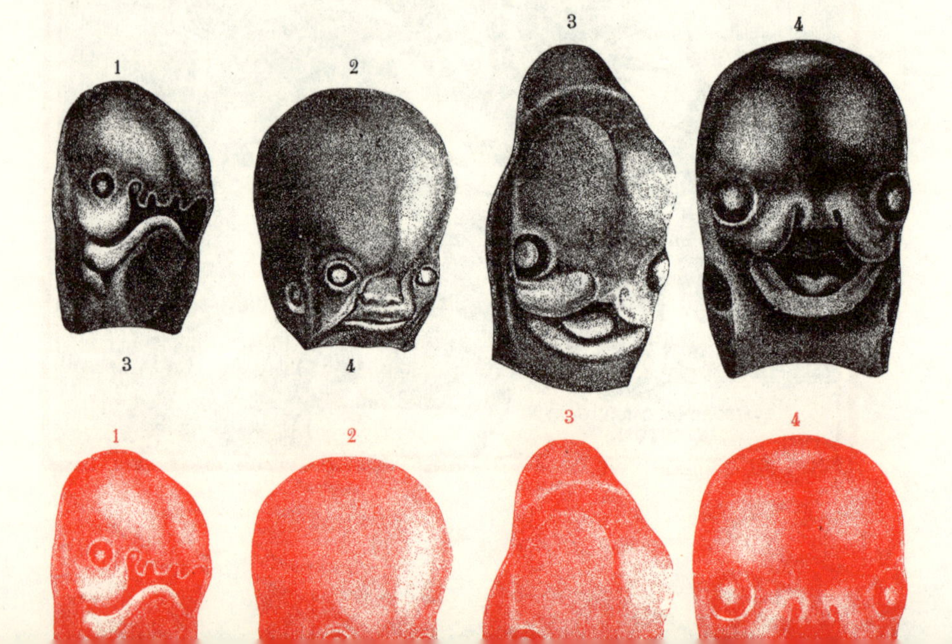

Considerando que a castração aparentemente não era algo fora do comum para os autores desses antigos mitos, essa operação deve ter origens muito antigas. Isso é bem possível, pois não se trata de um procedimento especialmente complexo: é possível se cortar, arrancar ou decepar os genitais de alguém até mesmo com as ferramentas mais simples que existem — duas pedras, por exemplo. A castração de Cronos foi registrada por Hesíodo no século VIII a.C., mas a essa altura a história já fazia parte de uma tradição muito mais antiga. Além disso, há de fato referências à castração no Antigo Testamento, nas quais se fala sobre homens cujos testículos foram esmagados ou cortados para impossibilitá-los de entrarem no céu.

A princípio, a castração representava uma operação perigosa cuja função era punir ou subjugar. Na China e em outras regiões da Ásia Oriental, a castração foi aplicada como uma alternativa para a execução de prisioneiros de guerra. As técnicas utilizadas então eram bem cruéis: em alguns casos, os genitais eram manchados com fezes e depois devorados por um cachorro. No entanto, mesmo com métodos um pouco mais higiênicos, o simples ato de se cortar ou arrancar tudo que havia dependurado entre as pernas da vítima trazia tantas chances de hemorragia severa que as vítimas provavelmente sangrariam até a morte ou teriam uma gangrena gasosa, ou seja, o resultado era bem pouco diferente de uma sentença de morte comum.

No entanto, desde pelo menos 2.500 anos atrás já deviam existir maneiras de se castrar homens sem trazer um risco tão grande, pois nem todos estavam sendo submetidos à operação como uma forma de punição e muitas vezes era de grande importância que as cirurgias fossem bem-sucedidas. Os reis persas recebiam pagamentos anuais de "impostos" de suas províncias na forma de um determinado número de jovens castrados vindos das famílias mais preeminentes do país. Na ilha grega de Chios, um homem chamado Paniónios conquistou uma fortuna realizando castrações, sendo que essa profissão era escandalosa para os padrões dos gregos antigos. Esse autoproclamado cirurgião comprava os escravizados que considerava os mais atraentes no mercado local, castrava-os e os vendia a um preço alto no continente, na região da Ásia Menor. Não sabemos como Paniónios executava essa operação, mas ele obviamente era tão bem-sucedido nessas cirurgias que conseguiu viver muito bem do comércio extraído delas. Uma das vítimas de Paniónios acabou se tornando um dos eunucos da corte persa, onde batalhou até se tornar um confidente do rei Xerxes, o que lhe permitiu a oportunidade de se vingar do cirurgião que lhe roubara a masculinidade. Ele conseguiu retornar para Chios, onde forçou Paniónios a castrar seus quatro filhos, que tiveram então de retribuir o mesmo favor ao pai.

Os eunucos representavam um grupo poderoso e privilegiado tanto nas cortes quanto nos haréns dos reis, sultões e imperadores da Ásia, Arábia e em Bizâncio, no Império Romano do Oriente. Muitos deles eram homens influentes de alto status social, como diplomatas, tesoureiros, funcionários públicos e generais. Aparentemente, costumava-se valorizar os homens castrados por uma série de qualidades positivas. Eles eram vistos como leais,

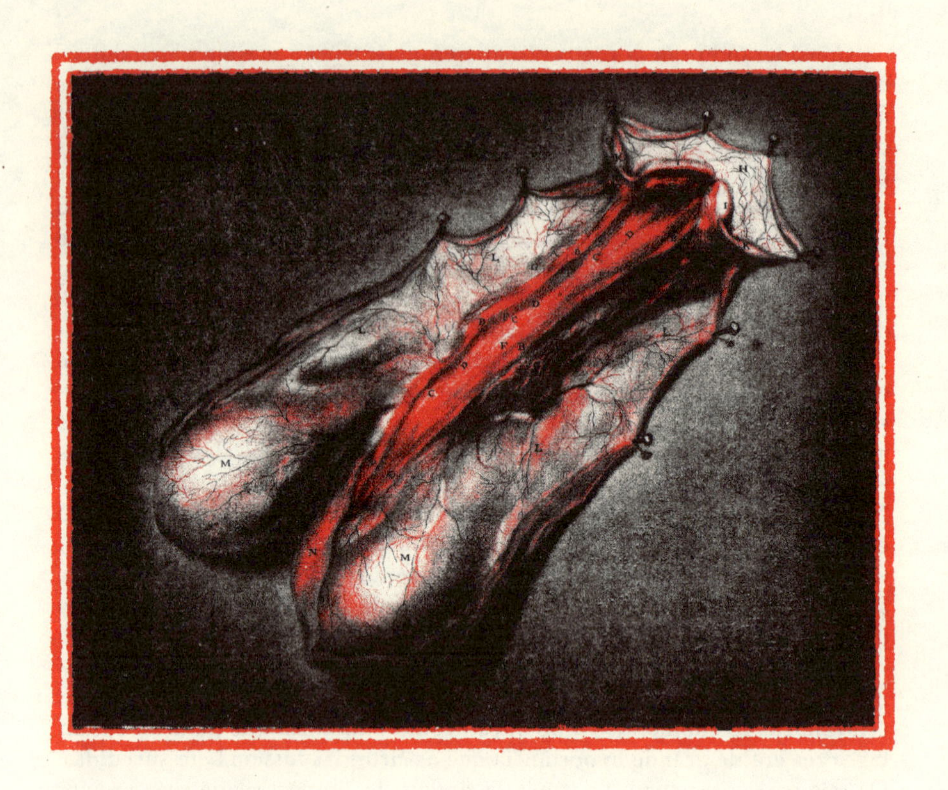

confiáveis, refinados, astutos, conciliadores e dotados de talento para a organização. Tradicionalmente, o túmulo de Maomé só podia ser protegido por guardas eunucos. Durante 23 dinastias, o poder político na China foi dominado por eunucos, além de ter sido governada por 100 mil funcionários públicos castrados quando sob os imperadores Ming. O último eunuco sobrevivente na Cidade Proibida na China, Sun Yaoting, morreu em 1996.

Na versão mais drástica da operação de castração, tanto o pênis quanto o escroto eram removidos com um único e decisivo golpe de faca. Para manter a uretra recém-cortada aberta, inseria-se então um objeto, tal como uma pena de ganso, ou um tampão especial feito de estanho. A operação não costumava ser realizada por cirurgiões: no norte da África, os comerciantes de pessoas escravizadas realizavam-na nos postos de comércio de escravizados negros do Sudão, que eram destinados aos sultões otomanos. Eles tinham o costume de estancar o fluxo de sangue da ferida aberta com areia escaldante do deserto. O sangue então jorrava a partir dos tecidos eréteis do pênis e das artérias dos testículos. Se a hemorragia não parasse em um dia, a pessoa escravizada acabava morrendo neste período. Caso a vítima sobrevivesse até o dia seguinte, era muito provável que viesse a desenvolver uma infecção com risco de morte nas semanas seguintes, quando a ferida normalmente deveria estar cicatrizando. Tratava-se de um cruel processo de seleção, cujo resultado era mais determinado pelo acaso e pela limpeza das bandagens e da faca utilizada na operação do que na força de vontade da vítima de sobreviver. No entanto, um escravizado que sobrevivesse a essa provação imediatamente ganhava um preço muito maior do que teria de outras maneiras.

Na Cidade Imperial de Pequim, a operação era realizada por castradores especializados. Estes agarravam a genitália da vítima com a mão esquerda e seguravam uma faca curva atrás de si com a mão direita. Eles perguntavam então para o homem (ou, quando se tratava de um menor, ao seu pai) se a castração de fato deveria ocorrer. Ao ouvirem a palavra "sim", os castradores puxavam a faca na direção da vítima, cortando seu pênis e escroto de uma só vez. Após isso, eles passavam a tratar a ferida com papel oleado e permitiam que a vítima andasse pelo quarto por algumas horas. Por três dias, o paciente estava proibido de beber qualquer líquido, para que não tivesse de urinar. O castrador preservava os órgãos genitais arrancados em vinagre dentro de um jarro etiquetado para entregá-los como uma espécie de garantia vitalícia para o eunuco imperial.

No século VII, o cirurgião bizantino Paulo de Égina descreveu dois métodos de castração que os cirurgiões poderiam aplicar para minimizar os danos da cirurgia. Ao mesmo tempo, no entanto, Paulo de Égina também admitiu que essa operação ia completamente contra os princípios básicos da cirúrgica, pois ao invés de servir para restaurar a ordem natural, a cirurgia distorcia a ordem natural de forma irrevogável. Além disso, a castração foi também oficialmente proibida pelo Estado e pela Igreja, e qualquer um que realizasse essa operação poderia ser punido por meio de uma castração também ou acabar condenado a ser devorado por animais selvagens. No entanto, escreveu Paulo de Égina, havia figuras preeminentes que constantemente forçavam os cirurgiões a realizarem castrações contra suas próprias vontades. O fato de Paulo de Égina ter descrito em sua obra essa operação como perigosa tanto para o paciente quanto para o cirurgião provavelmente significa que muitas dessas castrações acabavam mal por não terem sido realizadas de maneira correta.

De acordo com Paulo de Égina, o primeiro método servia para castrar jovens meninos, consistindo basicamente em colocá-los em um banho quente e apertar lentamente os testículos da vítima até que ela não pudesse mais senti-los. Este método se tratava de uma operação arriscada, pois não havia como garantir que a libido da vítima não iria se manifestar em algum grau durante sua adolescência. No segundo método, a vítima teria de ficar de pé em uma plataforma e afastar as pernas. Então, uma incisão vertical em ambos os lados do escroto seria realizada, chegando até os testículos. O cirurgião puxaria o escroto para baixo com força, até que os testículos saíssem. Por fim, o cirurgião apenas teria que retirar a casca que cercava os órgãos, removê-los e amarrar o cordão espermático. Essas castrações de método mais seletivo, que Paulo de Égina descreveu com a intenção de educar os cirurgiões, acabavam por poupar o pênis. Uma pinça cirúrgica foi encontrada no

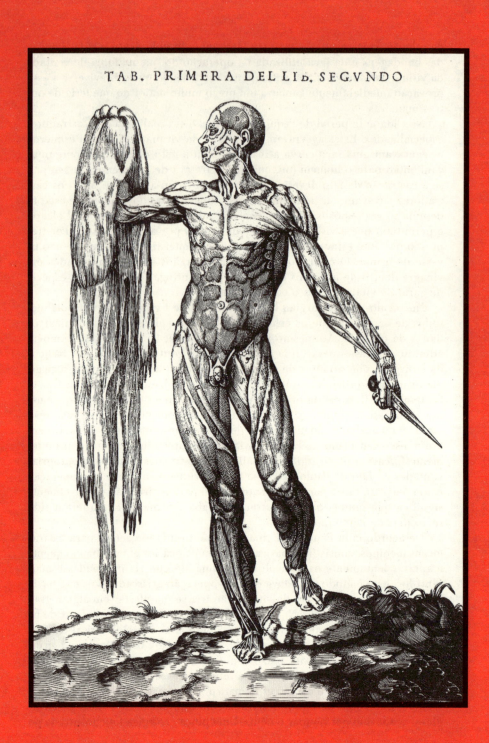
TAB. PRIMERA DEL LIB. SEGVNDO

leito do rio Tâmisa, cuja função era também a mesma, datada da época dos romanos antigos em que Londres era conhecida como Londinium. A pinça parece uma espécie de quebra-nozes alongado e ornamentado, com duas superfícies serrilhadas que se fecham uma contra a outra quando o fórceps é fechado. No entanto, a pinça tem um vão na parte superior. Por isso, pode se tratar de um grampo de castração romano que podia ser utilizado para esmagar o escroto sem danificar o pênis, permitindo que o escroto pudesse ser facilmente removido com uma faca. O grampo manteria os vasos sanguíneos fechados para estancar o sangramento.

As castrações eram bem comuns na história dos imperadores romanos. No século IX, o imperador bizantino Miguel II não só derrubou seu antecessor, Leão V, como também mandou castrar os quatro filhos de Leão para que a dinastia do rival fosse encerrada. Um dos filhos de Leão morreu em função da hemorragia, outro teria ficado mudo. Dois outros imperadores se apaixonaram por homens e fizeram com que cirurgiões os castrassem, para que pudssem se casar com eles: Nero fez isso com um homem chamado Esporo, e Heliogábalo com o cocheiro Hierocles.

Os três métodos descritos por Paulo de Égina terminavam por produzir três tipos diferentes de eunucos entre as vítimas. Os romanos bizantinos costumavam chamá-los de *castrati* (aqueles sem pênis ou escroto), *spadones* (sem testículos, mas com pênis) e *thlibiae* (com os testículos esmagados). Por meio da prática da castração em tão larga escala, tanto os bizantinos quanto os chineses criaram uma classe social separada formada por eunucos dentro de suas sociedades. A intenção era que a classe de eunucos servisse como uma maneira eficaz de abrandar a relação entre o governante masculino e todos os outros homens ambiciosos do reino, assim como entre o governante e suas mulheres. No entanto, não se tratava apenas de uma prática política de garantia de poder e de linhagem. Ao se cercarem de um grupo de eunucos, os líderes também conseguiam preservar os mistérios da corte. Para a Bizâncio cristã, essa prática representava uma extensão literal da lenda bíblica da criação de Adão e Eva. Essa narrativa já descrevia uma operação: a remoção cirúrgica de uma das costelas de Adão para criar o sexo feminino. Todavia, os bizantinos decidiram dar um passo além e criar outro sexo a partir de Adão, novamente por meio de uma operação, estabelecendo um gênero assexuado entre o masculino e o feminino. Tratava-se dos anjos, que eram dotados de características inegavelmente masculinas, mas que não conseguiam deixar suas barbas crescerem. Desta forma, os imperadores se mostravam consistentes na prática de sua fé — eles não só eram imperadores cristãos, como também se cercavam de hostes de seres assexuados, tal como fazia seu Deus.

A castração é uma operação bem brutal — é algo simples e perigoso de se fazer, que tem sérias consequências. Qualquer um seria capaz de realizá-la: um pai poderia castrar seu filho, um vencedor poderia fazê-lo contra seu inimigo derrotado, era possível até mesmo castrar a si mesmo. Afinal, em última instância, trata-se simplesmente de se cortar um apêndice, assim

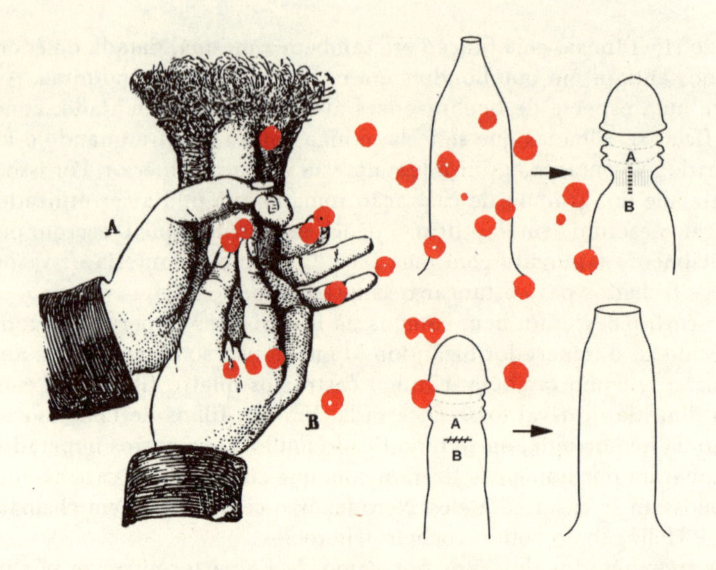

como Abraão tinha removido seu próprio prepúcio. Não era algo mais complexo do que um carrasco arrancando mãos, orelhas ou nariz, ou cortando fora uma língua. Essas operações requerem três ações cirúrgicas decisivas: a localização (que envolve decidir a parte do corpo e o que cortar), a incisão (realizar o corte) e hemostasia (interromper o sangramento). Em comparação, hoje em dia, mesmo uma operação simples, tal como a remoção de um pequeno nódulo gorduroso, requer pelo menos seis ações cirúrgicas: localização, incisão, dissecção (dividir, procurar e separar), ressecção (remoção e extração), hemostasia e sutura (fechar a ferida). As operações mais complexas (tal como remover uma costela, por exemplo) envolvem ainda mais etapas. Procedimentos de alta complexidade, como a remoção do esôfago, reto ou pâncreas, requerem cerca de cem ações cirúrgicas decisivas para serem realizados com sucesso total. Ainda assim, a maior diferença entre as operações comuns ou "cotidianas", como a castração, e um procedimento cirúrgico real não se encontra no número de ações necessárias para realizá-lo, mas sim na dissecção.

A dissecção, que vem de uma palavra em latim cujo significado é "cortar para separar um do outro", abrange todas as técnicas cirúrgicas utilizadas para buscar e encontrar o plano cirúrgico correto. Na área cirúrgica, o mais importante são os planos. Nossos corpos são compostos por muitas camadas anatômicas que permanecem intactas desde o início (durante o desenvolvimento do embrião) até a idade adulta, mas que podem ser separadas umas das outras por dissecção. O importante é que o cirurgião seja capaz de reconhecer as diferentes camadas, com o intuito de permanecer no plano certo e compreender quais estruturas importantes podem ser encontradas em qual camada. Portanto, a dissecção trata de separar as diferentes camadas e estruturas, reconhecendo-as e as cortando, enquanto se deixa o restante intacto.

Nas cirurgias que envolvem apenas uma incisão, a dissecção não é necessária. No entanto, o segundo método proposto por Paulo de Égina, que envolve remover os testículos de suas cascas para arrancá-los, exige uma forma de disseção, pois um testículo é cercado por nada menos do que quatro camadas — ou seja, seria preciso um cirurgião com experiência e habilidade para realizar esse procedimento. Entretanto, considerando o grande número de castrações que ocorreram no decorrer da história da humanidade, sendo que a maioria delas não foi realizada por cirurgiões habilidosos, devem ter existido também hordas de cirurgiões que realizaram esses procedimentos. Esses cirurgiões tiveram o sangue de muitos jovens inocentes em suas mãos — tanto no sentido literal quanto no figurativo.

A castração tem consequências imensas, dependendo da técnica utilizada e da idade que a produção do hormônio da testosterona for interrompida. A partir da puberdade, a testosterona é produzida pelos testículos. Primeiro, cortar o pênis causava dois problemas conflitantes na uretra, ou naquilo que restasse dela. A cicatriz tinha a tendência de fechar o orifício da uretra, dificultando cada vez mais a micção, enquanto a operação também afetava o funcionamento do esfíncter, de modo que o paciente não conseguia mais reter a urina. Essa combinação de incontinência e estreitamento da uretra fazia com que os eunucos soltassem urina durante o dia todo, gota a gota. Tanto na China quanto no Império Otomano, eles usavam uma haste de metal com uma corda ou um botão na ponta, que inseriam na uretra para fechá-la e para impedir que a abertura se estreitasse. A mudança no equilíbrio hormonal dos eunucos fazia com que seus ossos crescessem mais rapidamente, de modo que eles sofriam de osteoporose ainda jovens, causando uma compressão espontânea das vértebras. Eles também perdiam os pelos no corpo, seu tecido mamário aumentava e suas vozes ficavam mais fracas. Ou seja, um eunuco podia ser reconhecido pelo cheiro azedo de urina, pelo corpo pesado e com uma postura que tendia a ser torta, pelo rosto suave e por uma voz musical. Essa operação bizarra também tinha algumas vantagens: os eunucos tinham a tendência de viver mais do que a média, embora isso possa ter sido resultado de suas posições protegidas e privilegiadas na sociedade, já que eles desfrutavam de condições de vida melhores do que a média de seus contemporâneos.

O fato de que a castração podia impedir que a voz musical dos meninos fosse interrompida pela puberdade levou a um capítulo fascinante na história da emasculação cirúrgica. No século XVIII, os *castrati* — sopranos machos castrados — eram uma absoluta sensação na Europa. Eles eram as grandes estrelas da ópera italiana, cujas vozes de soprano faziam o coração de muitas mulheres baterem mais rápido. O maior de todos esses ídolos foi Carlo Broschi, conhecido em sua juventude como *il ragazzo* ("o menino"), mais tarde assumindo o nome artístico de Farinelli. Quando criança, por ter uma voz muito bonita, ele foi castrado. Broschi cantou em Roma, Viena, Londres, Paris e Madri. No auge de sua carreira, a extensão de sua voz ia do Lá abaixo do Dó médio até o Ré acima do Dó agudo. Na Espanha, a voz de

Broschi teve um efeito tão calmante sobre o rei, que estava sendo atormentado por uma melancolia depressiva, que o monarca ofereceu a Farinelli um cargo de ministro. Assim, o músico passou muitos anos de sua vida, tal como o rouxinol chinês no conto de fadas de Hans Christian Andersen, cantando noite após noite para o rei. Farinelli faleceu na Itália em 1782, aos 78 anos.

Farinelli obviamente não obteve sucesso unicamente porque foi castrado, afinal, ele nascera com uma voz maravilhosa. Ainda assim, é alarmante pensar quantas centenas ou milhares de meninos com pais ambiciosos terminaram castrados naquela época, em função da esperança de que eles também obtivessem um sucesso semelhante, mas que provaram não terem o talento necessário para isso.

Os *castrati* eram muito populares na Era Barroca, mas eles já tinham representado uma característica comum da ópera e da música religiosa muito antes desse período, sendo que continuariam assim ainda por muito tempo. Por muitos séculos, as mulheres foram proibidas de se apresentar em público, por isso, os *castrati* desempenhavam os papéis femininos na ópera. Como as mulheres também não tinham permissão para cantar na igreja, os *castrati* eram membros ilustres do coro papal na Capela Sistina em Roma, na Itália. A castração com o fim de preservar a voz cantante só foi proibida na Itália em 1870. No entanto, a castração continuou sendo realizada no Vaticano por mais trinta anos depois disso, e os *castrati* continuaram a cantar no coro papal até o início do século XX. Um deles foi Alessandro Moreschi, o primeiro e último *castrato* cuja voz foi preservada em uma gravação de gramofone. Moreschi morreu em 1922.

Após a castração, a libido também fica mais fraca — isso normalmente era parte da intenção da realização da cirurgia. Por isso, a castração foi usada até pouco tempo atrás para "curar" as pessoas do que era então considerado como preferências sexuais pervertidas. Uma vítima bem conhecida disso foi Alan Turing, que decifrou o código Enigma e inventou o computador durante a Segunda Guerra Mundial, mas terminou condenado a uma castração química por um juiz no ano de 1952, em função de Turing ser homossexual.

As castrações são realizadas até hoje. Todos os anos, os testículos de dezenas de milhares de pessoas com pênis de todo o mundo são removidos cirurgicamente como parte do tratamento do câncer de próstata. O hormônio da testosterona estimula o crescimento de células cancerígenas da próstata, por isso, interromper a produção do hormônio por meio da castração pode ajudar a retardar a propagação do câncer. Ao contrário de todas as outras razões evocadas no decorrer da história para se realizar castrações, obviamente o tratamento do câncer é uma boa razão para se considerar a realização de uma cirurgia tão severa. Além disso, o câncer de próstata (e a possível necessidade de se fazer uma castração para combatê-lo) costuma ocorrer em uma idade mais avançada, após o paciente já ter passado pela fase reprodutiva de sua vida.

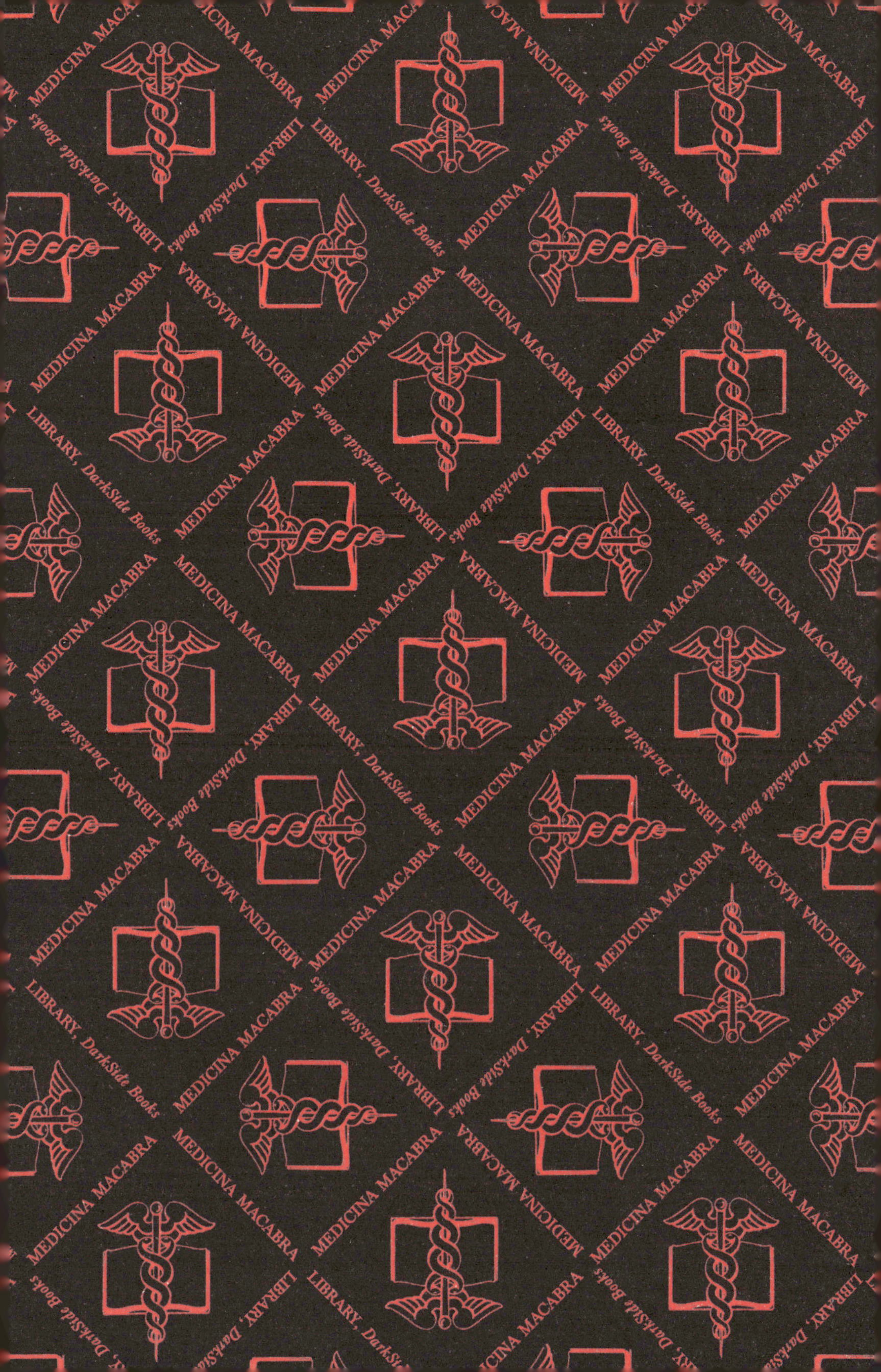
MEDICINA MACABRA
LIBRARY, DarkSide Books

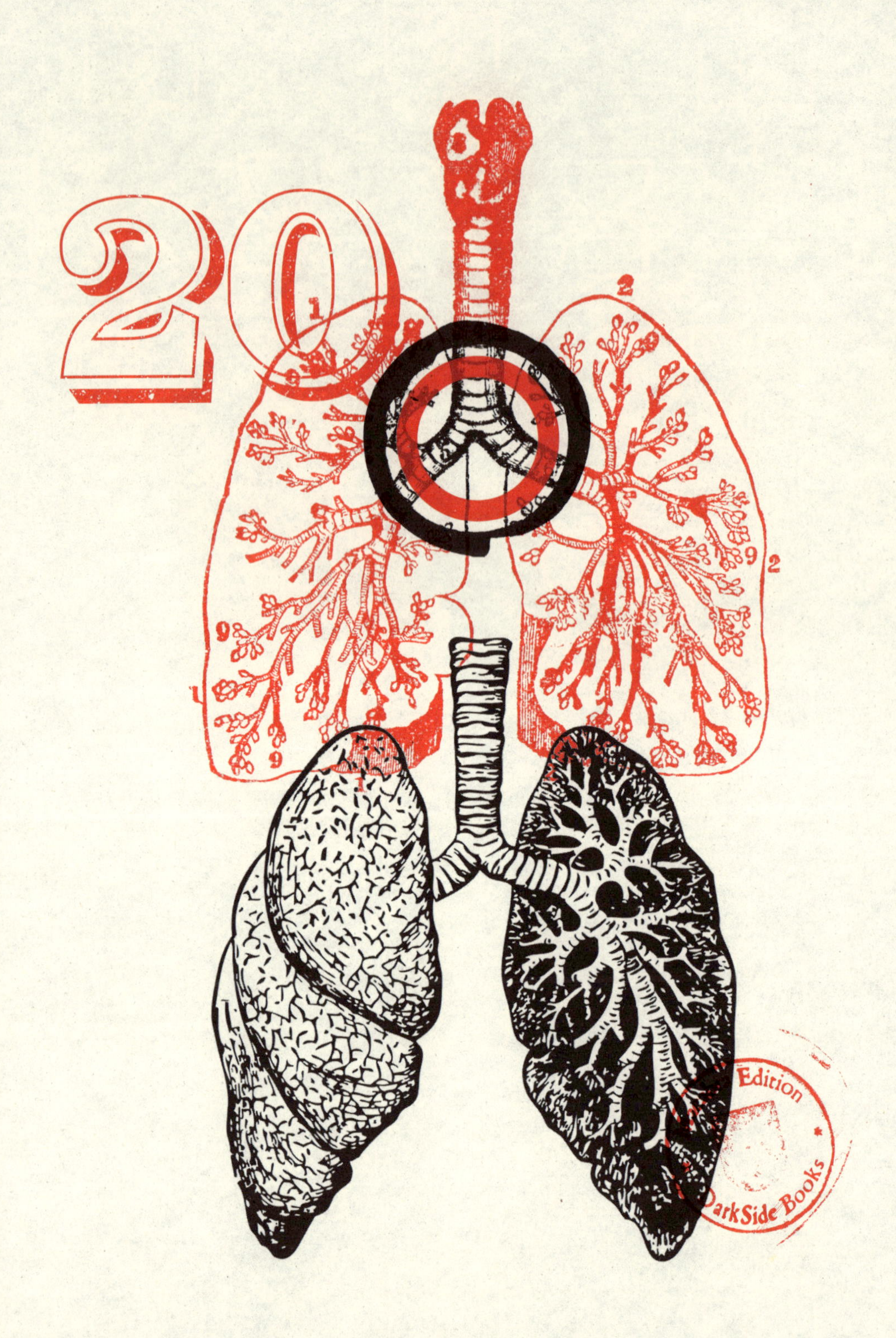
20
Edition
DarkSide Books

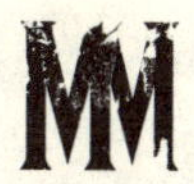

CÂNCER DE PULMÃO

Toracotomia em Casa: Rei Jorge VI do Reino Unido

Um desafio excepcional, a pneumectomia, ou a cirurgia de pulmão, é um procedimento tenso e complexo. Em 1951, Jorge VI, pai da rainha Elizabeth II, passou por uma dessas em sua própria casa, em um cômodo construído especialmente para a operação em um domingo de manhã.

Após muitos dias de preparação, em 23 de setembro de 1951, o cirurgião inglês Clement Price-Thomas abriu mão de sua manhã livre de domingo com o intuito de realizar uma operação que foi notável — por uma série de motivos. Isso não só porque se tratava de uma pneumectomia, uma operação para retirar um pulmão inteiro, ou porque o paciente era o rei britânico, Jorge VI, pai da rainha Elizabeth II. Também era inédito o local onde a operação seria realizada: na própria casa do paciente. Uma sala de cirurgia fora montada em uma das salas do Palácio de Buckingham, à exata semelhança daquela onde o cirurgião estava acostumado a trabalhar, no Hospital de Westminster.

Jorge VI teve câncer de pulmão. Ele se afastara da vida pública em junho daquele mesmo ano, após uma declaração oficial afirmar que isso estava ocorrendo em função de um surto de gripe. O diagnóstico real não foi descrito por nome, o comunicado de imprensa falava apenas de "mudanças estruturais" no pulmão do rei. No filme *O Discurso do Rei* (2010), há uma sugestão de que os médicos de Jorge VI teriam indicado a ele um tratamento de inalação de fumaça de

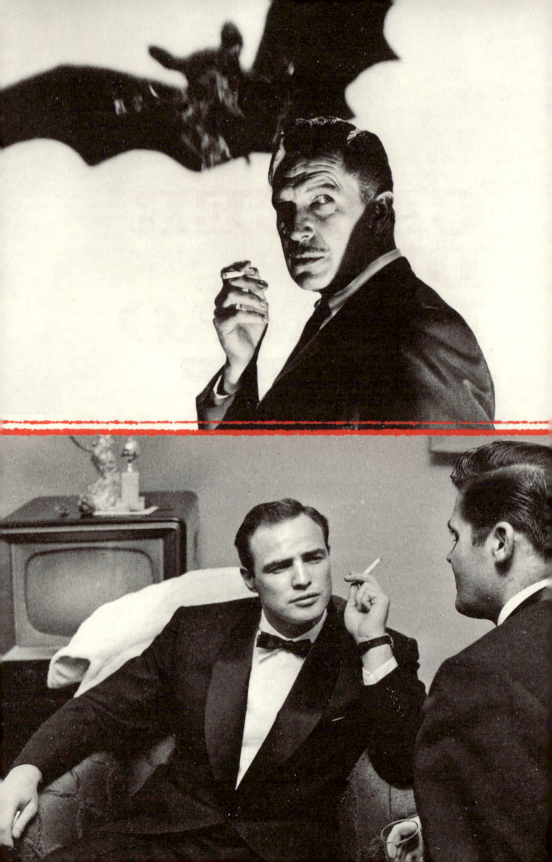

cigarro para aliviar sua disfemia. A inalação de fumaça foi uma moda que começou por volta do início do século. Por muito tempo, chegando até em 1951, esse ato não era considerado prejudicial. Tanto o rei quanto o cirurgião eram fumantes inveterados, então há uma boa chance de que eles tenham fumado um cigarrinho antes da cirurgia começar.

O tabaco chegou à Europa pela primeira vez no século XVI. Ele era mastigado, cheirado ou fumado em cachimbo. Logo tornou-se um produto de muito sucesso que passou a fazer parte da vida cotidiana. O tabaco chegou até mesmo a fazer parte da terminologia cirúrgica. A cavidade triangular do dorso da mão que aparece na base do polegar quando se abre os dedos é conhecida como tabaqueira anatômica. Essa é uma região importante na traumatologia porque a dor na tabaqueira, quando se aplica pressão nela, pode significar que o escafoide, osso subjacente, está quebrado. Os cirurgiões holandeses deviam gostar muito de tabaco. A sutura cirúrgica colocada em torno de uma estrutura ou de uma abertura no corpo para fechá-la é conhecida no mundo todo como "corda de bolsa", enquanto nos Países Baixos o seu nome é "sutura de bolsa de tabaco". O endurecimento por calcificação das artérias pequenas e alongadas na parte inferior da perna em função do diabetes é conhecida em holandês como "endurecimento do cachimbo", em uma comparação com os longos e finos cachimbos feitos de argila branca usados no país para fumar tabaco.

Os charutos se tornaram populares no século XIX, enquanto os cigarros se difundiram no século XX. Até então, o tabaco que estava sendo consumido ao ser cheirado, mastigado ou fumado por meio de um cachimbo ou charuto nunca penetrava no corpo além da boca, do nariz e da garganta. Por quatro séculos, isso levou a muitas formas de câncer, mas estas estavam limitadas às partes superiores das vias aéreas. O hábito de mascar tabaco, por exemplo, causava câncer nos lábios e na língua, enquanto fumar charutos causava câncer na garganta. No século XVII, há registros de diversos casos de tumores de boca, entre eles, por exemplo, nos livros dos cirurgiões de Amsterdã, Job van Meeken e Nicolaes Tulp. Houve um caso específico registrado por Frederik Ruysch com o título de "carne bastarda (câncer) e apodrecimento do palato, fortuitamente removido à lâmina e com escaldantes ferros de marcar". Sigmund Freud, o psicanalista que era conhecido por estar sempre com um charuto na boca, morreu de câncer na boca em 1939. O tão querido imperador alemão, Frederico III, que também era fumante de charuto, terminou sofrendo com uma morte miserável de câncer na garganta, em 1888. No entanto, o câncer de pulmão sempre foi uma raridade, era algo quase inexistente até ali. O câncer originado em outras partes do corpo às vezes se espalhava até os pulmões, mas os tumores pulmonares primários, aqueles que se originam no próprio tecido pulmonar, dificilmente aconteciam. Uma tese publicada em 1912 listava todos os casos de câncer de pulmão registrados no mundo até aquela data: eram menos de quatrocentos. Então, repentinamente, os números de casos de câncer de pulmão aumentaram de maneira explosiva entre 1920 e 1960, fazendo com que se tornasse uma

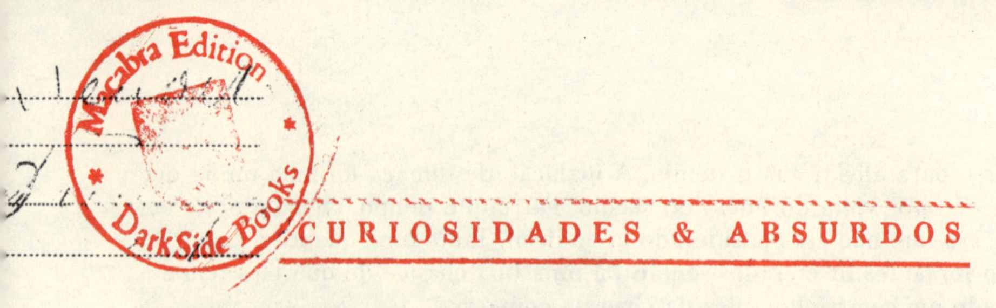

CURIOSIDADES & ABSURDOS

FUMANDO A ALMA

Nada causa mais danos à nossa saúde do que fumar. Mas os fumantes têm dificuldades de aceitar isso. Os médicos estão acostumados a escutar uma desculpa bem comum: "Qualquer um pode morrer enquanto atravessa a rua". Pode até ser verdade, mas no ano de 2015, 28 mil europeus morreram nas estradas — uma pequena gota no oceano se compararmos ao número de 700 mil europeus que faleceram no mesmo ano em decorrência do cigarro. Cerca de um quarto da população mundial faz parte do grupo dos fumantes. Metade deles morrerá por causa desse hábito, sendo que um quarto deles morrerá antes mesmo de atingir a idade da aposentadoria. A segunda desculpa mais comum ouvida pelos médicos é a seguinte: "Meu avô fumou a vida toda e não teve câncer de pulmão". Isso pode até ser verdade, mas fumar causa muito mais problemas de saúde além do câncer de pulmão. Existem grandes chances de que o hábito de fumar a vida inteira tenha levado o vovô a falecer por causa de um derrame, ataque cardíaco, enfisema, câncer de pâncreas, aneurisma da aorta ou gangrena nas pernas — todas essas doenças são causadas pelo fumo. A impotência, rugas faciais, infecções nas gengivas e úlceras estomacais podem até não causar a morte, mas também estão relacionadas ao tabagismo. De maneira geral, as únicas crianças que sofrem de infecções crônicas do ouvido médio são aquelas cujos pais são fumantes. Fumar durante a gravidez prejudica o desenvolvimento da criança. Além do mais, o tabagismo é um fator de risco considerável para todas as complicações pós-operatórias. Portanto, caso você tenha que se submeter a uma operação e tiver medo dos riscos, não acenda um cigarro para lidar com o estresse. Você deveria parar de fumar.

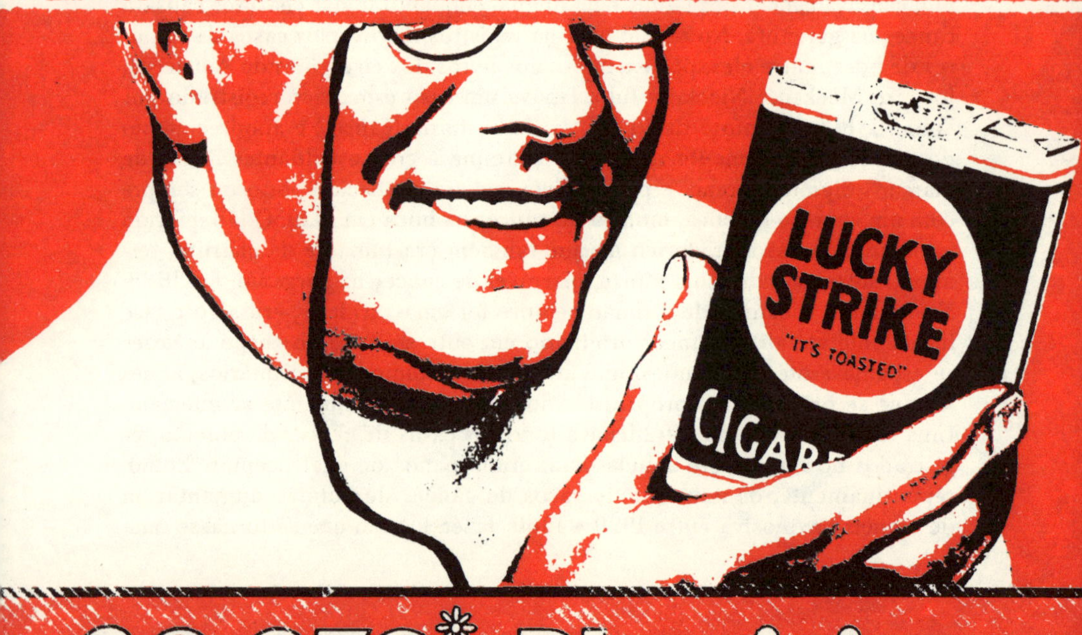

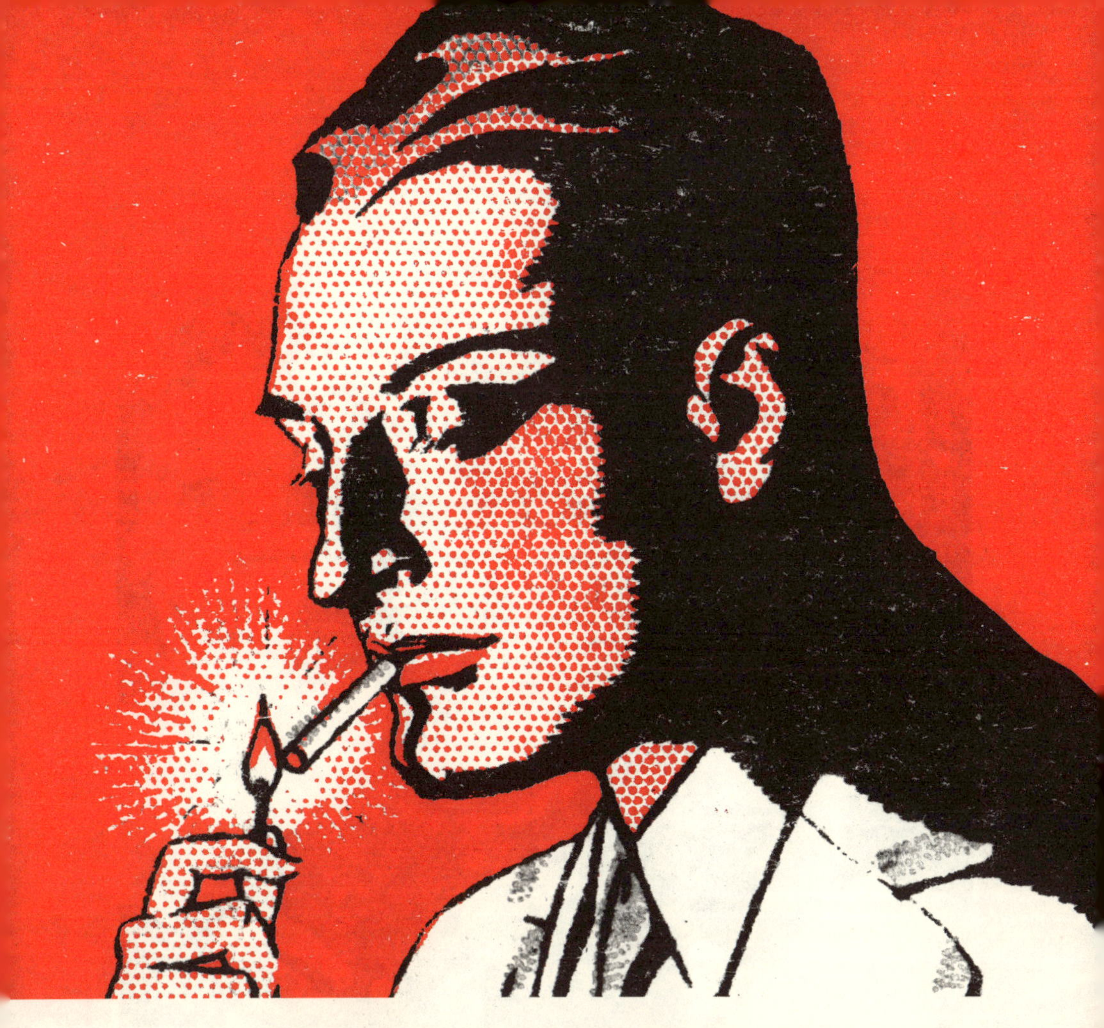

doença "comum". Eventualmente, o câncer de pulmão se tornou a causa de morte mais comum entre os casos de câncer, com mais de um milhão de mortes no mundo todo a cada ano. Inicialmente, ninguém sabia precisar de onde todos esses tumores estavam vindo.

Até os tempos modernos, o câncer era uma doença rara. Isso acontecia porque as pessoas morriam mais jovens e por outras causas, enquanto o câncer tende a se desenvolver em uma idade mais avançada. O motivo pelo qual as células que funcionam perfeitamente de repente passam a se tornar malignas já foi esclarecido para diversas formas de câncer por meio dos desenvolvimentos da genética. Uma causa evidente externa só pode ser identificada em alguns tipos limitados de câncer. John Hill foi o primeiro a encontrar uma ligação clara entre o uso prolongado de rapé e o câncer da cavidade nasal, no ano de 1761. Em 1775, Percival Pott observou que a incidência extremamente alta de câncer escrotal entre os limpadores de chaminé ingleses devia ter algo a ver com a fuligem. Mais tarde, também se encontrou uma conexão entre o câncer de bexiga e o trabalho envolvendo solventes usados em tintas. No entanto, a causa do aumento assustador de casos de câncer

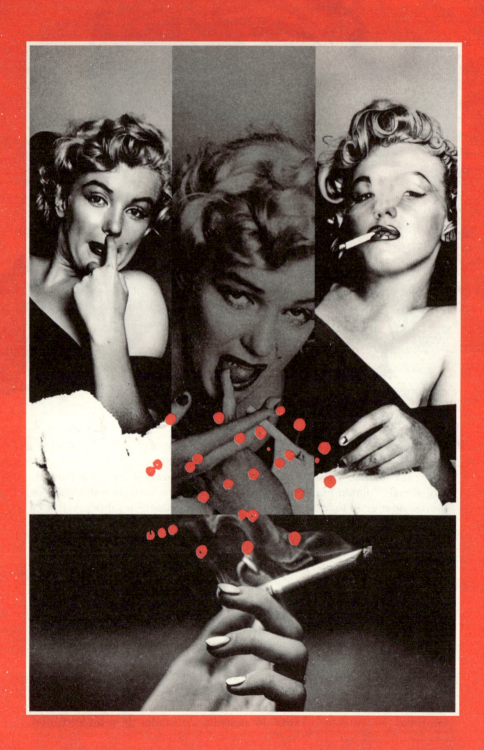

de pulmão permaneceu por muito tempo como um mistério. Durante a década de 1930, a ligação com o tabagismo já fora uma suspeita, mas não se conseguiu demonstrá-la de forma conclusiva até que uma série de pesquisas de larga escala com muitos pacientes foi realizada nos anos 1950. Mesmo assim, é triste o tempo levado para que a mensagem chegasse aos médicos e cirurgiões. Ninguém queria acreditar nela.

Olhando para trás, os gráficos mostram de forma muito evidente que o aumento do câncer de pulmão ocorreu em paralelo ao aumento do consumo de cigarros, com um atraso de cerca de vinte anos. A escala total de danos causados pela inalação de fumaça só se tornou visível depois que o cigarro virou parte integrante da cultura moderna e da vida cotidiana de milhões de pessoas. Sendo que isso não acontecia só entre estrelas de cinema e músicos famosos — até a década de 1970, ainda era perfeitamente normal que um médico fumasse dentro do seu consultório ou que as crianças dessem a seus colegas de classe alguns doces em forma de cigarro como presente de aniversário, ou mesmo cigarros reais para seus professores.

O hábito de fumar também pode dar origem a outros tipos de câncer no corpo, tais como o câncer de mama, de pâncreas e de pele. Além disso, o fumo pode causar enfisema pulmonar e bronquite crônica, além de ser a principal causa de doenças cardiovasculares. Não há nenhuma profissão, além dos fabricantes de cigarro, que se beneficie tanto desse mau hábito quanto a do cirurgião. A maioria dos pacientes de cirurgiões vasculares são tabagistas (as artérias endurecidas pelo tabagismo levam à claudicação intermitente, derrames e impotência), assim como os dos cirurgiões cardíacos (o endurecimento das artérias pelo tabagismo causa infartos) e dos cirurgiões oncológicos (o tabagismo causa uma variedade de cânceres). A cirurgia pulmonar em particular se tornou bem preeminente graças ao cigarro.

A cirurgia pulmonar é um desafio excepcional, pois o próprio pulmão é um órgão excepcional. Os pulmões estão localizados dentro de uma parte hermeticamente fechada do tórax, separados um do outro. Para se chegar aos pulmões, o cirurgião deve abrir o tórax entre duas costelas. Essa operação é conhecida como toracotomia, tratando-se de uma incisão no tórax. Por isso, a cirurgia pulmonar também é conhecida como cirurgia torácica.

A distância entre duas costelas é inferior a 2 centímetros. Para se realizar uma operação no pulmão dentro da cavidade torácica, esse pequeno espaço precisa ser alargado o suficiente para que as duas mãos do cirurgião possam passar. Portanto, durante uma toracotomia, o paciente tem de se deitar de lado, enquanto a mesa de operação é inclinada para baixo em ambas as extremidades, de modo que os ombros e a pelve do paciente fiquem mais baixos do que suas costelas. Esse processo é conhecido como "quebrar" a mesa. Então, a pele é aberta ao longo da linga de uma das costelas. Diversos músculos das costas, do peito e da cintura escapular precisam ser movidos ou afrouxados para que as costelas se tornem visíveis. Geralmente, a cavidade torácica é aberta entre a quarta e a quinta costelas usando um espalhador de costelas especial que é inserido entre elas, para serem lentamente empurradas até que o espaço fique com algo em torno de 20 centímetros de largura. A quebra da mesa de operação ajuda no processo de se abrir a cavidade torácica. Assim, o cirurgião pode ver o pulmão dentro da cavidade torácica; à esquerda da cavidade, ele também pode enxergar o pericárdio, que é o saco que contém o coração pulsante.

A respiração expõe nossos pulmões de maneira permanente ao mundo exterior. Por isso, eles possuem grandes quantidades de material externo e patógenos, o que afeta sua aparência. Um pulmão jovem tem uma cor rosa-clara e uma textura macia, enquanto o pulmão de um fumante idoso fica escurecido, duro e granulado. Isso também significa que realizar cirurgias nos pulmões aumenta as chances de infecções. Os pulmões são os únicos órgãos do nosso corpo que possuem seu próprio sistema circulatório. Eles recebem sangue diretamente da metade direita do coração, ao invés do lado esquerdo, enquanto a pressão das artérias nos pulmões é cinco vezes menor do que no restante do corpo. Esse nível de pressão é necessário porque os delicados alvéolos dos pulmões não aguentam uma pressão sanguínea alta. Por consequência, as artérias do pulmão têm paredes muito mais finas, tornando-as mais frágeis. Por isso, as suturas cirúrgicas realizadas nelas podem se rasgar facilmente.

As vias aéreas também não são fáceis de lidar. São tubos rígidos e fortes o suficiente para resistir às flutuações permanentes causadas pela inspiração e expiração, além de serem mantidos abertos por anéis de cartilagem, o que dificulta o fechamento de um brônquio (via aérea) por meio de uma sutura. Para garantir que os pontos sejam herméticos, o fio costuma ser embebido em parafina. Atualmente, essas suturas são feitas com grampeadores cirúrgicos. Mesmo assim, quando os pacientes tossem após a cirurgia, uma pressão considerável pode ser exercida sobre essas suturas. Portanto, os pulmões são como esponjas que contêm ar. Eles não podem se manter abertos, sendo sugados pela pressão negativa do tórax. Por isso, após uma operação, essa pressão negativa deve ser restaurada por meio da inserção de um dreno torácico (um tubo de sucção de plástico) por entre as costelas. No entanto, a remoção de um pulmão inteiro (uma pneumectomia) deixa um espaço oco onde a pressão não pode ficar negativa. Isso faz com que a cavidade torácica vazia tenha que se encher gradualmente de fluido e depois de tecido cicatricial. Enquanto isso, tanto as infecções quanto o vazamento de ar podem levar a complicações bem sérias.

Outro problema que surge com a remoção de um pulmão inteiro é que, de um momento para o outro, todo o sistema circulatório precisa fluir através de apenas um pulmão ao invés de dois. Isso duplica a resistência do fluxo sanguíneo, aumentando subitamente a carga exercida sobre o coração. A primeira ressecção bem-sucedida de um pulmão inteiro só foi realizada em 1931, quando Rudolf Nissen (o mesmo cirurgião que mais tarde operaria Einstein) realizou uma operação em uma menina de 11 anos. Na primeira tentativa, a garota sofreu uma parada cardíaca. Todavia, na segunda tentativa seu coração se mostrou capaz de resistir às mudanças repentinas da circulação. Antes de tal conquista heroica, as ressecções costumavam ser feitas em partes de um pulmão (por exemplo, nos casos de tuberculose), mostrando-se bem menos arriscadas, pois sempre restava tecido pulmonar o suficiente para preencher a cavidade torácica após a cirurgia.

Em 1933, dois anos após a cirurgia pioneira realizada por Nissen, a primeira pneumectomia bem-sucedida para um caso de câncer de pulmão foi realizada em St. Louis, nos Estados Unidos. O cirurgião responsável, Evarts Graham, terminaria desempenhando um papel diferente na história do cigarro. Graham era fumante, assim como seu paciente, o dr. James Gilmore, um ginecologista de 48 anos. O câncer fora diagnosticado no pulmão esquerdo de Gilmore por meio de uma broncoscopia, um exame interno das vias aéreas. Na época, a broncoscopia era realizada enfiando-se um tubo rígido e reto através da boca do paciente, que descia pela traqueia. Gilmore avaliou suas chances e chegou à conclusão de que elas não pareciam muito promissoras. Até então, Graham realizara apenas uma pneumectomia em animais de teste. Portanto, a operação se tratava de um experimento bem perigoso — mas morrer de câncer de pulmão seria ainda mais desagradável. Antes da cirurgia, Gilmore pediu para um dentista remover as suas obturações de ouro, usando o valor da venda delas para comprar um túmulo em um cemitério. Durante a noite anterior à operação, um dos médicos residentes foi até a cabeceira de Gilmore para lhe insistir que deixasse o hospital. No entanto, ainda assim a operação foi em frente. A toracotomia ocorreu surpreendentemente bem e o tumor se tornou bem visível aos olhos do cirurgião. Graham então aplicou por um minuto e meio um grampo na artéria que alimenta o pulmão, para ver se o coração seria capaz de lidar com a pressão extra. Ao notar que não havia problemas sérios com esse passo, ele então cortou a artéria e depois as veias e o brônquio primário. A partir daí, o pulmão estava solto.

Graham ficou bem preocupado com o espaço enorme deixado pelo pulmão depois que ele tirou o órgão da cavidade torácica. Por isso, passou mais uma hora removendo várias costelas, para tentar diminuir um pouco o tamanho da caixa torácica. Ainda que isso tenha causado uma distorção estranha na forma do peito do paciente, também serviu para reduzir o tamanho da cavidade. Gilmore terminou ficando no hospital por mais 75 dias, tendo que ser operado mais duas vezes em decorrência de infecções. Ainda assim, ele acabou se recuperando completamente e retomou seu trabalho como ginecologista sem nenhum problema, dotado de apenas um pulmão.

Gilmore teve uma sorte incrível. O câncer de pulmão é uma doença letal, que tende a já ter se espalhado quando o diagnóstico é feito. Mesmo que seu tratamento seja possível, ainda existe uma probabilidade muito alta de que o câncer ressurja nos anos seguintes. No caso do dr. Gilmore, seu câncer de pulmão aparentemente foi encontrado em um estágio inicial, já que ele nunca mais voltou a ser operado. Gilmore viveu por mais quarenta anos (além de continuar fumando até a sua morte).

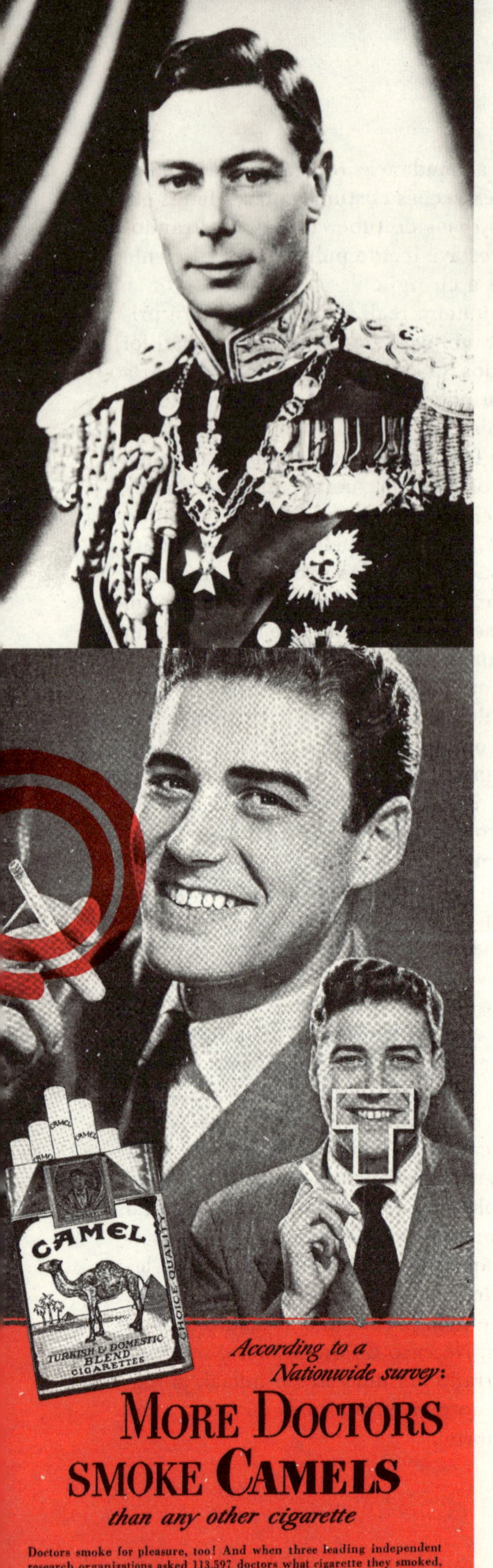

A cirurgia realizada no rei Jorge VI, no Palácio de Buckingham, também correu bem. Apesar disso, pouco se sabe sobre como o rei teria respondido à operação ou durante sua recuperação. Sua mensagem de rádio no Natal daquele ano foi menos entusiástica do que o normal, tendo sido feita a partir de trechos retirados de vários fragmentos gravados com antecedência. Após sua pneumectomia, o rei acabou vivendo por apenas mais quatro meses, morrendo de uma parada cardíaca durante o sono. Ele estava com 56 anos de idade. No momento de sua morte, sua filha e sucessora, Elizabeth, encontrava-se em uma visita oficial ao Quênia. Ela então teve de retornar para casa, com o intuito de se tornar a rainha da Inglaterra.

A ressecção do pulmão direito não foi a única operação pela qual Jorge VI passou. Em 1917, ele foi operado por causa de uma úlcera péptica (uma úlcera de estômago); em 1949, ele passara por uma operação de artérias endurecidas nas pernas (arteriosclerose). Todas essas três doenças, a arteriosclerose, a úlcera péptica e o câncer de pulmão, estão relacionadas ao tabagismo. Esse também é o caso da parada cardíaca, a causa da morte do rei.

De fato, as doenças relacionadas ao tabagismo não são incomuns para a família real britânica. O pai de Jorge VI, Jorge V, assim como seu avô, Eduardo VII, também eram fumantes inveterados, sendo que os dois faleceram em decorrência de enfisemas. Ambos também foram operados no palácio, sendo que Eduardo passou por uma cirurgia de apendicite no dia de sua coroação, enquanto Jorge V foi operado em decorrência de um abscesso ao lado de um de seus pulmões. A segunda filha

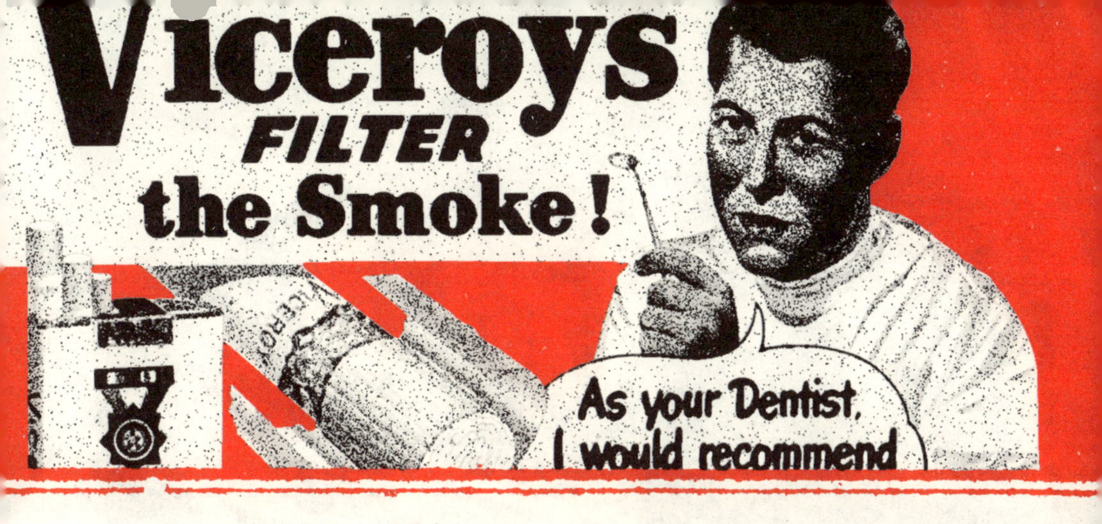

de Jorge VI, a princesa Margarete, fumou desde a adolescência e terminou contraindo câncer de pulmão em 1985, tendo sido operada com sucesso. Margaret faleceu em 2002 de um acidente vascular cerebral, que também é relacionado ao tabagismo, apesar de ela ter parado de fumar alguns anos antes disso. A mãe de Jorge VI, a rainha Maria, morreu em 1953, apenas um ano após seu filho e da mesma doença que ele: câncer de pulmão. Eduardo, o irmão de Jorge, também era fumante. Como já mencionamos anteriormente, ele foi operado em Houston, nos Estados Unidos, em dezembro de 1964, pelo cirurgião Michael DeBakey, em decorrência de um aneurisma da aorta, além de mais tarde ser diagnosticado com um câncer de garganta — novamente, ambos estão relacionados ao tabagismo.

O cirurgião real, Clement Price-Thomas, acabou sendo nomeado cavaleiro real por seu próprio paciente. O cirurgião continuou com o hábito de fumar e também acabou contraindo câncer de pulmão. Ele foi operado pelos médicos Charles Drew e Peter Jones, que o haviam auxiliado no Palácio de Buckingham e depois se tornaram cirurgiões. Os dois realizaram uma bem-sucedida lobectomia, a remoção de parte do pulmão. Depois disso, Price-Thomas viveu por mais muitos anos e com uma boa saúde.

O cirurgião de St. Louis, Evarts Graham, achava ridícula a noção de que o câncer de pulmão estivesse relacionado ao tabagismo. Com o intuito de provar que estava certo, ele se dedicou a estudar 684 pacientes com câncer de pulmão, mas concluiu exatamente o oposto do que previra de início. Seu estudo inovador, publicado em 1950, demonstrou existir uma ligação irrefutável entre o câncer e o tabagismo, demonstrando pela primeira vez que o hábito de fumar causa um efeito cancerígeno. No entanto, nos anos seguintes, as vendas de cigarro apenas aumentaram. Para Graham, que passara a vida toda fumando, a percepção do mal que ele próprio estava causando ao seu corpo veio tarde demais. Ele acabou desenvolvendo câncer de pulmão e morrendo em 1957. James Gilmore, seu paciente, chegou a visitar Graham enquanto ele estava em seu leito de morte. Apesar de ter apenas um único pulmão e o peito deformado, Gilmore estava em plena forma. Naquele ano, o faturamento anual da Philip Morris, a fabricante de cigarros, somou 20 bilhões de dólares.

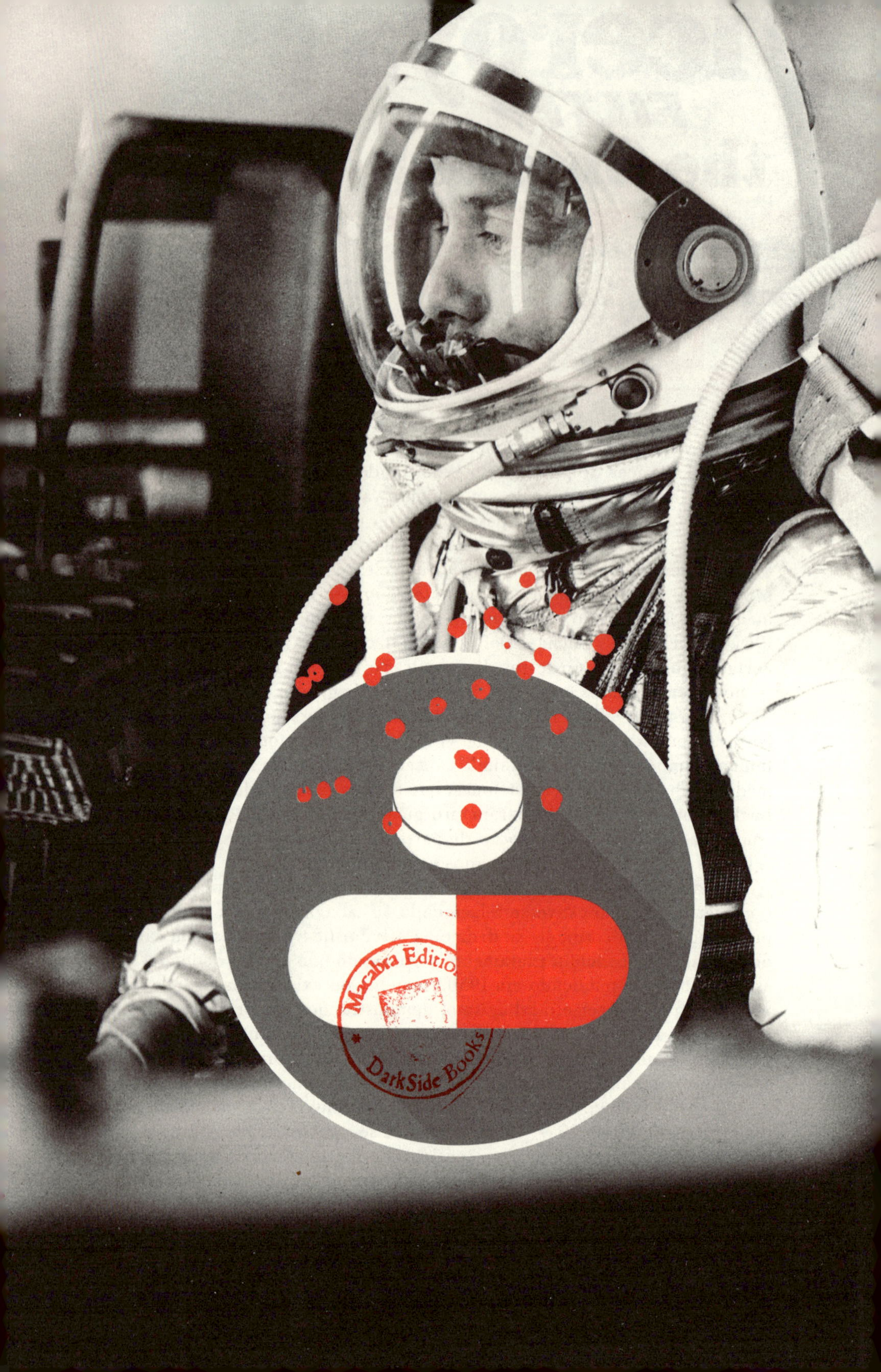
Macabra Editio
DarkSide Books

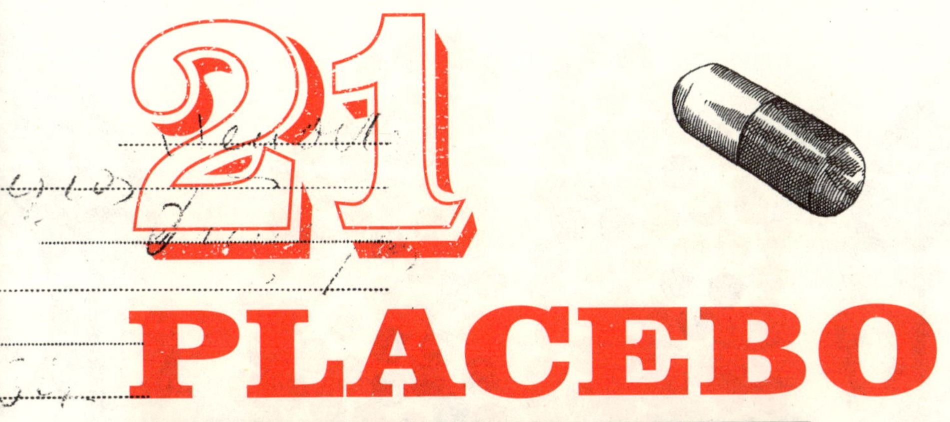

21 PLACEBO

O Quinto Homem na Lua: Alan Shepard

Aos 37 anos, Alan B. Shepard foi o primeiro norte-americano a ir ao espaço, e poderia ter ido muito além, naquele momento, caso não tivesse contraído uma doença que lhe causava vertigem e impossibilitava futuras missões. Futuramente, ele conseguiu pousar na lua depois de superar os sintomas de sua doença — graças, como se descobriu depois, a uma cirurgia com efeito placebo.

Durante a Idade Média, aqueles que quisessem trazer um pouco mais de brilho para seu funeral podiam contratar um grupo de monges para que cantassem o Salmo 114. Em especial, a última frase desse salmo servia para trazer uma camada de drama adicional à despedida final daquele que morrera: "Agradarei ao Senhor na terra dos vivos". Tratava-se de uma opção bem cara, mas que garantia que o funeral da pessoa permaneceria na lembrança dos outros por um bom tempo. Obviamente, os cantores dessas ocasiões não tinham nenhuma relação com o falecido. Todo aquele lamento não passava de fingimento. Basicamente, eles eram figurantes em um falso luto, que fingiam ser clérigos em troca de dinheiro. Por isso, as pessoas da época costumavam se referir a eles com zombaria, repetindo a palavra que eles mesmos mais diziam: *placebo*, cujo significado é "eu agradarei".

Para a medicina, um placebo significa algo que não tem um papel de fato ativo no tratamento, mas que se for apresentado como uma possível forma de tratamento, pode acabar trazendo algum efeito benéfico. Um exemplo bem conhecido disso

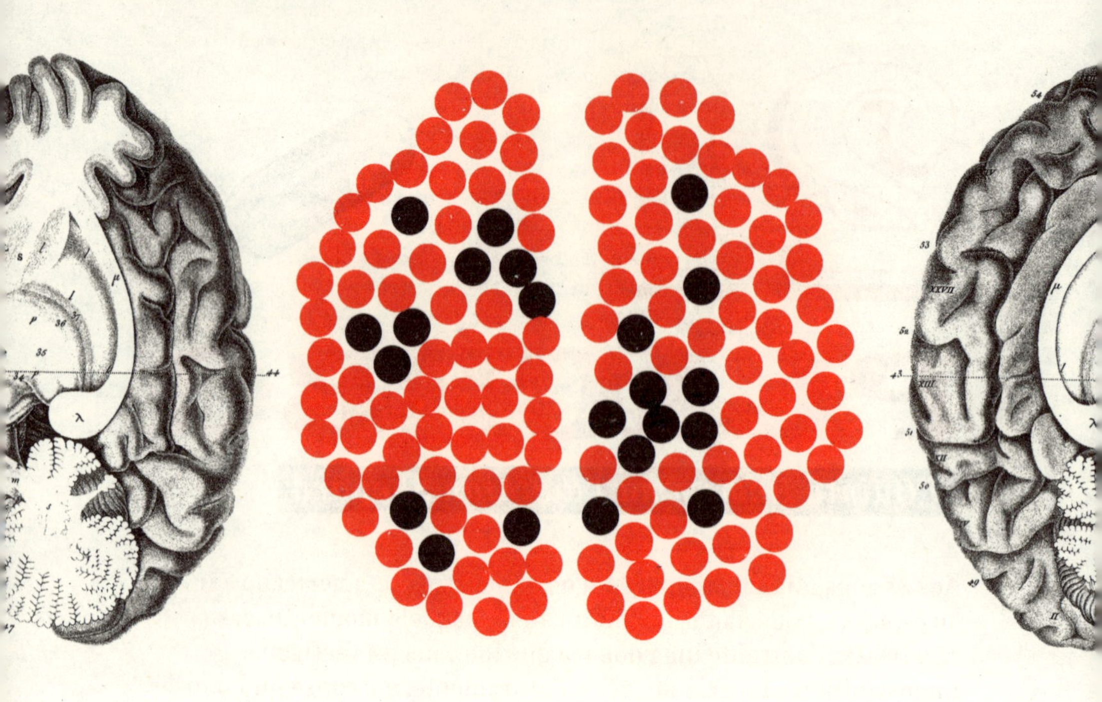

é a homeopatia, que se dedica a prescrever misturas sem ingredientes ativos para certas doenças ou enfermidades. Mas nem todos os placebos são poções ou pílulas. As bem-intencionadas agulhas de acupuntura ou as manipulações da osteopatia também são formas de "tratamento" que não passam de placebo. Portanto, o placebo em si não tem nenhum efeito benéfico, mas a crença nele sim. O mecanismo por trás desse efeito é puramente psicológico e possui elementos de expectativa, reconhecimento, atenção e sugestão. Por algum tempo, assumiu-se que os placebos poderiam ter um valioso papel a desempenhar no tratamento médico. No entanto, provou-se que isso era falso e que o impacto funcional do placebo é muito limitado. Muitas vezes, os resultados dos tratamentos com placebo podem ser benéficos, mas na maioria das vezes os placebos não são úteis. Por exemplo, no caso da homeopatia, o médico e seu paciente tendem a manter um relacionamento de longo prazo. Esse processo não termina em cura, muito pelo contrário, ele se perpetua por meio da prescrição repetida de remédios que não funcionam, o que permite que os sintomas persistam. A grande desvantagem disso é que o paciente fica cada vez mais rotulado como um doente crônico, o que torna ainda mais difícil seu retorno a uma vida normal e saudável.

O efeito placebo não é nenhuma novidade. As paredes da Capela da Senhora na Catedral de São João, na cidade holandesa de 's-Hertogenbosch, são adornadas com oferendas votivas em prata ou cera na forma de pequenas pernas ou braços, que foram doadas pelos pacientes gratos pela cura de suas doenças e enfermidades no decorrer dos séculos. Na caverna de Lourdes, onde a Virgem Maria teria aparecido diante de uma jovem pastora, estão penduradas as muletas das pessoas com dificuldades de locomoção que se perceberam capazes de andar sem o auxílio delas.

O efeito placebo obedece a uma série de regras. Primeiro, o paciente deve estar convencido de que o tratamento funcionará. Portanto, o paciente não pode (ou não quer) saber que o tratamento é falso. O efeito se torna ainda mais forte caso a pessoa que administra o tratamento também esteja convencida de sua eficiência. O efeito será ainda melhor se o tratamento for administrado com certo grau de pompa e circunstância. Por isso, um procedimento cirúrgico possui um imenso potencial para produzir um poderoso efeito placebo. Afinal, nem o paciente e nem o cirurgião ousariam correr o risco das complicações da operação se não estivessem convencidos de que a cirurgia pode ser um sucesso. Obviamente, além disso, uma cirurgia é algo bem mais dramático do que uma pílula ou uma bebida.

O efeito placebo é mais fraco entre os pacientes que sentem algum nível de satisfação com sua saúde ruim, por exemplo, aqueles que prosperam com a simpatia e a atenção que recebem em decorrência de sua enfermidade. Por outro lado, o efeito pode ser reforçado entre os pacientes que se beneficiariam mais do que a média de um tratamento bem-sucedido.

Ninguém jamais esperou ganhar tanto com a cura quanto Alan B. Shepard, que estava escalado para enfrentar a aventura máxima quando contraiu uma doença que ameaçou torná-lo completamente inadequado para uma oportunidade única em sua vida.

Aos 37 anos de idade, Shepard se tornou o primeiro norte-americano a chegar ao espaço. Ainda que seu voo tenha durado apenas quinze minutos enquanto sua espaçonave, a Mercury, seguia uma trajetória balística suborbital, Shepard se tornou um herói por um momento — pelo menos nos Estados Unidos. Na verdade, sua missão viera tarde demais — 23 dias antes, o russo Yuri Gagarin se tornara a primeira pessoa a chegar ao espaço, tendo orbitado a Terra por mais de uma hora. Ainda assim, o voo de Shepard sinalizava o início de uma aventura ainda maior: a jornada até a Lua.

As missões da Mercury foram seguidas pela cápsula Gemini e pelo projeto Apollo. Dos sete astronautas que originalmente fizeram parte da equipe da Mercury, seis deles desempenharam um papel importante na longa série de missões que levaram à chegada na Lua. John Glenn foi o primeiro norte-americano a orbitar a Terra; Scott Carpenter foi o segundo; Gordon Cooper foi o primeiro a passar uma noite no espaço; Gus Grissom foi o primeiro a morrer durante o programa espacial lunar; Walter Schirra foi o primeiro a voar na Apollo; Deke Clayton foi o último a voar nela.

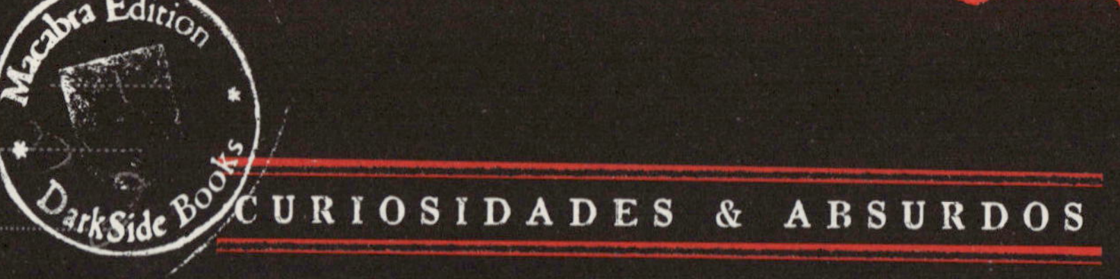

CURIOSIDADES & ABSURDOS

LOCALIZAÇÃO E DIREÇÃO NO CORPO

Uma indicação anatômica exata de localização e direção é essencial para que exista uma boa comunicação entre os médicos. Para tal, eles usam todo um arsenal de termos latinos e gregos. São esses termos que tornam o jargão cirúrgico tão incompreensível para quem é leigo. Os termos anterior e ventral (em direção ao ventre, a barriga) se referem à frente do corpo; posterior e dorsal (em direção ao dorso, às costas) se referem à parte de trás. Cranial significa para cima (na direção do crânio, da cabeça), caudal significa para baixo (em direção à cauda). Lateral significa para o lado, enquanto medial significa no meio. Portanto, os olhos são laterais ao nariz, mediais em relação às orelhas e craniais em relação à boca. As combinações também são possíveis, tais como anteromedial ou póstero-caudal. Proximal e distal significam respectivamente mais perto ou mais longe do centro do corpo. Assim, o cotovelo é distal ao ombro, mas proximal ao punho. Superior e "supra-" significam acima, enquanto inferior, "sub-" e "infra-" significam abaixo. "Intra-" e "inter-" significam entre; "para-" significa estar ao lado; "justa-" significa estar perto; "endo-" significa dentro; "exo-" e "extra-" significam fora; "retro-" significa atrás; "per-" e "trans-" significam através; "peri-" significa na região. Central e periferal são termos que falam por si só, enquanto mediano significa na linha média. Volar e palmar significam no lado da palma da mão, ou seja, do lado anterior da mão se o polegar estiver apontado lateralmente. A sola do pé é plantar. O lado do polegar da mão é radial, o lado do dedo mínimo é ulnar e o dorso da mão é dorsal, assim como a parte superior do pé. O plano sagital divide o corpo nas metades esquerda e direita — trata-se do plano em que uma flecha atinge alguém (*sagitta* é a palavra em latim para flecha). O plano frontal divide o corpo em frente e costas, enquanto o plano axial ou transversal o divide nas metades superior e inferior. Na medicina, cirúrgica e anatômica, os lados esquerdo e direito estão sempre do ponto de vista do paciente — caso contrário, é necessário que se especifique que se está olhando o paciente de frente ou de costas.

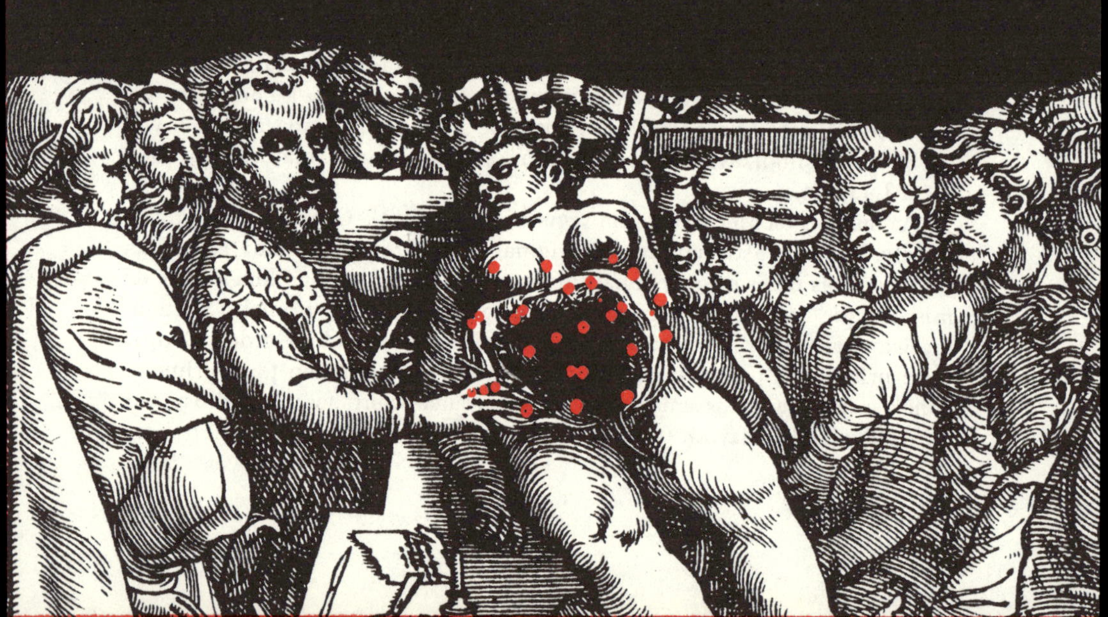

Alan Shepard foi o único a não ir mais além. Ele foi considerado incapaz de participar do programa por questões médicas, pois sofria de uma forma da doença de Ménière, uma disfunção vestibular idiopática. "Idiopática" significa a presença de uma doença sem uma causa claramente identificável; "vestibular" se refere ao sistema no ouvido interno que regula nosso senso de equilíbrio. Ou seja, essa doença causa ataques espontâneos de vertigem e zumbidos. Shepard ouvia um zumbido que se iniciava de forma repentina em seu ouvido esquerdo, passando então a sentir como se tudo ao seu redor estivesse girando. Depois disso, ele sentia náusea, como se estivesse a bordo de um navio, sendo que algumas vezes essa sensação era tão forte que ele precisava vomitar. Shepard passou a tomar um remédio chamado Diamox para combater essa condição, que se acredita ser causada pelo excesso de pressão do fluido da endolinfa nos canais semicirculares do sistema vestibular do ouvido interno. O Diamox é um diurético, tratando-se de uma pílula que promove a excreção de água, o que poderia ter reduzido o excesso de líquido no ouvido interno de Shepard, mas isso não aconteceu. Obviamente, um ataque inesperado de tontura, vômito e perda de equilíbrio pode ser fatal para um piloto de teste que passa centenas de horas no comando de um avião a jato — ou de um foguete espacial.

Shepard recebeu a ordem de que não deveria tirar os pés do chão e foi colocado para trabalhar em um cargo administrativo na NASA, onde logo ganhou a reputação de funcionário mais mal-humorado da agência. Conforme seus colegas participavam de uma viagem espacial após a outra, Shepard ouviu falar de uma nova cirurgia experimental que poderia ajudá-lo. O cirurgião estava completamente convencido de que a operação funcionaria.

Alguns meses antes de Neil Armstrong voar para a Lua, Shepard foi operado em Los Angeles por William House, um especialista em ouvido, nariz e garganta. House inseriu um pequeno tubo de silicone através da parte petrosa do osso temporal até chegar ao ouvido interno de Shepard, para drenar o excesso de fluido endolinfático. Tal procedimento é conhecido como um desvio endolinfático. Em teoria, isso serviria para reduzir a pressão no sistema vestibular. Os detalhes desse procedimento não são muito relevantes para nós aqui. O importante é o fato de que, depois dessa cirurgia, Shepard deixou de sofrer com seus ataques.

Os médicos da NASA o examinaram e o aprovaram para cumprir o serviço de voo. Em maio de 1969, aos 45 anos, Shepard foi reintegrado como astronauta e começou a treinar para a missão *Apollo 13*. Em função de sua idade, entretanto, Shepard precisou de um pouco mais de tempo para ficar em forma o bastante para viajar à Lua, sendo então transferido para a próxima missão. Esse acabou sendo um golpe de sorte para Shepard, já que a *Apollo 13* apresentou problemas durante o voo (as imortais palavras "Houston, nós temos um problema" foram ditas pelo astronauta que o substituiu). Em 31 de janeiro de 1971, Alan B. Shepard finalmente conseguiu voar até a Lua. Como comandante da *Apollo 14*, ele foi o responsável pela tarefa mais

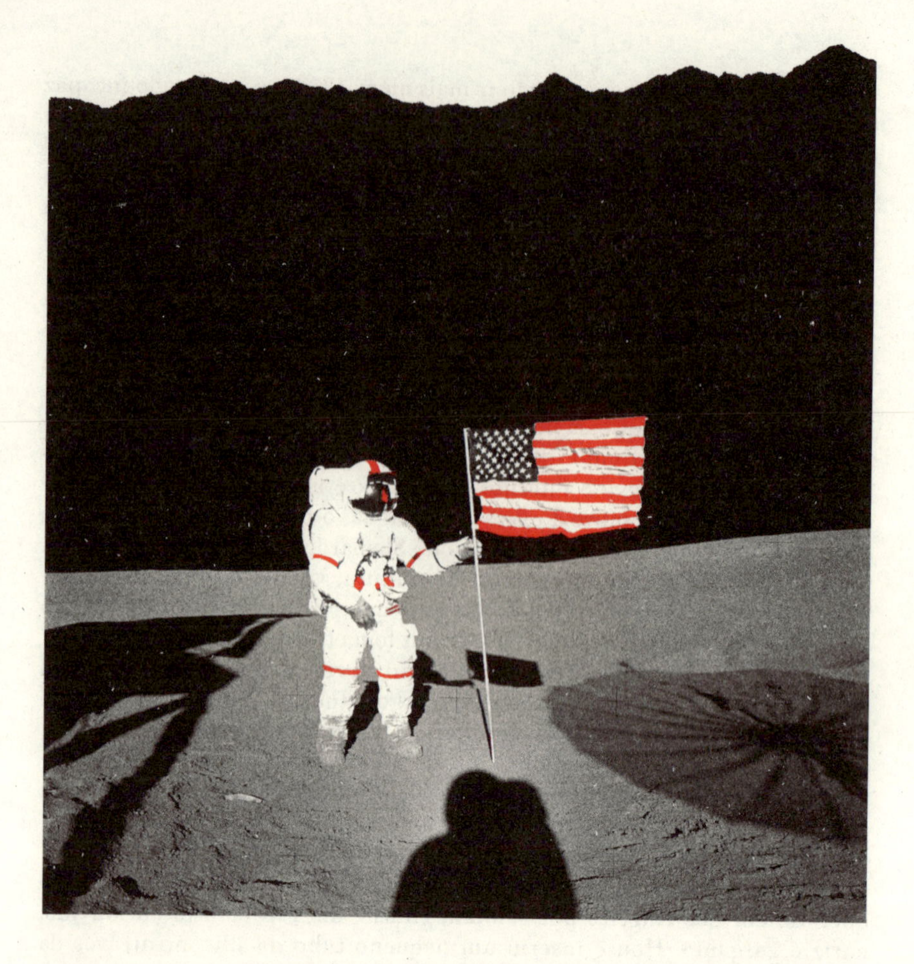

árdua de toda a missão: pousar o módulo lunar Antares nas Terras Altas de Fra Mauro, no dia 5 de fevereiro de 1971. Este se provou o pouso lunar mais preciso de todas as missões Apollo.

Era essencial para a missão que os astronautas realizassem essa manobra de pé, para que pudessem sentir os movimentos do módulo na fraca gravidade da Lua com o seu próprio senso de equilíbrio. Foi apenas mais de dez anos depois que se tornou notável que Shepard tenha conduzido essa manobra sem falhas ao ser demonstrado que o resultado do desvio endolinfático era inteiramente baseado em um efeito placebo.

Para se comprovar isso, foi realizado o seguinte experimento: um grupo de pacientes com a doença de Ménière foi testado para uma operação. Os escolhidos foram sorteados. Uma parte essencial do procedimento de desvio endolinfático é a remoção do osso mastóide, o nódulo de osso que se pode sentir como se fosse um caroço atrás da orelha, que também faz parte do osso temporal. Ao removê-lo, o cirurgião ganha acesso às minúsculas cavidades do ouvido interno. Metade dos pacientes do grupo foi submetida à cirurgia de desvio endolinfático completa, enquanto os demais passaram apenas por uma remoção de seus ossos mastóides — um procedimento que não teria qualquer efeito em seus sintomas. Não havia nenhum sinal exterior que pudesse ser visto ou sentido e que indicaria quais deles teria passado por qual dos dois procedimentos. A partir daí, eles passaram a ser testados por um período de três anos, sem que os pacientes nem os médicos responsáveis pelos testes soubessem qual operação tinha sido realizada neles. Tal processo é conhecido como um estudo duplo-cego — o nome inteiro é teste randomizado duplo-cego controlado. Os resultados do experimento mostraram que mais de dois terços dos pacientes apresentaram uma melhora de seus sintomas, independentemente de terem sido submetidos à cirurgia completa real ou não.

É difícil dizer até que ponto o efeito placebo contribui para o sucesso das cirurgias de maneira geral. É muito provável que ele seja mais significativo do que pensamos. Felizmente, graças aos testes randomizados duplo-cegos, as operações como aquela realizada em Alan B. Shepard, as que têm um efeito puramente placebo, são realizadas com cada vez menos frequência. No entanto, no passado, os resultados das operações não eram registrados de maneira sistemática, e a publicação científica dos resultados cirúrgicos geralmente se limitava a descrições de casos individuais bem-sucedidos, ao invés da apresentação de médias provenientes de grandes grupos de pacientes. Os cirurgiões costumavam realizar as operações caso tivessem visto que os resultados anteriores tinham sido favoráveis, mas sem estudarem de maneira crítica os resultados para todos os outros pacientes que passaram pela mesma cirurgia. Foi isso que levou um procedimento que era um placebo puro, a sangria, a se tornar a operação cirúrgica mais realizada por muitos séculos.

A sangria costumava ser utilizada como um tratamento para praticamente qualquer condição: infecções, febres, até mesmo de maneira contraintuitiva nos casos de hemorragia intensa. Apesar de muitos pacientes terem falecido em decorrência da sangria, alguns deles devem ter sentido

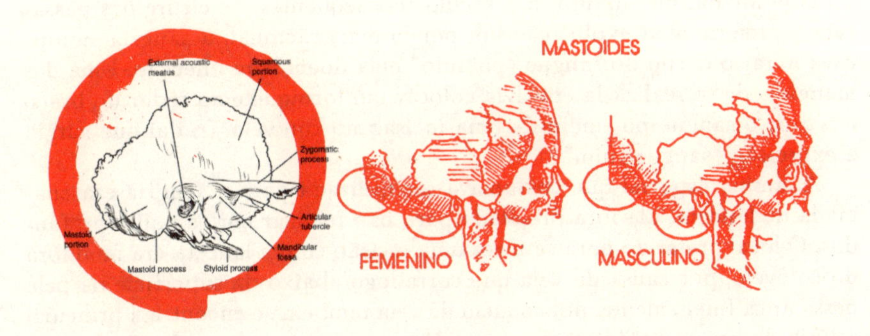

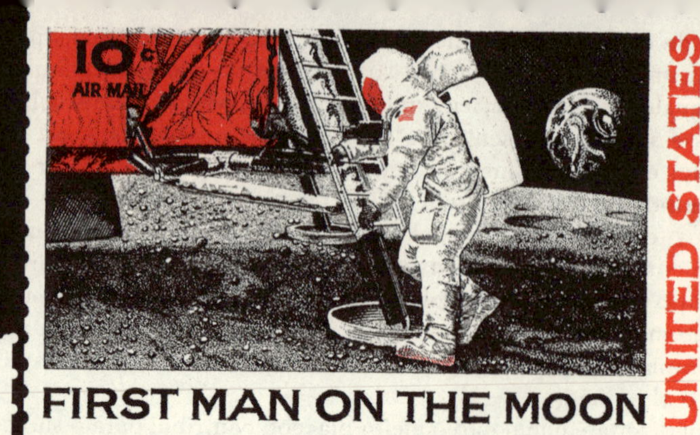

algum efeito benéfico, ou esse tratamento teria sido abandonado muito antes. No entanto, esse benefício deve ter sido simplesmente fruto do efeito placebo, pois não há nenhuma evidência demonstrável de que a sangria seja benéfica em termos médicos. Em outras palavras, se Alan B. Shepard e seu cirurgião acreditassem na sangria, Shepard facilmente poderia ter ido à Lua após ter passado por uma sangria ou por uma operação muito mais complexa no seu ouvido interno.

A sangria costumava ser realizada por cirurgiões e barbeiros, pois eles eram os profissionais que brandiam uma lâmina. A tradição deve ter se originado há milhares de anos, pelos rituais de exorcismo, nos quais os curandeiros expulsavam os espíritos malignos (doenças) por meio de cortes feitos nas vítimas. Os antigos gregos costumavam praticar a libação: um sacrifício oferecido por meio do ato de derramar vinho tinto no chão. A sangria passou a ser comparada a esse sacrifício. Além disso, a perda de sangue podia fazer com que a vítima desmaiasse, como se ela estivesse entrando em transe, rendendo-se aos deuses. A crença supersticiosa em espíritos malignos continuou sendo um componente importante da prática da sangria até a Idade Média, no entanto, nos séculos consequentes, os cirurgiões passaram a preferir uma explicação um pouco mais racional: a sangria significava livrar o corpo do sangue "poluído" pela doença ou infecção. Uma das maneiras de se realizá-la envolvia colocar um torniquete ao redor do braço e retirar o sangue por meio de uma incisão no cotovelo. (É daí que surgiu a expressão "sangue ruim".)

A lâmina especial que costumava ser utilizada para a sangria era chamada de lanceta. Ela fora projetada para não realizar cortes muito profundos. O local preferido para se fazer uma incisão com a lanceta era na dobra do cotovelo, por causa da veia que corre logo abaixo da superfície da pele nessa área. Infelizmente, pouco além da veia também se encontra a principal artéria do braço. Então, caso o cirurgião cortasse um pouco fundo demais, a sangria se transformaria em um banho de sangue. A aponeurose (tendão plano ou fáscia), que passa por entre esses dois vasos sanguíneos, oferece alguma proteção, por isso, esse tendão também foi chamado de *fascie grâce à Dieu*, que significa "a fáscia louvado seja Deus".

Um corpo saudável é capaz de se reabastecer do sangue extraído de uma sessão de sangria por dia, entretanto, após uma semana passando por procedimentos de sangria, as reservas de ferro do corpo estarão praticamente esgotadas. Ao olharem para a história da medicina, os médicos não sentem nenhum orgulho quando se lembram da moda da sangria. Obviamente, os médicos de hoje em dia são capazes de perdoar os médicos e curandeiros de antigamente por não serem capazes de curar as doenças e feridas por falta de conhecimento ou de compreensão, no entanto, ainda é absurdo o ato de se intencionalmente infligir feridas fatais nos pacientes por não se conhecer uma alternativa melhor. A sangria continuou sendo praticada até o final do século XIX, quando por fim ela desapareceu sem fazer muito barulho. Isso deve ter ocorrido provavelmente porque, à medida que mais tratamentos reais foram sendo encontrados para uma variedade crescente de doenças e enfermidades, os médicos e cirurgiões deixaram de acreditar nas propriedades benéficas da sangria e seu efeito placebo se tornou menos eficaz.

Entretanto, mesmo após a sangria ter sido abandonada, outras operações foram desenvolvidas que hoje consideramos como procedimentos placebo puros. No século XIX, já em uma idade avançada, o fisiologista francês Charles-Édouard Brown-Séquard se injetou com uma poção preparada com testículos de porquinhos-da-índia e anunciou que essa mistura teria um efeito rejuvenescedor. A partir desses experimentos, ele lançou as bases da endocrinologia, um ramo da ciência médica que lida com os hormônios. Então, os cirurgiões começaram a implantar em seus pacientes lascas de testículos de animais, em nome de suas supostas propriedades rejuvenescedoras, trazendo efeitos surpreendentemente benéficos. Mas há diversas operações mais recentes que dependem em maior ou menor grau de um efeito placebo, tais como a remoção da úvula para aliviar os problemas de sono ou as varizes de pacientes com pernas inquietas, operações de hérnia para aliviar dores crônicas nas costas, cirurgias anti-refluxo em pessoas com dores no peito, implantes de eletrodos espinhais para dores crônicas, operações nos vasos sanguíneos do pênis para curar a impotência, operações laparoscópicas de hérnia na virilha em atletas com dores na virilha, operações cerebrais em pacientes com Parkinson e operações contra o cotovelo de tenista.

Quando as operações são realizadas para aliviar sintomas crônicos inexplicáveis, os resultados benéficos tendem a ser mais frequentemente relacionados a um efeito placebo do que a uma solução real para o problema. O termo médico para os sintomas que não possuem uma causa evidente que pode ser definida é *e causa ignota* ou e.c.i., que em latim quer dizer "de causa desconhecida". As dores abdominais crônicas são um bom exemplo de um problema tratado por uma ampla variedade de operações, mesmo quando tais dores são e.c.i. Nesses casos, um fato bem suspeito é que tais procedimentos parecem funcionar melhor quando eles ainda são uma novidade.

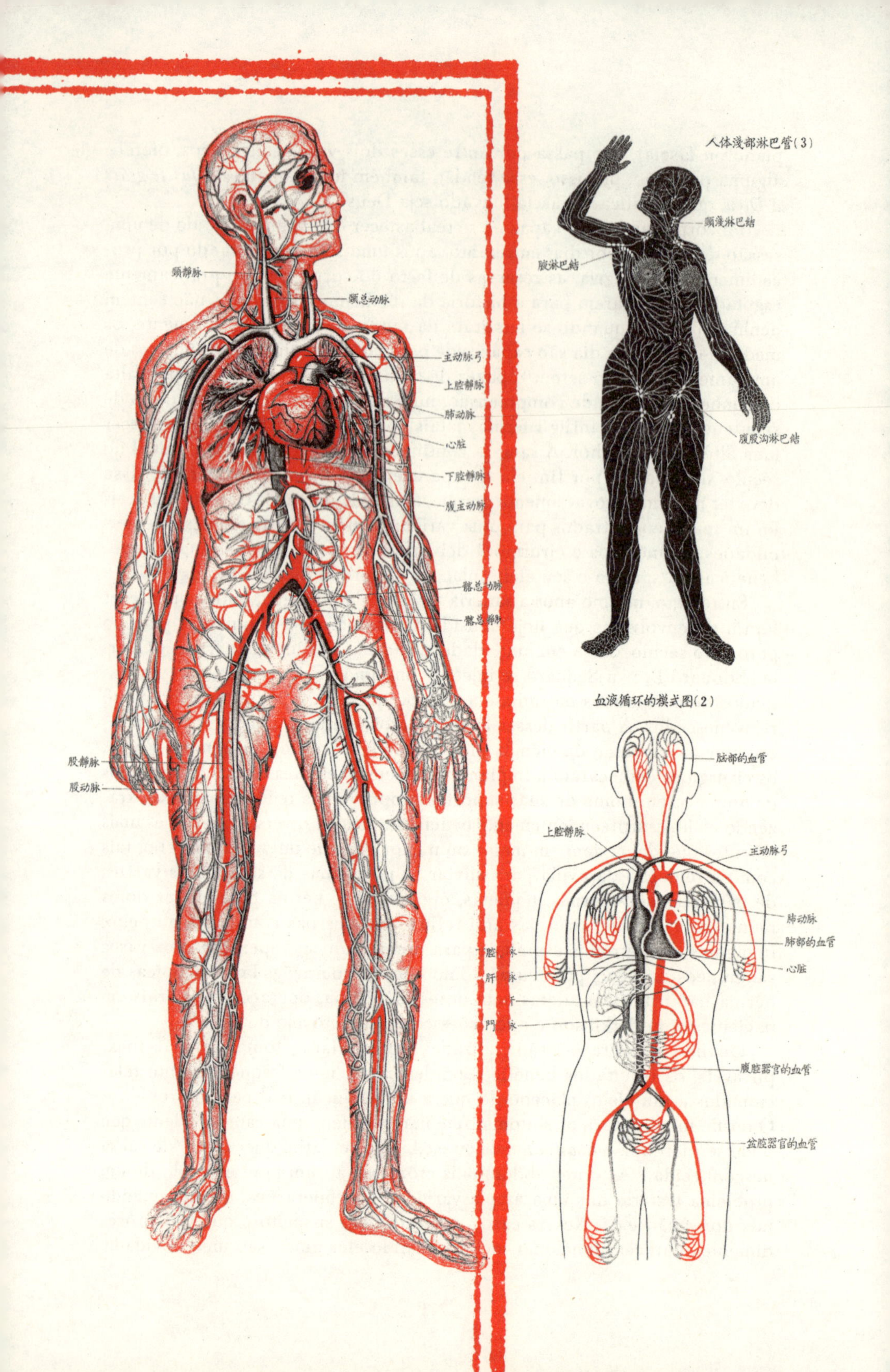
颈静脉
颈总动脉
主动脉弓
上腔静脉
肺动脉
心脏
下腔静脉
腹主动脉
髂总动脉
髂总静脉
股静脉
股动脉
人体淺部淋巴管(3)
頸淺淋巴結
腋淋巴結
腹股沟淋巴結
血液循环的模式图(2)
脑部的血管
上腔静脉
主动脉弓
肺动脉
肺部的血管
心脏
腹腔器官的血管
盆腔器官的血管

Esses procedimentos tendem a chamar muita atenção, entrando e saindo de moda. Assim, um tratamento novo simplesmente parece melhor do que os antigos, enquanto as inovações geralmente trazem consigo muitas promessas. Por exemplo, durante as décadas de 1960 e 1970, tornou-se popular que se removessem apêndices saudáveis para tratar de dores abdominais crônicas e.c.i. Já nos anos 1980 e 1990, passou a se acreditar que essas queixas sem causas evidentes poderiam ser aliviadas por meio de incisões nas aderências da cavidade abdominal. A moda hoje em dia para esses mesmos sintomas é a de cortar os nervos superficiais da parede abdominal. Assim, ninguém mais é operado para cortar as aderências da cavidade abdominal ou para remover um apêndice saudável.

Os cirurgiões tendem a atribuir os efeitos benéficos observados após seus tratamentos como quase que exclusivamente resultantes das suas próprias ações. Assim, eles podem dizer: "O paciente chegou até mim com um problema. Então, eu apliquei um tratamento que eu estava certo de que iria ajudar. O paciente depois foi para casa satisfeito, sem mais nenhum dos sintomas. Por isso, esse foi um excelente resultado do meu trabalho. Mas, é claro, isso já era de se esperar". Essa forma de pensar e trabalhar que é baseada no excesso de confiança nas próprias ações é conhecida como viés de autosserviço ou viés da autoconveniência. Caso o paciente deixe de apresentar os sintomas, todo cirurgião deve se perguntar se isso de fato se deve à própria operação. Talvez os sintomas teriam desaparecido por si só? Talvez os sintomas retornem mais tarde, mas o paciente irá se recusar a voltar ao cirurgião? A única maneira genuína de se determinar o valor de um tratamento reside em se manter distância da relação individual entre o paciente e o cirurgião.

O verdadeiro valor de um determinado procedimento cirúrgico só pode ser avaliado de forma objetiva quando grandes grupos de pacientes são submetidos à mesma operação para a mesma condição, sendo que isso deve ocorrer de preferência com as cirurgias sendo realizadas por diferentes cirurgiões e em diversos hospitais. Na cirurgia moderna, é com base no valor desses resultados que as diretrizes nacionais e internacionais são adotadas. Essas diretrizes devem ser revisadas de maneira regular, pois as novas perspectivas e descobertas podem ser adquiridas a partir dos novos resultados apresentados por novos grupos de pacientes.

Caso alguma operação em específico se revele como um procedimento placebo, deixa de valer a pena realizá-la, mesmo se muitos pacientes se beneficiem dela, pois essa cirurgia se torna cara demais e não gera os resultados esperados. Além disso, há casos em que determinados procedimentos placebo não funcionam de maneira nenhuma, ou funcionam apenas de maneira temporária — caso o procedimento pareça funcionar, pode ser que os sintomas tenham desaparecido de outra maneira. Existem diversos sintomas crônicos que surgem e desaparecem em um ritmo que nem sempre pode ser explicado. Além disso, não é uma boa ideia enganar os pacientes com um tratamento que não é de fato real. Todas as operações, inclusive as operações placebo, trazem riscos de complicações, por isso não é aceitável que se aplique um procedimento falso só porque ele está na moda.

No entanto, mesmo quando algum procedimento é exposto como uma operação placebo, ainda pode levar um tempo até que ele saia de moda. Esse é o caso da artroscopia (uma cirurgia de buraco da fechadura) nos pacientes que sofrem de gonartrose (osteoartrite de joelho), que foi exposta como uma operação placebo no ano de 2002. Essa operação se tornou muito popular com base nas respostas que os pacientes apresentaram a ela, ainda que na realidade o procedimento envolva fazer bem pouco no joelho do paciente, fora inspecioná-lo, enxaguá-lo e limpá-lo um pouco.

Com o intuito de colocar isso à prova, Bruce Moseley, um cirurgião ortopédico de Houston, nos Estados Unidos, realizou uma falsa artroscopia de joelho em um grupo grande de pacientes. À vista dos pacientes, Moseley fez três pequenas incisões na pele, mexeu em uma grande variedade de instrumentos e derramou um fluido de lavagem no chão, fazendo de tudo para que as cirurgias parecessem o mais real possível. Os resultados foram surpreendentes. A lavagem artroscópica de uma articulação do joelho desgastada, a trabalhosa raspagem do desgaste da cartilagem e o alisamento preciso de um menisco danificado provaram ter o mesmo efeito sobre a dor do paciente e tão pouco efeito no funcionamento da articulação quanto o ato de se fingir realizar uma operação. Ainda assim, a cirurgia de buraco de fechadura no joelho continua sendo um procedimento ortopédico realizado no mundo todo. Ou seja, hoje em dia, caminhar com dificuldades até uma clínica ortopédica particular para que seu joelho desgastado seja examinado não é tão diferente do ato de tomar um bom gole de água de Lourdes ou acender uma vela na estátua da Virgem em 's-Hertogenbosch, ou mesmo ir até um barbeiro para passar por uma sangria. Em todos esses casos, tudo de que o paciente precisa é de muita confiança no procedimento pelo qual irá passar.

Doze pessoas estiveram na Lua: Neil Armstrong, Buzz Aldrin, Pete Conrad, Alan Bean, Alan B. Shepard, Edgar Mitchell, David Scott, James Irwin, John Young, Charles Duke, Harrison Schmitt e Eugene Cernan. Entre todos esses astronautas, Shepard era o mais velho. Agora imagine se, apesar da sua operação de desvio endolinfático, ele tivesse sentido os sintomas de sua doença enquanto estava lá em cima. Shepard poderia ter engasgado se tivesse vomitado enquanto estava de capacete. Depois de todo o drama da *Apollo 13*, isso provavelmente significaria o ponto final definitivo das missões lunares. Não sabemos se ele voltou a sofrer com os sintomas da doença de Ménière após retornar à Terra. Shepard acabou falecendo de leucemia no ano de 1998.

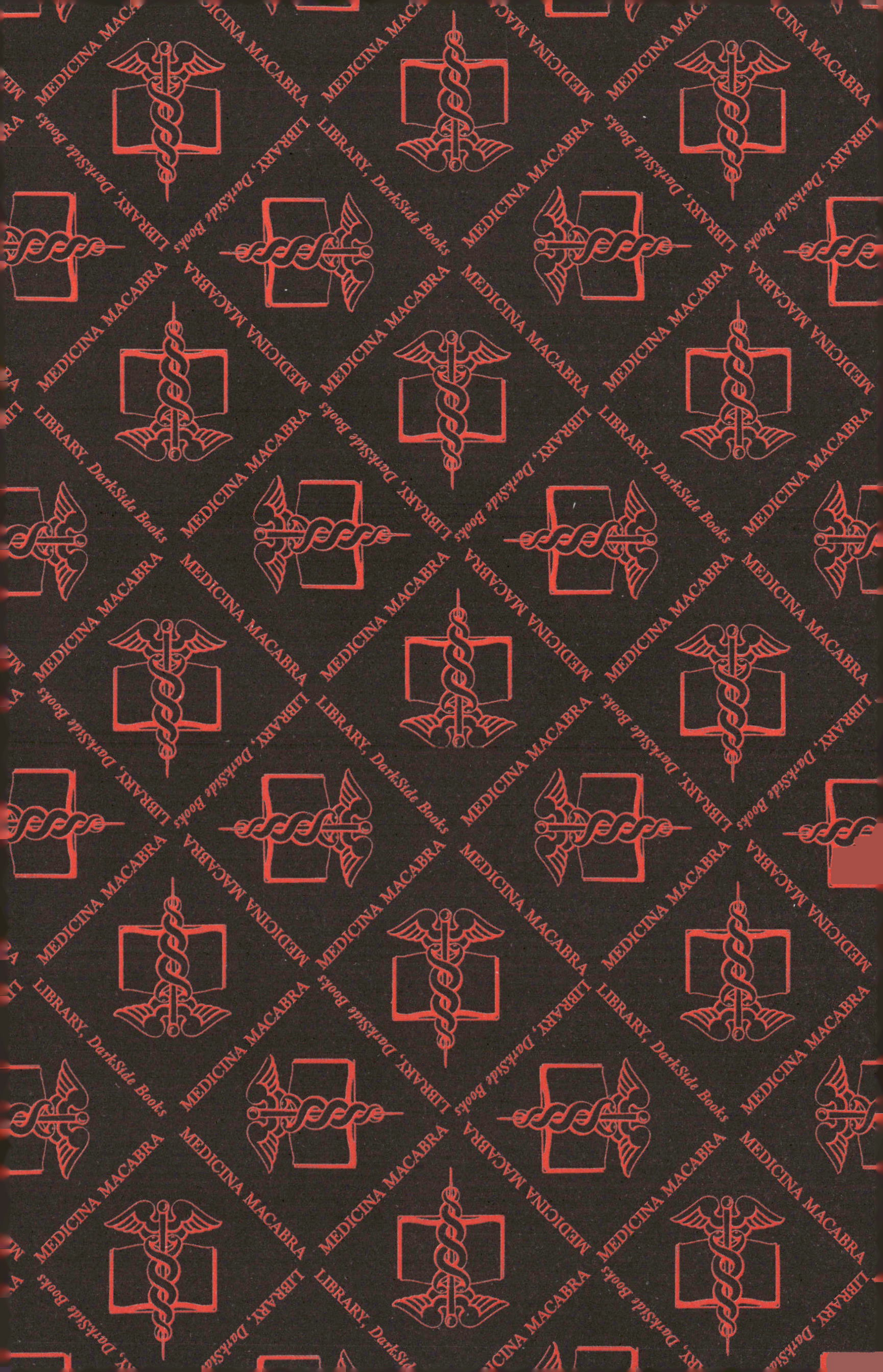
MEDICINA MACABRA
LIBRARY, DarkSide Books

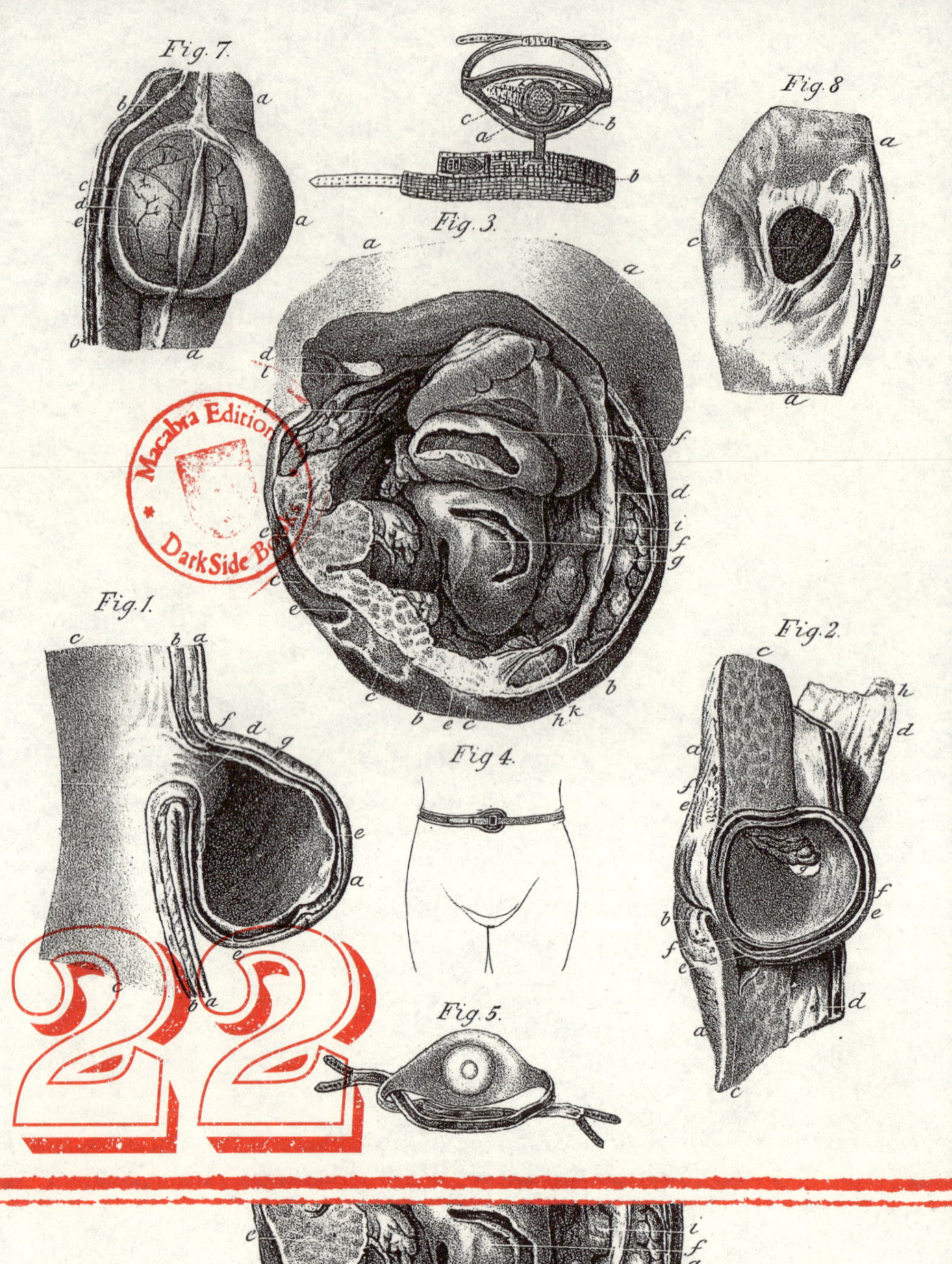
Fig. 7.
Fig. 8
Fig. 3.
Macabra Edition
DarkSide Books
Fig. 1.
Fig. 2.
Fig 4.
Fig. 5.
22

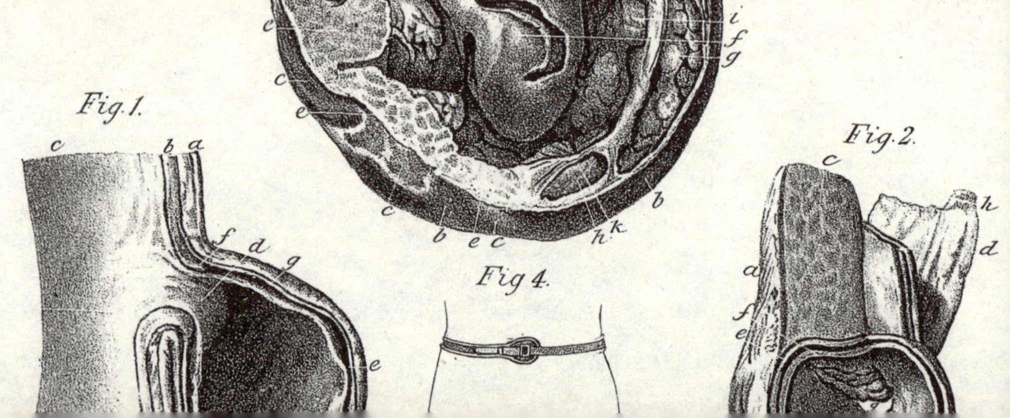
Fig. 1.
Fig. 2.
Fig 4.

HÉRNIA UMBILICAL

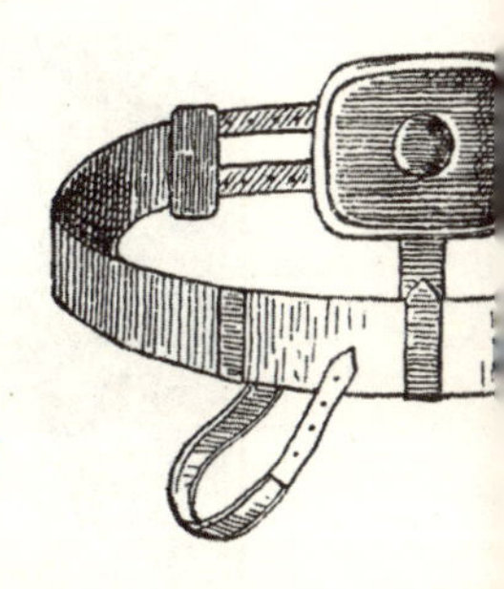

A Morte Miserável de uma Robusta Senhora: Rainha Carolina

A espera pode ser fundamental em alguns tipos de diagnósticos; em outros, entretanto, pode ser fatal, como no caso da rainha Carolina, que faleceu após uma cirurgia para tratar uma hérnia umbilical.

Os filósofos da Grécia Antiga acertaram em cheio quando expuseram as suas ideias sobre como o mundo funciona. Desde o início, eles basearam toda a ciência em um princípio simples: nada é certo e tudo muda, o tempo todo. No século VI a.C., Heráclito expressou essa ideia por meio da frase *panta rhei*, que significa "tudo flui". Quando alguém olha para um rio pela segunda vez, ainda que continue sendo o mesmo rio, a água é diferente.

Os seres vivos também são como rios que correm e mudam continuamente, sem que suas formas se alterem. Ninguém tem mais consciência disso do que um médico. Quando há um paciente com sintomas que o médico não consegue explicar, a melhor cura é esperar. Considerando que a maioria das doenças simplesmente desaparece espontaneamente, o médico teria boas razões para decidir esperar e pedir para o paciente retornar dali a alguns dias. Também não existe uma maneira melhor de se realizar um diagnóstico do que esperar para conferir para onde os problemas trazidos pela condição "fluem". Obviamente, o segredo reside em saber quando é o momento certo para deixar de esperar e passar a tratar o paciente.

O ato de esperar também é um instrumento valioso no campo da cirurgia, tanto para o diagnóstico

The Royal Family of Great Britain

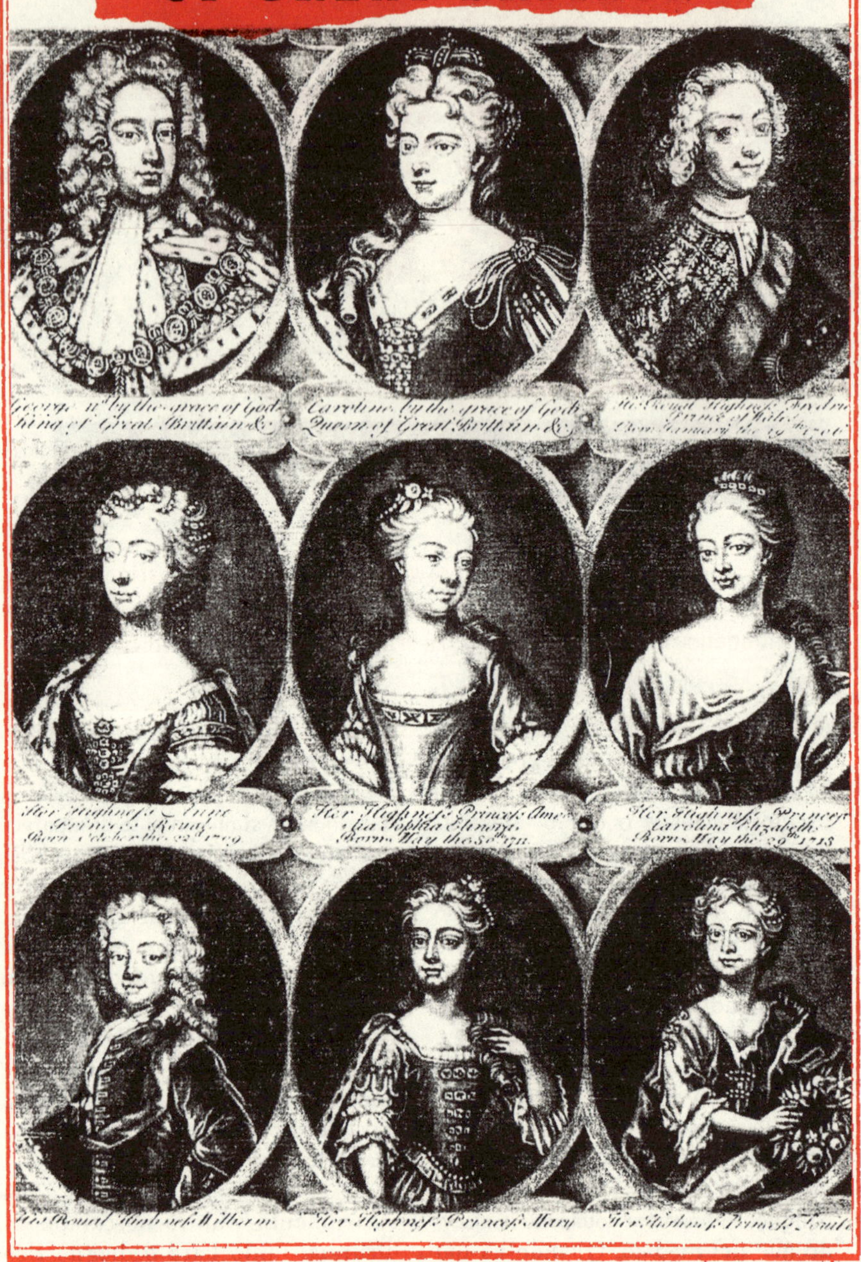

quanto na própria melhoria do estado de saúde do paciente. Isso acaba se refletindo nos três tipos diferentes de abordagens que um cirurgião pode adotar quando está tratando seu paciente: a postura conservadora (o tratamento sem intervenção cirúrgica), a espera (quando se mantém esperando de maneira vigilante, sem realizar nenhum tratamento) e a invasiva (quando se intervém cirurgicamente no fluxo de eventos). Quando o cirurgião sabe o que está fazendo, em muitos momentos o ato de esperar representa o curso de ação mais sábio, no entanto, pode ser difícil convencer o paciente que está sofrendo ou uma família e amigos preocupados com o paciente, já que o cirurgião parece não estar fazendo nada. Afinal, quando um cirurgião deixa de agir, ele está contrariando a expectativa da maioria das pessoas. No entanto, quando tomada no momento certo, a decisão de esperar depende de tanta coragem quanto a decisão de entrar em ação. Além disso, a diferença entre um bom médico e um médico péssimo não é baseada nas medidas cirúrgicas que são tomadas de maneira imediata, mas sim dos resultados. Por isso, um bom cirurgião conhece o curso normal de cada uma das doenças e enfermidades; por isso, ele está pronto tanto para não passar tempo demais esperando e nem para intervir cedo demais.

A trajetória de uma infecção de ferida dura alguns dias; caso não haja nenhum pus até ali, também não surgirá pus depois disso. A trajetória do câncer tem vários meses de duração; caso não haja nenhum tumor até ali, então também não havia um tumor em primeiro lugar. A trajetória de uma anastomose intestinal com vazamento (na qual as duas partes do intestino foram unidas cirurgicamente) tem dez dias de duração; caso não haja nenhum vazamento até ali, não haverá nenhum vazamento. A trajetória de uma artéria que esteja totalmente entupida na perna é de seis horas; caso a perna não entre em necrose até ali, ela não sofrerá nenhuma necrose. É possível para um cirurgião deixar que um íleo fique bloqueado (uma obstrução no intestino delgado) por vários dias antes que ele se rompa; no entanto, caso o cirurgião encontre uma obstrução do cólon (uma obstrução no intestino grosso), o tratamento deve ser urgente. Por sua vez, se qualquer um dos intestinos estiver com um bloqueio com estrangulamento, essa condição se torna fatal em algumas horas, já que a parede intestinal começará a morrer por falta de suprimento sanguíneo.

John Ranby, um cirurgião do século XVIII, esperou por tempo demais antes de entrar em ação para tratar dos sintomas da rainha Carolina, a esposa de Jorge II. Depois, ele não conseguiu perceber um desenvolvimento favorável no curso da enfermidade, acreditando que se tratava finalmente da hora de entrar em ação. Por fim, isso custou a vida de sua paciente. No entanto, como nem Ranby nem mais ninguém no século XVIII tinha qualquer ideia do que havia de errado com a rainha, ninguém pode culpá-lo por seu erro. Ranby chegou a ser condecorado como um cavaleiro real em função de ter enfiado seu bisturi no umbigo real da rainha. "Antes tarde do que nunca", as pessoas devem ter pensado.

CURIOSIDADES & ABSURDOS

ÁCIDO MORTAL

Para que possamos sobreviver, vários sistemas de nossos corpos precisam ser capazes de trabalhar em conjunto. Nosso metabolismo, respiração, a coagulação do sangue, resistência imunológica, digestão, a produção de fluidos corporais e hormônios pelas glândulas, a absorção de nutrientes, a eliminação de resíduos tóxicos, o sistema circulatório, o funcionamento dos músculos, o pensamento, a divisão celular e o crescimento de tecidos, o gerenciamento de água, a distribuição de minerais e toda uma série de outras funções precisam umas das outras para continuarem funcionando de maneira adequada. Para que isso ocorra, nossos corpos devem manter um ambiente constante, dentro do qual todos esses sistemas podem operar de forma otimizada. A nossa temperatura corporal deve se manter em 37º C e o nível ideal de acidez do corpo (pH) é de 7,4 (que é um pouco menos ácido do que a água pura). Nosso metabolismo e a respiração produzem resíduos ácidos ao queimarem calorias, que incluem ácido lático e dióxido de carbono (CO_2). O excesso de ácido é retirado do sangue pelos rins e pelo suor. As toxinas produzidas por tecidos mortos e bactérias também são ácidas. Um paciente que sofra com uma infecção grave ou cujas células estejam morrendo começa a respirar mais rapidamente, para compensar o excesso de ácido produzido pela exalação de mais dióxido de carbono. Caso o paciente esteja exausto demais para expelir mais CO_2, o nível de ácido em seu sangue aumentará até atingir um ponto crítico. Tal condição é conhecida como acidose e traz um efeito prejudicial imediato em todos os sistemas do corpo. À medida que os sistemas do corpo falham, o nível de pH do corpo cai ainda mais — trata-se de uma espiral descendente que termina em morte.

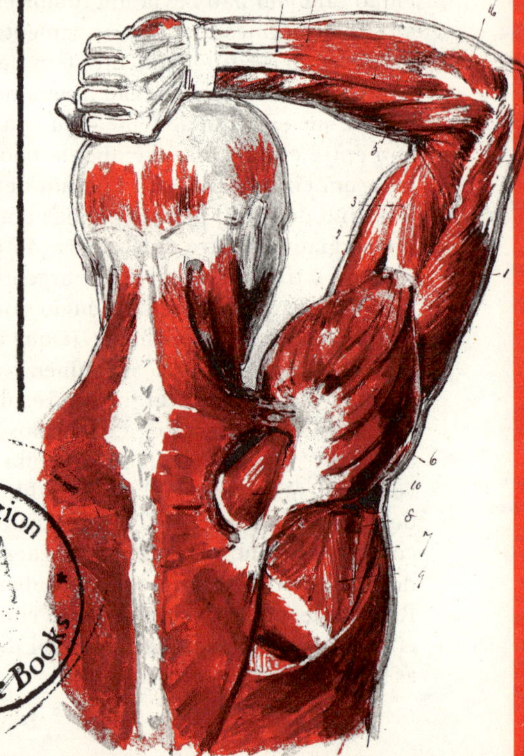

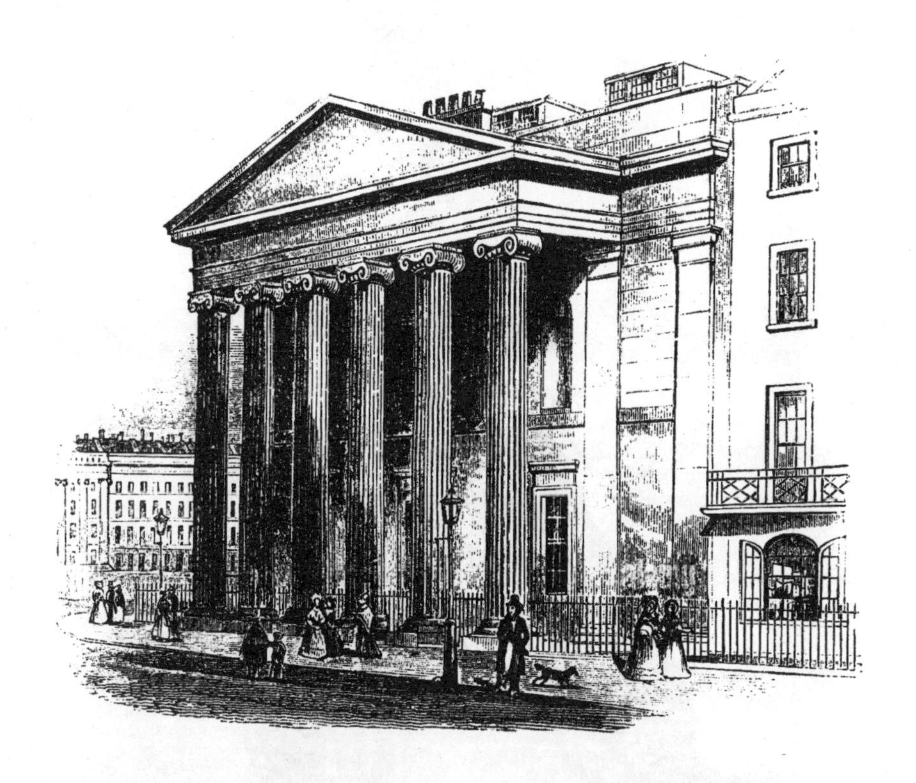

A rainha Carolina costumava chamá-lo de "cabeça-dura". John Ranby fora um dos membros da Companhia dos Barbeiros-Cirurgiões de Londres até que uma Companhia dos Cirurgiões separada foi criada em 1745, quando ele se tornou seu primeiro mestre. Essa foi a primeira associação real de cirurgiões, que mais tarde se tornaria a prestigiada Escola Real de Cirurgia (Royal College of Surgeons). No entanto, ainda que tenha sido muito respeitado pela elite de sua época, Ranby foi um homem deselegante e imbecil, cuja carreira cirúrgica seria marcada por poucos casos de sucesso.

Carolina de Brandemburgo-Ansbach tinha uma ascendência nobre. Ela se casara com Jorge Augusto, o filho mais velho de Jorge Luís, o príncipe-eleito de Hanôver que mais tarde se tornaria Jorge I, rei da Grã-Bretanha. Em 1714, após a morte da rainha Ana, o ramo distante da família real de Hanôver era o único que ainda tinha um descendente protestante. Por isso, Jorge embarcou em um navio rumo à Inglaterra, trazendo consigo seu filho e sua nora, Carolina, para se tornar rei. Assim que desembarcou, a família alemã subitamente se viu no centro das atenções durante uma era na qual as perucas inglesas estavam no ápice de sua popularidade. Esse período passaria então a ser chamado de Era Georgiana, em homenagem a Jorge e seus descendentes.

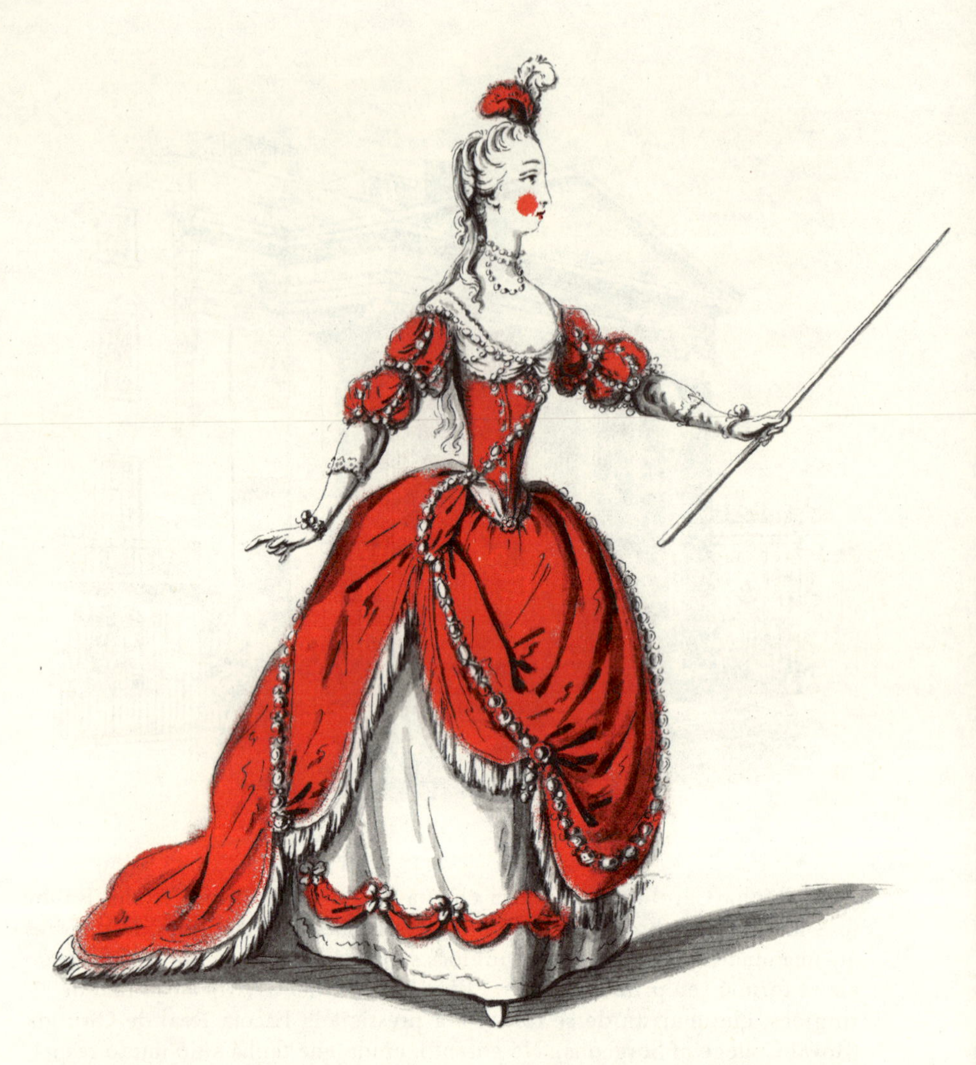

A família real costumava falar em francês entre si e em um inglês incompreensível, com um sotaque carregado do alemão, quando estava em público. Os dois Jorges ficaram famosos por sofrerem com hemorroidas, além de serem grosseiros, maçantes e mal-humorados. Por outro lado, a princesa era vista como o extremo oposto deles — ela era considerada interessante, charmosa, vivaz e muito bonita. Carolina e as suas damas de companhia acabaram se tornando a maior referência de glamour e estilo de sua época. Naqueles dias, a mantua estava na moda, um vestido horrendo com enormes extensões laterais que se projetavam de ambos os quadris apoiadas por reforços feitos de barbatana de baleia — essas extensões eram tão grandes que as damas não conseguiam passar por uma porta aberta sem se virarem de lado. Elas também usavam uma peruca bem alta na cabeça, além de usarem uma camada espessa de pó com pigmento de chumbo tóxico para pintarem seus rostos com um tom branco brilhoso, completando seu look com uma pinta preta logo acima do canto da boca. As mulheres eram então enfiadas em suas liteiras, para serem carregadas, com as suas perucas, vestidos e tudo mais, por pares de lacaios que ficavam correndo por Londres, indo de um baile para o outro. Entretanto, ao envelhecer, Carolina deixou de conseguir entrar em sua liteira e em seus vestidos.

No verão de 1727, Jorge I faleceu dentro de sua carruagem a caminho de Osnabrück, na Alemanha. Ele passara toda a noite anterior no banheiro, na cidade holandesa de Delden, onde ficara com uma indigestão depois de comer vários morangos durante uma parada no trajeto para Hanôver. O novo rei Jorge II e sua esposa, a rainha Carolina, tinham esperado treze anos até ascenderem ao trono. Depois de tantos anos de luxo e de ociosidade, a outrora esguia Carolina acabara se tornando uma mulher obesa. Por mais que o tamanho verdadeiro de Carolina não tenha sido registrado em seus retratos e mesmo que consideremos que a fama sobre o tamanho de seus seios deve ser maior do que a realidade, ao finalmente se tornar rainha, Carolina estava tão grande que não conseguia mais se virar na cama sem a ajuda de seus servos. Seu marido, o rei, arrumara uma amante — ninguém menos que a própria dama de companhia principal de sua esposa. No entanto, independentemente do quão infeliz isso possa tê-la deixado, a rainha continuou a amar o rei e ele ainda a amava de volta.

É provável que Carolina não tivesse vergonha de seu corpo ou de sua gula. Aos domingos, os cidadãos normais podiam comprar ingressos para assistir ao casal real comendo as suas refeições, então as pessoas podiam ver a rainha enquanto ela ingeria sua comida. No entanto, havia um segredo sobre Carolina que apenas seu marido conhecia. Em função de todo esse excesso de peso e de uma série de gestações, após o nascimento de sua filha mais nova, a princesa Luísa, Carolina desenvolvera um inchaço no centro de seu abdômen. A rainha conseguia esconder de forma muito hábil essa protuberância debaixo de sua roupa. Tratava-se de uma hérnia umbilical que terminou crescendo até atingir um "tamanho imenso". Ninguém sabe ao certo quão grande essa hérnia era, no entanto, especialmente nas pessoas que estão acima do peso, uma hérnia umbilical pode ficar tão grande quanto uma melancia. Existem casos de hérnias tão grandes que chegam a ceder com o próprio peso, caindo até os joelhos, parecendo um saco alongado.

A hérnia umbilical acontece quando os intestinos ou órgãos internos se projetam da cavidade abdominal pelos músculos da parede abdominal através do umbigo. A abertura do umbigo é um resquício do nascimento e tende a possuir menos de meio centímetro de diâmetro, ou seja, ela é pequena o suficiente para suportar a pressão no abdômen. No entanto, caso o conteúdo do abdômen se expanda por muito tempo, como nos casos decorrentes do excesso de tecido adiposo ou de múltiplas gestações, a abertura umbilical pode se enfraquecer e esticar. Como consequência, é possível que os conteúdos do abdômen possam ser empurrados através dessa abertura alargada — conforme o tempo passa, cada vez mais o conteúdo abdominal é empurrado para fora.

Caso a abertura umbilical continue a aumentar, os intestinos salientes irão reter espaço suficiente na hérnia para não se tornarem constritos. Então, a protuberância se torna apenas uma inconveniência, causando dor somente quando a pressão no abdômen aumenta de repente, por exemplo, quando o paciente tosse, espirra, ri ou faz força. Nesses casos, quando o paciente se deita de costas, a gravidade diminui a pressão na hérnia, permitindo que os intestinos possam voltar à sua posição original no abdômen, fazendo com que o inchaço desapareça até que o paciente se levante novamente. Esse processo é conhecido como redução espontânea. No entanto, mesmo uma hérnia umbilical capaz de passar por redução espontânea não desaparece por conta própria. Em algum momento, um pouco mais de tecido abdominal encontrará um caminho através da hérnia. Daí, os sintomas pioram e o inchaço não desaparece mais quando o paciente se deita de costas. A partir de então, a hérnia não é mais redutível. Caso mais conteúdo abdominal seja forçado para dentro da hérnia, esse tecido pode se contrair, o que causará uma dor súbita e forte, além de vômitos. O tecido localizado dentro da hérnia também acaba necrosando caso nada seja feito para reduzir a pressão na abertura umbilical. A partir daí, a hérnia fica encarcerada, do latim *encarcerare* , "aprisionar", fazendo com que seu conteúdo seja estrangulado. O desfecho de uma hérnia encarcerada depende do tipo de tecido que estiver estrangulado, do cirurgião que estiver tratando do problema e — principalmente — do momento em que o cirurgião decidir intervir.

No verão de 1737, Carolina teve dois episódios de dores fortes no abdômen, mas dessas duas vezes elas passaram sozinhas. Na manhã de 9 de novembro, Carolina voltou a sentir dores muito fortes, as quais persistiram até sua morte, que ocorreu onze dias depois. Tudo que aconteceu dentro e nas proximidades dos aposentos da rainha no decorrer daqueles dias foi registrado em vívidos detalhes nas memórias do lorde John Hervey, vice-camareiro e amigo pessoal do casal real. A dor que a rainha estava sentindo era profunda e insuportável, acompanhada de ânsia de vômito. Ainda assim, naquela noite ela insistiu em aparecer na sala de estar, como era de costume. No decorrer da noite, ela continuou a vomitar e não conseguiu permanecer quieta, por isso recebeu água com menta e ervas amargas, mas nada ficou em seu estômago. John Ranby, o cirurgião real, foi convocado. Ranby decidiu tomar medidas drásticas: ele fez com que Carolina bebesse *usquebaugh* (uísque) e imediatamente passou a realizar uma sangria, tirando-lhe doze onças de sangue (cerca de 350 mililitros).

O dia seguinte foi ainda mais agitado para Ranby. Logo de início, ele realizou mais uma sangria na rainha, já que ela não estava se sentindo melhor. Então, Ranby teve que cuidar da filha de Carolina, que também se chamava Carolina, pois ela passara tanto tempo soluçando ao lado da cama da mãe que ficara com uma hemorragia nasal. Ranby sequer se questionou sobre como deveria tratar a filha da rainha: ele fez uma sangria nela também, duas vezes. Enquanto isso, a rainha estava sendo atormentada por vários tipos de médicos, que se dedicaram a lhe administrar uma série de tratamentos. Eles

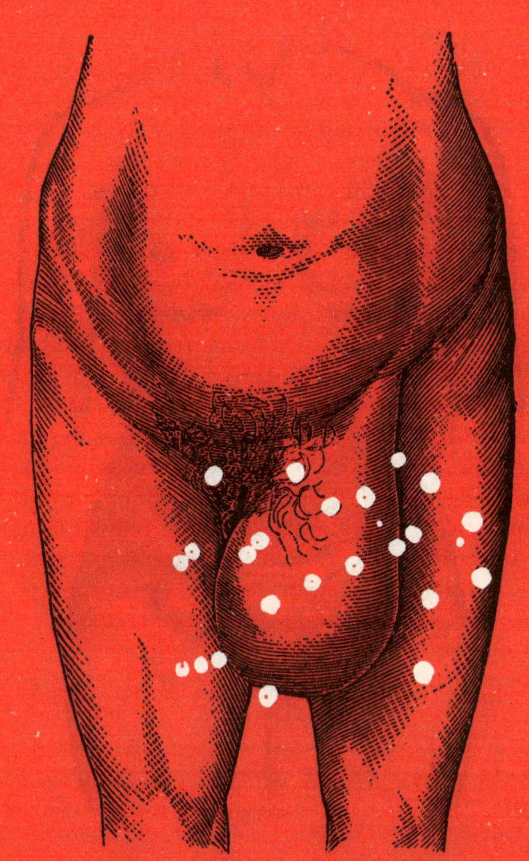

Large inguinal hernia in a female

queimaram suas pernas para formar bolhas na pele, fizeram-na beber poções e realizaram lavagens intestinais — apesar do fato de que ninguém sabia o que havia de errado com Carolina. Sua condição fora atribuída a uma "gota do estômago". Um dos médicos chegou a sugerir que a rainha não iria se recuperar e terminou sendo esbofeteado pelo rei.

Na manhã de sexta-feira, a rainha passou por mais uma sangria. Sua dor continuava e ela vomitou tudo que tentou comer ou beber. No sábado, o rei não aguentou mais esconder o segredo de sua esposa e terminou revelando tudo aos médicos. Contra a vontade de Carolina, o rei contou a Ranby sobre a hérnia umbilical que ela escondera por mais de treze anos. Foi só então, em seu quarto dia passando mal, que a paciente foi finalmente examinada.

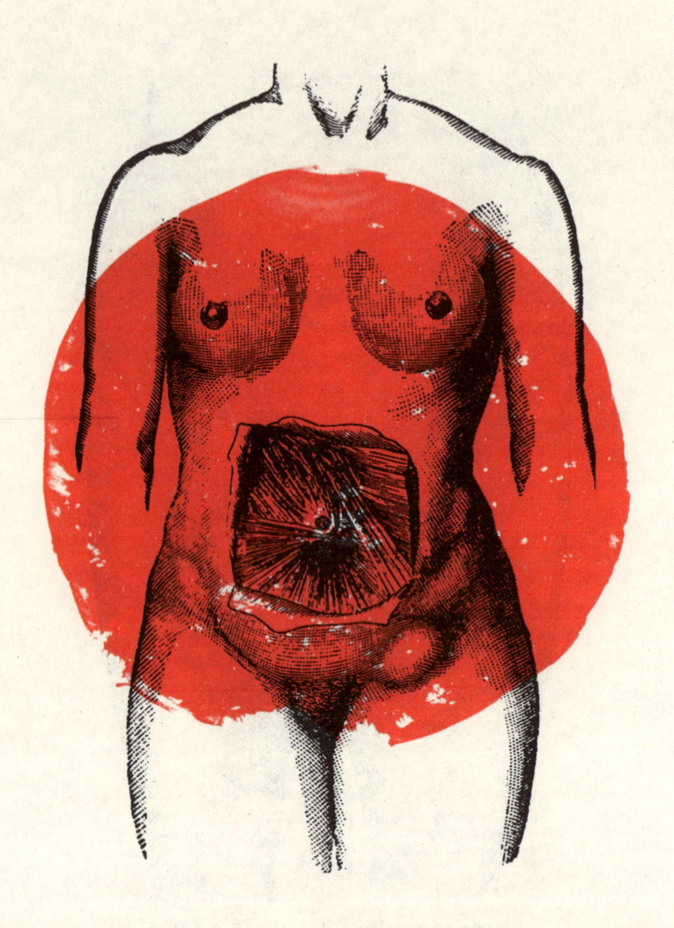

Ranby sentiu o inchaço no abdômen de Carolina com os seus dedos e imediatamente chamou dois colegas cirurgiões: um cirurgião da corte chamado Busier, que estava com quase 90 anos de idade, e John Shipton, o cirurgião da cidade, que era bem mais jovem do que Busier. Enquanto os três médicos tratavam a rainha, o rei Jorge II se dedicou a colocar o espólio de sua esposa em ordem. Finalmente a situação estava sendo levada a sério.

Busier sugeriu que eles realizassem uma cirurgia bem extensa, fazendo uma incisão que cortasse a abertura umbilical por toda a extensão da hérnia, para que os intestinos estrangulados pudessem ser empurrados de volta para o abdômen. Essa sugestão prova que o cirurgião idoso ainda estava com a mente afiada. No entanto, Busier estava à frente de seu tempo, pois Ranby se opôs à sugestão e Shipton concordou com o conselho de Ranby de que eles deveriam esperar um pouco mais. No entanto, conforme o dia passou, a dor da paciente se tornou ainda mais intensa. No início da noite, Ranby tomou a decisão incompreensível de realizar uma incisão que não fosse mais profunda do que a pele. Era por volta das seis da noite quando os três médicos especialistas do século XVIII realizaram uma cirurgia à luz de velas — os três estavam de pé ao redor do leito da corajosa rainha. O esforço de se curvarem não apenas sobre a pilha de colchões, mas também sobre o enorme volume da paciente deve ter feito com que a operação fosse bem desgastante para as costas dos três cirurgiões. A jaqueta de Ranby ficou encharcada de suor. Como se fossem três estudantes de medicina que estavam analisando um cadáver na sala de dissecação, os três cirurgiões abriram a pele do umbigo protuberante da rainha e tentaram empurrar o conteúdo agora visível do abdômen de volta para o lugar. Esses devem ter sido os momentos mais dolorosos da vida da rainha. No entanto, tais esforços foram em vão. O resultado se provou ainda mais miserável do que a condição que os cirurgiões foram convocados para resolver — a mulher mais importante do país estava agora não só com uma hérnia umbilical estrangulada, como também com uma imensa ferida aberta.

Por mais que os três cirurgiões estivessem bem preocupados (e com razão) com o desenrolar dessa situação horrível, eles ignoraram os sinais evidentes do curso favorável da doença da rainha. Se seu intestino de fato estivesse encarcerado, Carolina não teria sobrevivido por esses cinco longos dias. Nesse caso, em poucas horas a parede intestinal necrosada teria permitido que os resíduos tóxicos das células mortas, os fluidos digestivos e o conteúdo dos intestinos entrassem no sangue. Isso teria causado uma reação bioquímica em cadeia desastrosa, e o aumento da acidez faria estragos em todos os sistemas do seu corpo em pouco tempo. Carolina certamente teria morrido em no máximo dois dias. No entanto, no domingo, 13 de novembro, ela ainda estava viva, acordada e respondendo às pessoas ao redor de sua cama. Portanto, deveria haver outro órgão ou tecido preso na sua abertura umbilical.

Especialmente nos casos de obesidade, há uma estrutura grande pendurada na frente dos intestinos na cavidade abdominal que é conhecida como omento maior ou epíploon. Normalmente, trata-se de uma membrana fina entre a parede abdominal e os intestinos, mas nos casos severos de obesidade, grandes quantidades de tecido adiposo se acumulam no omento. Por isso, é mais provável que aquilo que estava preso na hérnia umbilical da rainha fosse seu omento maior, e não seus intestinos. Nesse caso, a diferença principal reside no fato de que, embora um omento estrangulado seja bem doloroso, isso é menos perigoso, porque as células de gordura necrosadas fazem com que a vítima fique menos doente do que as células de intestino necrosado e apodrecido.

No domingo, um dia após a operação, os cirurgiões passaram a tratar da dolorosa ferida. Como podiam ver melhor à luz do dia do que sob a luz de velas, subitamente eles perceberam o tecido adiposo necrosado no fundo da hérnia. Naquela época, qualquer sinal de necrose em uma ferida geralmente era considerado como um sinal certo de que o paciente acabaria morrendo rapidamente de gangrena. Por isso, apesar da rainha não se sentir pior do que no dia anterior e da ausência de outros sinais de sua morte supostamente iminente, os três cirurgiões passaram a acreditar que Carolina só tinha mais algumas horas de vida. O rei foi chamado para se despedir dela.

Jorge estava inconsolável, prometendo se manter fiel à sua amada esposa mesmo depois da morte dela, apesar dos pedidos de Carolina para que ele se casasse novamente. Chorando e soluçando, Jorge II pronunciou suas palavras históricas para a rainha: *"Non, j'aurai des maîtresses"* [Não, eu terei apenas amantes]. Carolina respondeu, suspirando: *"Ah! Mon Dieu! Cela n'empêche pas"* [Meu Deus, isso não vai fazer nenhuma diferença!].

Os cirurgiões voltaram ao trabalho. Ao cortarem o tecido morto, uma vez mais eles deixaram de perceber o sinal favorável de que não havia fezes saindo do ferimento, cujo significado era que eles não estavam cortando tecido dos intestinos. O vice-camareiro, lorde Hervey, ficou cada vez mais irritado com a vergonhosa indiferença com que os cirurgiões estavam lidando com as emoções da paciente e de seus entes queridos. Fazia apenas algumas horas que eles haviam anunciado que a rainha estaria prestes a falecer, e depois que isso não aconteceu, os três cirurgiões passaram a agir como se não houvesse nada de errado. A presença de tecido necrosado na hérnia umbilical não teve muito efeito imediato sobre a rainha. Nos dias que se seguiram, Carolina recebeu as visitas do primeiro-ministro e do arcebispo. No entanto, ela estava se tornando cada vez mais fraca. Carolina não conseguia mais segurar a comida no estômago e precisava vomitar constantemente. Os cirurgiões a operavam todos os dias, cuidavam de sua ferida e cortavam fora o tecido morto, enfiando os dedos nesse tecido e analisando-o com suas sondas — tudo isso, obviamente, sem usar nenhum tipo de anestésico. Durante um desses procedimentos, o velho Busier segurou a vela próximo demais de sua própria cabeça, o que fez com que a sua peruca pegasse fogo. Os jornais publicaram todos os sórdidos detalhes, levando o caso de Carolina a ser debatido pelo público de uma forma que, de acordo com Hervey, "era como se ela tivesse passado por uma dissecação diante dos portões [do palácio]".

A situação toda piorou de vez na quinta-feira, 17 de novembro, quando as entranhas da rainha devem ter sido perfuradas. Seus vômitos aumentaram e uma quantidade enorme de fezes passou a sair pela ferida. Conforme o excremento jorrava da barriga da rainha, encharcando seus lençóis e derramando-se sobre chão do quarto, as janelas foram abertas para afastar o terrível odor. No entanto, ainda assim ela durou mais três longos dias viva, terminando por morrer às 22h do domingo, 20 de novembro de 1737. A rainha faleceu nas circunstâncias mais imundas e miseráveis que se pode imaginar. Ela estava com 54 anos de idade.

Mas como poderíamos explicar os sintomas da rainha se considerarmos os nossos conhecimentos médicos atuais? A pista mais importante de que dispomos é o curso anormal de sua doença. Desde o início, a rainha estava sofrendo com um bloqueio no íleo, no intestino delgado. Tal condição é compatível com o estrangulamento do intestino em uma hérnia umbilical encarcerada. No entanto, como a perfuração no intestino só veio a ocorrer após oito dias, não poderia ter sido causada pelo próprio estrangulamento, já que isso terminaria em desastre em poucas horas. Talvez o bloqueio no íleo tenha durado muito tempo, a ponto da pressão subir demais e o intestino delgado acabar estourando como um balão. No entanto, é mais provável que a perfuração tenha sido causada pelos três cirurgiões que ficaram vasculhando as profundezas do abdômen da rainha. No decorrer de suas operações diárias, eles facilmente poderiam ter feito um buraco no intestino, que já estava sob pressão. O fato de que a rainha estava vomitando constantemente representa uma forte sugestão de que havia um bloqueio do intestino. Assim, seu intestino foi comprimido, possivelmente por estar preso na abertura umbilical junto ao omento maior — mas o intestino não estaria estrangulado. Caso o omento estivesse puxando o intestino, é possível que o bloqueio também pudesse ter se originado em uma posição mais profunda do abdômen.

De qualquer forma, considerando que se tratava de uma época em que os cirurgiões costumavam fazer mais mal do que bem, o único tratamento correto teria sido empurrar a hérnia de volta para o abdômen, sem realizar nenhuma operação. Ranby não deveria ter esperado para realizar esse tratamento, mas sim insistido desde o primeiro dia em examinar a rainha doente, além de não realizar nenhuma sangria sem antes avaliar as condições da paciente. Então, Ranby deveria ter aplicado uma leve pressão sobre o inchaço com as mãos espalmadas, no decorrer de pelo menos meia hora, para tentar empurrar a protuberância umbilical, ao menos parcialmente, de volta para o abdômen. Ele sequer teria de fazer isso para salvar a porção necrosada da hérnia, já que essa porção de tecido obviamente não representava uma ameaça à vida da rainha — ele deveria ter feito isso só para aliviar a obstrução no intestino delgado da paciente. No entanto, uma vez que ele realizou uma incisão na hérnia, toda a esperança de salvar a rainha se perdeu.

Catorze anos depois, em 19 de dezembro de 1751, a mesma história se repetiu na Dinamarca. Uma das filhas de Carolina, Luísa, casou-se com o rei dinamarquês e se tornou rainha. Assim como sua mãe, Luísa era obesa. Aos 27 anos, enquanto estava grávida, ela também desenvolveu uma hérnia umbilical encarcerada. Uma vez mais, outro cirurgião conduziu uma tentativa inútil de salvá-la, assim como ocorreu com sua mãe. Luísa perdeu sua jovem vida e a da criança em seu ventre nas mesmas circunstâncias terríveis em que sua mãe perecera.

Apesar desse desastre no início de sua carreira, John Ranby manteve uma opinião muito elevada sobre si mesmo. Em seu livro *The Method of Treating Gunshot Wounds* [O método para se tratar das feridas de tiro], publicado em 1744, Ranby descreveu seus momentos mais gloriosos como sargento-cirurgião do exército inglês nos anos seguintes à cirurgia realizada na rainha Carolina. Entre seus feitos heroicos estava o tratamento do príncipe Guilherme, o filho mais novo do rei Jorge II e da falecida rainha Carolina, cujo apelido era "O Algoz". Guilherme lutou ao lado do pai contra os franceses na Batalha de Dettingen, no ano de 1743, durante a Guerra da Sucessão Austríaca. Essa foi a última vez na história inglesa que o rei liderou pessoalmente suas tropas no campo de batalha. Guilherme foi atingido por uma bala de mosquete que

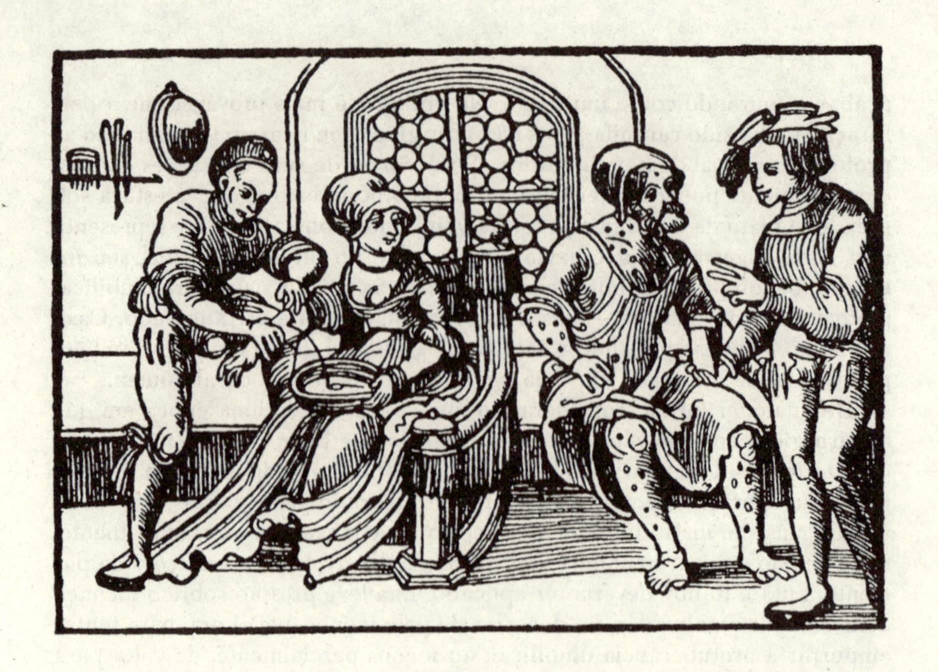

atravessou sua panturrilha, causando-lhe um ferimento “do tamanho de um ovo de galinha”. Ranby imediatamente correu para ajudar o príncipe, que se encontrava sangrando muito. Ranby sacou sua faca. Hoje em dia, um cirurgião sensato usaria a lâmina para cortar a perna da calça do soldado, com o intuito de conseguir avaliar a ferida, usando então o tecido da perna da calça para fazer uma bandagem capaz de aplicar uma boa pressão e conter o fluxo de sangue. Então, o cirurgião faria com que a vítima fosse retirada do tumulto da batalha o mais rápido possível. No entanto, Ranby decidiu usar a sua faca para outra coisa. Ele decidiu realizar uma incisão no braço do príncipe caído, para lhe fazer uma sangria ali mesmo, no meio do campo de batalha, enquanto as balas de mosquete voavam por cima de suas cabeças. Ranby drenou mais de meio litro de sangue da vítima —como se o príncipe já não estivesse perdendo sangue o suficiente da ferida em sua perna. Uma vez no hospital de campanha, Ranby cuidou do ferimento do príncipe com um curativo feito de pão e leite, realizando então mais dois procedimentos de sangria, só para garantir. Apesar de tudo isso, o jovem príncipe conseguiu sobreviver, para o alívio e grande honra do cirurgião. Mais adiante, Ranby viria a ter menos sorte ao aplicar o seu estilo absurdo de tratamento. Durante uma cirurgia no primeiro-ministro britânico, Robert Walpole, enquanto removia uma pedra em sua bexiga pela uretra, Ranby decidiu realizar uma sangria também. Ou seja, outra vez, Ranby se demonstrou incapaz de pensar em algo melhor a fazer do que tirar ainda mais sangue de um paciente que já apresentava uma hemorragia que o estava matando.

MEDICINA MACABRA
LIBRARY, DarkSide Books

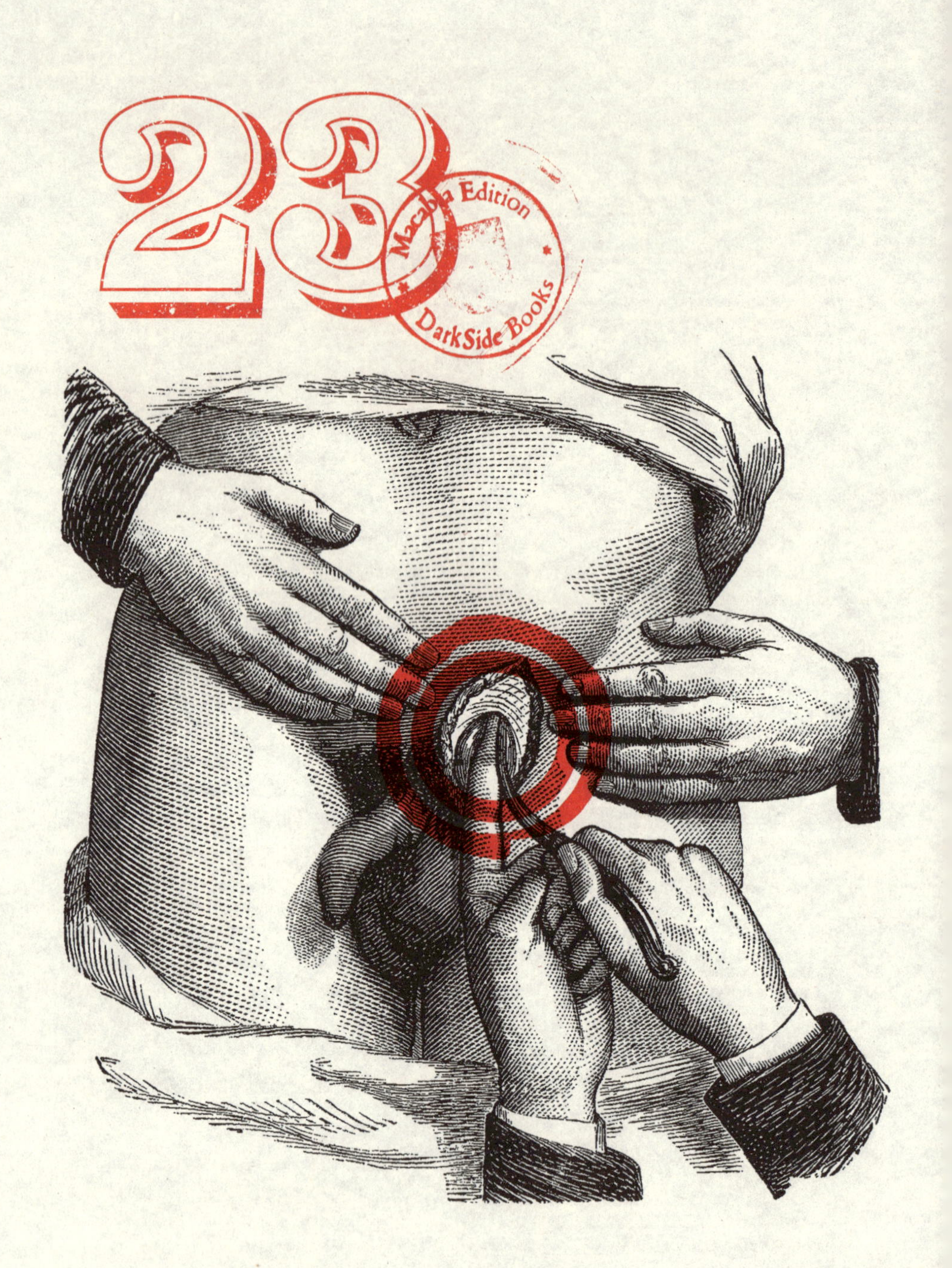
23
Macabra Edition
DarkSide Books

ESTADIA CURTA, PELA VIA RÁPIDA

Rebeldes e Revoluções: Bassini e Lichtenstein

Após ser gravemente ferido e feito prisioneiro durante a guerra para a unificação da Itália, o jovem médico Edoardo Bassini voltou aos seus estudos na medicina e fez um dos maiores avanços na área cirúrgica: o tratamento para a hérnia na virilha.

A área da medicina faz muito uso de epônimos, ou seja, nomes derivados das pessoas que inventaram ou descreveram um determinado instrumento, estrutura anatômica, condição, doença ou procedimento operacional. Entre os epônimos, considero indiscutível que os italianos sejam os mais encantadores: o retrator de Finochietto, o teste de Mingazzini, o ponto de Donati, a cirurgia de Scopinaro, a fratura de Monteggia, o esfíncter de Oddi, as lacunas de Morgagni, as granulações de Pacchioni, a fáscia de Scarpa, a manobra de Valsalva e o conserto Bassini. A percepção genuína acerca de como o corpo humano funciona surgiu na Itália — em Pádua, para ser mais exato. Foi lá, no século XVI, que um homem de Bruxelas chamado Andries van Wezel quebrou a tradição milenar que envolvia utilizar a sabedoria da Antiguidade sem que se fizessem críticas aos livros daquela época. Van Wezel passou a abrir cadáveres, com o intuito de descobrir a verdade por si próprio. Em seu renomado livro, *De Humani Corporis Fabrica*, publicado em 1543, Van Wezel (que se tornou mais conhecido pela forma latinizada de seu nome, Andreas Vesalius) demonstrou não só como o corpo humano de fato é constituído, como também provou que a sabedoria de todos aqueles livros antigos — que perdurou por mais de mil anos — estava completamente errada.

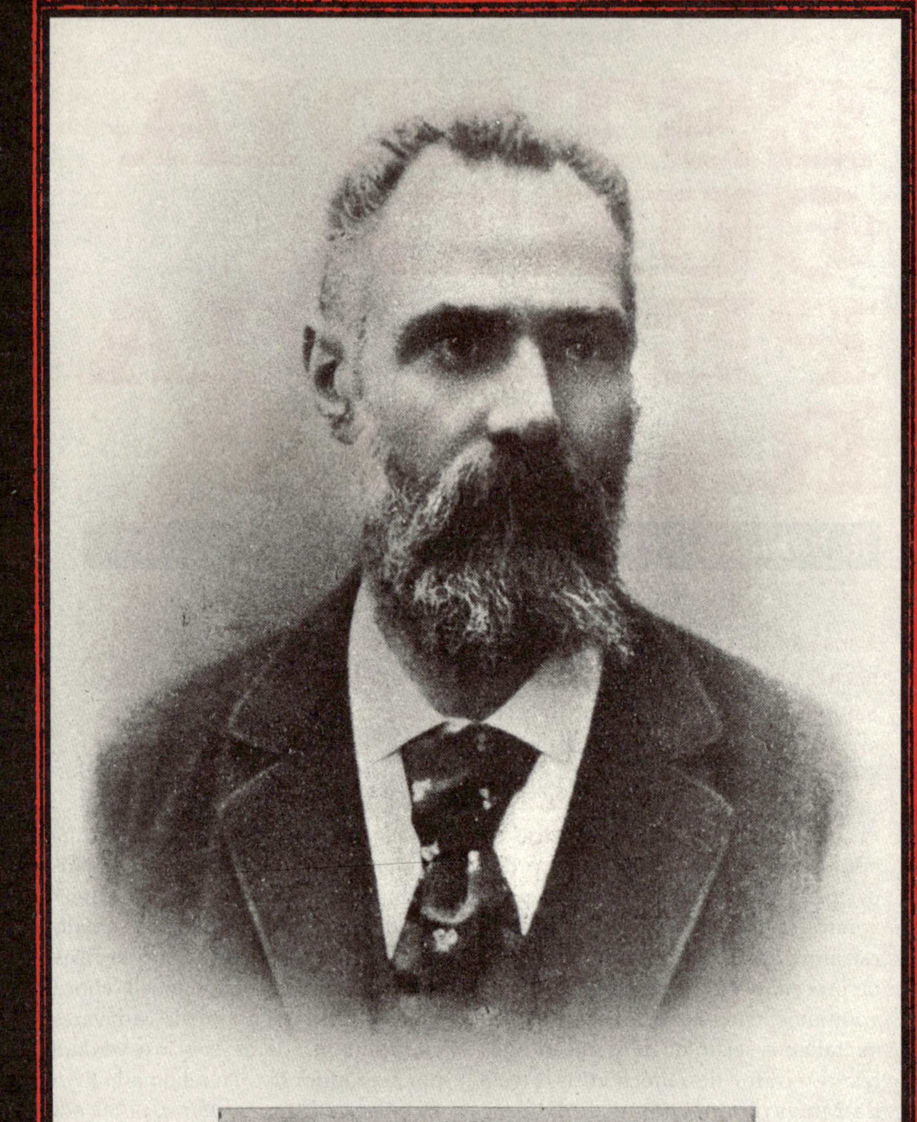

Edoardo Bassini.
1844 - 1924.

Duzentos anos depois, na mesma cidade e na mesma universidade, Giovanni Battista Morgagni repetiu o mesmo feito, no entanto, em seu caso, Morgagni decidiu focar no corpo humano doente. Ele foi o primeiro a descrever o curso das doenças nos pacientes vivos. Em seguida, após a morte dos pacientes, Morgagni passou a realizar autópsias para ver o que houvera de errado com eles. Assim como o livro publicado por Vesalius, a obra de Morgagni, *De Sedibus et causis morborum per anatomicem indagatis* [Dos fundos e causas das doenças investigadas pela anatomia], publicada em 1761, também se tornou um enorme sucesso. Graças ao trabalho desses dois, a ciência médica passou a se desenvolver baseando-se em fatos e não apenas na tradição.

A partir dali, o foco do desenvolvimento científico migrou para outros países. A Itália passou a ficar sob a influência de grandes potências estrangeiras que começaram a intervir na sua política doméstica e gostavam de travar guerras na península italiana. A Itália como o país que conhecemos hoje só existe desde 1870. Antes disso, a região era uma coleção de reinos e repúblicas separados. O sul da Itália fazia parte do império francês. No centro da região estava o Estado Papal, sob domínio do papa. O norte era dividido por vários pequenos estados sob influência de outros reinos e países. A unificação de todas essas partes separadas se deu devido aos esforços do bandoleiro e guerrilheiro Giuseppe Garibaldi. Garibaldi liderou um pequeno exército nacionalista que lutou contra os franceses e o papa. A França logo recuou, pois havia mais urgência que os seus exércitos fossem lutar na guerra contra a Alemanha. No entanto, o papa conseguiu adiar o inevitável por três anos ao conseguir uma vitória sobre o pequeno grupo de libertadores em Roma, no ano de 1867.

Em 1861, o papa Pio IX convocou todos os católicos do mundo a irem lutar pelo Estado Papal. Todos os que responderam ao chamado foram enviados para uma unidade do exército conhecida como Papal Zouaves. Foi um dos soldados da Papal Zouaves que feriu um dos soldados do exército de Garibaldi na virilha direita com sua baioneta. Esse desafortunado guerrilheiro, chamado Edoardo Bassini, era um médico recém-formado de 21 anos de idade, que se unira aos nacionalistas como um soldado da infantaria. Seu próprio tio lutara ombro a ombro com Garibaldi, tornando-se um herói nacional. Sob a liderança dos valentes irmãos Cairoli, Edoardo e a sua unidade de setenta homens avançaram nas proximidades de Roma. No horizonte, eles puderam avistar a cúpula da Basílica de São Pedro. Munidos de trezentos soldados, os Zouaves estavam em maioria quando os dois lados do conflito se encontraram, nas plantações de Villa Glori, uma colina localizada a poucos quilômetros do Tibre — era o final da tarde de 23 de outubro de 1867. O confronto durou cerca de uma hora e ficou conhecido como o "*scontro di Villa Glori*" (confronto de Villa Glori), levando a uma suspensão temporária da campanha contra o Estado Papal.

Por fim, lá estava ele, o jovem Edoardo Bassini, deitado debaixo de uma amendoeira perto de Roma, sob o sol de outono, com uma ferida aberta na virilha. É possível que o próprio jovem médico tenha investigado a gravidade da lesão com os dedos. Ainda que não estivesse sangrando muito,

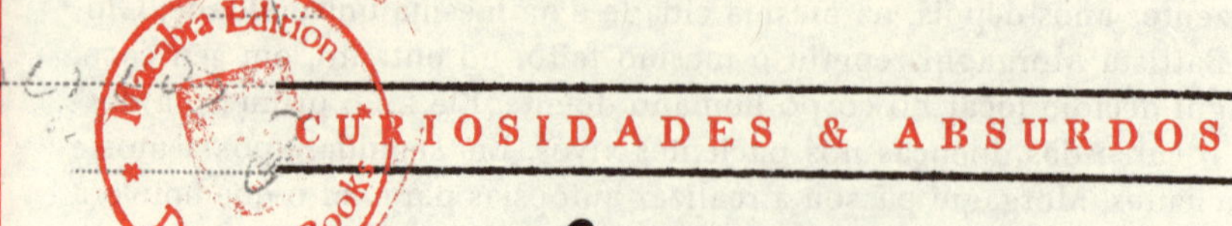

HÉRNIA

Hernia é uma palavra em latim que significa "ruptura". Embora a palavra ruptura traga a sugestão de uma rachadura ou rompimento, o termo médico para esses casos não é hérnia, mas sim fissura. O termo hérnia só é usado para os rompimentos ou rachaduras através dos quais algo se projeta. Por isso, trata-se de um termo usado para duas condições completamente diferentes. Uma rachadura pode surgir em um dos discos intervertebrais da coluna, fazendo com que o núcleo mole do disco (o núcleo pulposo) se projete. Essa condição é conhecida como *hernia nuclei pulposi*, a hérnia de disco espinhal ou "hérnia de disco". Caso a saliência aperte uma das raízes de nervos que saem da coluna para a medula espinhal, isso pode causar uma dor que se irradia pela área suprida por essa raiz de nervos. No caso de uma hérnia nas costas, a dor irá se irradiar para a perna, enquanto uma hérnia no pescoço faz com que a dor se irradie para o braço. A segunda forma de hérnia é uma protuberância do peritônio através de uma ruptura ou ponto fraco da parede abdominal. Em uma hérnia umbilical, esse ponto fraco será a abertura umbilical, através da qual o cordão umbilical costumava passar. No caso de uma hérnia diafragmática, o ponto fraco será o orifício por onde o esôfago chega ao diafragma. Na hérnia incisional, o ponto fraco será uma cicatriz antiga, enquanto na hérnia femoral o ponto fraco será o orifício por onde passam os vasos sanguíneos que vão do abdômen para a perna. Na hérnia inguinal, o ponto fraco será o canal inguinal, por onde (no caso das pessoas com pênis) os testículos desceram até o escroto. Por isso, as hérnias inguinais são as mais comuns entre as pessoas com pênis.

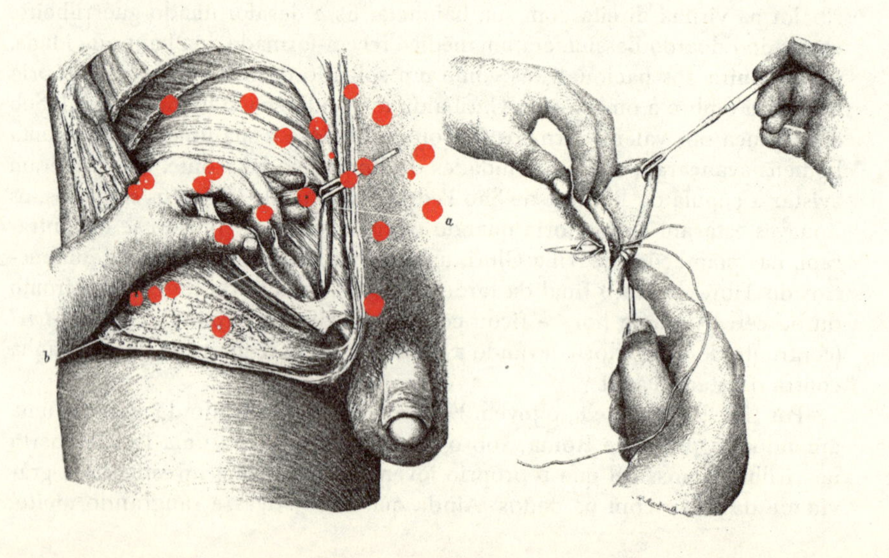

o buraco era profundo e passava direto através dos músculos abdominais. Ele deve ter tido uma boa visão das várias camadas de sua parede abdominal, sendo possível até mesmo sentir cada uma delas individualmente. Pode ter sido ali, debaixo daquela árvore, que Bassini viu surgir a ideia que mais tarde o deixaria tão famoso.

Bassini foi retido como prisioneiro. Sob a guarda do exército rival, ele foi tratado pelo ex-professor de cirurgia Luigi Porta no hospital universitário de Pavia. O ferimento estava localizado no abdômen inferior direito e logo começou a vazar fezes. Bassini desenvoleu uma peritonite com risco de morte, no entanto, alguns dias depois a febre caiu e o fluxo de excremento proveniente da ferida diminuiu. Aparentemente, a baioneta havia perfurado seu ceco, a curta volta do intestino delgado no começo do intestino grosso. Caso a ferida estivesse um pouco mais baixa, os grandes vasos sanguíneos da perna teriam sido perfurados, o que faria com que Bassini sangrasse até a morte debaixo da amendoeira. Se a ferida fosse um pouco mais alta, o intestino grosso teria sido danificado e Edoardo não teria sobrevivido à peritonite. Ou seja, ele teve muita sorte. Bassini se recuperou totalmente de seus ferimentos e foi libertado alguns meses depois.

Tendo perdido o gosto pela guerra, Bassini redescobriu então o seu interesse pela cirurgia, decidindo que iria aprender mais sobre o assunto. Ele visitou todos os grandes cirurgiões de sua época: Theodor Billroth em Viena, na Áustria; Bernhard von Langenbeck em Berlim, na Alemanha; e Joseph Lister em Londres, na Inglaterra. De volta à Itália, agora unificada, Bassini se tornou professor na Universidade de Pádua, na mesma cidade de Morgagni e de Vesalius. Foi lá, em 1887, que Bassini apresentou sua solução fundamental para um problema que ainda não fora resolvido, mesmo após mais de 3 mil anos da história da cirurgia: como se tratar de uma hérnia na virilha.

Entre as condições que afetam os seres humanos, a hérnia na virilha é uma das mais comuns. A múmia do faraó Ramsés V, que morreu em 1157 a.C., apresenta sinais evidentes de uma hérnia na virilha. O termo médico para essa condição é hérnia inguinal, cujo significado literal é "uma brecha na virilha". Cerca de 25% dos homens e 3% das mulheres desenvolvem hérnias na virilha em algum momento de suas vidas. A causa para essa condição é a existência de um ponto fraco congênito do lado direito ou esquerdo da parede abdominal inferior.

A parede abdominal é composta por três músculos dispostos um sobre o outro. Isso se torna evidente quando olhamos para as diferentes camadas de uma fatia de bacon. De dentro para fora, essas camadas são o músculo transverso do abdômen, o músculo oblíquo interno e o músculo oblíquo externo. Dos dois lados do corpo, há um buraco em cada uma dessas três camadas de músculos. Juntos, esses três orifícios formam um túnel conhecido como o canal inguinal.

As pessoas com testículos são mais propensas a contraírem uma hérnia do que as pessoas que não têm testículos, pois antes de nascerem seus testículos passam pelo canal inguinal no seu caminho do abdômen para o escroto.

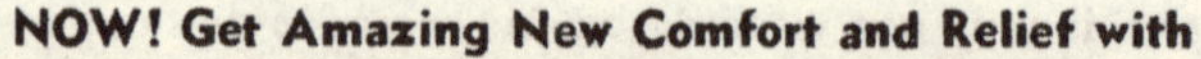

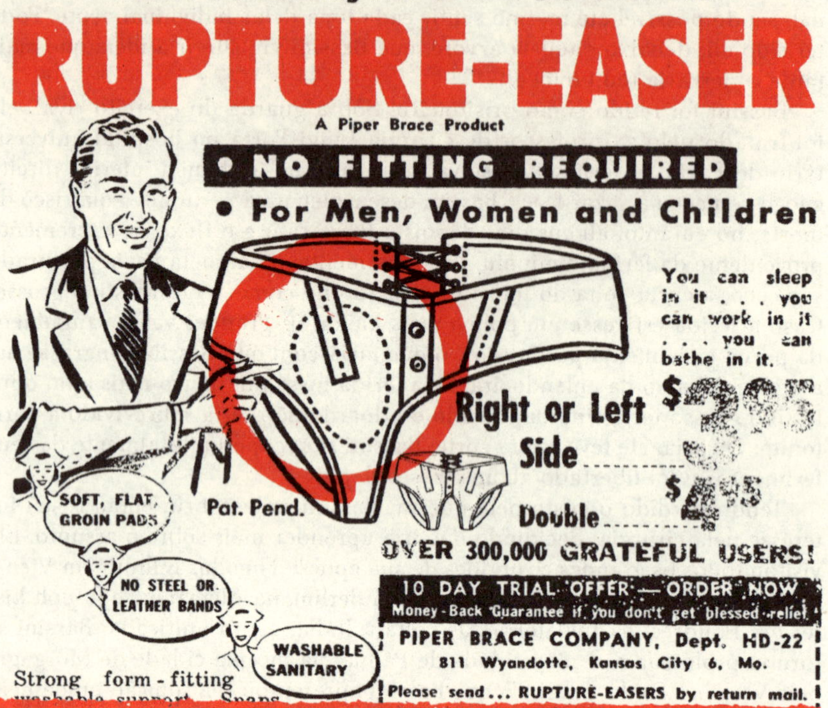

Isso pode levar a um enfraquecimento da resistência do canal inguinal à alta pressão na cavidade abdominal. Em alguns casos, o canal inguinal já está tão fraco no momento do nascimento da pessoa que uma hérnia na virilha pode se desenvolver em seus primeiros anos de vida. No entanto, o canal inguinal ainda pode se provar robusto o suficiente para suportar a pressão por muitos anos e só vir a se romper muito mais tarde na vida da pessoa. É por isso que as hérnias na virilha tendem a ser mais comuns entre as crianças pequenas e os idosos.

Esse ponto fraco onde os intestinos sobressaem é conhecido como portão da hérnia. Uma hérnia da virilha também é descrita como uma ruptura, mas esse termo pode levar a uma confusão. Uma ruptura da parede abdominal se refere apenas ao portão inguinal, sendo que isso por si só não é um problema. Uma hérnia inguinal só faz com que o paciente se queixe ou sofra de complicações caso o conteúdo da cavidade abdominal comece a avançar pela hérnia através da parede abdominal rompida. Os intestinos salientes ainda estarão cercados pelo peritônio. Isso é o que se chama de saco da hérnia. A saliência do saco da hérnia através do portão da hérnia (o canal inguinal) pode ser vista ou sentida do lado de fora como um inchaço subcutâneo localizado logo acima da prega da virilha. Quando o paciente se deita de costas, o saco da hérnia e os intestinos caem de volta para dentro e esse inchaço desaparece. Tal como acontece com uma hérnia umbilical, os intestinos também podem ficar presos no portão da hérnia e serem estrangulados. Isso causa uma hérnia inguinal encarcerada, o que traz risco de morte.

Até Bassini, o tratamento da hérnia na virilha ficava concentrado no resultado da hérnia e não na sua causa. Em outras palavras, o foco estava no saco saliente da hérnia e não no portão da hérnia. Durante a Antiguidade, os mesopotâmios, egípcios e gregos já dispunham de treliças que serviam para pressionar as hérnias inguinais; além disso, desde a época da Roma Antiga até um período bem depois da Idade Média, as hérnias inguinais também eram tratadas de forma cirúrgica. Em primeiro lugar, era costume queimar o inchaço do lado de fora com um ferro em brasa. No entanto, para nós, hoje, os supostos benefícios desse tratamento quase desumano não são evidentes. Trata-se de um tratamento que provavelmente continuou a ser aplicado por ter sido prescrito no livro milenar escrito pelo cirurgião árabe Abulcasis. Em segundo lugar, havia a operação real, que já costumava ser realizada antes do início da Era Comum. Essa cirurgia envolvia que se fizesse uma incisão sobre o inchaço enquanto se segurava o saco da hérnia para cima, torcendo-o e costurando-o para fechá-lo. No século XIV, o cirurgião francês Guy de Chauliac preferia usar um fio de ouro quando realizava esse procedimento. Era comum que os tecidos do testículo morressem após essa operação. No caso de uma hérnia inguinal encarcerada, o paciente era pendurado de cabeça para baixo para que a incisão pudesse ser feita no inchaço, o que facilitava que o conteúdo da hérnia pudesse ser empurrado de volta para dentro. No decorrer do século XIX, os métodos foram melhorando à medida que os cirurgiões passaram a trabalhar de forma mais higiênica e os pacientes começaram a ser anestesiados. No entanto, até Bassini, os cirurgiões ainda se restringiam a remover o saco da hérnia, sem tratar do próprio portão da hérnia. Por consequência, sempre existia o risco de que o problema se repetisse dali a pouco tempo.

Bassini percebeu que o saco da hérnia não era a causa da condição, mas sim o seu efeito. Por isso, ele passou a se concentrar na causa em si, no ponto fraco que causa a hérnia, estudando então por muitos anos as diferentes camadas do canal inguinal. A base do procedimento de Bassini era a restauração da anatomia original da parede abdominal após a remoção do saco da hérnia. Tratava-se de uma ideia nova na área cirúrgica: operar não só para consertar o que estava errado, mas também para restaurar as condições normais.

No entanto, para que um cirurgião possa reconstituir as condições originais, é necessário que ele saiba exatamente qual era essa situação. Isso significa que o cirurgião deve não só conhecer o corpo em suas condições normais (ou seja, a anatomia normal da parede abdominal), como também como o corpo é alterado pela hérnia na virilha. Portanto, tratou-se de uma

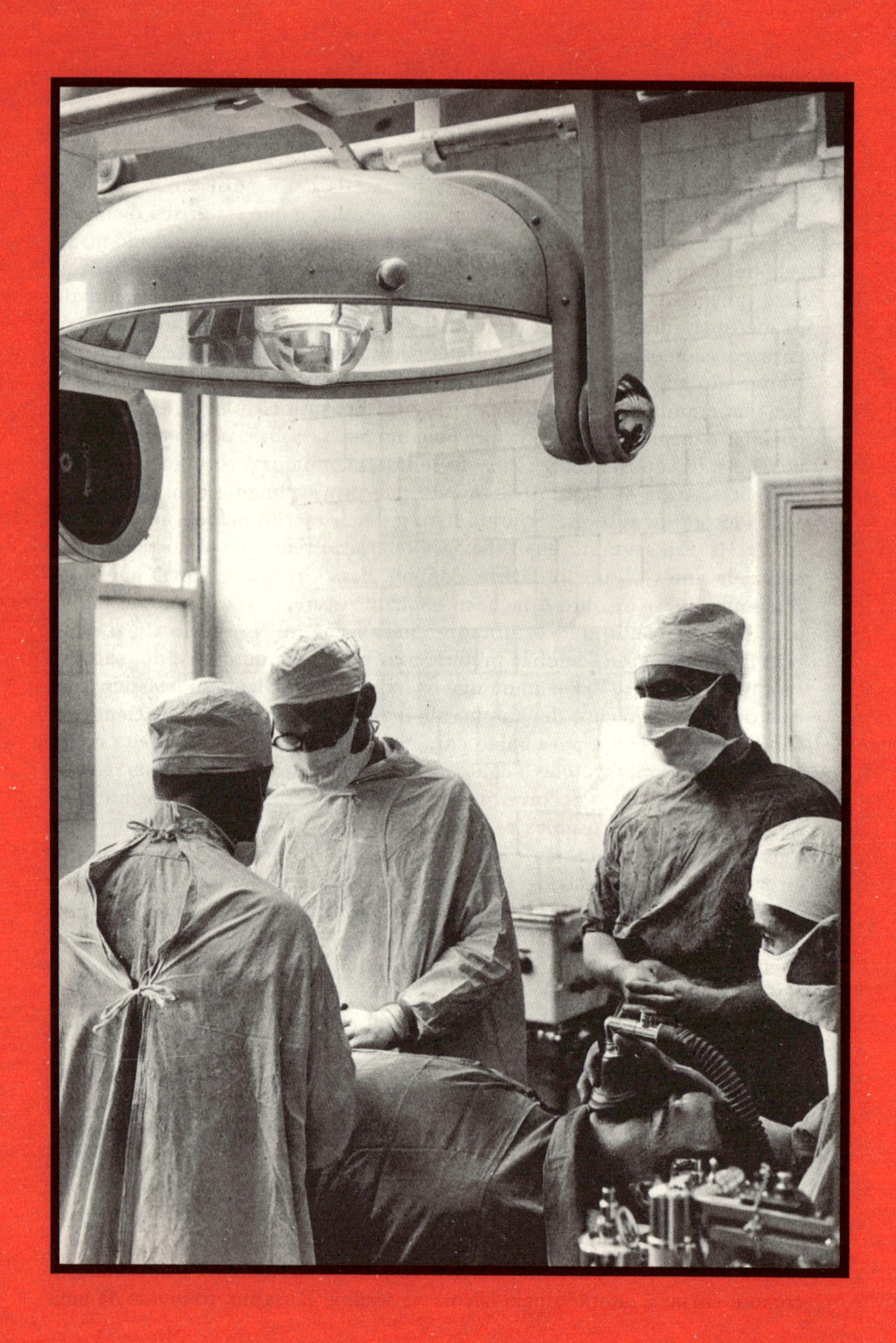

feliz coincidência que Bassini tenha desenvolvido seu conceito em Pádua, na mesma universidade onde Vesalius estabelecera as bases para a anatomia do corpo saudável e Morgagni para a anatomia do corpo sem saúde. Bassini descreveu seu método no ano de 1889 como um *"nuovo metodo operativo per la cura radicale dell'ernia inguinale"*, um novo método cirúrgico para a cura definitiva da hérnia na virilha.

Eis a sua ideia revolucionária: tirar todas as partes que já não obedecem à situação anatômica normal e costurá-las novamente, com o intuito de reconstruir a parede abdominal como ela deveria ser. Enquanto estava deitado debaixo da amendoeira, Bassini deve ter tocado sua ferida de guerra que atravessara cada camada de sua própria parede abdominal. Por isso, ele sabia que era mais fácil propor do que realizar o seu método. Mesmo na época quando fora ferido, Bassini já devia ter entendido que cada uma das camadas da parede abdominal desempenha um papel específico na manutenção da solidez do todo, portanto, cada uma delas deve ser reparada à sua maneira para que o tratamento da hérnia na virilha seja eficaz.

Ainda que existam sete camadas distintas na parede abdominal, Bassini descobriu que elas podem ser divididas em três unidades funcionais, sendo que cada uma destas desempenha um papel distinto na parede abdominal. Portanto, cada uma dessas três unidades funcionais deve ser abordada de maneiras diferentes no tratamento de uma hérnia na virilha. Primeiro, existe a cobertura protetora que é composta pela pele, tecido subcutâneo e pelo músculo oblíquo externo do abdômen. Essa camada não ajuda na solidez da parede abdominal, pois não é capaz de gerar resistência suficiente contra a pressão do lado de dentro do abdômen. Depois, logo abaixo da cobertura protetora se encontra a camada muscular, que compreende o músculo oblíquo interno do abdômen, o músculo transverso e a fáscia transversa ou o "segundo peritônio". Esta camada muscular tem de suportar a pressão no abdômen por conta própria, portanto, trata-se da chave do problema. Por último, abaixo desta camada está o saco da hérnia, formado a partir do peritônio. Assim como a primeira camada, o saco da hérnia não contribui para a força da parede abdominal.

Em uma hérnia na virilha, o saco da hérnia se projeta através da camada muscular até formar um inchaço que fica coberto apenas pela camada protetora. Em um primeiro momento, Bassini cortou todas as camadas da parede abdominal rompida (a camada protetora e os músculos), para então costurar a camada muscular usando um fio de seda forte — assim como um homem cuja barriga tenha estourado os botões de sua camisa e ficado visível debaixo da sua blusa, que tenta empurrar a barriga de volta abotoando a camisa e a enfiando na calça. Bassini descreveu ter realizado a operação em 262 paciente, sempre com excelentes resultados.

Infelizmente, o reparo de Bassini não se provou ser um tratamento adequado para as hérnias graves. Em muitos casos, a camada muscular essencial se torna tão enfraquecida pela hérnia inguinal que não pode mais ser utilizada para a reconstrução (em outras palavras, é como se a camisa fosse pequena demais para segurar a barriga). Nesses casos, uma solidez adicional deve ser adicionada durante a cirurgia. Passou a se utilizar fios de metal, borracha e nylon, mas o corpo não podia tolerar esses materiais, além de se romperem facilmente. A solução veio por causa das viagens espaciais, um campo no qual os materiais têm de cumprir requisitos bem elevados. Os paraquedas utilizados para frear as naves espaciais tripuladas eram feitos de um plástico de polietileno capaz de resistir a quantidades extremas de força. Esse material teria ido parar direto nos registros da história caso não fosse aplicado em dois produtos bem conhecidos.

Em 1957, esse material foi usado na produção de bambolês. Em 1958, o cirurgião Francis Usher utilizou uma malha tecida desse mesmo material para reparar uma hérnia na virilha. O tecido cicatricial funde esse material sintético com os tecidos circundantes, restaurando sua solidez original. Usher posicionou a tela em um lugar profundo da parede abdominal, entre o saco da hérnia e a camada muscular — era como se o homem cuja barriga pulou para fora da blusa desistisse de usar apenas os botões da sua primeira camisa, colocando então uma camiseta mais forte debaixo da camisa.

Bassini deu à área cirúrgica um segundo objetivo. Dali em diante, toda operação deve não só resolver um problema, mas também, na medida que for possível, restaurar as condições originais. O próximo grande passo no tratamento das hérnias na virilha também traria progressos para a cirurgia de maneira geral. Trata-se de uma inovação trazida por Irving Lichtenstein, um cirurgião norte-americano dono de uma clínica particular, o Lichtenstein Hernia Institute, na Sunset Boulevard, em Beverly Hill, Los Angeles, nos Estados Unidos. Lichtenstein operou seus pacientes com hérnia na virilha utilizando uma variação do modo normal de Bassini. O que tornou o procedimento conduzido por Lichtenstein tão excepcional foi que seus pacientes eram anestesiados localmente, ou seja, após receberem o ponto final da cirurgia, eles podiam se levantar da mesa de operação e ir direto para casa. Tratou-se de um conceito verdadeiramente revolucionário. Quando Lichtenstein apresentou seu procedimento para o tratamento da hérnia na virilha, no ano de 1964, os demais cirurgiões ficaram perplexos. Até então, após serem submetidos a uma correção de hérnia na virilha, os pacientes costumavam passar vários dias ou mesmo semanas em uma cama de hospital.

É possível traçar um paralelo entre o procedimento de Lichtenstein e a ideia de Bassini: tratava-se de restaurar a situação normal o mais rápido possível depois que o problema fosse resolvido. Enquanto Bassini estava se referindo à situação normal da parede abdominal, Lichtenstein se referia à saúde do paciente como um todo. Isso significa que o paciente não deveria ficar em um hospital simplesmente esperando, mas sim voltar para casa e conduzir suas atividades diárias: caminhar, comer, beber, tomar banho, trabalhar e assim por diante. Provou-se que não existia nenhuma necessidade do paciente ficar em um leito de hospital após uma operação de hérnia na virilha.

Hoje sabemos não só que é possível para o paciente andar por aí depois de diversas cirurgias, como também que isso leva a uma diminuição no

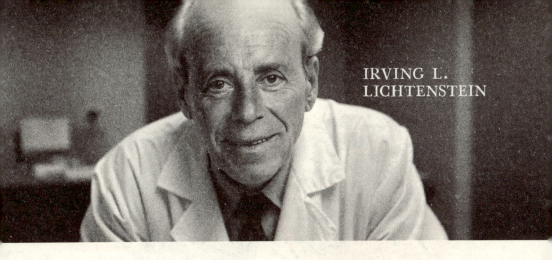

surgimento de complicações. Em 2004, cirurgiões do mundo todo ficaram ainda mais surpresos quando o cirurgião dinamarquês Henrik Kehlet provou que esse mesmo princípio também se aplicava às grandes operações intestinais. A recuperação aprimorada, que Kehlet batizou de "cirurgia rápida", era uma combinação de sair da cama e passar a comer e beber normalmente, o mais rápido possível, acompanhada de bons analgésicos e uma "permanência curta" no hospital — os pacientes costumavam voltar para casa um ou dois dias depois da operação. Até 2004, os cirurgiões categoricamente proibiam os pacientes submetidos a cirurgias nos intestinos de comerem qualquer bocado de comida até que tivessem expelido gases. Os cirurgiões também costumavam lavar completamente os intestinos dos pacientes, além de administrarem líquidos por via intravenosa para que eles não precisassem sorver nenhum líquido e não precisassem se levantar para ir até o banheiro. Os pacientes costumavam ficar no hospital por pelo menos duas semanas e ninguém se surpreendia quando eles desenvolviam complicações estranhas, tais como quando seus intestinos deixavam de funcionar, os pulmões se enchiam de líquido, ou surgiam escaras, úlceras de pressão ou trombose nas pernas. Desde 2004, os intestinos dos pacientes deixaram de ser lavados e os pacientes passaram a ser alimentados com um sanduíche poucas horas depois da operação; além disso, passou a se administrar o mínimo de líquido necessário por gotejamento, para que os próprios pacientes pudessem sentir sede e quisessem beber água, além de saírem da cama o mais rápido possível, por exemplo, para usar o banheiro — pois não há mais a necessidade de aplicar um cateter. O conceito do tratamento rápido "fast-track" passou a ser adotado em todos os ramos da área cirúrgica, desde os reparos de hérnia na virilha até as cirurgias de substituições de quadril.

Assim, o tratamento para hérnias na virilha avançou passo a passo. Mas ainda havia um passo final a ser dado. Bassini fora ferido por uma baioneta que lhe atravessara todos os músculos de sua parede abdominal. Embora a cicatrização de uma ferida tão aberta assim tenha sido bem dolorosa, também ficou evidente para o jovem Bassini que era necessário abrir todas essas camadas para a realização de uma operação de hérnia na virilha. E de que outra maneira um cirurgião seria capaz de tratá-la? Isso representava uma

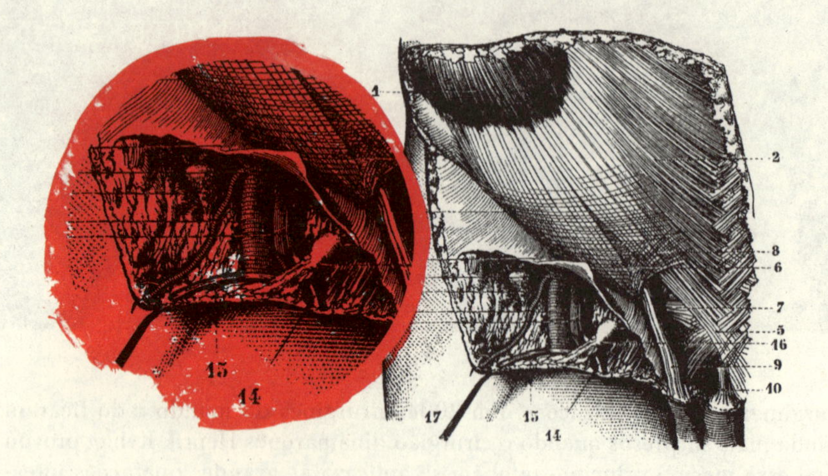

desvantagem óbvia não só para o procedimento original de Bassini, como também para todos os métodos surgidos posteriormente que utilizavam uma malha: sempre existiu o risco de que a ferida da operação passasse a causar uma dor crônica, como se o próprio paciente tivesse sido perfurado por uma baioneta. Mais ou menos um século depois de Bassini, esse problema também foi resolvido.

Tudo que um cirurgião tem de fazer é se certificar de que a malha esteja encaixada no local certo entre as camadas da parede abdominal — acima do peritônio e abaixo da camada muscular. Para o resultado da cirurgia, não faz nenhuma diferença caso o cirurgião se certifique disso por meio de uma grande incisão realizada na frente do corpo, ou por meio de um atalho. Graças à laparoscopia, hoje se tornou possível para os cirurgiões chegarem a esse mesmo ponto onde a malha deve ser posicionada por meio de uma cirurgia de buraco de fechadura feita pelo umbigo, o que permite que se reforce a parede abdominal com uma tela inserida por dentro, mas sem precisar abrir todas as sete camadas dessa parede. Entretanto, a cirurgia de buraco de fechadura no umbigo não pode ser realizada apenas com uma anestesia local. Mas mesmo isso não precisa mais ser uma desvantagem, graças ao conceito da cirurgia rápida "fast-track". Passado o efeito da aplicação da anestesia geral, o paciente pode voltar para casa no mesmo dia. Atualmente, o reparo de hérnia na virilha representa o procedimento cirúrgico mais realizado, sendo que a melhor opção para esses casos é a operação laparoscópica com uma malha, pelo método de recuperação rápida "fast-track".

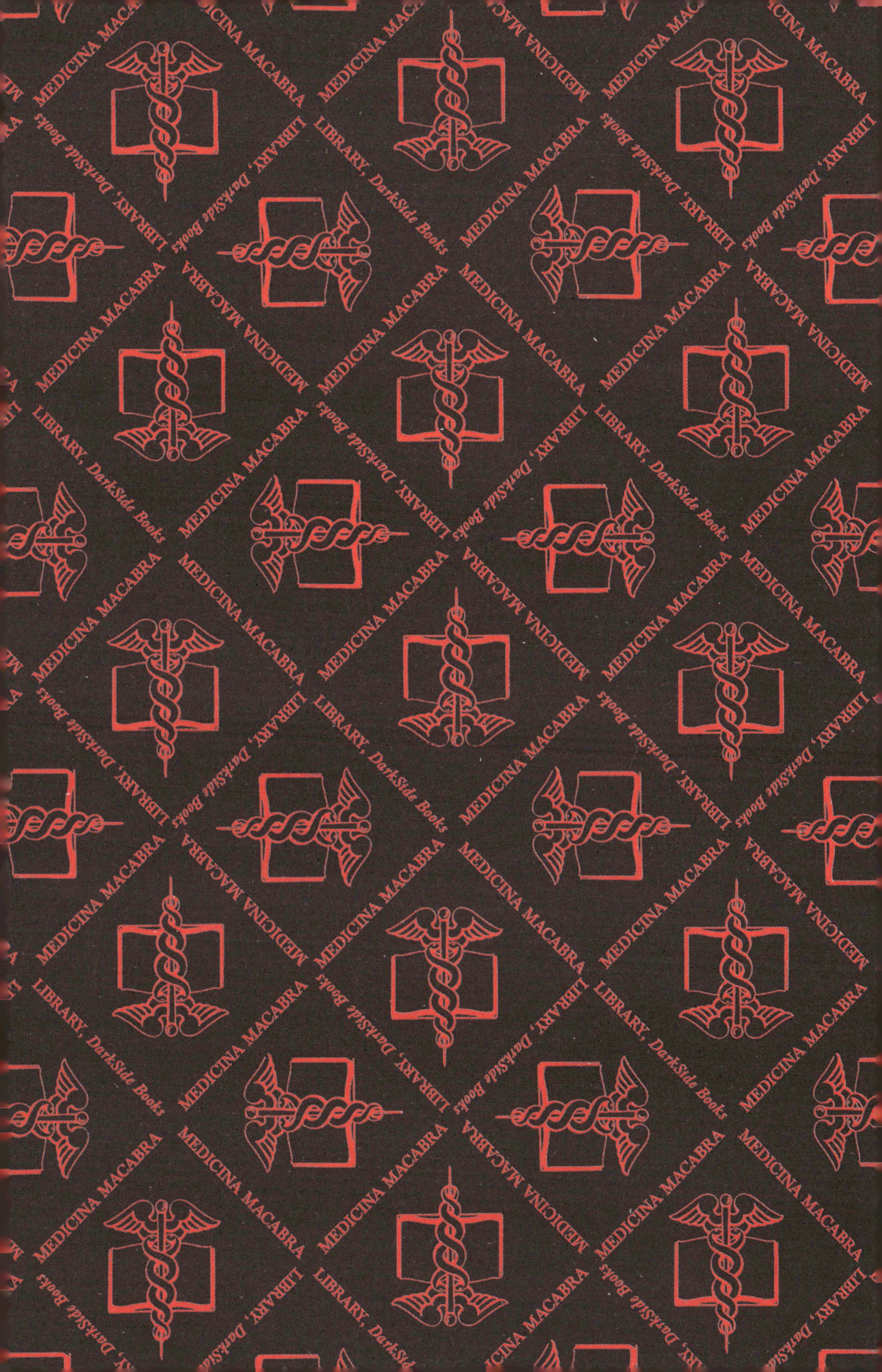

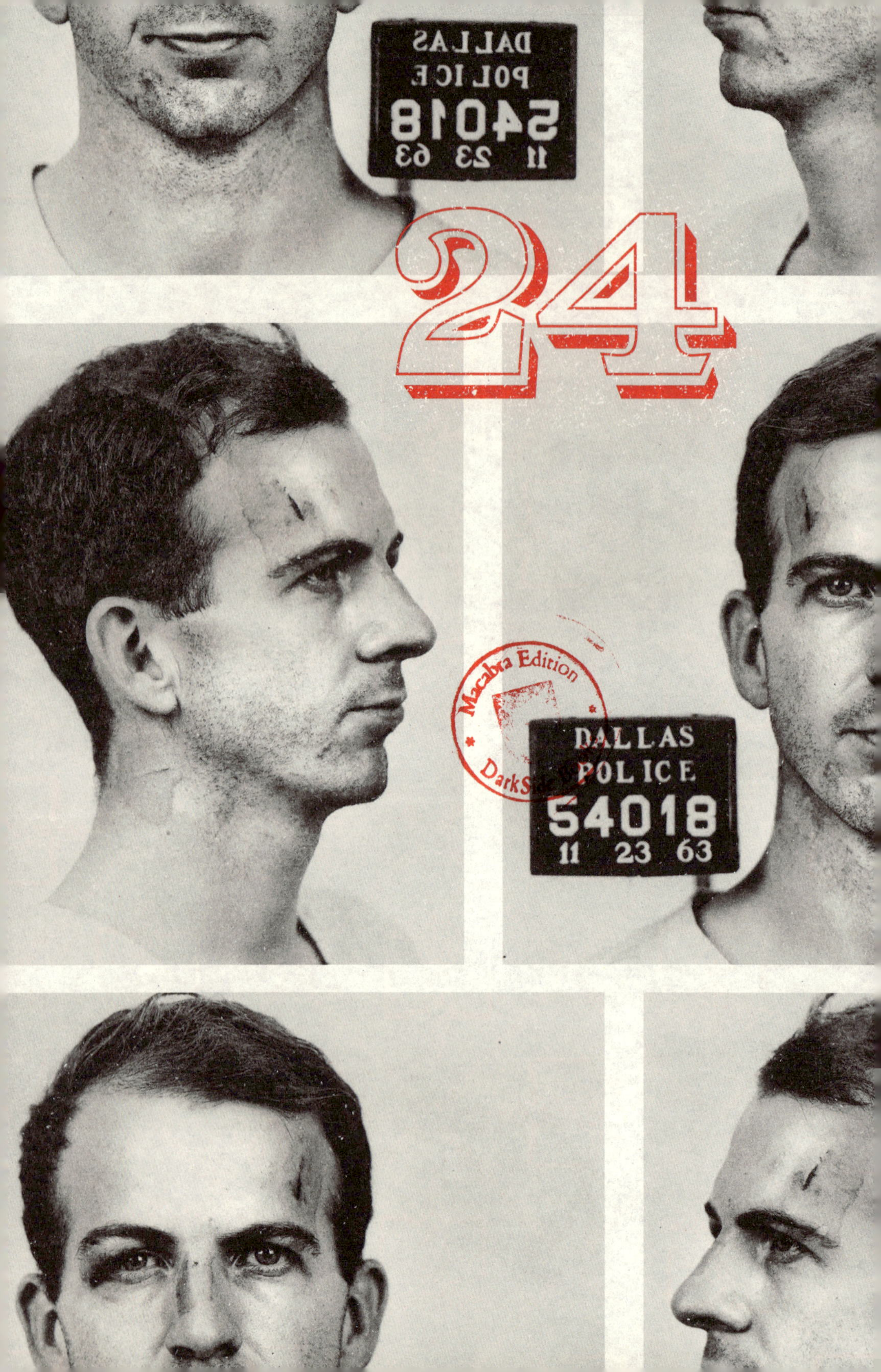
24
Macabra Edition
DALLAS
POLICE
54018
11 23 63

MORS IN TABULA ("MORTE NA MESA DE OPERAÇÃO")

Os Limites da Cirurgia: Lee Harvey Oswald

Na mesma semana em que fez de tudo para salvar a vida do então presidente dos Estados Unidos, John F. Kennedy, e ter falhado, o dr. Malcolm Perry teve que enfrentar a sala de cirurgia novamente para tentar salvar a vida do assassino dele, Lee Harvey Oswald.

O dr. Malcolm Perry ainda estava em seu turno. Tratava-se do jovem cirurgião de Dallas, nos Estados Unidos, que dois dias antes passara pelo pior momento de sua curta carreira até ali.

Perry lutara para salvar a vida do presidente John F. Kennedy. No entanto, os terríveis ferimentos causados pelas balas disparadas pelo assassino não deram a ele nenhuma chance de sucesso. Kennedy morreu nas mãos de Perry, e todo o país caiu sobre ele.

Perry não fugiu dos holofotes, não pediu licença nem trocou de turno com seus colegas. Ele decidiu apenas continuar trabalhando. Perry ainda era o cirurgião de plantão dois dias depois, no domingo, 24 de novembro de 1963, quando aquele estranho homenzinho — o suposto assassino de Kennedy, em pessoa — foi trazido até a mesma sala de emergência onde o presidente fora operado. O assassino do presidente acabara de ser baleado; ao chegar de ambulância, ele estava inconsciente. As testemunhas afirmaram que ele fora atingido por uma bala. Um tubo de respiração fora inserido na traqueia do homem através de sua boca, além de ele ter recebido sangue e fluidos.

Havia um ferimento de bala visível, do lado inferior esquerdo do peito. Um dreno de tórax foi posicionado em seu peito e um tubo

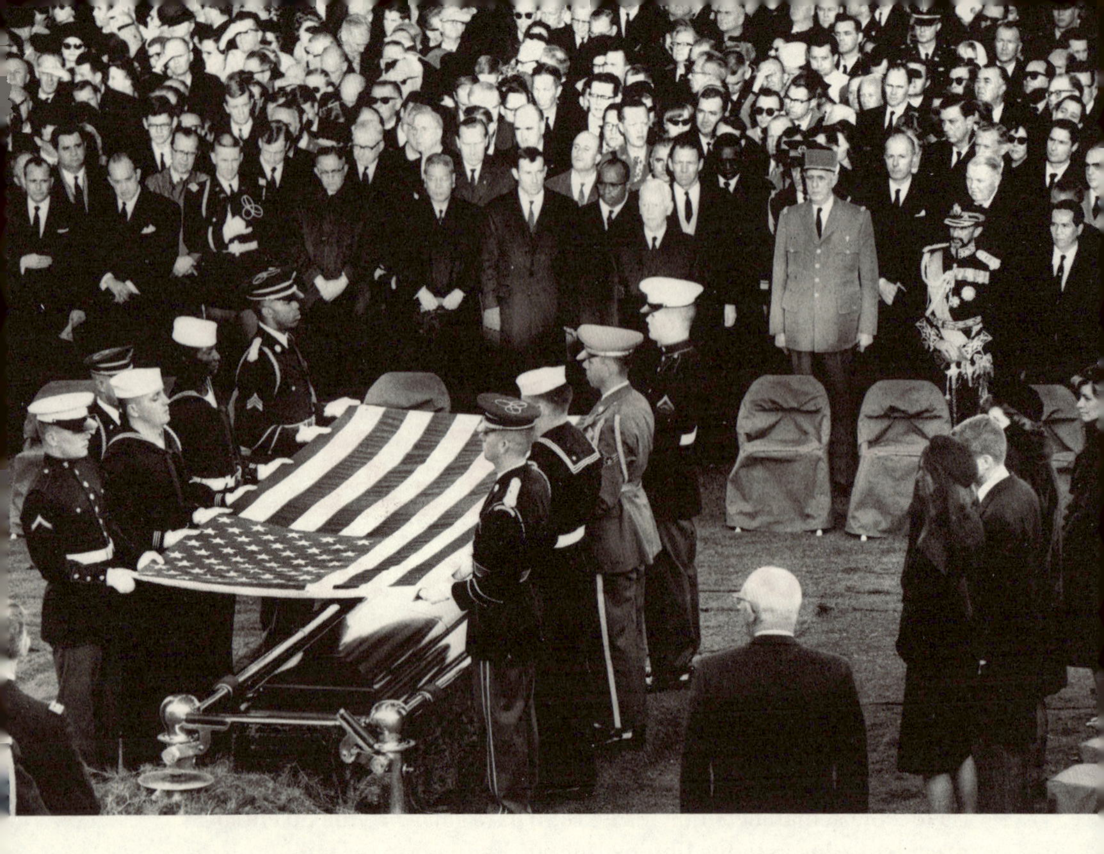

colocado ao lado do pulmão esquerdo, mas nada do sangue sair. O paciente era magro e do outro lado de seu tórax, do lado direito de suas costas, dava para sentir uma bala alojada logo debaixo da pele. O tiro tinha passado direto pelo abdômen superior. Seu pulso estava fraco e rápido, pulsando com 130 batimentos por minutos, mas não havia nenhuma pressão arterial mensurável. Rapidamente, o homem foi transferido para a sala de cirurgia, onde três cirurgiões passariam a lutar para salvar sua vida.

Toda a população dos Estados Unidos estava sentada na frente da televisão. Eles haviam assistido enquanto o caixão do falecido John F. Kennedy era levado até o Capitólio em Washigton, onde ele ficaria para que o povo pudesse se despedir de seu presidente. A cena então mudara para uma garagem debaixo da delegacia de polícia em Dallas onde o suposto assassino de Kennedy estava sendo conduzido até uma van da prisão. Os espectadores viram um jovem magro e algemado sendo conduzido por dois policiais vestidos com grandes chapéus de caubói. Subitamente, um homem surgiu do meio da multidão de repórteres. O homem se aproximou do esguio assassino, enfiou uma pistola em suas costelas e atirou. Esse foi o primeiro assassinato na história a ser transmitido ao vivo pela televisão. A arma fora apontada para o coração do assassino de Kennedy, mas ele se esquivara do tiro, que terminou atingindo-lhe em um ponto mais baixo do corpo. Havia tantos repórteres no local, com as suas câmeras fotográficas e de filmagem, que o tiro foi registrado de diversos ângulos diferentes. Alguns deles podem ser encontrados no YouTube.

O atirador que acertou o assassino de Kennedy, Jack Ruby, foi imediatamente rendido pelos repórteres e levado para a mesma cela onde sua vítima estivera presa até há pouco. Em meio ao alvoroço na garagem embaixo da delegacia, as câmeras continuaram a gravar tudo. Alguns minutos depois, uma ambulância entrou na delegacia e o assassino de Kennedy, que estava evidentemente inconsciente, foi colocado em uma maca na parte de trás do veículo. Quando a multidão diante do Capitólio em Washington ficou sabendo da notícia do novo tiroteio em Dallas por meio de seus rádios transistorizados, muitos aplaudiram. Lee Harvey Oswald fora baleado.

Oswald foi levado para a sala de trauma 2 do Hospital Parkland Memorial em Dallas. A essa altura, todos conheciam as feições de seu rosto magro. Malcolm Perry deve ter pensado consigo mesmo: "Lá vamos nós de novo".

Existe uma diferença entre as cirurgias eletivas e as de urgência. As operações eletivas podem ser planejadas e não é obrigatório que elas sejam realizadas. No caso de cirurgias urgentes, o paciente não tem muita saída, pois trata-se de uma questão de vida ou morte. No entanto, a diferença é ainda mais sutil: no caso de uma operação urgente, por maior que seja o risco de se realizar a operação, esse risco é sempre menor do que o de não se fazer nada. No caso de uma operação eletiva, o risco imediato de se operar é sempre maior do que o de não se fazer nada, entretanto, essa diferença deve ser tão pequena a ponto de justificar a operação mesmo assim. Na cirurgia moderna, o nível de risco aceitável de complicações para uma cirurgia eletiva

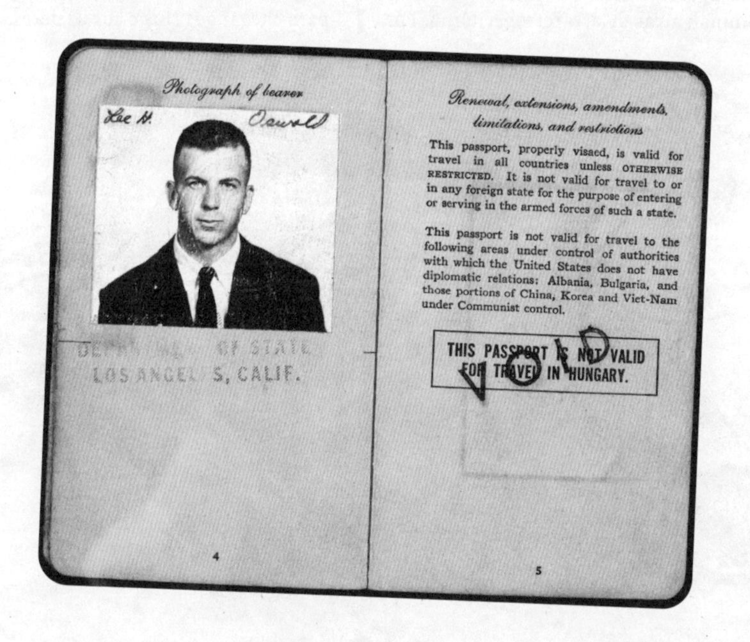

Photograph of bearer

Lee H. Oswald

LOS ANGEL S, CALIF.

4

Renewal, extensions, amendments, limitations, and restrictions

This passport, properly visaed, is valid for travel in all countries unless OTHERWISE RESTRICTED. It is not valid for travel to or in any foreign state for the purpose of entering or serving in the armed forces of such a state.

This passport is not valid for travel to the following areas under control of authorities with which the United States does not have diplomatic relations: Albania, Bulgaria, and those portions of China, Korea and Viet-Nam under Communist control.

THIS PASSPORT IS NOT VALID FOR TRAVEL IN HUNGARY.

VOID

5

CURIOSIDADES & ABSURDOS

RETROPERITÔNIO

* *

Ambos os pulmões e o coração estão localizados em uma cavidade mais ou menos separada: os pulmões na cavidade torácica esquerda e direita, o coração no pericárdio. A maior cavidade do nosso corpo é a abdominal, que contém o estômago, o intestino delgado, o intestino grosso (cólon) com o apêndice e o omento maior (o epíploon), o fígado e a vesícula biliar, o baço, o útero e os ovários. Os outros órgãos estão ligados ao tecido adiposo ou conjuntivo, portanto, não estão "soltos" em uma cavidade. Estes órgãos são o esôfago, o timo, os principais vasos sanguíneos, o pâncreas, os rins, as glândulas suprarrenais, a próstata, a bexiga e o reto. O abdômen pode ser dividido em dois compartimentos: na frente, a cavidade abdominal; atrás dela, o retroperitônio. Por estar localizado entre o abdômen e o dorso, o retroperitônio é de difícil acesso durante uma cirurgia. Isso ocorre porque ele está no fundo do tronco e todos os órgãos da cavidade abdominal ficam na sua frente. Além do mais, como os órgãos do retroperitônio estão cercados pelo tecido gorduroso e conjuntivo, tentar procurá-los é como dar um mergulho de sorte. O retroperitônio do paciente deitado de costas pode ser alcançado pelo abdômen, já que nessa posição ele forma uma espécie de "assoalho" da cavidade abdominal. Ele também pode ser alcançado pela lateral, quando o paciente se deita de lado. Esse processo é conhecido como uma lombotomia, um termo que significa literalmente "uma incisão no flanco". Essa é a maneira clássica usada pelos cirurgiões para chegar aos rins e aos ureteres.

* * * * *

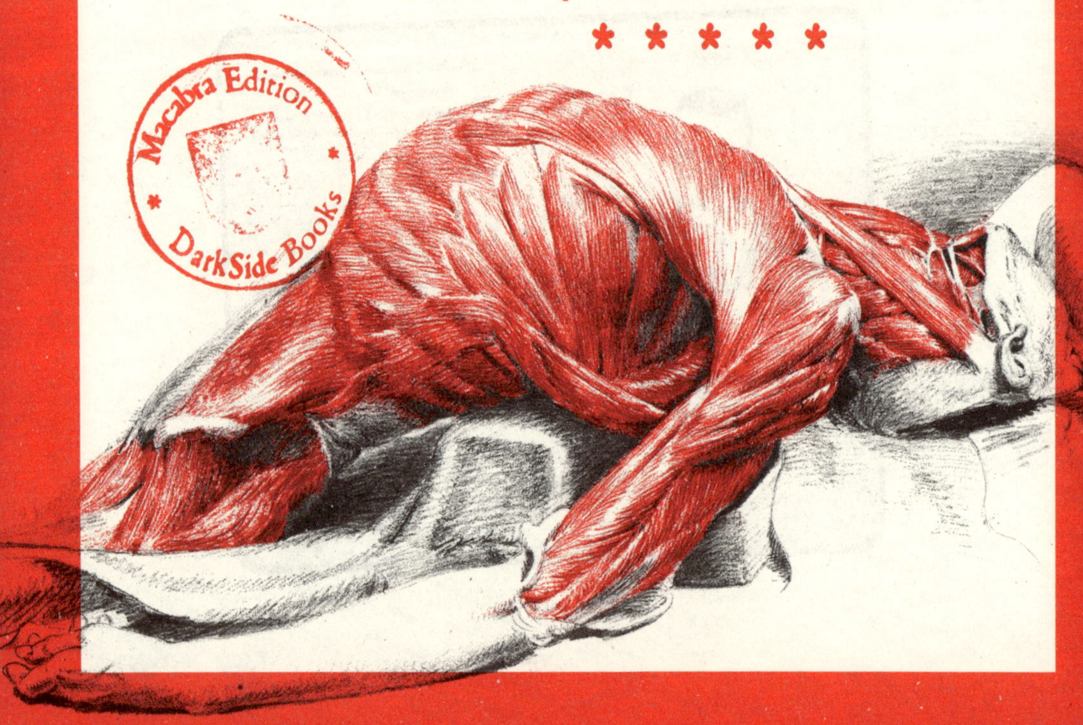

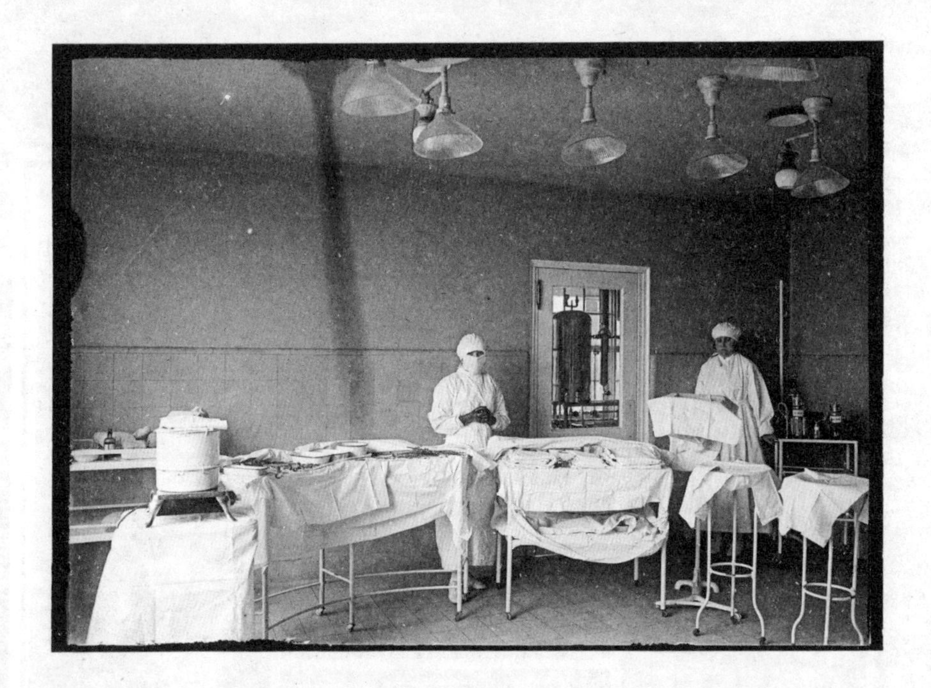

não pode ser de mais de 10% de todos os casos e o seu risco de morte deve ser inferior a 1%. Obviamente, as complicações variam muito dependendo da gravidade da operação; todavia, as complicações graves tendem a ser mais frequentes nas operações mais severas. É evidente que as complicações sérias também podem ocorrer por causa de operações menos graves, mas isso não acontece com muita frequência.

A ocorrência de complicações após uma operação é conhecida pelo termo "morbidade", que é expresso em porcentagens. De maneira geral, as complicações incluem infecções de feridas, hemorragias, infecções da bexiga ou dos pulmões, trombose das pernas, ataque cardíaco, escaras, vômitos, constipação ou a interrupção do intestino delgado. O risco de morte, conhecido pelo termo "mortalidade", também é expresso por meio de porcentagens. Os pacientes não morrem simplesmente em função de uma operação ou de uma complicação. As complicações só se tornam fatais quando elas saem do controle — quando elas não são tratadas a tempo ou quando uma complicação leva a outra, causando uma reação em cadeia.

As complicações, mesmo as complicações letais, fazem parte do risco calculado para todas as operações. Obviamente, o paciente deve ser informado desses riscos com antecedência. Assim, o cirurgião e o paciente chegam a um acordo sobre os procedimentos cirúrgicos que devem ser realizados, baseado no princípio do consentimento informado. O cirurgião deve informar o paciente sobre os quatro aspectos da operação, o paciente precisa entendê-los e ambos devem concordar sobre eles. Esses aspectos são os seguintes: a indicação (o motivo da operação), a natureza e as consequências da operação, as alternativas para a operação e todas as possíveis complicações da cirurgia.

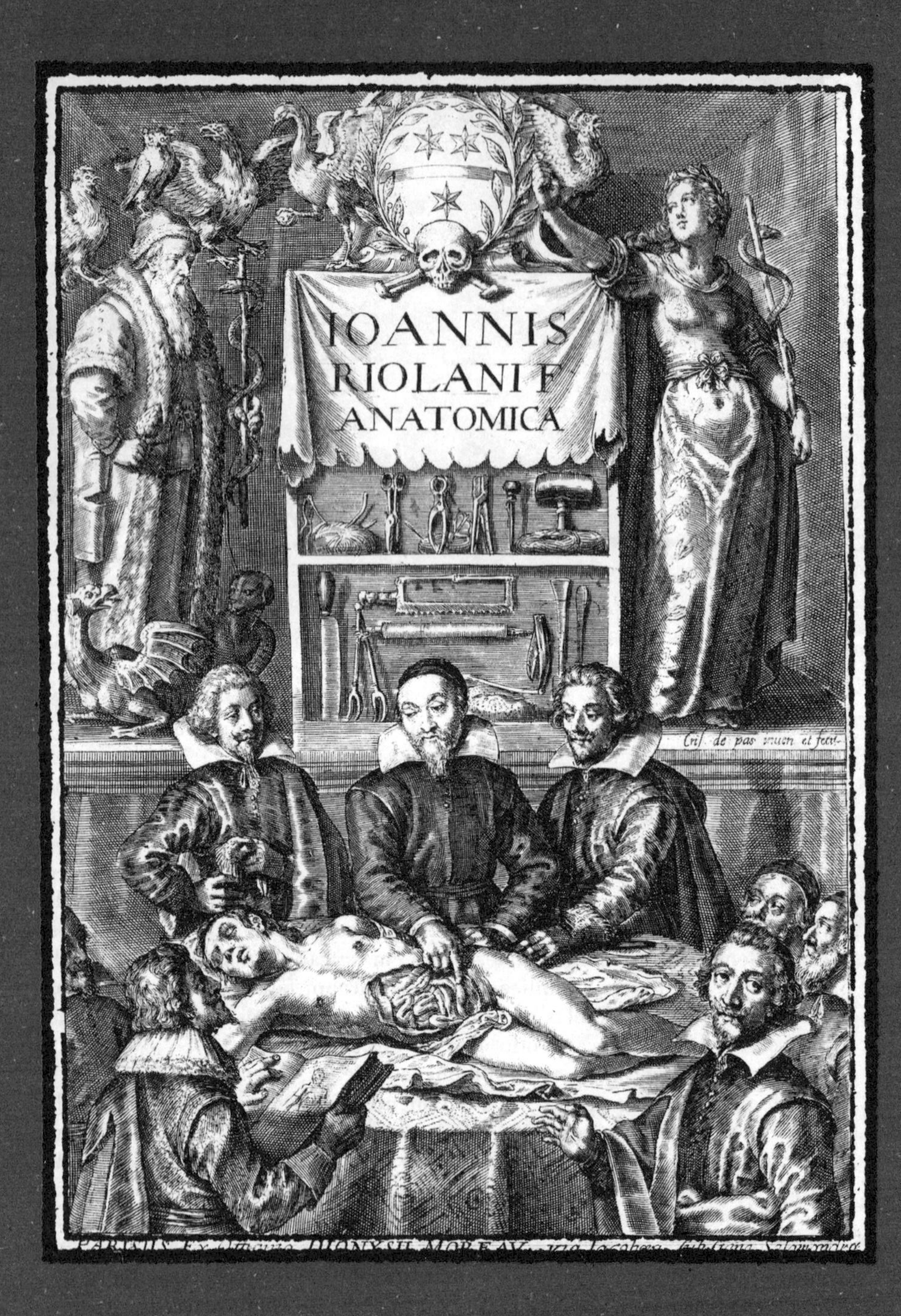
IOANNIS
RIOLANI F
ANATOMICA
Cris. de pas inuen et fecit

Uma complicação é algo bem diferente de um erro médico. Só pode ser considerado um erro cirúrgico aquilo que acontecer em decorrência de uma ação incorreta do cirurgião. Quando uma operação é conduzida *lege artis*, o que significa "de acordo com as regras da arte" (ou seja, quando a cirurgia é realizada tal como ela deve ser feita), mas ainda assim acontece um problema, isso é uma complicação e não um erro. Uma complicação também é diferente de um efeito colateral. Enquanto a complicação não é intencional, um efeito colateral pode ser esperado. Os efeitos colaterais incluem dor, temperatura alta, náusea, cansaço e estresse psicológico.

As complicações de uma cirurgia se relacionam com a habilidade do cirurgião; a gravidade da operação; o método cirúrgico utilizado; o cuidado com o paciente antes, durante e depois da cirurgia; a coincidência e o azar; e por último, apesar de não ser o fator menos importante, o próprio paciente. Os pacientes não são todos iguais e as diferenças entre eles são bem importantes quando se trata do surgimento de complicações. As complicações tendem a ocorrer com mais frequência nos pacientes obesos, fumantes, desnutridos ou com uma idade biológica maior (que é diferente da sua idade de calendário), além de também contar se houver comorbidades, ou seja, as doenças de alto risco como diabetes, pressão alta ou asma. Portanto, até certo ponto, os próprios pacientes podem reduzir o risco de complicações tomando decisões como deixar de fumar, reduzir o peso até um nível saudável, comer proteína o suficiente antes da operação e tratar de outras doenças com antecedência.

Os cirurgiões devem manter seu próprio registro de complicações. Um bom registro de complicações é uma forma de controle de qualidade. No entanto, não é possível simplesmente comparar os resultados de diferentes hospitais e cirurgiões. Afinal, um cirurgião que opere mais pacientes cardíacos e idosos ou fumantes com excesso de peso acaba tendo mais probabilidade de se deparar com complicações do que aquele profissional cujos pacientes tendem a ser mais jovens e saudáveis.

Trata-se de um mito que as complicações cirúrgicas tendam a ocorrer principalmente durante as operações (complicações intraoperatórias). Na verdade, a maior parte das complicações surge depois da cirurgia (no pós-operatório). Durante uma operação, o cirurgião tem mais controle sobre seu paciente, portanto, ele está mais no controle dos resultados. Nesse momento, o cirurgião impede que os riscos se desenvolvam com suas próprias mãos. No entanto, como as complicações surgem principalmente mais tarde, os cirurgiões precisam realizar as operações usando óculos quadrimensionais — sendo que a quarta dimensão é o tempo. Um cirurgião deve ser capaz de olhar para o que está vendo naquele momento, enquanto disseca, reconstrói e sutura, para então imaginar como aquela região estará dali a uma hora, um dia ou uma semana. Por exemplo, se um órgão estiver prestes a deixar de receber sangue o suficiente, trata-se não só de ver se ele está com uma cor rosa saudável no momento da cirurgia, mas também se o órgão ainda terá a mesma aparência dali a uma hora ou uma semana. Se o órgão estiver

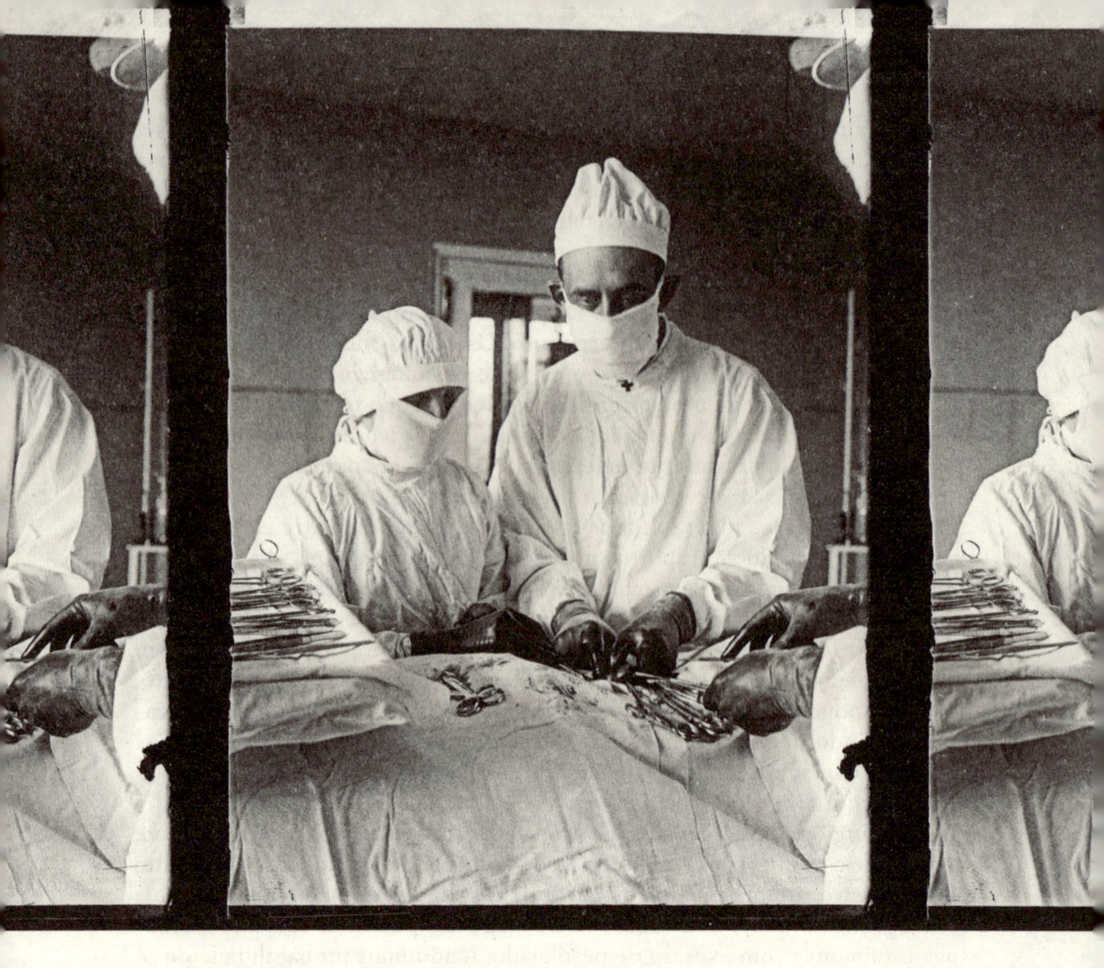

um pouco pálido demais, o cirurgião deve ser capaz de prever se dali a algumas horas o órgão estará escuro ou mortificado. Além disso, por mais que a perda de sangue possa parecer mínima durante a cirurgia, caso o sangramento não seja totalmente interrompido ele pode se acumular ao longo de algumas horas, transformando-se então em um risco para a vida do paciente. Ao realizar uma sutura em uma fenda no intestino do paciente, a capacidade de previsão do cirurgião deve ser ainda mais precisa. Um intestino reparado de maneira correta deve ser capaz de ficar completamente vedado, logo de imediato. No entanto, se os tecidos da parede intestinal ao redor da sutura não receberem sangue suficiente para cicatrizarem, as células vão começar a morrer no decorrer das horas ou dias após a operação, fazendo com que o intestino comece a vazar.

Assim, é de se concluir que um cirurgião na verdade tem muito mais controle da situação durante uma operação do que depois dela. Portanto, é necessário que algo dê muito errado para que um paciente venha a morrer na mesa de operação. Isso representa o pior pesadelo de um cirurgião, *mors in tabula*, a "morte na mesa de operação".

O registro da cirurgia realizada em Lee Harvey Oswald se tornou um documento público. Esse registro faz parte do relatório da Comissão Warren, publicado em 1964, podendo ser encontrado no Apêndice 8, "Medical Reports from Doctors at Parkland Memorial Hospital, Dallas, Texas" [Relatórios médicos dos doutores do Hospital Parkland Memorial em Dallas, Texas] como o "Commission Exhibit Number 392" [Evidência da Comissão de Número 392], sob o título "Parkland Memorial Hospital Operative Record — Lee Harvey Oswald Surgery" [Registro Operativo do Hospital Parkland Memorial — Cirurgia Realizada em Lee Harvey Oswald]. A operação foi realizada pelos cirurgiões Tom Shires, Malcolm Perry e Robert McClelland, além do residente-chefe, Ron Jones.

Essa equipe realizou uma laparotomia xifo-pubiana, que consiste em abrir o abdômen por meio da maior incisão possível ao longo da linha média, desde a ponta do esterno (o processo xifoide) até o osso púbico (púbis). Ao abrirem a cavidade abdominal, eles imediatamente removeram três litros de sangue, inclusive coágulos frescos. Como o paciente corria o risco de sangrar até a morte, correr contra o tempo era algo vital. A maior parte do sangue parecia ter vindo do lado direito do corpo.

No abdômen superior direito há cinco estruturas importantes localizadas uma na frente da outra. Primeiro, o intestino grosso faz uma curva na frente do fígado, que é conhecida como flexura hepática (cujo significado é literalmente "curva do fígado"). Com muito cuidado e pressa, eles abriram essa região, fazendo com que o fígado ficasse visível, assim como o duodeno logo abaixo dele. O intestino grosso e o duodeno pareciam estar intactos, enquanto o fígado estava levemente danificado. Com o intuito de investigarem melhor, eles tiveram de afastar o fígado, por isso separaram o duodeno. Logo atrás disso estava o rim direito, cuja aparência a princípio dava mostras de estar seriamente danificado, sangrando bastante na parte superior. No entanto, quando os cirurgiões dissecaram o rim para examiná-lo mais de perto, eles perceberam que a maior parte do sangue estava vindo de uma estrutura grande localizada em um ponto mais profundo do abdômen, a veia cava inferior, cujo significado é literalmente "a veia oca inferior". Trata-se de um vaso sanguíneo da mesma espessura de um polegar, cuja parede é bem fina, que se liga diretamente ao átrio direito do coração. Considerando que todo o sangue do corpo passa pelo átrio direito, uma fenda nessa veia principal significa que o sistema circulatório pode secar — ao pé da letra. Rapidamente, com o intuito de fechar o buraco, os cirurgiões posicionaram um grampo curvo no vaso sanguíneo, cobrindo então o abdômen superior direito entre as costas, o fígado e o rim com gazes para estancar o sangramento temporariamente.

Entretanto, logo ficou evidente para os cirurgiões que esse não era o fim da história. Havia também um enorme hematoma (uma área onde o sangue estava se acumulando) no retroperitônio, que se trata dos tecidos na parte de trás da cavidade abdominal. Esse inchaço na parte de trás do abdômen era tão grande que os intestinos foram empurrados para fora. Decididos a descobrir o que havia de errado ali, os cirurgiões decidiram se aproximar da área pelo lado esquerdo.

As estruturas no abdômen superior esquerdo também ficam posicionadas uma na frente da outra. Primeiro, o intestino grosso faz uma curva na frente do baço (a flexura esplênica). Com muito cuidado, mas rapidamente, os cirurgiões separaram essa região. Então, o baço ficou visível ao lado do estômago. Os cirurgiões puderam ver os danos na parte superior do baço, além de encontrarem também um buraco próximo dele no diafragma. Eles dissecaram o estômago e o moveram para o lado, com o intuito de enxergar o pâncreas, que parecia estar danificado de forma bem grave. Mais para o centro do abdômen, eles tatearam de maneira mais profunda até encontrar a aorta, a grande artéria principal. A aorta também fora atingida pelo tiro. A artéria mesentérica superior é a grande artéria que se ramifica da aorta na parte superior do abdômen para poder suprir o intestino delgado com sangue — ela também fora atingida pela bala. Perry fechou o rompimento na aorta com os dedos, posicionando então pinças ao seu redor e na artéria intestinal partida. Tratava-se de uma grande bagunça, mas parecia que a hemorragia estava sob controle. Quando se lê o relatório completo, dá para sentir o alívio da equipe cirúrgica neste momento da operação. A partir daí, a pressão arterial do paciente voltou a subir para um nível aceitável.

No entanto, ainda assim eles deviam saber que tinham poucas chances de salvar a vida de Oswald. O risco de morte por uma lesão aguda tanto na veia cava inferior (a maior veia do corpo) quanto na aorta (a maior artéria) é excepcionalmente alto: mais de 60%. Naturalmente, esse prognóstico sombrio se deve à enorme perda de sangue proveniente de ambas as lesões — a hemorragia grave da aorta se deve à sua alta pressão, enquanto a da veia oca se deve à sua conexão direta com o coração. A dificuldade de acesso a essas estruturas escondidas e aos diversos órgãos na sua proximidade, que também podem estar danificados, não ajuda a aumentar as probabilidades

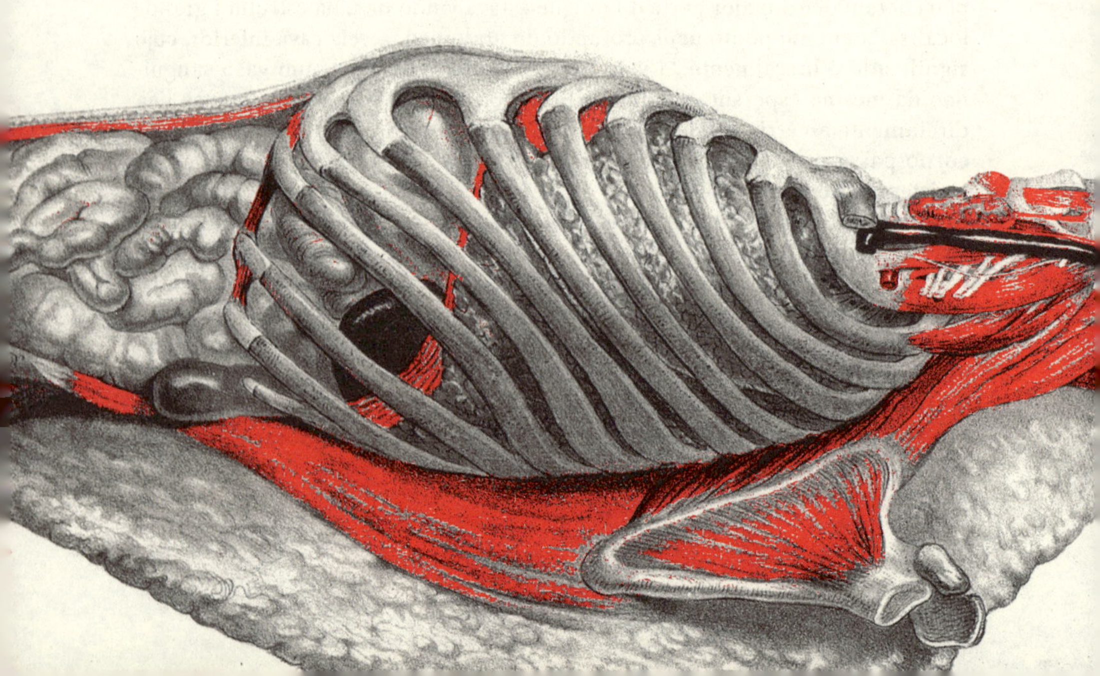

de um resultado bem-sucedido. No campo de batalha, onde as lesões tendem a ser causadas pelos tiros de alta velocidade, as vítimas que apresentam danos graves nos principais vasos sanguíneos raramente chegam vivas às mesas de operação. No entanto, esse prognóstico é diferente no caso de ferimentos causados por balas em civis, que tendem a ser atingidos principalmente por revólveres, como ocorreu no ataque de Ruby contra Oswald.

O dr. M.T. Jenkins foi o anestesista responsável pela operação. Os relatórios dizem de maneira bem evidente que todo o procedimento foi realizado sem a aplicação de nenhuma anestesia. Desde o início, o paciente não apresentava nenhuma resposta à dor, por isso, decidiu-se por lhe administrar apenas oxigênio puro. Paul Peters, um cirurgião que estava presente na sala de cirurgia e testemunhou toda a operação, afirmou mais tarde em uma entrevista que se lembrava de ter visto três homens de uniforme verde que obviamente não faziam parte da equipe de cirurgia. Embora Oswald estivesse com um tubo de respiração em sua traqueia, o que o impedia de falar qualquer coisa, além de estar inconsciente há algum tempo — ou seja, ele estava à beira da morte e com três cirurgiões mexendo no seu abdômen —, ainda assim, esses três homens de uniformes verdes ficaram na ponta da mesa, gritando no seu ouvido: "Você é o culpado? Você é o culpado?". Isso levou Peters a concluir que as autoridades ainda não tinham conseguido uma confissão completa do suspeito de assassinar Kennedy.

As pinças aguentaram o tranco e a hemorragia parecia estar sob controle. Foram administrados um total de nove litros de fluidos e dezesseis unidades de meio litro de sangue para o paciente. Ainda assim, seu pulso se tornou mais fraco e lento, até parar por completo de súbito. A completa ausência de batimentos cardíacos é conhecida como assistolia ou "flatline". Será que o paciente ainda estava sangrando de outra ferida em outro lugar?

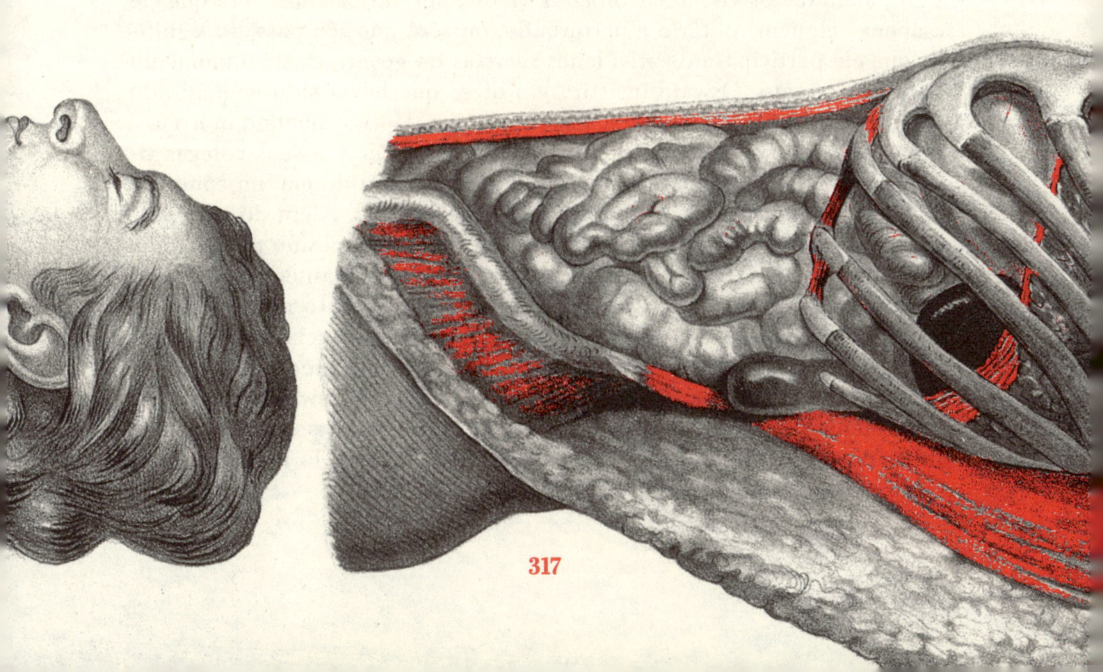

Será que seu peito fora atingido também? Os cirurgiões persistiram na luta, passando imediatamente para uma toracotomia, que envolvia realizar uma incisão na cavidade torácica do lado esquerdo, entre duas costelas. Eles abriram o peito do paciente, mas não encontraram nenhuma hemorragia. Em seguida, os cirurgiões abriram o pericárdio, onde também não havia nenhum sangramento. Perry, McClelland e Jones seguraram o coração de Oswald nas próprias mãos para realizar uma massagem cardíaca, apertando o coração de forma rítmica. Como os três conseguiram manter a massagem cardíaca por algum tempo, Shires conseguiu remover a bala alojada logo abaixo da pele do lado direito do corpo, que mais tarde seria usada como evidência.

Injetou-se cálcio, adrenalina e xilocaína diretamente no coração, mas de nada adiantou. O coração mal conseguia se reabastecer de sangue, enquanto o sistema circulatório estava ficando praticamente vazio de sangue. O coração começou então a fibrilar. Ao invés de se contrair de maneira rítmica, o músculo cardíaco passou a se mexer de forma caótica e descontrolada. Os cirurgiões realizaram uma desfibrilação, aumentando a carga aos poucos até chegar aos 750 volts. Ainda que o coração tenha parado de fibrilar, ele não voltou a bater. Ainda sem desistir, os cirurgiões inseriram um fio de marca-passo no coração, mas isso também não foi o bastante para estimular um batimento cardíaco forte o suficiente. Jenkins, o anestesista responsável, estabeleceu que o paciente deixara de responder aos estímulos, não conseguia mais respirar por conta própria e suas pupilas não mais se contraíam quando se projetava luz contra elas. Os cirurgiões decidiram então interromper seus esforços: Oswald estava morto. Ao fecharem o abdômen e a cavidade torácica, notaram que havia duas gazes a menos. A operação durou 85 minutos. Estimou-se que a perda total de sangue fora de quase oito litros e meio (o corpo humano não possui mais de seis litros de sangue).

Oswald não era uma pessoa comum. Ele servira no Exército dos Estados Unidos, além de ter vivido na União Soviética por vários anos. Será que ele era apenas alguém solitário e perturbado, ou será que seu passado significava que ele participara de atividades secretas do governo? Até o momento de seu assassinato, Oswald insistira em dizer que havia sido enquadrado por um crime que não cometera. Ele estava com 24 anos quando morreu.

Mas imaginemos o que viria a acontecer caso Perry e seus colegas tivessem conseguido salvar Oswald. Eles o teriam mantido em um coma induzido para aumentar suas chances de sobrevivência. Além do mais, ele teria que passar por meses em terapia intensiva. É até mesmo possível que Oswald viesse a precisar de outras cirurgias para se manter vivo. A essa altura, ele teria se tornado um verdadeiro desastre, tanto mental quanto fisicamente. Caso ele não tivesse sucumbido em decorrência de uma complicação ou outra e conseguisse sair vivo do hospital, ainda assim, seria necessário mais de um ano de convalescença antes de Oswald voltar a ser relativamente o mesmo de antes de ser baleado. E tudo isso para quê? Oswald muito provavelmente seria considerado culpado pelo assassinato de Kennedy e terminaria condenado à morte.

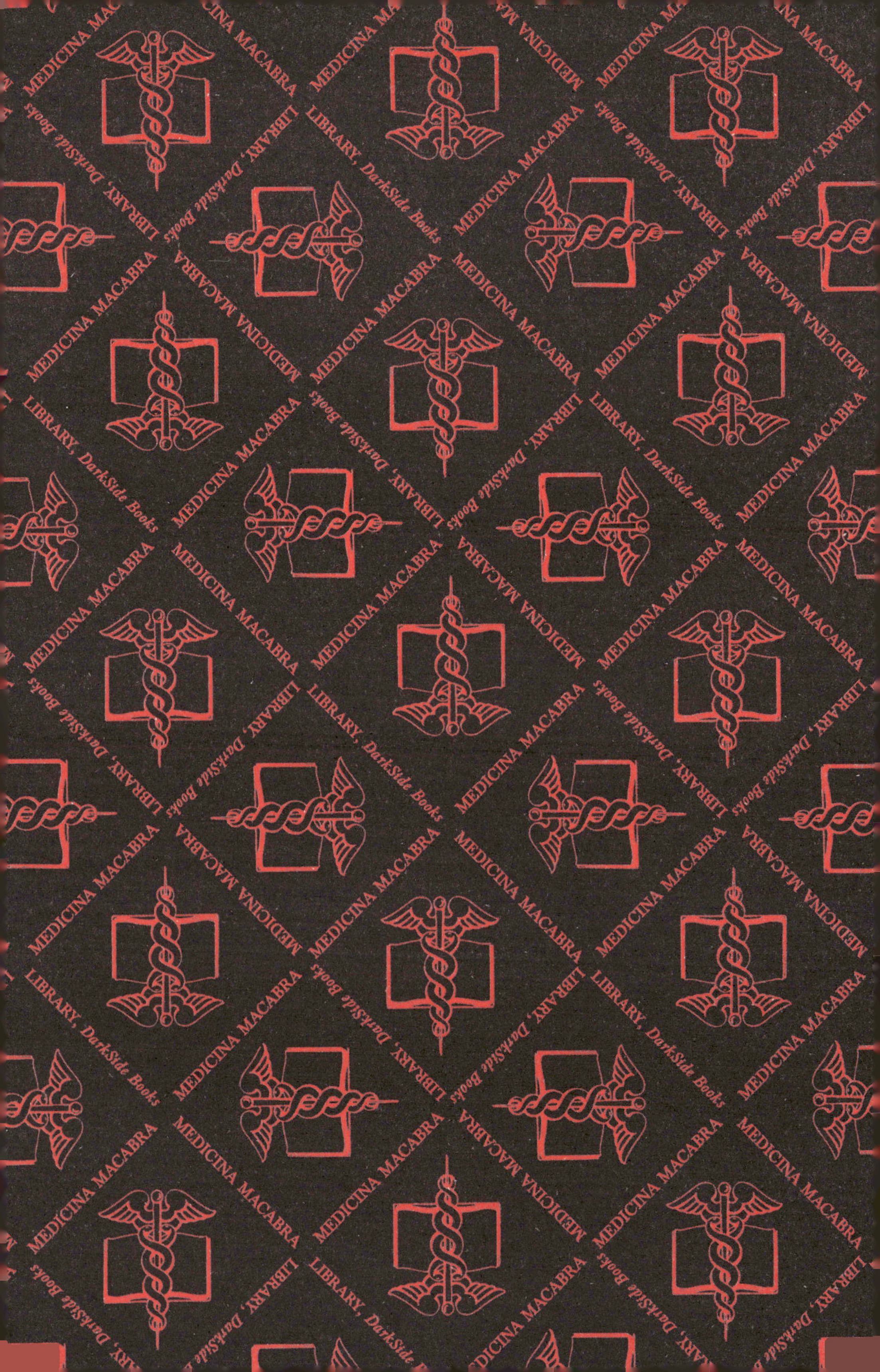
MEDICINA MACABRA
LIBRARY, DarkSide Books

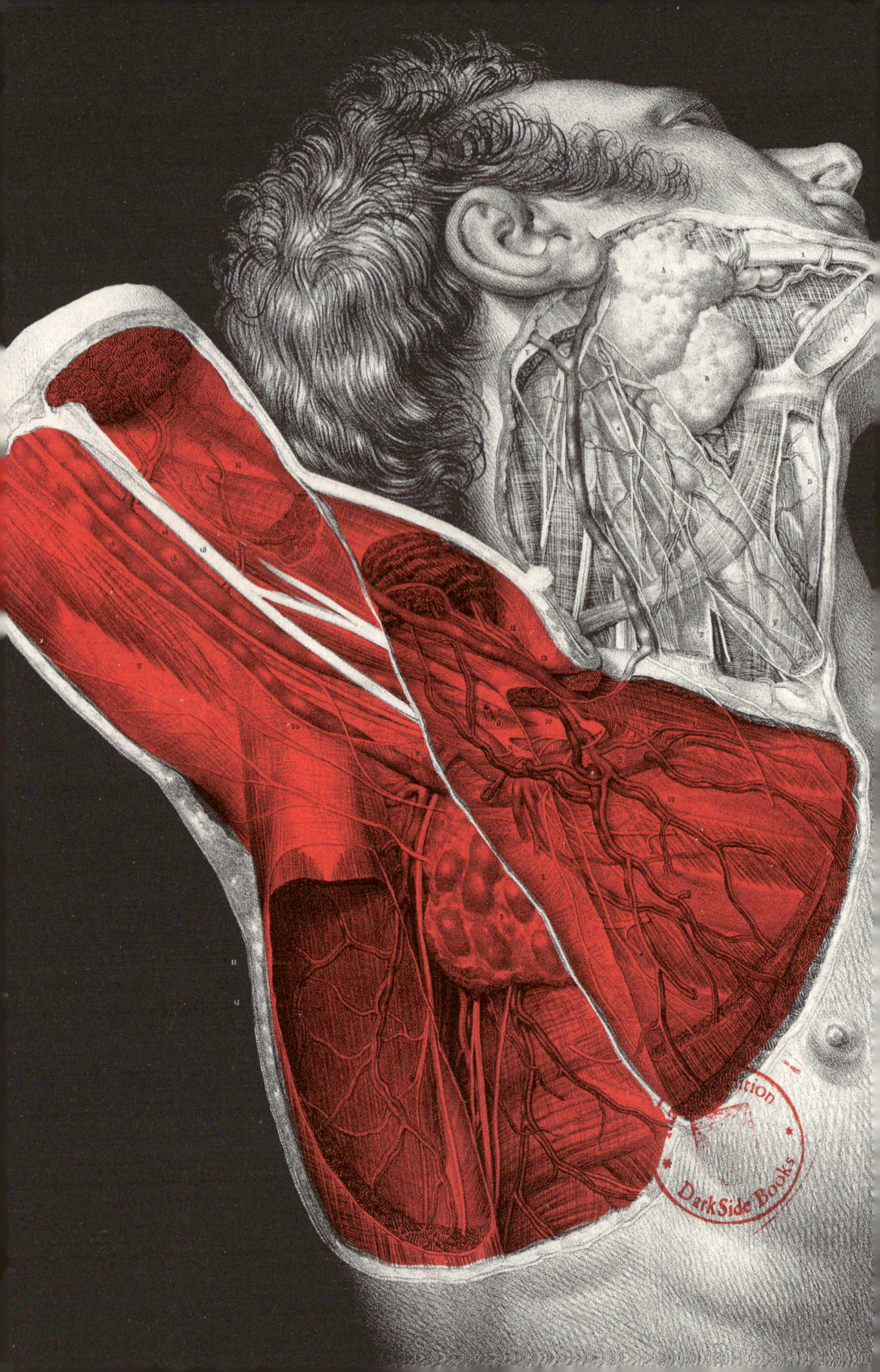
DarkSide Books

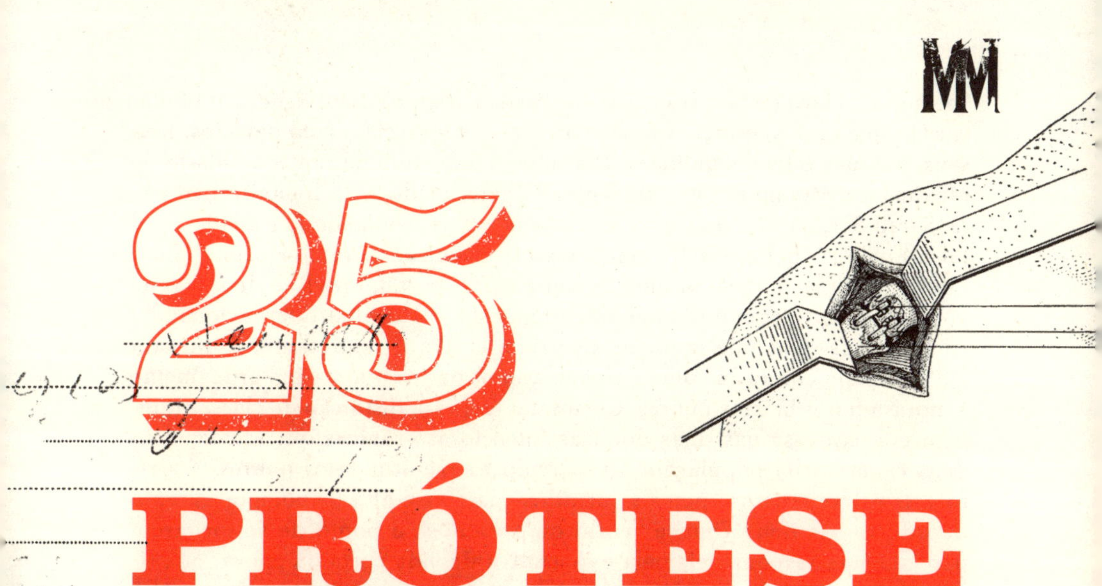

25 PRÓTESE

Um Belo Ombro da Belle Époque: O Padeiro Jules Pedoux

Ao tentar resolver o problema de um homem com o ombro infeccionado devido a uma pneumonia, o médico francês Émile Péan, auxiliado pelo dentista dr. Michaels, criou uma engenhoca que pudesse funcionar como implante ao enfermo.

A prática da cirurgia sempre se relacionou com a destreza. Além disso, com o tempo, ela também passou a ser cada vez mais dependente da tecnologia. Atualmente, a tecnologia se tornou indispensável até mesmo para as operações de rotina. A revolução tecnológica na cirurgia teve início há um século e meio, sendo impulsionada por um pequeno número de cirurgiões que se provaram profundamente otimistas.

Antes do século XIX, a civilização ocidental nunca dera um salto avante tão grande. A Revolução Industrial representou o ápice do Renascimento, do Iluminismo e das diversas revoluções que a precederam. Tratava-se de um período em que as novas ideias estavam no ar, cheias de novas perspectivas filosóficas, grandes descobertas e invenções. Havia um sentimento generalizado de otimismo. O futuro pertencia à tecnologia. Não havia outro lugar onde o otimismo dessa nova era fosse tão presente quanto na França. Lá, o novo pensamento que surgira no século XIX não culminara no excesso de pudor e nas cinzentas cidades industriais da Inglaterra, ou mesmo na selvageria sem lei dos Estados Unidos, mas sim em ousadia, prazer e grandiosidade. Era a Belle Époque. No centro dessa "bela era", claro, estava a cidade de Paris. Paris possuía avenidas e boulevards esplêndidos, estações ferroviárias que se pareciam com palácios, museus, parques e fontes públicas. Era uma cidade deslumbrante; a cidade do Maxim's, do Moulin Rouge e do Folies Bergère; a cidade de Toulouse-Lautrec, de Sarah Bernhardt e do cancã. O cirurgião mais renomado dessa cidade foi Jules-Émile Péan. Em 1893, tendo construído uma carreira no Hospital Saint Louis, Émile Péan decidiu montar seu próprio hospital na Rue de la Santé, que foi batizado com um nome nada modesto: o Hospital Internacional.

Os novos-ricos que tanto se divertiam em Paris, entretanto, formavam um tremendo contraste com os trabalhadores que se esforçavam arduamente e moravam nos bairros pobres. Curiosamente, essa distinção de classes também era expressa nas duas doenças infecciosas crônicas que afetavam as duas camadas da população: a tuberculose, que atingia os pobres, e a sífilis, que acometia os "poucos sortudos" da classe alta de comportamento decadente. As duas doenças eram onipresentes, a ponto de se tornarem parcialmente responsáveis pela expectativa de vida curta da época, que ficava entre 40 e 50 anos de idade. Até por isso, a maior parte da população do século XIX não viveu o suficiente para sofrer com as doenças que hoje afetam tipicamente os idosos, tornando-se tão comuns no decorrer do século XX. Por exemplo, a osteoartrite (desgaste nas articulações) era bem incomum — as articulações dos pacientes costumavam ser afetadas pela tuberculose ou pela sífilis.

Jules-Émile Péan deixou registrado um caso específico de um ombro que fora afetado pela tuberculose, escrevendo também sobre sua solução para esse problema — esse tratamento é um fruto típico do otimismo do século XIX. Com a ajuda de um dentista com habilidades manuais, Émile Péan substituiu o ombro de seu paciente por uma nova articulação mecânica. O pobre coitado do paciente se chamava Jules Pedoux, era padeiro e morava nos *banlieues*, os subúrbios da cidade. Ele provavelmente contraíra tuberculose ainda menino, considerando que tende a se passar décadas entre a primeira infecção com tuberculose — que sempre começa nos pulmões — e o desenvolvimento de infecções em outros locais secundários do corpo, tais como nas vértebras ou em outros ossos.

A prótese de ombro de Péan representa uma entre muitas invenções francesas maravilhosas do período da Belle Époque, simbolizando um feito comparável com a edificação da construção artificial mais alta do mundo (a torre de ferro de Gustave Eiffel), o cinematógrafo (os filmes dos irmãos Lumière) e o velocípede (a bicicleta de Pierre Michaux). Surpreendentemente, o ombro artificial durou dois anos.

Assim como a sífilis e a hanseníase, a tuberculose é uma doença que afeta os tecidos do corpo de maneira gradual, podendo levar a desfigurações e deformidades. Tratam-se de infecções crônicas, ou seja, seus sintomas tendem a não se apresentar como súbitos e graves, desenvolvendo-se lentamente e corroendo os tecidos aos poucos. Isso ocorre porque essas doenças são causadas por tipos específicos de bactérias — a hanseníase e a tuberculose são causadas por micobactérias e a sífilis por espiroquetas — que provocam reações diferentes no corpo do que a maioria das outras infecções bacterianas.

Os bacilos da tuberculose atraem células imunes que formam pequenos aglomerados de tecido, chamados granulomas, que as bactérias então passam a destruir gradualmente. Esses bacilos não são muito agressivos, mas são bem persistentes, de modo que seu efeito destrutivo a longo prazo é muito maior do que o de outras infecções. Eles se espalham lentamente por todo o corpo e permanecem escondidos por muitos anos. Sem o uso dos tuberculostáticos — os antibióticos cuja função específica é combater os bacilos da tuberculose —, eles nunca deixam os tecidos afetados. Os sintomas típicos da tuberculose são a sudorese noturna e o lento emagrecimento. A tuberculose não ataca os tecidos locais de forma aguda e grave, causando pus e um abscesso vermelho, doloroso e quente; pelo contrário, a reação local é bem mais lenta, mas não é menos severa. Isso resulta em uma destruição gradual dos tecidos afetados, que se transformam em uma substância muito parecida com o queijo. Por isso, um abscesso de tuberculose é conhecido como um "abscesso frio".

Quando Jules Pedoux deu entrada no hospital de Péan, ele estava bem doente e muito magro, além de ter um abscesso frio no braço esquerdo. Provavelmente não daria para ver muita coisa do lado de fora, mas, se alguém segurasse o braço de Pedoux, conseguiria sentir uma massa fluida bem debaixo da pele. Cada movimento de seu ombro devia ser dolorido e sua mão muito possivelmente estava congestionada e inchada, portanto, devia ser tão difícil para Pedoux usar a mão quanto era para mover o restante de seu braço. A princípio, Péan acreditou que a única forma de salvar a vida de seu paciente seria por meio da desarticulação, ou seja, pela amputação de todo o braço, separando-o da articulação do ombro. No entanto, o padeiro se recusou de maneira categórica a passar por uma amputação, dizendo preferir

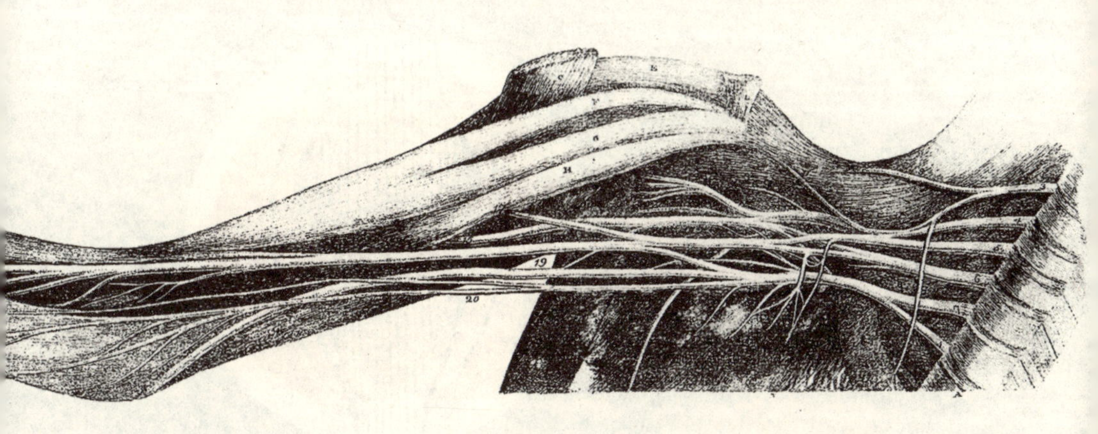

CURIOSIDADES & ABSURDOS

OSTEOARTRITE

Normalmente, nossos ossos não entram em contato uns com os outros. Suas extremidades em nossas articulações são cobertas por um tipo especial de tecido: a cartilagem. A cartilagem é o melhor material antiaderente que existe. Trata-se de um material muito mais suave do que o politetrafluoretileno (ptfe), mais conhecido como Teflon, que é o material sintético mais liso que já foi produzido. Isso torna a cartilagem um tecido praticamente insubstituível em nossos corpos. Infelizmente, trata-se também de um dos poucos tecidos que não podem se curar. As células da cartilagem, conhecidas como condrócitos, vivem sem suprimento de sangue. Por consequência, elas recebem pouco oxigênio e nutrientes, possuindo um metabolismo excepcionalmente baixo. Uma vez que a cartilagem tenha se formado, durante a infância, as células da cartilagem dificilmente voltam a crescer ou a se desenvolver. Portanto, ao contrário da maioria dos outros tecidos em nossos corpos, a cartilagem é praticamente incapaz de se regenerar. As células mortas da cartilagem não são substituídas por células novas e não há vasos sanguíneos suprindo-as, por isso, se a cartilagem estiver danificada, é quase impossível que se forme tecido cicatricial. Portanto, o desgaste do tecido cartilaginoso é praticamente irreversível. Isso também leva ao desgaste da articulação, que é conhecido como osteoartrite. A osteoartrite pode se desenvolver mais tarde na vida, nas articulações responsáveis por suportar o peso do corpo (os joelhos, quadris e tornozelos), ou em uma idade mais jovem, quando ocorre uma fratura ou outra lesão em uma das articulações. Os sintomas típicos da osteoartrite são a dor no início dos movimentos e a rigidez articular, que ocorre principalmente pela manhã. Em um estágio mais avançado, a osteoartrite também pode causar dor quando se está em repouso, além da perda progressiva da função da articulação afetada. Ambos esses problemas só podem ser tratados por meio da substituição total ou parcial da articulação. Geralmente, as juntas artificiais são feitas de metal e Teflon.

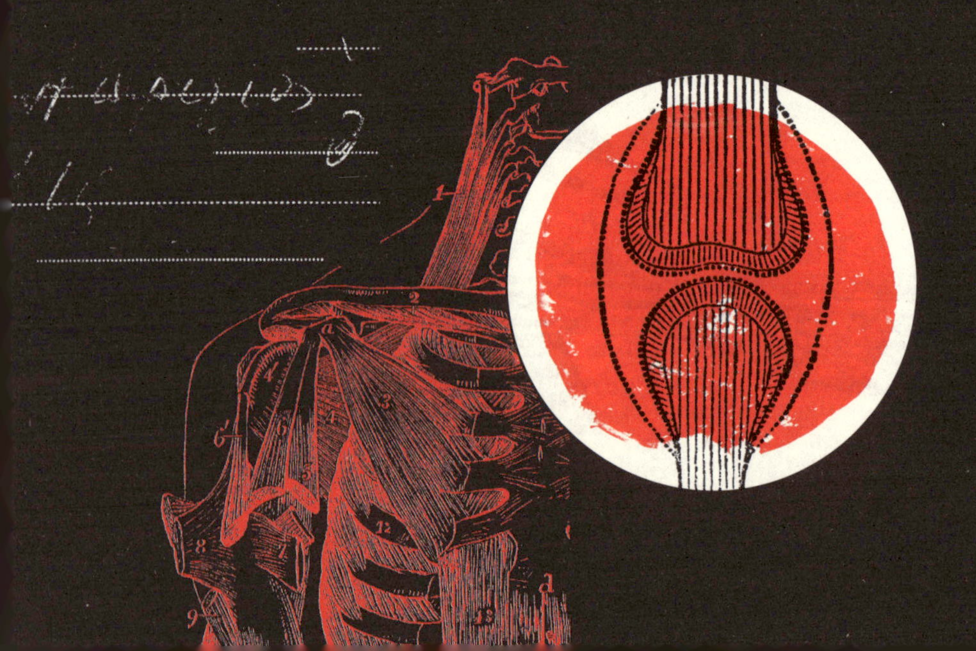

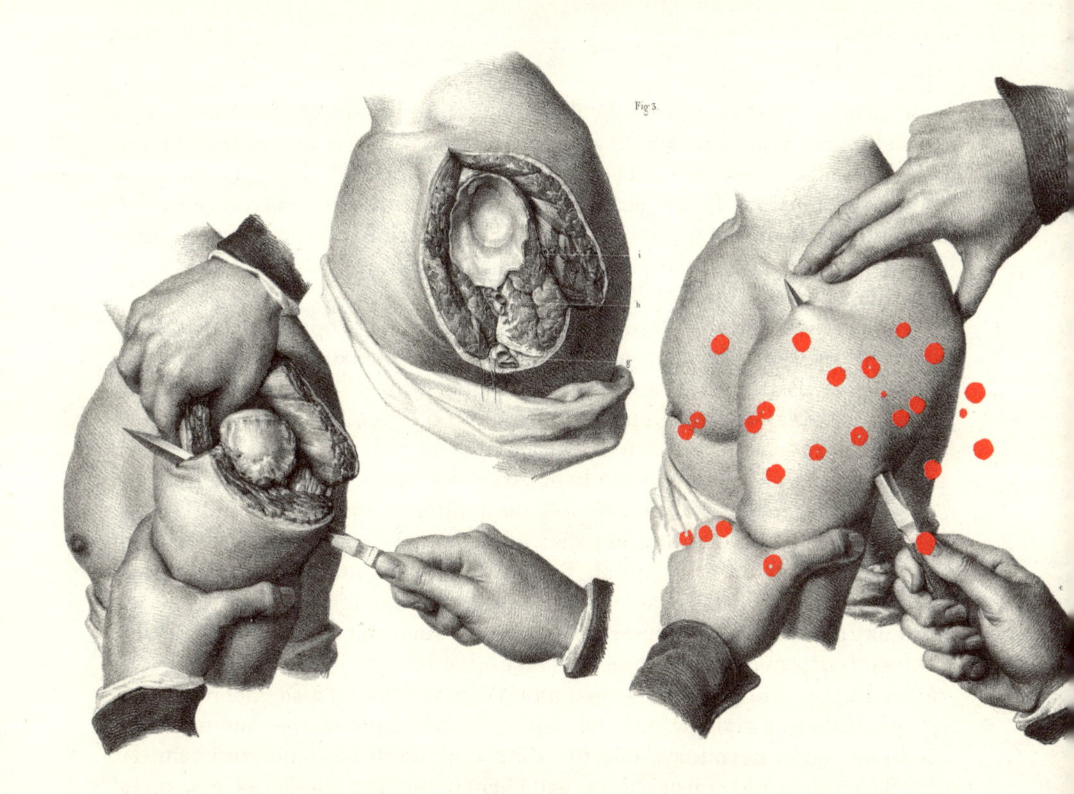

morrer a ter de viver com apenas um dos braços. Afinal, ele precisava dos dois braços para ganhar a vida. Péan aceitou o desafio, ainda que possivelmente estivesse agindo contra seu melhor juízo. Péan realizou uma operação, restringindo-se a fazer uma *nettoyage* ("limpeza") do abscesso frio. Com uma longa incisão realizada da parte de cima do ombro até a parte superior do braço, Péan expôs o osso. Então, ele pôde ver que a parte de cima do osso estava totalmente afetada, inclusive a cabeça arredondada. Péan limpou todo o tecido ósseo de Pedoux, que estava com uma aparência parecida com a de um queijo Camembert. O periósteo (a membrana que cobre a superfície externa do osso), a cápsula da articulação do ombro e a junta pareciam intactos, por isso, a cirurgia deixou uma cavidade bem definida. Após essa primeira operação, realizada em 11 de março de 1893, o paciente se recuperou em poucos dias e seu braço sobreviveu.

Péan estava familiarizado com os implantes de platina temporários que eram realizados nos rostos dos pacientes cujos narizes e mandíbulas foram deformados pela sífilis ou pela tuberculose. Por isso, ele requisitou a um dentista, o dr. Michaels, para que ele construísse uma articulação mecânica de ombro para seu paciente, com a especificação de que esta deveria ser o mais inerte possível e garantir as funções da articulação do ombro. Michaels criou uma engenhoca criativa que, ao menos em teoria, seria capaz de cumprir os dois requisitos. Michaels preparou uma bola de borracha que ele ferveu em parafina por 24 horas, até endurecer. Havia duas ranhuras na superfície dessa bola, perpendiculares uma à outra, nas quais os dois anéis de platina podiam se mover. O anel horizontal foi fixado no encaixe do ombro da escápula por meio de dois pequenos parafusos. Isso permitia que o braço se movesse tanto para dentro quanto para fora (exorrotação e endorrotação). Os movimentos do anel vertical permitiam que o braço fosse levantado (abdução). O segundo anel foi fixado a um tubo de platina que substituiu a parte superior do braço.

Péan implantou a prótese logo depois da primeira operação, reabrindo a mesma incisão que fizera antes. A prótese se encaixou bem na cavidade agora vazia. Péan costurou o tubo de platina, firmando-o com a sutura de categute. Deixando um dreno de borracha no braço, Péan suturou a pele com crina de cavalo. Em seu relatório sobre a evolução do paciente, Péan escreveu que tudo correu muito bem. Após doze dias, Pedoux voltou a conseguir andar, recebendo alta depois de ganhar "35 libras" de peso (cerca de 15,9 quilos). No entanto, em suas anotações, Péan não descreve quanto tempo Pedoux ficou no hospital. Teriam sido alguns meses? Ou talvez meio ano? No entanto, Péan descreve que teve de drenar um abscesso na ferida em quatro ocasiões diferentes. Não há nenhuma menção sobre quão bem o braço funcionou ou não, apesar dessa ter sido a principal função da operação. Depois que Pedoux recebeu alta, Péan não voltou a se encontrar com seu paciente por mais de um ano. Por si só, isso é notável — que um renomado cirurgião permitisse que um simples padeiro fosse embora sem dar satisfações, levando consigo um braço cheio de platina (ainda que esse metal precioso não fosse considerado tão valioso naquela época).

Por que Péan se mostrava tão otimista em relação à sua prótese de ombro? Trinta anos antes, Louis Pasteur provara que as bactérias eram as responsáveis por causar as doenças. Dez anos antes, Robert Koch descobrira o bacilo que causa a tuberculose. No entanto, Péan não tinha como saber muito sobre o mecanismo que o corpo humano emprega para se defender das bactérias invasoras. Hoje nós sabemos que uma resposta de defesa local só é possível em tecidos saudáveis. Não importa quão bem Péan tivesse conseguido limpar os tecidos ao redor do abscesso frio, ainda assim os materiais estranhos ao corpo — a bola de borracha e o tubo de platina — ofereciam para as bactérias um lugar onde elas pudessem sobreviver fora do alcance do sistema imunológico do corpo. Portanto, todo esse empreendimento estava fadado ao fracasso desde o início, o que ficaria evidente um ano depois.

Em 1897, Péan publicou um relatório sobre os eventos que se seguiram à operação. Cerca de dois anos depois do cirurgião implantar a prótese, Pedoux voltou ao hospital pois estava sofrendo com uma fístula, isto é, um buraco na parte superior do braço de onde continuamente vazava pus. Péan radiografou o braço — uma invenção totalmente nova, que acabara de ser inventada na Alemanha. Péan não descreveu o que viu no raio x, no entanto, ele decidiu remover a prótese. Ao realizar uma incisão no mesmo lugar do braço, Péan viu que um manto ossificado se formara ao redor da prótese. O tecido cicatricial do abscesso frio original infeccionara, transformando-se

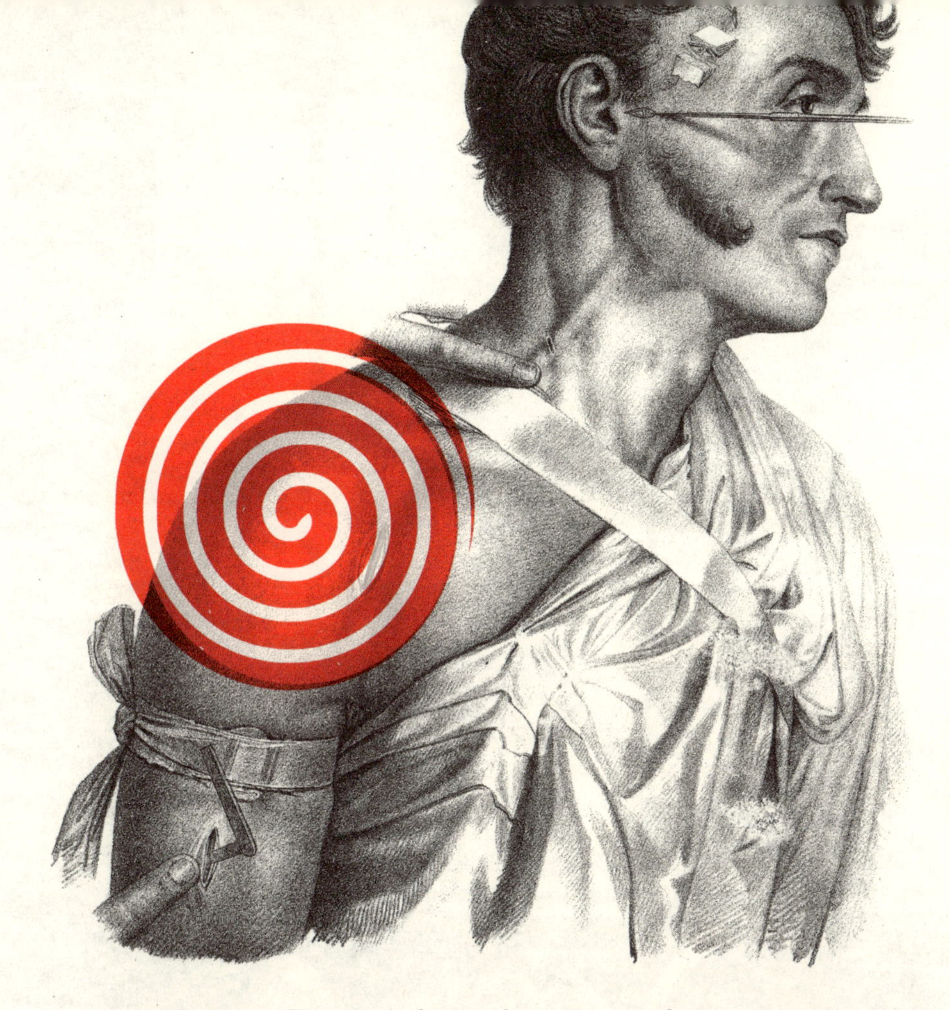

em tecido ósseo. Tratava-se de uma bagunça completa, mas mesmo assim os tecidos pareciam fortes o suficiente para garantir que o braço pudesse manter o mesmo comprimento, sem a prótese. Péan removeu a prótese — àquela altura, ela provavelmente já teria se soltado de todos os pontos de fixação, afinal. Ele voltou a fechar a ferida e o paciente deu início ao processo de recuperação. Uma vez mais, Péan não registrou mais informações acerca do funcionamento do ombro e do braço do paciente, ou mesmo se ele conseguira resolver o problema da fístula. Ainda assim, Péan apresentou orgulhosamente seu relato de caso à Academia de Medicina francesa.

Ainda que Péan tenha obviamente superestimado de forma grosseira o nível de sucesso de seu tratamento, ele certamente estava à frente de seu tempo. No entanto, Péan não foi o primeiro a realizar uma cirurgia de substituição de articulação. Em 1890, o alemão Themistocles Glück já conduzira nada menos que catorze substituições totais de articulações, incluindo joelhos, pulsos e cotovelos, todos eles feitos de marfim. Glück chegou a mandar fazer as diversas partes dessas juntas em tamanhos diferentes, para que pudesse encontrar o ajuste certo em ambos os lados da junta durante a operação, podendo então colocar os dois componentes de marfim na hora da

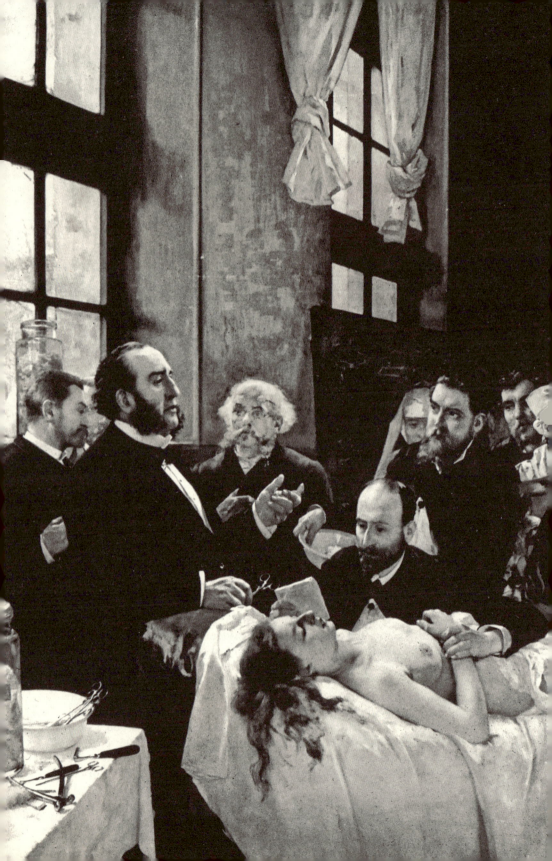

cirurgia. No entanto, Glück também não teve sorte. Seus pacientes também sofriam de tuberculose e, assim como Péan, Glück também não tinha como saber que tratar de articulações afetadas por bactérias não era uma escolha certa para um pioneiro no campo das próteses. Hoje sabemos que uma articulação artificial deve ser instalada sob condições absolutamente estéreis. Se uma bactéria alcançar a prótese durante a operação, sem dúvida ela vai acabar infectando todo o restante da prótese, e o único tratamento para isso é remover a prótese novamente.

Assim que a tuberculose e a sífilis foram controladas pela descoberta dos tuberculostáticos e dos antibióticos, as pessoas passaram a viver mais, dando origem a um grupo de pacientes com uma doença que pode ser tratada por meio do uso de articulações artificiais. A osteoartrite se trata do desgaste sem infecção das articulações, causado por muitos anos de excesso de carga sobre uma articulação. É uma condição que tende a ocorrer principalmente mais tarde na vida. A osteoartrite é uma condição ideal para o tratamento que envolve a substituição da articulação. Acabou se provando que a combinação de borracha e marfim usada a princípio não era rígida o suficiente. Tentou-se também utilizar o marfim e a madeira, mas ambos os materiais naturais acabaram se dissolvendo no corpo dos pacientes. Enquanto isso, a platina acabou se tornando cara demais e o aço estava sujeito a enferrujar. Em 1938, o Vitallium foi introduzido na cirúrgica protética. O Vitallium é uma liga feita de cobalto, cromo e molibdênio que é extremamente forte e resistente ao desgaste, além de não enferrujar e não provocar uma reação alérgica. Atualmente, os implantes passaram a ser feitos de titânio ou de ligas complexas combinadas com Teflon.

Hoje, assim como já fazia Glück, as articulações artificiais são produzidas em vários tamanhos para ambos os lados das juntas, para serem medidas e montadas durante a operação. Os componentes individuais são ligados ao osso do paciente por meio de parafusos ou de cola epóxi, que é aplicada como uma pasta e depois endurece. As substituições de articulações mais comuns são as dos quadris, joelhos e ombros. Em primeiro lugar, o objetivo dessas cirurgias é aliviar a dor causada pela osteoartrite. Em segundo lugar, elas servem para impedir a deterioração da função articular.

Levando em consideração o nosso conhecimento atual, a operação da prótese realizada por Péan parece ter sido totalmente inútil. A dor do paciente já fora aliviada pela primeira operação, durante a qual o abscesso frio fora limpo. Provavelmente a prótese não fez nenhuma diferença nesse aspecto. Pelo contrário — para dizer o mínimo —, a engenhoca deve ter causado uma sensação desconfortável em todos os músculos do braço. A terceira operação apresentou um grau avançado de ossificação na parte superior do braço do paciente. Ou seja, isso só pode significar que Pedoux já perdera completamente o uso de seu ombro. A essa altura, ele provavelmente mal conseguia mover o braço e seu ombro devia estar paralisado. No entanto, isso também teria acontecido mesmo sem a prótese instalada por Péan. Para resumir, ainda que a engenhoca tenha feito pouco bem, ela também não causou muito dano.

Mas Péan nos legou uma outra invenção bem útil. Ele é o responsável pelo desenho básico de quase todas as pinças cirúrgicas modernas e pelos porta-agulhas. Trata-se de duas alças metálicas opostas para o polegar e o dedo indicador, cada uma dotada de uma projeção dentada. Os dentes podem ser travados uns contra os outros para manter o grampo fechado. Péan também foi o primeiro cirurgião a remover um baço e a conduzir uma tentativa quase bem-sucedida de remover parte de um estômago. Um ano após seu último relatório sobre o padeiro e o seu ombro, Péan contraiu pneumonia. Ele acabou falecendo aos 67 anos. O destino de Jules Pedoux é desconhecido.

Mas e quanto à obra-prima cirúrgica criada por Michaels e Péan? Ainda que Péan tenha guardado o ombro artificial de Jules Pedoux para si, de alguma maneira a prótese acabou indo parar nas mãos de um desconhecido dentista norte-americano. Esse dentista terminou levando a prótese até os Estados Unidos, onde ela agora pode ser vista em Washington, DC, no Instituto Smithsonian.

Contanto que não haja nenhuma bactéria presente, o corpo consegue lidar incrivelmente bem com materiais estranhos a ele. Tanto o relato sobre o padeiro quanto a história das próteses de articulação provam que a aceitação de materiais estranhos pelo nosso organismo depende da ausência de infecção. Caso as bactérias se conectem a algo estranho em nosso corpo, elas ficarão aparentemente fora do alcance do nosso sistema imunológico. Por isso, o material protético só é aceito quando é colocado em condições absolutamente estéreis. Isso se aplica não só no caso das articulações artificiais, como também para o tecido sintético usado na reparação de hérnias, nos clipes e grampos de metal, marca-passos, artérias sintéticas, parafusos e placas metálicas para fraturas ósseas, lentes sintéticas para os olhos, ossículos artificiais para o ouvido médio, sistemas de drenagem no cérebro, stents metálicos nos vasos sanguíneos, válvulas de coração mecânicas e nos implantes de mama feitos de silicone.

As suturas representam uma exceção. Elas nem sempre podem ser deixadas para trás pelo corpo após a cirurgia, por isso, os cirurgiões geralmente utilizam um tipo de fio absorvível. Caso haja bactérias nas suturas, ao invés de abrir de novo o paciente para retirar os fios de dentro de seu corpo, o cirurgião pode se limitar a esperar. Uma vez que a sutura tenha se dissolvido, as bactérias tendem a desistir da infecção. Desde os tempos da Roma Antiga, costumava-se usar fios feitos de tripa seca de ovelha ou de cabra para costurar as feridas. Péan também fez menção ao uso de intestino em seu relatório.

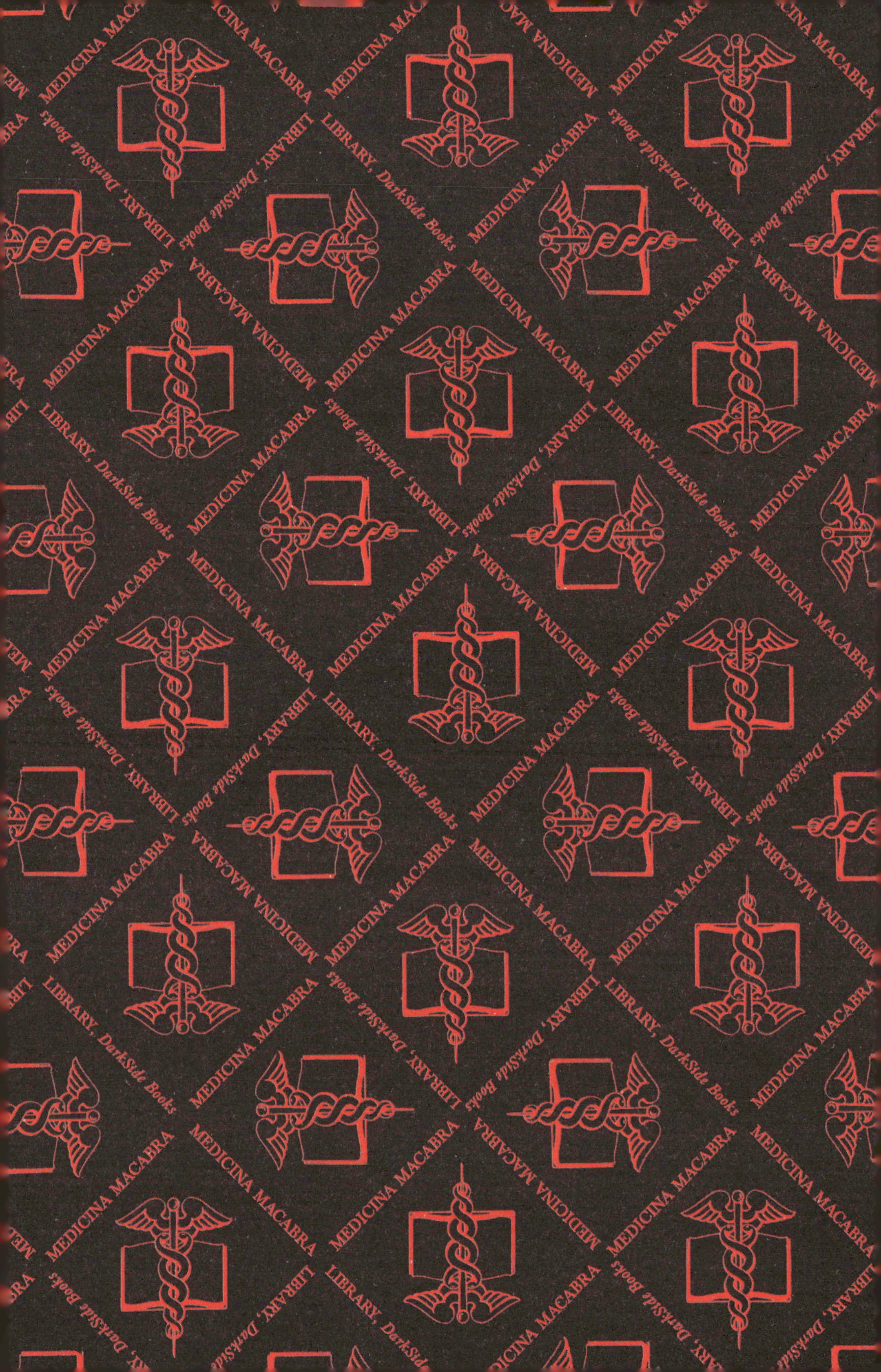
MEDICINA MACABRA
LIBRARY, DarkSide Books

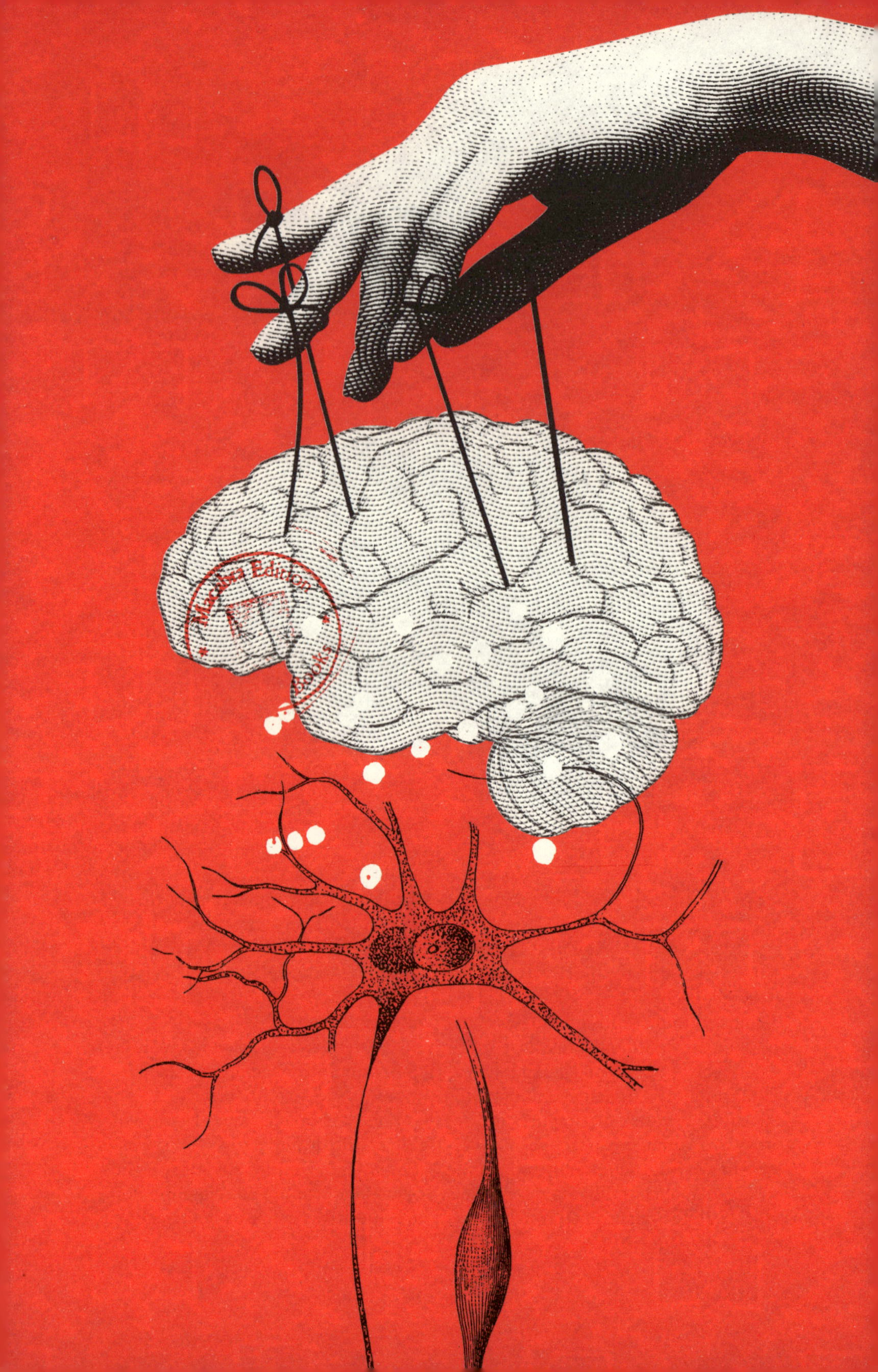
Macabra Edition
Books

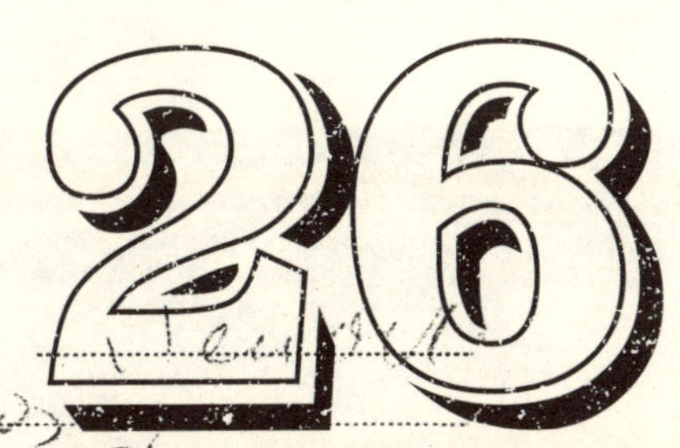

26 ACIDENTE VASCULAR CEREBRAL

O Pescoço de Vladimir Ilyich Uljanov: Lênin

Após uma sucessão de três derrames, o quarto se mostrou fatal e Lênin encontrou a morte. Mas quais teriam sido as causas para essa sequência de derrames?

"E quanto a você, Ilyich...", um simples camponês certa vez previu. "Você vai morrer de derrame."

Ilyich perguntou: "Por quê?".

"Por causa desse seu pescoço que é terrivelmente curto", o camponês lhe explicou.

Ao ouvir essa anedota sobre si mesmo, Vladimir Ilyich Uljanov estava com 52 anos de idade e se recuperando de seu segundo derrame. Alguns meses depois, ele teve outro derrame, e em menos de um ano ele estaria morto. Em suas muitas fotografias, é possível perceber que ele de fato tinha um pescoço notavelmente curto, o que também se pode perceber pelas milhares de estátuas dele que costumavam estar nas praças de quase todas as cidades a leste da Cortina de Ferro — sua cabeça sempre parece estar posicionada logo em cima da gola de sua camisa. No entanto, um pescoço curto não representa um fator que aumenta o risco de acidente vascular cerebral. Mas por que será que depois de abril de 1922 esse homem relativamente jovem passou a sofrer um derrame cerebral depois do outro?

Vladimir Ilyich Uljanov é mais popularmente conhecido por seu pseudônimo de revolucionário, Lênin, o líder dos bolcheviques russos e da Revolução de Outubro, o pai da União Soviética. A mídia soviética costumava publicar apenas elogios e notícias positivas sobre os líderes de seu

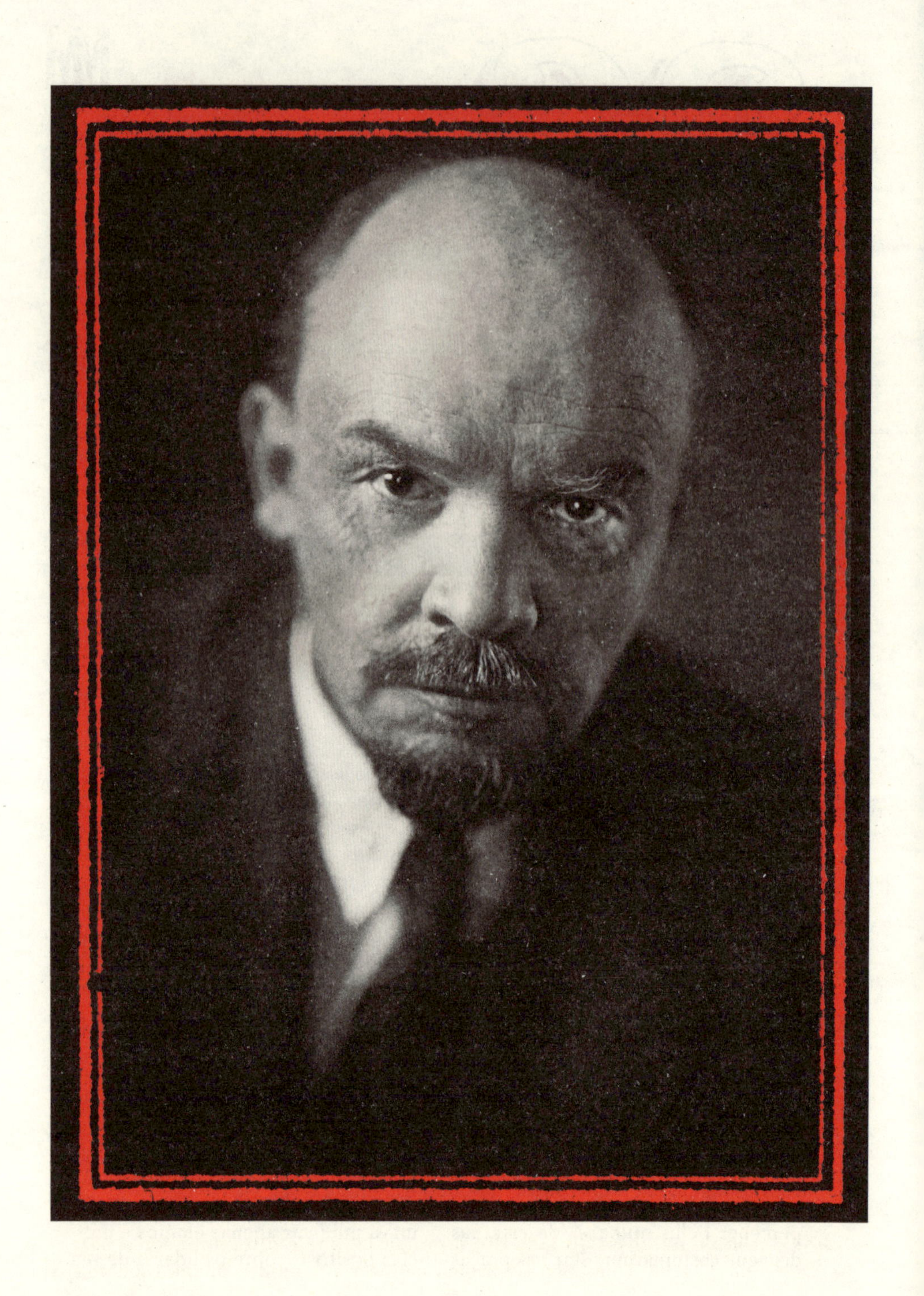

governo. Quando Lênin teve seu primeiro derrame, em maio de 1922, a mídia relatou que ele sofrera de uma infecção no estômago após comer um peixe estragado. Supostamente, o líder se recuperara rapidamente e seus meses de convalescença foram declarados oficialmente como feriado. No entanto, não seria possível manter um derrame sob segredo por muito tempo. Logo começou a haver muita especulação sobre suas causas. Uma das sugestões relacionava o derrame sofrido por Lênin a algo que acontecera há pouco: Lênin passara recentemente por uma operação no pescoço. Quando se sabe as causas dos derrames, essa associação então se torna de fato impressionante.

O termo médico oficial para um derrame é acidente vascular cerebral (AVC), que significa um evento que afeta os vasos sanguíneos do cérebro. No mundo todo, mais de 10 milhões de pessoas sofrem um AVC anualmente. Existem dois tipos de AVCs, os derrames cerebrais (acidente vascular cerebral isquêmico) e as hemorragias cerebrais (acidente vascular cerebral hemorrágico). Um derrame cerebral ocorre quando um vaso sanguíneo fica bloqueado. As causas do derrame, todavia, estão localizadas fora do cérebro. Quando um coágulo de sangue se forma nas artérias do pescoço e depois se solta, ele flui para cima até chegar na cabeça, seguindo na direção do fluxo do sangue até se alojar em algum lugar no fundo do cérebro, onde passa a bloquear um pequeno vaso sanguíneo. Esse evento é conhecido como embolia e o coágulo de sangue recebe o nome de êmbolo. No caso de uma hemorragia cerebral, um pequeno vaso sanguíneo estoura por conta própria, inundando as células cerebrais ao seu redor com sangue. Em ambos os casos, o tecido cerebral é danificado, o que leva a uma perda repentina das funções cerebrais. Em certos casos, essas funções perdidas podem se recuperar total ou parcialmente. Caso os sintomas desapareçam totalmente no prazo de um dia, o acidente vascular cerebral é chamado de ataque isquêmico transitório (AIT), cujo significado é um ataque de curta duração causado pela falta de oxigênio. Um AIT pode significar uma indicação de que um derrame cerebral de verdade está para acontecer.

As perdas de funções cerebrais geralmente assumem a forma de paralisia em um dos braços ou pernas, boca caída, problemas com a fala ou na compreensão da linguagem. Como todas as conexões entre o cérebro e o restante do corpo cruzam de um lado para o outro, um derrame na metade esquerda do cérebro acaba produzindo sintomas do lado direito do corpo e vice-versa. A paralisia no braço e na perna do mesmo lado é conhecida como hemiparesia, cujo significado é “meio paralisado”. As partes do cérebro responsáveis pela fala, compreensão e por dar início à linguagem estão localizadas na mesma metade do cérebro que controla a mão dominante da pessoa (aquela com a qual o paciente tende a escrever). Considerando que a maioria das pessoas tende a ser destra, a metade do cérebro envolvida com a linguagem tende a ficar do lado esquerdo.

Portanto, um derrame cerebral do lado esquerdo pode causar uma combinação de paralisia do lado direito e afasia, que é o termo médico para a perda da fala. A embolia se origina na artéria carótida comum esquerda,

CURIOSIDADES & ABSURDOS

SÍNDROME DO ROUBO DA SUBCLÁVIA

Em teoria, a estenose ou bloqueio (oclusão) de uma artéria como resultado da arteriosclerose pode acontecer em qualquer lugar do corpo. Ainda assim, ela geralmente se desenvolve nas partes do corpo onde o fluxo sanguíneo forma uma turbulência. Uma síndrome especialmente digna de nota acontece quando uma grande artéria em particular fica bloqueada em um lugar bem específico. A síndrome do roubo da subclávia é o nome que se dá a um bloqueio da artéria subclávia, a artéria que fica abaixo (sub) da clavícula (clávia) e que leva sangue para o braço. Esse bloqueio acontece em um ponto logo antes da artéria vertebral — uma das quatro artérias que suprem o cérebro — se ramificar a partir da artéria subclávia. As duas artérias carótidas do lado da frente e as duas artérias vertebrais do lado de trás se unem logo abaixo do cérebro, formando um anel de artérias que é conhecido como o círculo de Willis, em homenagem ao médico e cientista Thomas Willis. No caso da síndrome do roubo da subclávia, a artéria subclávia fica bloqueada, mas mesmo assim o braço ainda recebe sangue da artéria vertebral, fazendo com que o sangue flua na direção contrária. Então, o círculo de Willis passa a fornecer sangue não só para o cérebro, mas também para um braço inteiro. Quando o paciente faz força com o braço, os músculos do braço "roubam" o sangue do cérebro. O suprimento reduzido de sangue para o cérebro causa uma diminuição da consciência. Por consequência, alguém que esteja sofrendo da síndrome do roubo da subclávia pode acabar desmaiando repentinamente, como, por exemplo, ao usar uma chave de fenda para girar um parafuso. Essa oclusão geralmente pode ser eliminada por meio de uma angioplastia percutânea, ou seja, abrindo-se o vaso sanguíneo com um pequeno balão que é colocado dentro do vaso bloqueado.

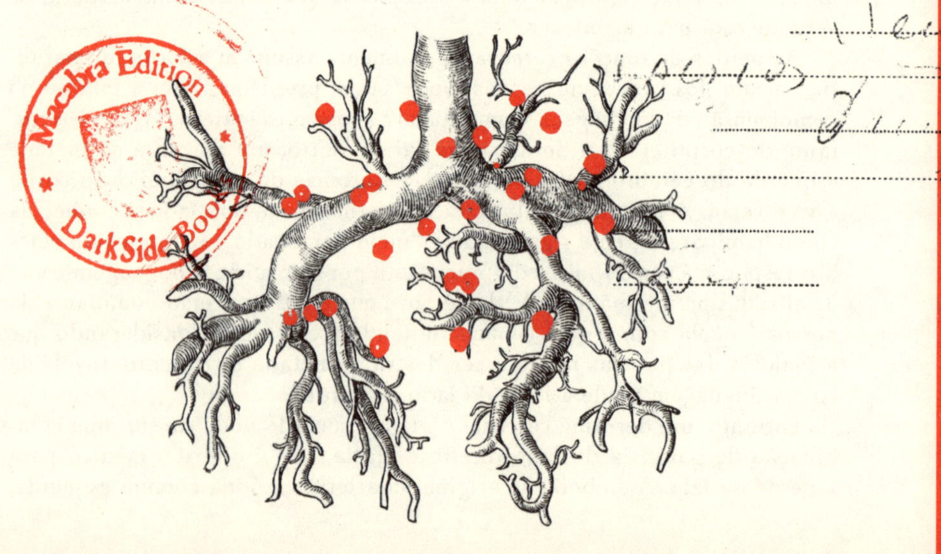

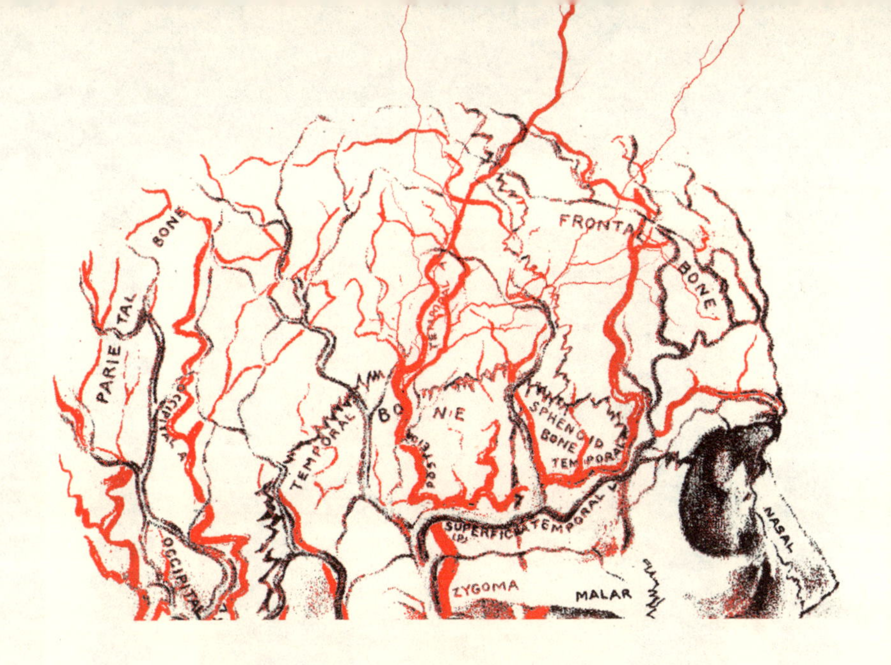

a principal artéria do pescoço que alimenta a metade esquerda do cérebro. Lênin era destro e sofreu um derrame que lhe causou uma paralisia do lado direito e a perda da fala enquanto ainda se recuperava de uma suposta operação realizada do lado esquerdo do pescoço. Com certeza, essa combinação soa suspeita. Será que um cirurgião teria causado o seu derrame?

Qual seria o motivo da operação? Muitos dos detalhes sobre a saúde de Lênin foram provavelmente censurados. Além disso, há toda uma névoa causada pela formação de um culto e uma lenda ao seu redor, o que acrescenta elementos que nem sempre são verdade. No entanto, lendo nas entrelinhas, é possível perceber que o líder soviético devia mesmo estar sofrendo com um transtorno mental genuíno. Está evidente que ele lutava contra dores de cabeça, mudanças repentinas de humor, um temperamento difícil de lidar, além de ter obsessões, pesadelos e insônia. Receitas médicas foram encontradas nos arquivos secretos do Kremlin, nas quais se prescrevia o uso de analgésicos e sedativos importados da Alemanha, inclusive o brometo de potássio e a barbital — ambos são remédios de antigamente que se tomados em excesso e por muito tempo podem trazer efeitos colaterais bem piores do que a própria enfermidade original.

Lênin era um homem que gostava de sempre estar certo. Ao que tudo indica, isso também se aplicava quando o assunto era a saúde de seus companheiros de partido, já que ele tinha o hábito de ser quem decidia (em conjunto aos outros membros do politburo, o comitê mais alto do partido) quando um deles precisava tirar um período de descanso. Então, esse camarada era enviado, fosse para seu próprio bem ou não e independente de sua própria opinião, para uma estância de saúde ou — na pior da hipóteses — para uma instituição psiquiátrica, tudo isso sem que nenhum médico fosse consultado. No entanto, naquele momento, era a própria saúde de Lênin

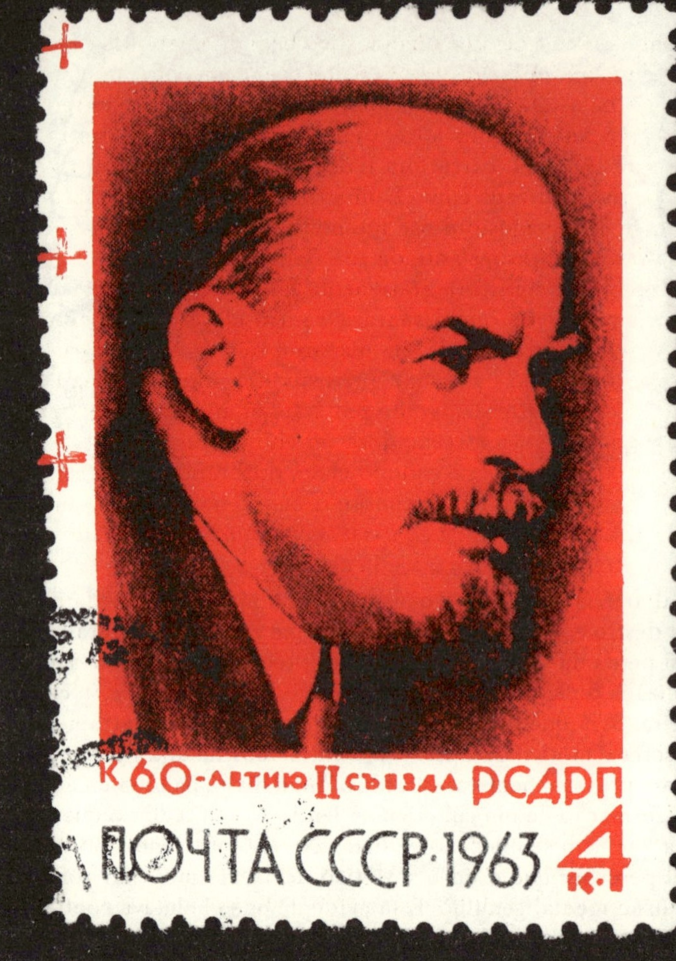

que se tornara um assunto a ser discutido pela politburo. Lênin deixara de ser um líder visionário e inteligente, transformando-se em um ditador cruel e neurótico, cujos sintomas se tornavam cada vez piores. Em 1921, os outros membros do politburo, incluindo os próprios Trótski e Stálin, decidiram enviar Lênin até sua mansão rural localizada em Gorki, a cerca de uma hora de viagem ao sul de Moscou.

Médicos de todas as especialidades passaram a visitar Lênin, apresentando uma série de diagnósticos diferentes. Alguns deles, incluindo o próprio Ivan Pavlov (aquele que conduzira experimento com cães), alegaram que Lênin estaria sofrendo de sífilis. Outros chegaram à conclusão de que se tratava de um distúrbio unicamente psicológico, algo como uma depressão crônica ou “neurastenia” (que seria semelhante ao que chamamos hoje em dia de “síndrome do burnout”). No entanto, o médico alemão e professor

Georg Klemperer chegou a um diagnóstico bem diferente: ele sugeriu que os problemas de Lênin seriam causados pelo envenenamento por chumbo resultante de duas balas que por muitos anos ficaram alojadas em seu pescoço.

Alguns anos antes, Lênin sofrera uma série de ataques contra sua vida. Em janeiro de 1918, seu carro fora baleado em São Petersburgo (a cidade mais tarde seria rebatizada como Leningrado), mas Lênin passara ileso pelo incidente. Em 30 de agosto desse mesmo ano, apenas um mês e meio depois de o czar e todo o restante de sua família terem sido executados sob as ordens de Lênin, ele ficara gravemente ferido após ter sido atacado por uma jovem em Moscou que disparara contra ele à queima-roupa. Fanya Kaplan tinha 28 anos de idade; ela disparou três vezes contra Lênin, acertando-o com dois tiros, sendo que ambos o atingiram na região do ombro esquerdo.* O terceiro tiro disparado por Kaplan atingiu uma passante, uma mulher chamada Popova, acertando-a no cotovelo esquerdo. O camarada Lênin perdeu a consciência e caiu no chão, quebrando então seu braço esquerdo. No entanto, ele logo recobrou a consciência, sendo puxado para dentro de seu carro e levado às pressas, enquanto sangrava, até seu apartamento no Kremlin. Uma vez lá, Lênin subiu as escadas até o terceiro andar. Temendo sofrer novos ataques, Lênin permaneceu dentro do Kremlin e só permitiu que os médicos viessem examiná-lo no início da manhã seguinte. O cirurgião Vladimir Nikolaevich Rozanov o examinou e ficou bem preocupado. Lênin estava pálido como um morto, sofria de falta de ar, tinha os lábios azuis e sua pressão arterial se encontrava tão baixa que seu pulso não era mais detectável. O paciente tentou tranquilizar o cirurgião, dizendo-lhe com a voz fraca para que ele não se preocupasse. No entanto, Rozanov sabia que deveria ficar preocupado, pois a situação era grave. Rozanov examinou o peito de Lênin, batendo-lhe com os dedos — ao invés de ouvir um som oco, ele ouviu um som abafado do lado esquerdo. Por isso, Rozanov concluiu que a cavidade torácica esquerda de Lênin estava cheia de sangue, o que explicaria sua aparência pálida e a pressão arterial baixa. Além disso, uma hemorragia poderia terminar comprimindo o pulmão esquerdo, que poderia ser a causa dos lábios azuis e da falta de ar do paciente. Rozanov podia sentir a bala alojada logo abaixo da pele do paciente, acima da articulação entre o esterno e a clavícula direita. O ferimento de bala estava à esquerda, na base do pescoço. De alguma forma, a bala devia ter atravessado o pescoço, passando pela coluna, esôfago, traqueia e pelos vasos sanguíneos sem causar maiores danos. Uma segunda bala se alojara na região

---

* Os relatórios soviéticos sobre o incidente não são compreensíveis. Lendo-os, cheguei à conclusão de que uma bala ficara alojada do lado esquerdo de Lênin, em um ponto profundo da parte inferior do pescoço, onde o pescoço se liga à região do ombro, enquanto o outro projétil ficou alojado em uma posição mais superficial debaixo da pele, acima da articulação direita entre o peitoral e a clavícula. Não havia feridas de saída das balas. Tudo indica que Lênin fora baleado pelo seu lado esquerdo. [Nota do Autor]

do ombro esquerdo de Lênin. Portanto, Lênin estava com duas balas em seu corpo, sendo que uma delas devia ter causado a hemorragia na região superior do lado esquerdo de sua cavidade torácica.

Os médicos insistiram que Lênin deveria ficar sem falar e sem se mexer, além de precisar descansar. O perigo imediato já havia passado, caso contrário, ele não teria sobrevivido às horas seguintes ao ataque. Lênin foi colocado na cama, seu braço quebrado foi posicionado em uma tração. Então, passou a se tratar de esperar. Os médicos estavam preocupados que as balas pudessem causar uma infecção, no entanto, decidiram esperar para ver como o caso evoluiria. Era muito provável que, em seu estado fragilizado, Lênin não conseguisse sobreviver a uma operação para remover as balas alojadas. Além disso, o próprio Lênin pediu para que os cirurgiões não mexessem nas balas. A recuperação de Lênin foi lenta, mas não surgiu nenhuma infecção e ele conseguiu sair da cama dali a três semanas.

Depois de passar por um rápido interrogatório, Fanya Kaplan foi executada no dia 4 de setembro. O incidente inspirou Lênin e os bolcheviques a darem início ao "Terror Vermelho", uma operação de expiação do país, durante a qual dezenas de milhares de "reacionários" foram torturados e assassinados pela Cheka, a polícia secreta.

Nos anos seguintes, as duas balas disparadas por Kaplan e alojadas no corpo de Lênin não lhe causaram grandes problemas. No entanto, como elas eram feitas de chumbo e permaneceram no corpo de Lênin por um bom tempo, o professor alemão acabou vendo nelas uma possível razão para os problemas psicológicos de Lênin, pois o envenenamento crônico por chumbo pode afetar o sistema nervoso. Essa teoria foi apresentada a Vladimir Rozanov, o mesmo cirurgião que tratara Lênin em 1918, mas este achou irresponsável que se realizasse uma operação com o intuito de remover as balas quando tal cirurgia teria como base apenas uma explicação que ele considerava rebuscada demais para os sintomas apresentados pelo líder. Lênin também ordenara que um outro cirurgião de Berlim viesse analisá-lo, chamado Moritz Borchardt, pois ele já não demonstrava confiança em seus médicos russos. No entanto, Borchardt concordou que realizar uma operação para remover as balas alojadas seria uma péssima ideia — ele chegou a chamar a noção de se realizar tal operação de *unmöglich* ("impossível"). No livro de memórias de Rozanov, ele descreve a maneira como ele e Borchardt propuseram um acordo com o seu paciente. Lênin não acreditava que as balas alojadas em seu corpo seriam a causa de seus problemas de saúde, mas ele também já estava cansado de ouvir opiniões conflitantes de seus médicos. Por isso, chegou-se a um acordo de que os cirurgiões removeriam a bala alojada na parte inferior do lado direito do pescoço, já que esta se encontrava próxima à superfície da pele e seria de mais fácil acesso que a outra; a bala alojada do lado esquerdo, posicionada em um ponto muito mais profundo, permaneceria onde estava. Nada sobre essa decisão foi comunicada para o mundo além das paredes do Kremlin. Oficialmente, Lênin seria submetido a uma operação para remover uma bala que o atingira em 1918. Esse disparo

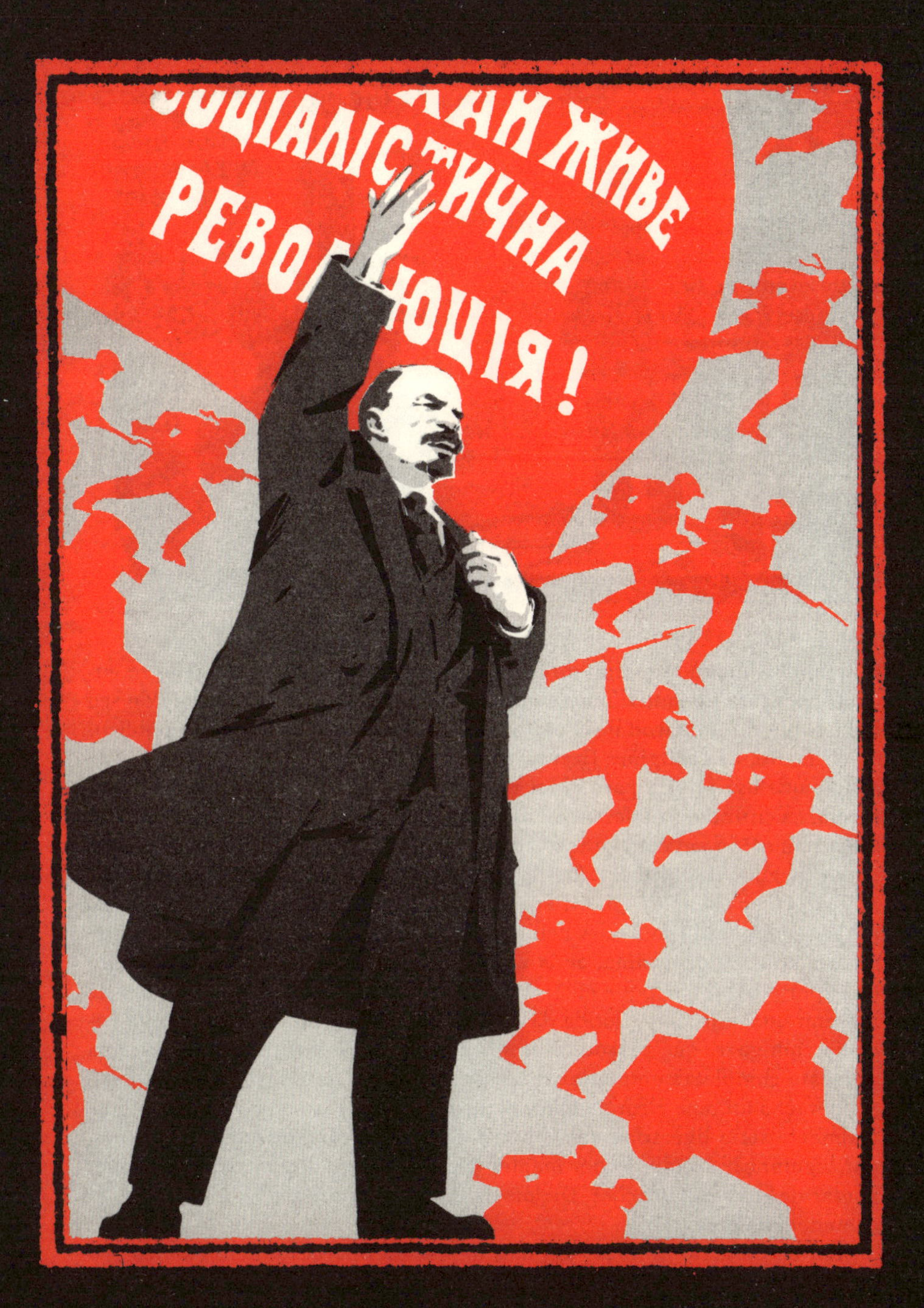

ЖИВЕ
ТИЧНА
РЕВО
ЮЦІЯ!

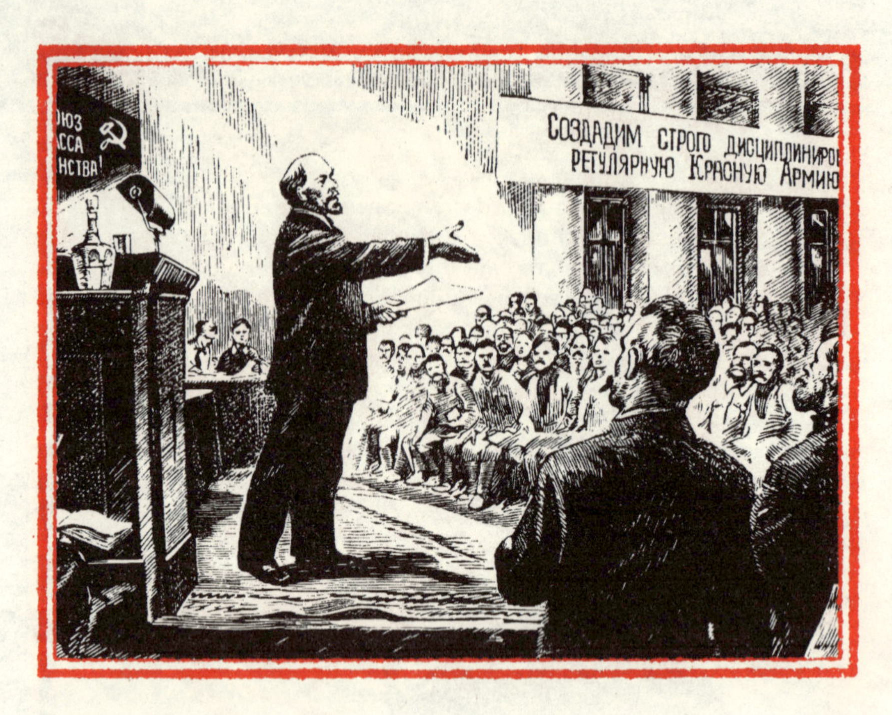

o atingira do lado esquerdo do corpo. As informações de que a bala se encontrava agora do lado direito e que uma segunda bala permaneceria do seu lado esquerdo do corpo não foram comunicadas para ninguém do público.

Primeiro, os cirurgiões fizeram uma fluoroscopia, um método antigo de exame que usa raios x para obter imagens em movimento e em tempo real. Assim, os cirurgiões puderam estabelecer que as duas balas alojadas não haviam se movido em comparação com os raios x feitos em 1918. Ao meio-dia de 23 de abril de 1922, Borchardt realizou a operação auxiliado por Rozanov, no Hospital Soldatenkov, em Moscou. Segundo Rozanov, tratou-se de um procedimento simples. A pele recebeu uma anestesia local, por meio de uma injeção de novocaína, após a qual foi feita uma incisão com o intuito de expor a bala, que pode então ser espremida para fora. Com o intuito de prevenir uma infecção, a ferida da operação não foi suturada, mas sim preenchida com gaze, que passou a ser substituída diariamente até que a ferida estivesse completamente cicatrizada *per secundam* (por segunda instância). A operação foi uma cirurgia menor e bem-sucedida, da qual o paciente normalmente seria liberado para voltar para casa imediatamente. No entanto, por segurança, decidiu-se por manter Lênin no hospital por mais uma noite, apesar de suas reclamações. Depois de duas semanas e meia, a ferida se fechou completamente.

Em 25 de maio de 1922, um mês depois da operação, Lênin sofreu seu primeiro derrame. Ele ficou com uma paralisia parcial do lado direito e com dificuldades para falar de forma nítida, o que sugere que seu problema se encontrava na artéria carótida esquerda. Alguns dias depois, fez-se um teste com o sangue de Lênin para a sífilis (o teste de Wasserman), já que a sífilis em um estágio avançado também pode afetar o cérebro. Todavia, o teste deu negativo. O próprio Lênin estava convencido de que estava com uma doença incurável e em uma situação desesperadora. Lênin ficou desalentado, por isso, cinco dias após o derrame, pediu que seu camarada Stálin lhe trouxesse veneno. No entanto, os médicos conseguiram convencer Lênin de que seu prognóstico era bem menos sombrio do que ele acreditava. Ainda assim, com o passar dos meses de junho e julho, Lênin percebeu que seus sintomas da paralisia haviam retornado brevemente enquanto ele caminhava. Ele também ficara excessivamente sensível a qualquer ruído, especialmente para as músicas executadas por violinos, o que acabou por levar todos à sua volta a perderem o prumo das ideias. Lênin passou o verão em convalescença no campo em Gorki, dedicando-se a colher cogumelos, criar abelhas e tecer cestas. Conseguiu reaprender a andar, conseguiu descansar e passou a praticar o uso de sua mão direita. Em outubro, Lênin voltou ao seu trabalho em Moscou.

Em 16 de dezembro, Lênin sofreu um grande derrame pela segunda vez, do mesmo lado do primeiro. Novamente, ele ficou parcialmente paralisado, mas desta vez sua fala foi ainda mais afetada. Lênin passou a se recuperar gradualmente, entretanto, em 9 de março de 1923, ele sofreu seu terceiro derrame dentro de um ano. A partir daí, Lênin deixou de conseguir falar de maneira inteligível, passando a ter ataques de raiva e a ficar confinado a uma cadeira de rodas. Desta vez, ele conseguiu se recuperar um pouco, mostrando-se capaz de falar um pouco e de entender o que lhe era dito, mas deixou de aparecer em público. No mês de janeiro seguinte, Lênin sofreu o seu quarto e último derrame, que se provou fatal. Lênin morreu em 21 de janeiro de 1924, aos 53 anos.

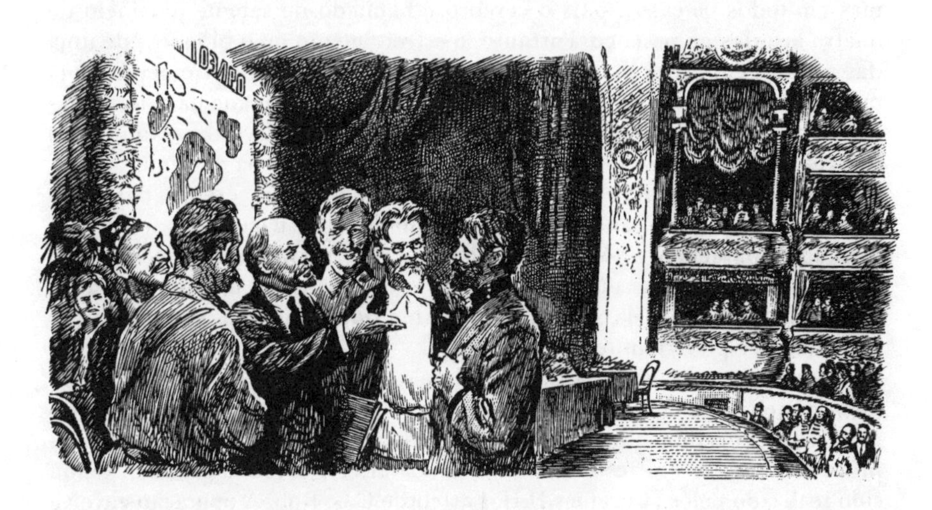

Mas será possível que as balas disparadas por Fanya Kaplan tenham sido o que matou o líder soviético? De acordo com Rozanov, os cirurgiões decidiram deixar a bala alojada perto da artéria carótida esquerda no lugar, sem mexer nela. Caso seu relato seja verdadeiro, a operação de remoção de uma das balas, realizada em 23 de abril de 1922, não poderia ser responsabilizada pela série de derrames que Lênin viria a sofrer. No entanto, desde aquela época, muitos biógrafos e historiadores têm feito comentários críticos a essa operação. Por mais que a teoria sobre as balas alojadas tóxicas possa parecer absurda, à luz das opções terapêuticas disponíveis até então, a decisão do professor Klemperer parece ter sido correta. Foram propostas cinco possíveis causas para os sintomas de Lênin. Dessas cinco, três ainda não dispunham de um tratamento durante a década de 1920: sífilis, depressão e arteriosclerose. De qualquer forma, o que os sintomas de Lênin exigiam era descanso — o ditador viciado em trabalhar também precisaria de descanso se estivesse sofrendo de neurastenia ou com um quadro de burnout. O envenenamento por chumbo representava a causa menos provável para os sintomas de Lênin, mas, neste caso, a condição poderia ser tratada. Portanto, era lógico que um cirurgião prescrevesse que Lênin deveria descansar, além de decidir retirar a bala alojada — mas isso representava tudo que os médicos poderiam fazer na época.

As artérias normais e saudáveis são flexíveis e têm uma parede interna lisa. A arteriosclerose afeta o revestimento interno das artérias, acumulando colesterol e cálcio dentro delas, o que leva à inflamação. A doença acontece conforme a idade do paciente aumenta, como consequência do tabagismo, por predisposição genética, hipertensão arterial, obesidade ou níveis elevados de colesterol. Então, a parede interna lisa da artéria se torna irregular, fazendo com que o vaso sanguíneo perca sua flexibilidade, tornando-se inflexível. O estreitamento progressivo da artéria não traz grandes problemas em todos os casos, pois o cérebro é banhado de sangue por meio de quatro artérias no pescoço. Portanto, o estreitamento ou o bloqueio de uma das artérias carótidas principais nem sempre leva a um infarto cerebral, já que as outras três artérias podem assumir a responsabilidade da artéria afetada. Um derrame acontece quando algo se liberta do revestimento interno da artéria, ou seja, quando um êmbolo é transportado pela corrente sanguínea e fica preso em uma artéria muito menor dentro do cérebro, passando a bloquear o fluxo de sangue. Essa liberação de um pedaço do material acumulado na parede da artéria pode acontecer diversas vezes. Foi por isso que Lênin não teve apenas um, mas uma série de derrames, um após o outro. Caso a parte afetada da artéria pudesse ter sido removida, seus derrames subsequentes poderiam ter sido evitados.

A operação que poderia ter salvado a vida de Lênin só seria realizada pela primeira vez em 1954 e representou um grande avanço para a área cirúrgica. O procedimento é chamado de endarterectomia carotídea, cujo significado é “cortar o revestimento interno da artéria carótida grande”, tendo sido realizado pelos cirurgiões H.H. Eastcott e C.G. Rob. A operação envolve localizar a artéria carótida grande e posicionar grampos logo acima e abaixo da parte afetada. Durante o procedimento, o lado do cérebro banhado pela artéria na qual se está operando passa a receber sangue temporariamente das outras três artérias que passam pelo círculo de Willis. Então, a artéria é aberta de forma longitudinal, seu revestimento interno afetado é removido e a parede da artéria é fechada novamente.

A causa oficial da morte de Lênin que foi declarada ao público foi a arteriosclerose das artérias carótidas, que teria resultado em múltiplos infartos cerebrais. Essa causa foi determinada na sua autópsia, realizada um dia após sua morte, no dia 21 de janeiro de 1924. Tal condição é incomum para um homem de apenas 53 anos que nunca fumou, não estava acima do peso e cuja pressão arterial era normal. No entanto, havia casos de doenças cardiovasculares em sua família. Além disso, há registros de um incidente ocorrido em 1921 — antes da operação e da sequência de derrames —, quando Lênin foi obrigado a adiar um discurso em decorrência de não ter conseguido falar de maneira inteligível por um curto período. Isso pode ter sido um AIT, o que seria um prenúncio de seus derrames posteriores. No entanto, o que a arteriosclerose não pode explicar são os problemas psicológicos apresentados por Lênin, assim como suas dores de cabeça, as obsessões e a insônia, todos sintomas que ele apresentou antes dos derrames.

Se todos os dados e relatórios oficiais estiverem corretos, então nem a bala alojada e nem a operação causaram a morte de Lênin. Ainda não é tarde demais para examinar a artéria carótida esquerda de Lênin e descobrir se ele foi submetido a uma operação mais profunda no pescoço, em busca da segunda bala alojada ali. Mais de noventa anos após a morte do ditador, seu corpo embalsamado se encontra exposto ao público em seu mausoléu na Praça Vermelha e é mantido em condições razoáveis graças a um banho mensal de produtos químicos capazes de combater as infecções fúngicas persistentes. Portanto, se tudo estiver como deveria estar, a bala disparada por Fanya Kaplan ainda deve estar alojada no cadáver.

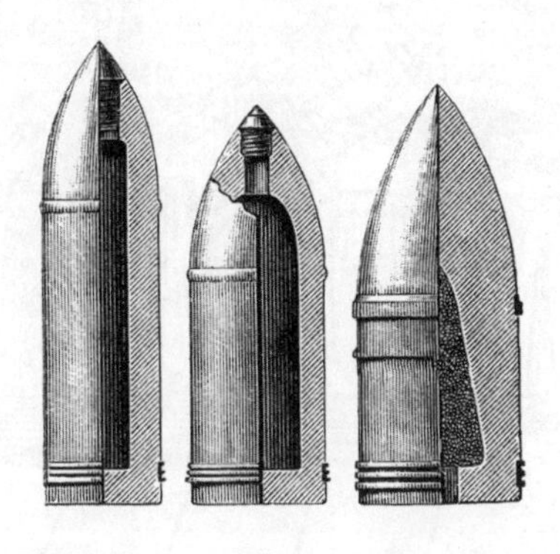

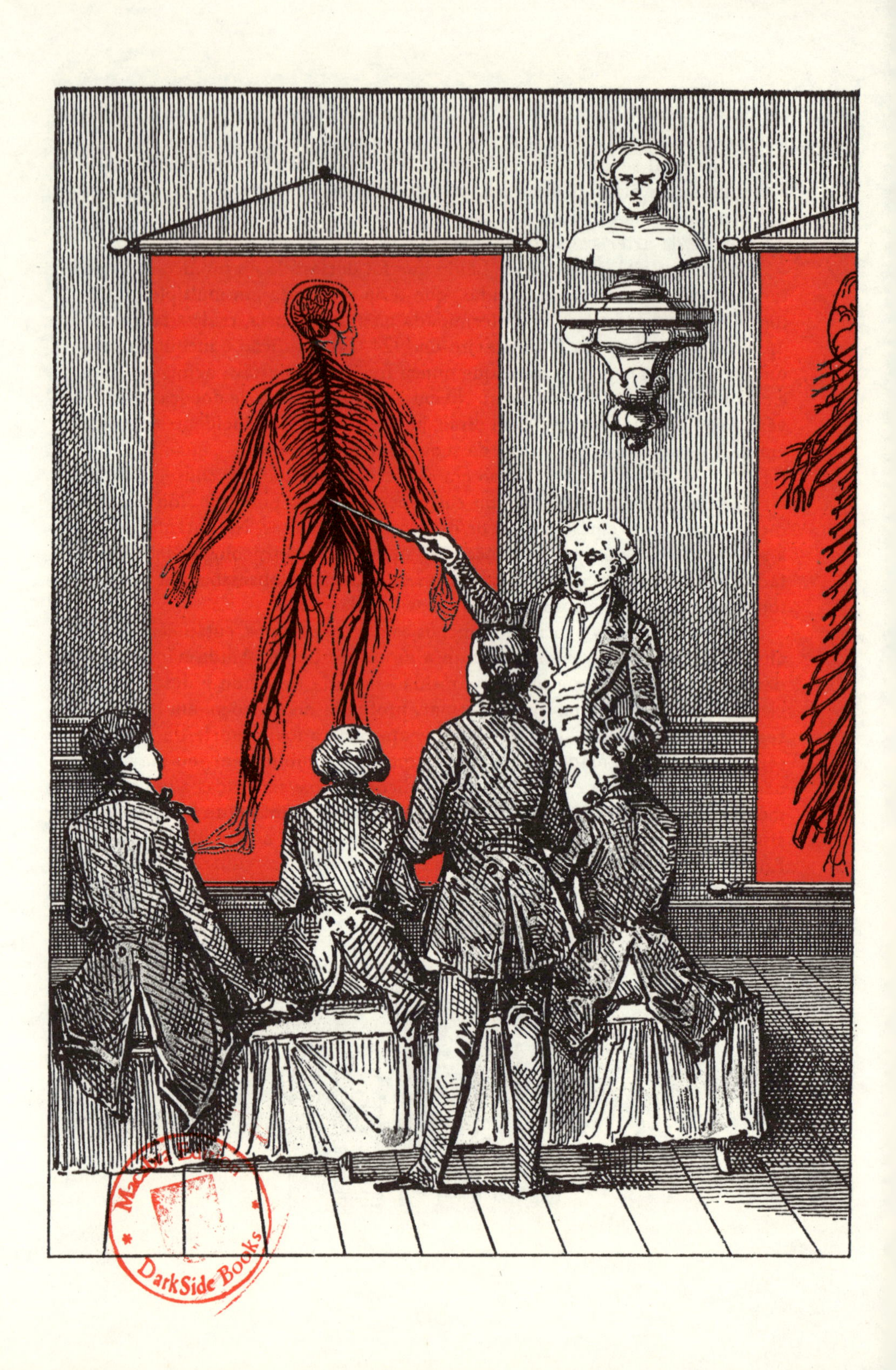
DarkSide Books

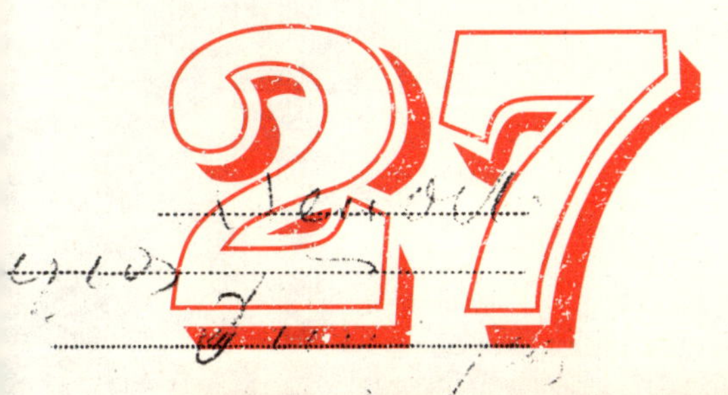

GATREC-TOMIA

Caubóis e Cirurgiões: Frau Thérèse Heller

Ao tratar o câncer de estômago de Frau Thérèse Heller com uma cirurgia, Theodor Billroth se tornou um herói — não porque a cirurgia foi um sucesso e sua paciente sobreviveu feliz por anos, mas porque ele mostrou que era possível realizar uma reconexão intestinal bem-sucedida.

No início do século XIX, o cirurgião Robert Liston era o grande herói de Londres, na Inglaterra. Liston era conhecido como a "lâmina mais rápida de West End". Naquela época anterior à invenção da anestesia, a velocidade representava uma necessidade absoluta para as cirurgias, e a rapidez era a marca registrada de Liston. Os espectadores mal conseguiam acompanhar os movimentos da lâmina e da serra operados pelo cirurgião. Ele estava sempre com seu bisturi no bolso interno e também se conta que ele costumava segurá-lo na boca durante as operações, para mantê-lo perto das mãos, pronto para realizar a próxima incisão. Como era o costume na época, Liston tinha um feixe de linha preso na lapela, pronto para amarrar os vasos sanguíneos que jorravam sangue. Às vezes, Liston também usava os dentes para apertar bem as ligaduras, com o intuito de manter suas duas mãos livres. Tudo isso para não diminuir o ritmo. Aparentemente, a precisão tinha uma importância menor do que a velocidade. Certa vez, Liston cortou os testículos de um paciente enquanto amputava a parte superior de sua perna. Houve também um caso notório que ocorreu quando sua lâmina correu demais enquanto ele operava, cortando então os dedos de seu assistente. Isso fez com que tanto sangue saísse do paciente e da

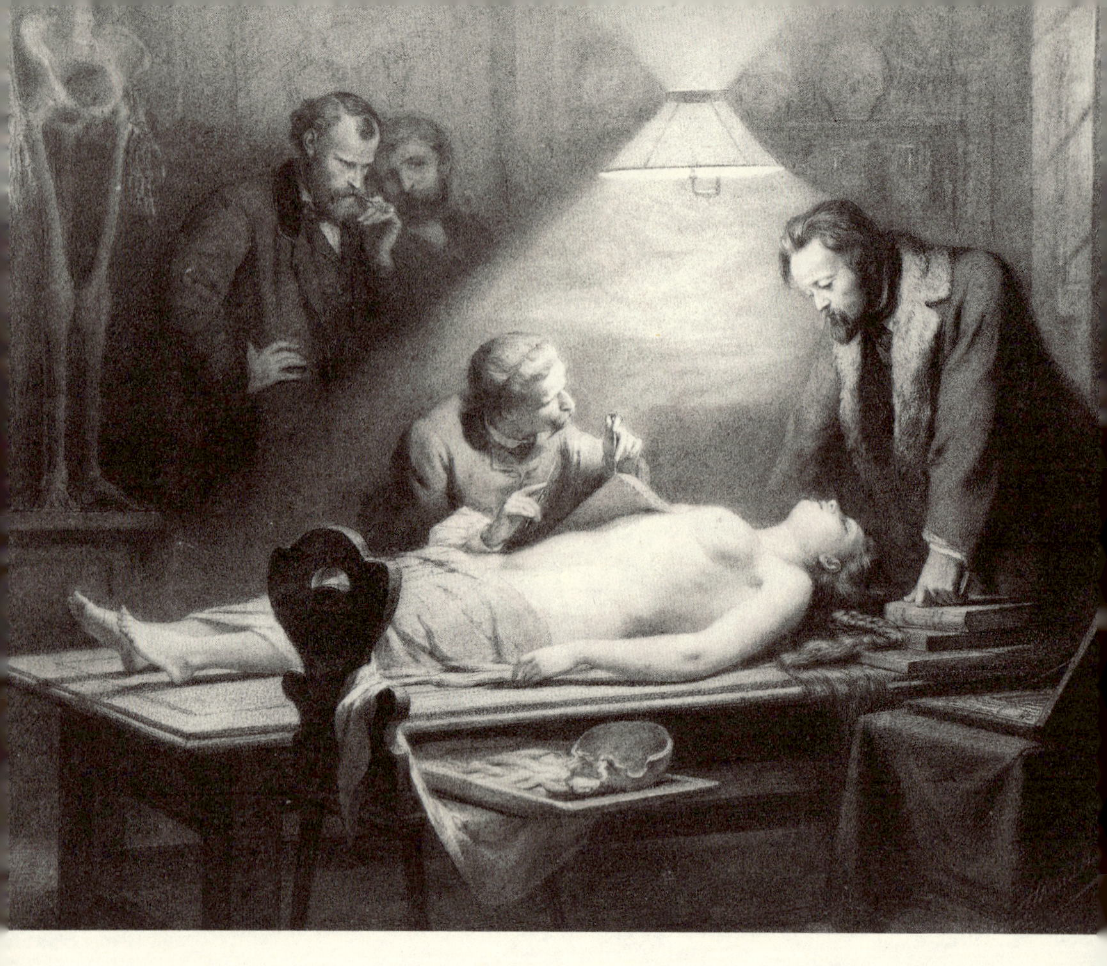

mão do assistente que um espectador caiu morto de susto. Considerando que tanto o paciente quanto o assistente vieram a morrer de gangrena, essa deve ser a única operação registrada da história que atingiu uma mortalidade de 300%. Ainda assim, Liston foi um grande cirurgião que alcançou resultados que deixaram seus contemporâneos doentes de inveja. Ele criou um pequeno fórceps "buldogue" que é usado até hoje para prender de forma temporária os vasos sanguíneos pequenos, além de criar os instrumentos grandes que servem para cortar ossos, conhecidos como tesouras de Liston.

Cerca de duzentos anos depois, os cirurgiões ficam chocados ao verem as cicatrizes exibidas pelos pacientes que foram operados nas décadas de 1970 e 1980. Para uma operação normal da vesícula biliar realizada antes da década de 1990, não é incomum que haja uma cicatriz diagonal de 30, 40 ou até 50 centímetros do lado direito do abdômen superior. Em alguns momentos, os cirurgiões de hoje em dia ficam com a impressão de que a geração anterior de cirurgiões costumava precisar fazer incisões grandes o suficiente para conseguirem enfiar a cabeça inteira dentro do corpo do paciente. Não era uma exceção e sim a regra que quase todas as operações abdominais corriqueiras fossem feitas com a maior incisão possível ao longo da linha média — indo da ponta do esterno até o osso púbico.

Naqueles tempos, era comum que os cirurgiões dissessem de maneira orgulhosa: "Um grande cirurgião faz grandes incisões". Considerando o conhecimento atual da área cirúrgica, podemos dizer com segurança que essa declaração representava um total absurdo. No entanto, naquela época, muitos cirurgiões acreditavam no contrário — que os profissionais da geração mais jovem que praticava a cirurgia minimamente invasiva do buraco de fechadura ("keyhole") eram caubóis, assim como a geração atual passou a enxergar os grandes cirurgiões da época em que se faziam grandes incisões. Toda época tem seus caubóis na sala de cirurgia, no entanto, no contexto do passado, esses caubóis costumavam ser considerados heróis.

Frau Thérèse Heller foi capaz de sobreviver a uma operação para remover um tumor na saída de seu estômago por três meses a mais do que o primeiro homem da história a sobreviver ao mesmo procedimento. Hoje, consideraríamos ambos os casos como fracassos. No entanto, Theodor Billroth acabou se tornando um herói após tratar de Heller, enquanto Jules Émile-Péan — que dois anos antes realizara com sucesso a mesma operação — foi quase esquecido. O paciente de Péan sobrevivera menos de cinco dias. Tanto Billroth quanto Péan eram cirurgiões preeminentes no final do século XIX. Péan, o cirurgião que colocara uma prótese de ombro feita de platina no ombro de um padeiro, era um cirurgião cheio de autoconfiança que trabalhava na capital cultural do mundo, em Paris, na França; Billroth era o grande professor de Viena, na Áustria, que era a capital científica do mundo.

Naquela época, o tumor na boca do estômago era uma das formas mais comuns de câncer. Não sabemos ao certo os motivos disso não ser mais o caso, embora possa ter alguma relação com a invenção da geladeira. A presença de uma bactéria em específico representa um fator importante para o desenvolvimento do câncer naquele exato local do corpo. Uma série de infecções estomacais causadas pela ingestão de alimentos contaminados pode causar o câncer de estômago, mesmo quando o paciente ainda é relativamente jovem. É provável que as melhorias na produção e conservação de alimentos no decorrer do século XX tenham reduzido a incidência dessa forma de câncer. No entanto, no século XIX esse tipo de câncer era um problema generalizado entre a população, para o qual os cirurgiões não dispunham de uma solução. A morte em decorrência de um tumor na boca do estômago representava uma forma bem cruel de chegar ao fim da vida. Esse tipo de câncer causava dores contínuas, vômito, sede e fome — era um verdadeiro suplício, talvez pior do que a própria morte. Por isso, o cirurgião que conseguisse operar essa condição com sucesso e aliviar o sofrimento de seu paciente se tornaria um herói de renome internacional.

A partir da segunda metade do século XIX, passaram a existir as duas condições básicas para que a realização de uma operação tão perigosa pudesse ocorrer: a invenção da anestesia geral (usada pela primeira vez por William Morton em Boston, nos Estados Unidos, no ano de 1846; ver capítulo 10)

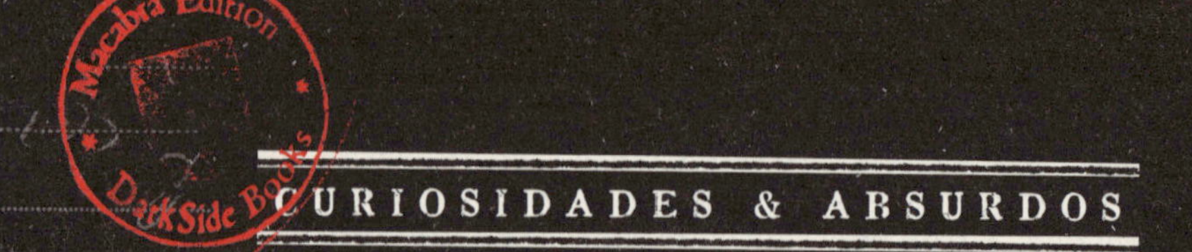

CURIOSIDADES & ABSURDOS

GRAMPEADORES

Em 1907, o cirurgião húngaro Hümér Hültl criou uma solução para o problema das junções intestinais (anastomose). Para tratá-las, elas devem ser costuradas ponto a ponto, o que significa que o resultado de toda a junção depende de cada ponto funcionar. Hültl estava convencido de que obteria uma vedação melhor se pudesse completar toda a anastomose de uma só vez. Para isso, ele construiu uma pesada máquina de grampear capaz de aplicar simultaneamente uma fileira inteira de grampos no tecido intestinal. Aladár von Petz, que também era húngaro, refinou o conceito de Hültl ao conceber uma versão ainda menor do aparelho, que passou a ser utilizado nos anos 1920 — na época, entretanto, esse grampeador médico só era utilizado em situações excepcionais. Após o fim da Segunda Guerra Mundial, os grampeadores cirúrgicos caíram em desuso do lado de cá da Cortina de Ferro. No entanto, os cirurgiões do Bloco Oriental continuaram a usá-los, o que levou os grampeadores médicos a se tornarem mais desenvolvidos e se refinarem na antiga União Soviética. Os cirurgiões do Ocidente não sabiam que seus colegas do Bloco Oriental ainda estavam utilizando grampeadores médicos, enquanto os médicos do lado de lá também não tinham consciência de que os colegas deste lado não sabiam disso. Nos anos 1960, ao visitar Moscou, um cirurgião norte-americano avistou uma máquina grampeadora médica em uma vitrine. Incapaz de acreditar nos próprios olhos, o médico comprou uma delas e a levou para casa. Então, o médico a mostrou para um empresário, que a adaptou para fabricar os grampeadores cirúrgicos que são produzidos em larga escala sob a marca AutoSuture. Esses grampeadores cirúrgicos logo se tornaram um sucesso mundial, por isso, a partir dali, quase nenhuma operação no estômago ou no intestino é realizada sem o uso de um grampeador.

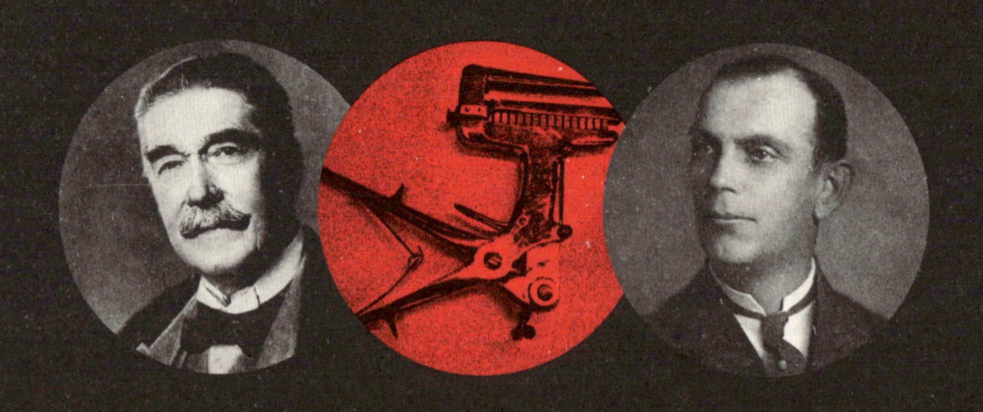

e a antissepsia (Joseph Lister em Glasgow, na Escócia, em 1865; ver capítulo 11). Os renomados professores do mundo da cirurgia devem ter se sentido como se estivessem em uma corrida contra o tempo para ver quem se tornaria o pioneiro na realização com sucesso da operação conhecida clinicamente como gastrectomia distal [remoção (-ectomia) da parte final (distal) do estômago (gastr-)]. Em abril de 1879, o paciente operado por Péan conseguiu sobreviver à operação, mas não à difícil fase pós-operatória, apesar dos esforços do cirurgião. Isso terminou ocorrendo porque Péan foi incapaz de administrar ao paciente a quantidade de fluido suficiente, pois a injeção de fluido direto na veia — que hoje chamamos de gotejamento intravenoso — ainda não havia sido inventada. No entanto, Péan mesmo assim publicou os resultados de sua operação "bem-sucedida" na revista *Gazette des hôpitaux* sob o título *"De l'ablation des tumeurs de l'estomac par gastrectomy"* [A remoção dos tumores do estômago por gastrectomia]. Perceba que o título se refere aos tumores no plural, sugerindo que Péan estava convencido de que os tumores estomacais agora podiam ser removidos cirurgicamente com sucesso. Um ano e meio depois, o cirurgião polonês Ludwik Rydigier também tentou realizar essa operação, mas seu paciente não conseguiu sobreviver sequer ao primeiro dia de recuperação.

Para os cirurgiões, tratava-se de uma operação traiçoeira, que dava a impressão de ser simples, mas na verdade era complexa sob muitos aspectos — muito mais complexa do que os cirurgiões devem ter percebido naquele momento. As publicações da época mostram que a maior preocupação dos cirurgiões era encontrar o melhor método para se unir as duas pontas soltas após a remoção do tumor, o que não é a parte mais difícil desse procedimento. Na realidade, há três problemas complicados à espera de um cirurgião desavisado. Primeiro, a boca do estômago está localizada no cruzamento de várias partes importantes do abdômen. O ducto biliar (que é bem vulnerável), a veia porta, a artéria do duodeno e o pâncreas estão todos muito próximos uns dos outros. Em um estômago normal e saudável, é bem difícil para o cirurgião separar o estômago dessas estruturas ao seu redor sem danificá-las, e um tumor nessa região tão ocupada do corpo torna esse trabalho ainda mais árduo. Segundo, o conteúdo do estômago é tão ácido quanto o ácido clorídrico. Mesmo um pequeno vazamento na junção entre o estômago e o duodeno tem um efeito corrosivo e causa peritonite. Naquela época, ainda não havia drogas eficazes para neutralizar o ácido gástrico. Terceiro, o duodeno, que é a próxima parte do trato gastrointestinal logo após o estômago, fica grudado de maneira bem firme à parte posterior do abdômen. Por isso, o cirurgião precisa ter muita sorte para conseguir juntar as extremidades do duodeno e do estômago sem passar por muitas dificuldades.

O paciente de Billroth estava à beira da morte. Thérèse Heller, por sua vez, tinha 43 anos de idade. Ela se mostrara incapaz de manter qualquer alimento no estômago por semanas a fio e estava vivendo à base de pequenos goles de leite fermentado. De tão magra que Heller se tornara, seu tumor podia ser facilmente sentido em seu abdômen superior — o tumor era

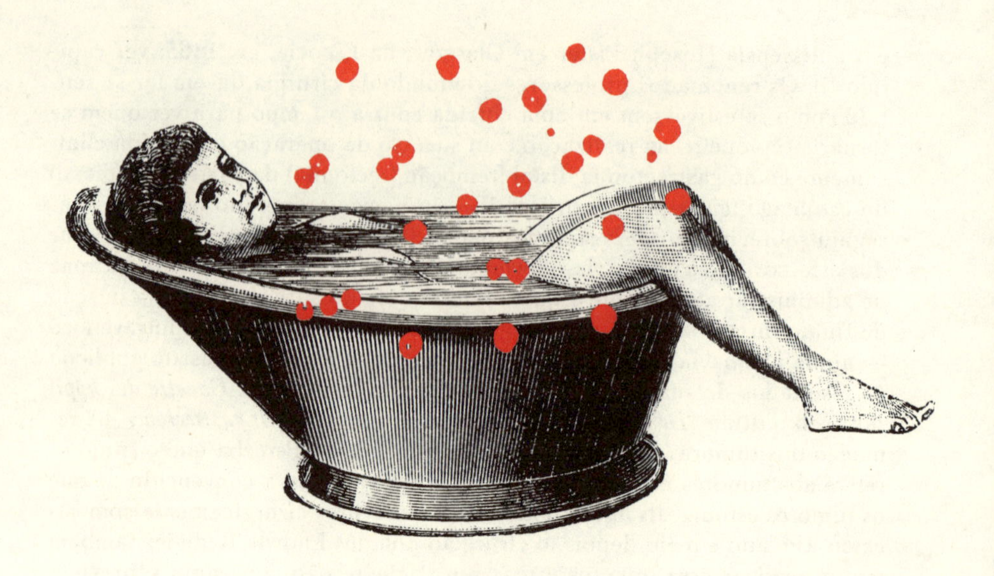

mais ou menos do tamanho de uma maçã. Antes da operação, Billroth lavou o estômago de Heller com 14 litros (!) de água morna. Em 29 de janeiro de 1881, Billroth realizou o histórico procedimento. Da noite para o dia, Billroth se tornou um herói — os cirurgiões ainda escrevem e falam sobre ele com admiração e reverência. Sua cirurgia histórica de gastrectomia distal representou um genuíno ponto de virada, mas não em função de sua paciente ter sobrevivido à remoção do tumor. O mais significativo foi Heller ter sobrevivido por mais de dez dias à junção do estômago e do intestino feita por Billroth, o que provou que uma reconexão intestinal bem-sucedida era possível. Essa foi uma conquista que levou as fronteiras da cirurgia além.

Uma junção intestinal, que é conhecida clinicamente como anastomose intestinal, refere-se à conexão entre o intestino e o estômago ou entre duas partes do intestino. Ou seja, ela não pode ser considerada uma ferida normal. O conteúdo contaminado do estômago e do intestino deve continuar a passar pelo sistema imediatamente após a conclusão da operação de junção, sem que isso obstrua a cicatrização da ferida. Os dez dias que Heller sobrevivera não foram o suficiente para mostrar se o corpo seria capaz de tolerar essa situação excepcional.

Mas por que dez dias? Pois o sucesso de uma anastomose intestinal depende de suas fases. Na primeira, durante a operação, deve-se criar uma vedação à prova de ar e de água entre as duas pontas soltas. Isso garante que o conteúdo nocivo do estômago e do intestino permaneça dentro do sistema digestório e não possa chegar ao abdômen, causando uma peritonite. Essa questão se trata unicamente de algo relacionado com a técnica cirúrgica, dependendo da escolha do tipo de fio certo, de se utilizar os pontos corretos e dar pontos o suficiente (no caso de Billroth, ele deu cinquenta pontos) e de

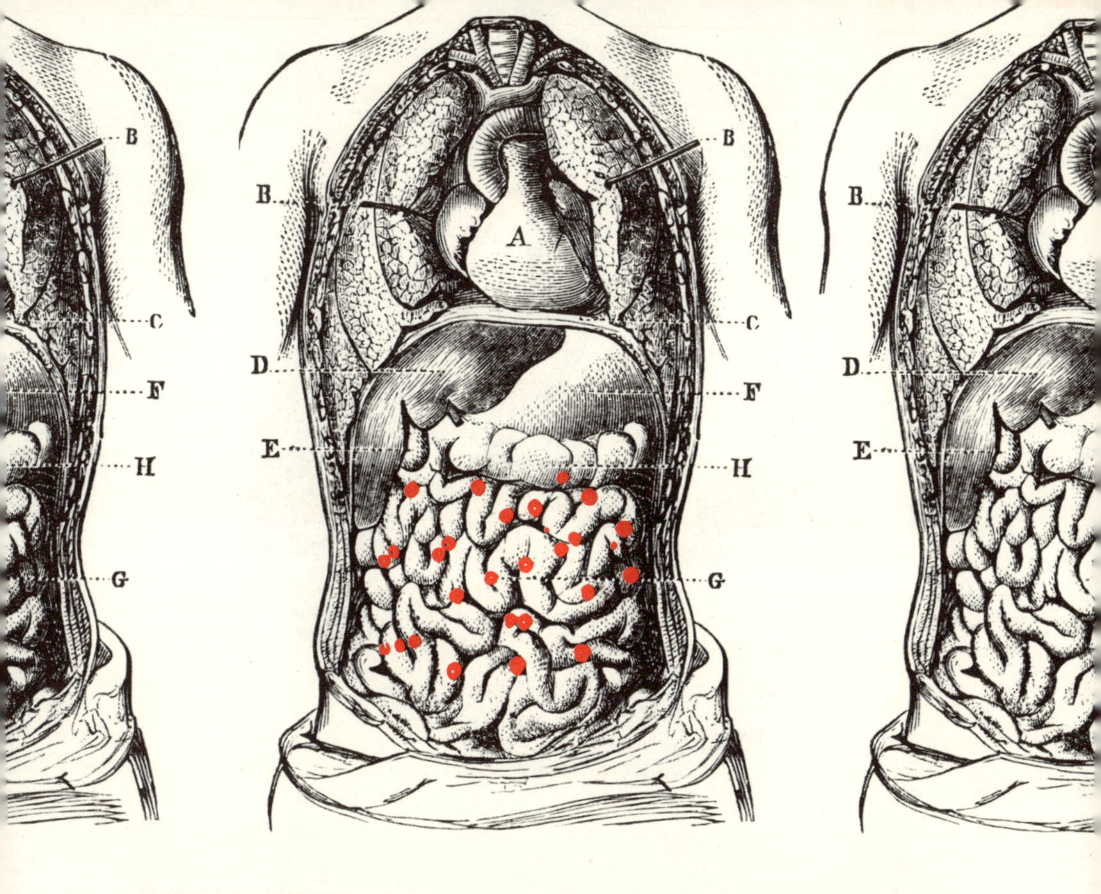

garantir que as duas pontas se encontrem da maneira correta. Uma junção intestinal bem executada em termos técnicos permanecerá sem se mexer por alguns dias. No entanto, a partir daí vem a segunda fase.

O processo de cicatrização de feridas nos tecidos do paciente deve então substituir o papel que vem sendo desempenhado pela sutura. Caso os tecidos ao redor dos pontos morram, como pode acontecer com as feridas, a sutura terminará se abrindo, independente de quão bem os pontos tenham sido posicionados. Por outro lado, se os tecidos permanecerem saudáveis, o processo de cicatrização de feridas irá se ativar, selando a conexão entre as duas extremidades com tecido conjuntivo. É durante os primeiros dez dias após a cirurgia que o selamento da ferida com tecido conjuntivo ocorre. Uma vez que esse período tenha passado, em teoria, os vazamentos não irão mais acontecer. Tal como acontece com uma ferida na pele, onde os pontos podem ser retirados após dez dias, os pontos em uma junção intestinal também se tornam supérfluos após dez dias. No entanto, obviamente não se pode abrir o abdômen de novo só para retirá-los. Portanto, os pontos permanecem no local onde foram aplicados pelo restante da vida do paciente ou, caso tenham sido realizados com fio absorvível, eles acabarão desaparecendo em poucos meses.

Após a cirurgia realizada por Billroth, todas as operações estomacais e intestinais subitamente se tornaram possíveis: cirurgias para tratar de câncer, doenças infecciosas, distúrbios funcionais e obstruções de órgãos que traziam

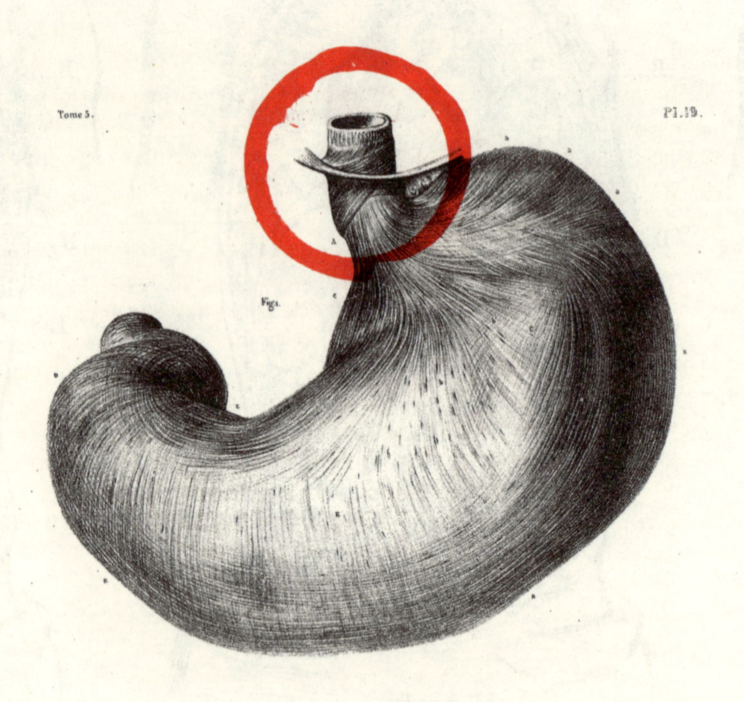

risco de morte. Logo, as operações gastrointestinais se tornaram os procedimentos mais comuns a serem realizados pelo campo da cirúrgica geral. Além disso, no decorrer do século XX foram desenvolvidas outras operações que nos séculos anteriores seriam impensáveis. A profissão do cirurgião acabou se transformando, tornando-se irreconhecível perto do que já foi um dia.

No entanto, com o conhecimento de hoje, devemos dizer que o grande Theodor Billroth carecia de um tanto de visão cirúrgica moderna. A crítica mais importante que poderíamos fazer seria a de que ele se concentrou demais no tumor e não em sua paciente. Os pacientes operados por Péan, Rydiger e Billroth estavam todos tão magros a ponto de se encontrarem emaciados e no limite de suas forças. Isso terminou facilitando a realização das operações pelos cirurgiões em dois aspectos. O primeiro aspecto era técnico, pois quase não havia tecido gorduroso no caminho das cirurgias. O segundo aspecto era moral: caso os cirurgiões não fizessem nada, eles estariam condenando seus pacientes a uma morte ainda mais miserável. No entanto, hoje nós sabemos que o paciente estar desnutrido não representa uma vantagem, mas sim cria um enorme risco de complicações graves após a operação. Além disso, por se tratar de uma operação complexa, é necessário tomar algumas medidas básicas de precaução. Por exemplo, para garantir o máximo de segurança durante a cirurgia, é necessário que haja uma boa exposição — em outras palavras, não só o tumor como também a área ao seu redor devem estar bastante visíveis para o cirurgião. Portanto, o cirurgião precisa ter tempo para não só cortar fora o tumor, mas também para remover parte do órgão no qual ele está crescendo e as outras estruturas próximas importantes. Billroth não fez nada disso. Pelo contrário, ele realizou uma incisão horizontal na pele, logo acima do tumor, que de tão pequena não permitia que o cirurgião visse que o câncer tinha se espalhado para o restante do abdômen da paciente. Por fim, Thérèse morreu de metástase apenas três meses depois da operação. Além disso, Billroth não gastara muito tempo pensando sobre o que faria para unir as duas pontas soltas do sistema digestório após a remoção do tumor. Ele mesmo chegou a admitir que teve sorte por conseguir unir as extremidades do estômago e do duodeno sem passar por muitas dificuldades. Mas e se isso não houvesse ocorrido? O que Billroth não levara em conta é que as duas extremidades que ele precisaria unir não são do mesmo tamanho. O duodeno tem cerca de 3 centímetros de diâmetro, enquanto o estômago tem mais de seis. Por isso, ele acabou precisando realizar pelo menos cinquenta pontos para lidar com essa discrepância.

Portanto, trata-se de um milagre que Frau Heller tenha sobrevivido por mais três meses após a operação. Nos anos que se seguiram, Billroth terminou realizando mais 34 cirurgias semelhantes a essa, obtendo uma taxa de sucesso de menos de 50%. No entanto, ainda assim ele se tornou mundialmente famoso. Billroth então passou a abusar de seu renome para fazer afirmações infundadas sobre como os cirurgiões não deveriam tentar realizar operações no coração, ou mesmo operar as varizes. A operação de Billroth, conhecida como Billroth I, logo foi substituída por um método melhor chamado Billroth II. A B-II também se trata de uma gastrectomia distal, mas esta inclui um truque que faz com que não seja mais necessário juntar as duas extremidades soltas do sistema digestório. Tal solução não foi concebida pelo próprio Billroth, mas sim por seu assistente, Viktor von Hacker. Uma série de desvantagens existentes no procedimento B-II foram posteriormente resolvidas por um cirurgião francês chamado César Roux, que terminou lhe acrescentando uma segunda junção no intestino, formando então uma interseção em Y. Por isso, o procedimento de gastrectomia distal que é usado hoje em dia é conhecido pelo nome completo de “Roux-en-Y Billroth II” — um nome estranho para uma cirurgia que ainda é realizada cotidianamente.

Ainda que Billroth tenha realizado um feito revolucionário e tenha demonstrado, nos anos seguintes, possuir um evidente e sistemático senso de profissionalismo cirúrgico, ele costumava praticar sua profissão de acordo com a antiga tradição na qual predominavam as operações curtas e realizadas de maneira brusca. Em suma, Billroth não significou o início da cirurgia moderna — a qual tão frequentemente se atribuiu a ele —, mas sim o fim da cirurgia “antiga”. Se considerarmos que os grandes nomes como Péan e Billroth foram os caubóis do final do século XIX — um com sua prótese de ombro, o outro com sua operação de estômago —, então outros dois nomes significaram o surgimento da nova ordem do campo da cirurgia do início do século XX, com toda a sua precisão cirúrgica: Theodor Kocher na Europa e William Halsted nos Estados Unidos.

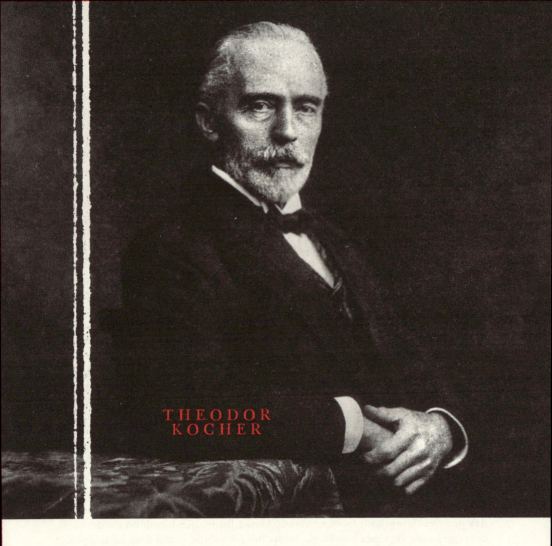

O fato de que nenhum outro cirurgião tenha seu nome usado para batizar tantos termos cirúrgicos ilustra o nível de importância de Theodor Kocher para a área cirúrgica moderna. Existem três tipos de incisões diferentes que recebem o nome de Kocher: a primeira é feita de forma oblíqua do lado direito do abdômen superior e é usada para que o cirurgião tenha acesso à vesícula biliar; a segunda é feita na lateral da coxa, sendo utilizada nas cirurgias de quadril; a terceira é usada para remover o bócio, que se trata de uma glândula da tireoide inchada. Além disso, existem também duas manobras de Kocher, uma delas para colocar um ombro deslocado de volta ao lugar, a outra para liberar a curva do duodeno no abdômen — no caso deste último procedimento, chega-se a usar o nome de Kocher como um verbo, a kocherização do duodeno. Há também a síndrome de Kocher, que é um distúrbio muscular que ocorre nas crianças, causado por uma deficiência de hormônios da tireoide; e o ponto de Kocher, que é um local específico no crânio onde o cirurgião deve fazer orifício para drenar o líquido cefalorraquidiano do cérebro. A dor de apendicite que se desloca do centro do abdômen até o lado direito do abdômen inferior recebe o nome de "sinal de Kocher". A mesa de Kocher pode ser posicionada sobre as pernas do paciente durante uma operação. O fórceps de Kocher é o grampo mais conhecido da área cirúrgica. Kocher também foi o primeiro cirurgião a receber o Prêmio Nobel de Fisiologia ou Medicina. Por fim, em 2009, chegou-se a batizar uma cratera na Lua em sua homenagem.

A principal contribuição de Kocher para a área cirúrgica se deve ao seu trabalho relacionado à operação da tireoide. Em circunstâncias normais, a glândula tireoide é um órgão pequeno que fica na frente do pescoço e que utiliza o iodo proveniente da nossa alimentação para produzir um hormônio cuja função é regular nosso metabolismo. Quando há uma deficiência de iodo, a tireoide aumenta lentamente de tamanho, para continuar a produzir quantidades suficientes desse hormônio. Após alguns anos, a tireoide pode chegar a um tamanho gigantesco. O termo médico para esse crescimento da tireoide é bócio. Felizmente, hoje em dia o bócio não ocorre mais tanto quanto costumava acontecer, em decorrência dos padeiros adicionarem sal iodado no pão. No entanto, no passado o bócio costumava ser muito comum, especialmente nas áreas onde o iodo não podia ser extraído naturalmente. Como o iodo está presente principalmente na água do mar, a deficiência de iodo tende a ser prevalente nos países mais distantes da costa e entre as pessoas que vivem em regiões montanhosas. Então, não é nenhuma coincidência que Kocher tenha sido um cirurgião suíço. Levando em conta que uma tireoide grande demais pode chegar a obstruir a traqueia, a operação de bócio podia ser uma questão de vida ou morte. Antes de se estabelecer em Viena, Billroth fora professor na Suíça. Ele tentara realizar procedimentos de ressecção de bócio, mas quase 40% dos seus pacientes terminaram morrendo em função da cirurgia, por isso ele decidiu parar de realizar essa operação. Mais tarde, Kocher passou a repetir a mesma operação, até que em 1895 sua abordagem precisa para essa cirurgia reduziu a sua taxa de mortalidade para menos de 1%.

No Velho Oeste norte-americano, William Halsted já fora um caubói entre os cirurgiões. Ele salvara a própria irmã de uma hemorragia letal durante um parto, administrando a ela seu próprio sangue. Além disso, aos 29 anos de idade, quando fazia apenas um ano que Halsted era cirurgião, ele realizou uma das primeiras operações na vesícula biliar da história dos Estados Unidos — na própria mãe. Halsted era viciado em cocaína e mais tarde se viciou também em morfina. Ele costumava mandar suas camisas para serem lavadas por uma lavanderia em Paris, em tese por considerar que suas roupas eram melhor lavadas por lá, mas muito provavelmente porque esse devia ser seu método para contrabandear narcóticos. Ao escrever um artigo sobre o uso médico da cocaína como anestésico local, Halsted obviamente estava sob a influência da droga, pois o seu escrito se iniciava com uma frase ininteligível de 118 palavras. Depois de conhecer Theodor Kocher na Europa, Halsted abandonou sua vida de caubói e se tornou pioneiro no treinamento

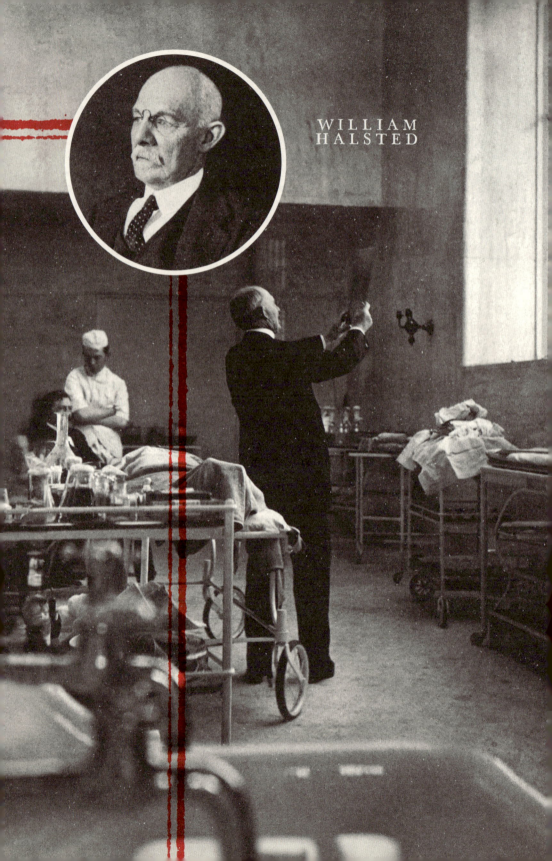
WILLIAM
HALSTED

cirúrgico moderno e da pesquisa científica cirúrgica nos Estados Unidos. Halsted desenvolveu diversos métodos para operações, incluindo uma junção intestinal aprimorada, além de estabelecer os princípios básicos da cirurgia contra o câncer. Duas operações foram batizadas em seu nome, uma para o câncer de mama e outra para a hérnia inguinal. Ele também criou o fórceps mosquito, que continua a ser utilizado cotidianamente pelos cirurgiões do mundo todo, tal como o fórceps criado por Kocher. William Halsted também foi o responsável pela introdução do uso das luvas de borracha na cirurgia. Halsted faleceu em 1922, após uma operação de vesícula biliar realizada por seus próprios alunos.

No início do século XX, dando prosseguimento à solução para o problema de se unir duas partes do intestino, Alexis Carrel demonstrou que os vasos sanguíneos podem ser reconectados e que o sangue continua a fluir através deles uma vez que estejam desobstruídos. Isso possibilitou a realização das operações em vasos sanguíneos, o que representava uma pré-condição para a próxima revolução da área cirúrgica: as cirurgias de transplante. Em 1954, Joseph Murray conduziu o primeiro transplante bem-sucedido de rim, realizado entre dois gêmeos idênticos. Treze anos depois, em 1967, Christiaan Barnard completou o primeiro transplante de coração no Hospital Groote Schuur, na Cidade do Cabo, na África do Sul. Por fim, em 1982, Michael Harrison realizou uma operação aberta em um feto no útero de uma mulher grávida, provando que mesmo um feto é capaz de tolerar uma operação e terminar de se desenvolver com saúde até o fim da gestação. As únicas duas estruturas que (ainda) não podem ser reparadas por meio de cirurgias são a medula espinhal e o nervo óptico. Todos os outros tecidos de nossos corpos demonstram capacidade de resistir às investidas realizadas pelos cirurgiões.

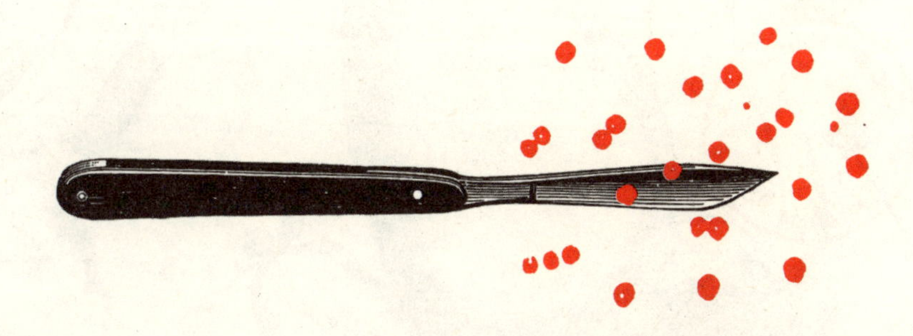

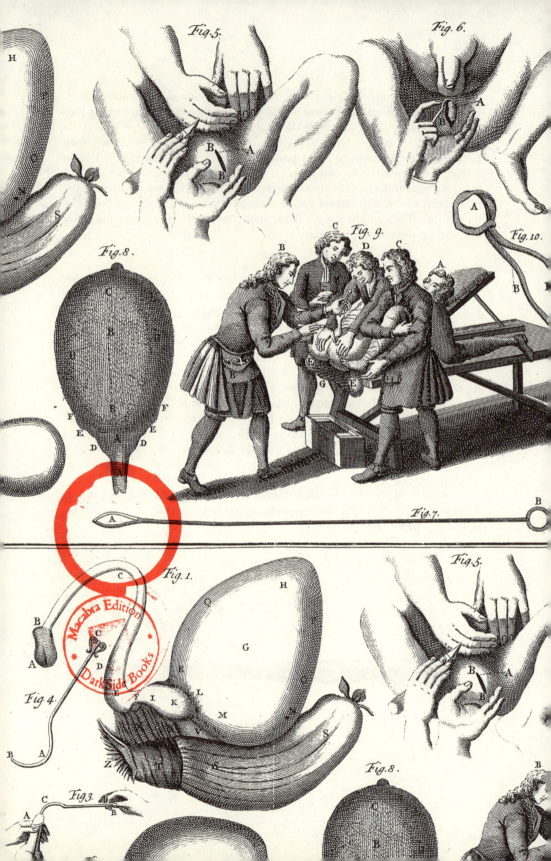
Fig. 5.
Fig. 6.
Fig. 8.
Fig. 9.
Fig. 10.
Fig. 7.
Fig. 1.
Fig. 5.
Fig. 4.
Fig. 3.
Fig. 8.
Macabra Edition
DarkSide Books

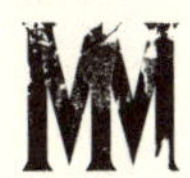

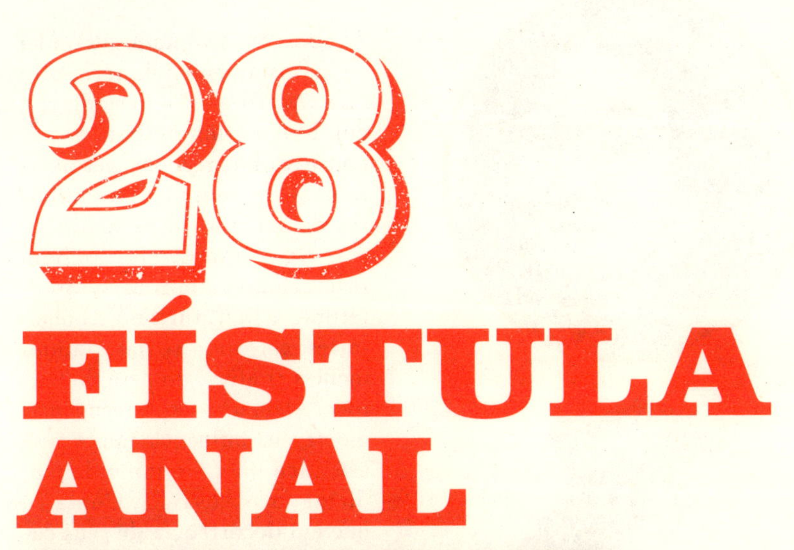

28 FÍSTULA ANAL

La Grande Opération: Rei Luís XIV

Tendo sobrevivido por mais tempo que a maioria de sua corte e de seus descendentes, Luís XIV passou por vários casos em que viu sua saúde comprometida. Um dos mais dolorosos talvez tenha sido uma fístula anal, provocada por um ou vários dos hábitos pouco higiênicos do rei.

O rei Luís XIV da França era inteligente e articulado, um excelente dançarino, uma pessoa sociável, com autoconfiança e charme, além de ser também alto, forte e atlético e dotado de uma excelente saúde. Ele adorava praticar equitação, caça e fazer guerra. Emprestando os versos de James Brown, Luís era como uma máquina de sexo. O Rei Sol foi casado diversas vezes, teve uma série de amantes com quem manteve longos relacionamentos e inúmeros contatos amorosos breves. Aos 16 anos de idade, Luís contraiu gonorreia; nessa época, um marido enciumado e enfurecido cuja esposa estava dormindo com o rei supostamente teria visitado um bordel unicamente com a intenção de passar sífilis para o monarca — mas seu objetivo não se concretizou.

Luís XIV dominou a cena política europeia durante a segunda metade do século XVII. Seu papel atingiu seu ápice (ou talvez seu ponto mais baixo) no ano de 1713, com o Tratado de Utrecht, quando as antigas relações de poder na Europa passariam a desaparecer para sempre, cedendo lugar a novas relações. Desde essa época, três áreas dominadas por uma língua cada (o francês, o alemão e o inglês) passaram a dar o tom. Os Países Baixos e a Espanha foram obrigados a ficar na retaguarda. Luís reinou por

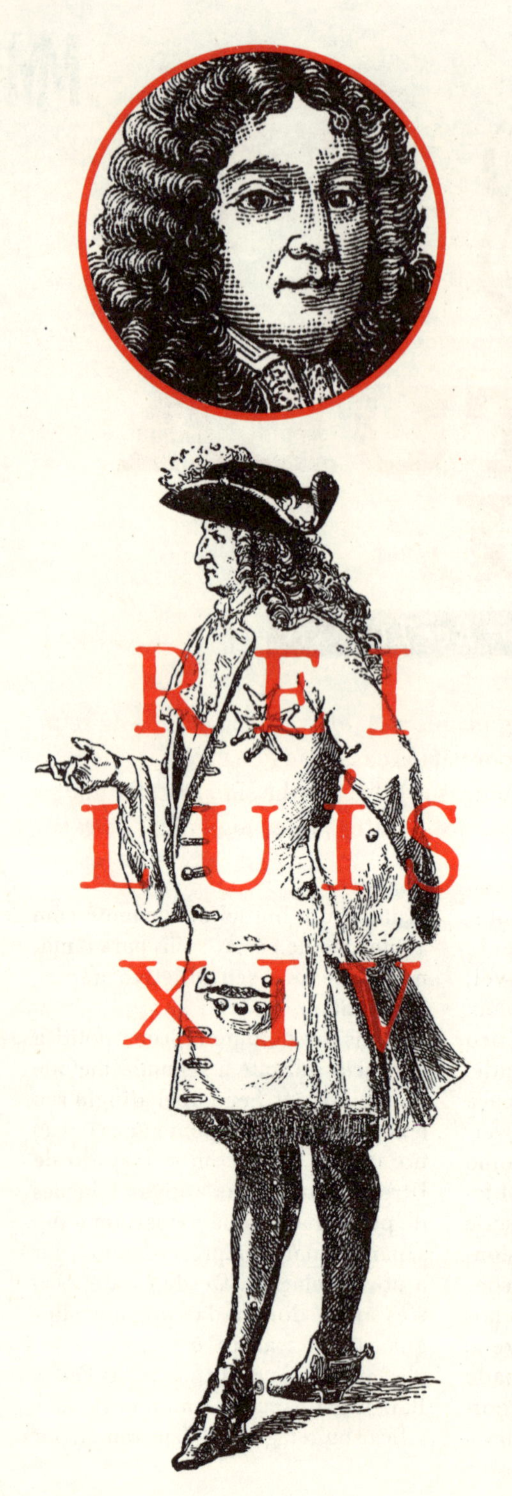

72 anos. Suas vontades eram lei — supostamente, ele teria dito *"L'etat, c'est moi"* [O estado sou eu]. Luís foi um déspota arquiconservador, responsável pelas mortes de centenas de milhares de soldados e de dissidentes. No entanto, ele também revolucionou a música, a arquitetura, a literatura e as belas-artes, cercando-se das grandes mentes criativas do período Barroco. Além disso, surpreendentemente, sua influência também se estendeu para um ramo da medicina: a obstetrícia. Conta-se que em decorrência de seus caprichos imprevisíveis, Luís XIV teria praticamente virado o ato de dar à luz de cabeça para baixo, embora existam dúvidas se essa era mesmo a sua intenção. Naquela época, as mulheres costumavam dar à luz da forma como a natureza pretendia originalmente, ou seja, de cócoras, para que a gravidade pudesse ajudá-las. No entanto, Luís reclamou que não estava conseguindo ver com clareza suficiente o nascimento de seu filho bastardo com sua amante, Luísa de La Valliére. Por isso, a mulher foi obrigada a se deitar de costas com as pernas abertas, para dar ao rei uma perspectiva melhor do parto — melhor até mesmo do que a da própria mulher. Apesar de o ato de dar à luz deitada de costas ser difícil e doloroso, isso logo virou moda. A partir daí, as pessoas com útero começaram a dar à luz posicionadas dessa maneira.

Luís foi um homem excepcional, mesmo se apenas por ter chegado a uma idade tão avançada de vida em uma época em que poucas pessoas viviam até envelhecer. Seu filho Luís XV, seu neto Luís XVI e o seu bisneto Luís XVII todos morreram mais jovens do que Luís XIV. Luís XIV morreu em 1715, quatro dias antes do seu aniversário de 77 anos, em decorrência de uma gangrena. Sua perna ficara necrosada provavelmente em decorrência de artérias endurecidas, uma doença aterosclerótica ligada ao envelhecimento. Levando em consideração que seus súditos não viviam o bastante para chegarem aos 40 anos de idade, essa enfermidade provavelmente era desconhecida — a maior parte das pessoas morria antes que suas artérias pudessem endurecer. A julgar pelo tratamento realizado no rei, os médicos da corte não tinham a menor ideia do que deveriam fazer a respeito dessa enfermidade. Os médicos passaram a banhar a perna necrosada do rei com banhos alternados de vinho da Borgonha e leite de asno. Maréchal, o cirurgião do rei, aconselhou que se realizasse uma amputação, mas o imperador, cansado de sua vida e de governar, acabou se recusando a passar pelo procedimento. Durante suas duas últimas semanas de vida, o rei sofreu com dores terríveis.

Luís XIV quase morrera aos 9 anos de idade, em decorrência não da varíola que ele contraíra, mas por causa da sangria que fora administrada por seus médicos — o procedimento chegou a levá-lo a perder a consciência. Luís só voltou a se recuperar ao reconhecer seu animal de estimação favorito, um pônei branco que fora arrastado escada acima até sua cabeceira. Depois disso, sua saúde passou a ser monitorada de perto por seus médicos pessoais, que registraram diariamente o estado de saúde do rei no *Journal de Santé*. Esse registro foi mantido atualizado de forma fiel por 59 anos, dia após dia, pelos médicos do rei, Vallot, d'Aquin e Fagon, respectivamente. É por isso que hoje sabemos que, durante uma campanha em 1658, Luís teve uma febre por tanto tempo que chegou a se suspeitar que o rei estivesse com malária; ou que, em todos esses anos de vida, o rei tenha tomado apenas um banho; ou que o rei passava por uma lavagem intestinal quase toda semana, para tratar da constipação; ou que ele era míope, sofria de tonturas, gota e de artrite. Aos 25 anos, Luís teve sarampo; mais tarde, ele se tornou obeso e contraiu vermes, passando a reclamar constantemente de dores no estômago. Infelizmente, não há registros de seus últimos quatro anos de vida.

Vale a pena mencionar mais dois episódios dolorosos para o Rei Sol. Luís amava as coisas doces da vida, e não só figurativamente, mas também literalmente. O açúcar ainda era uma novidade na Europa naquela época, levando muitos dentes a apodrecerem, principalmente entre a nobreza — que era a classe que podia comprar doces. Luís tinha a boca cheia de dentes estragados, e um *arracheur des dents*, um arrancador de dentes oficial, era convocado de maneira regular ao palácio de Versalhes para remover os molares do rei. Aos 40 anos de idade, o rei quase não tinha mais dentes em sua boca. Isso fica bem evidente em seus diversos retratos, que nos mostram suas bochechas e a boca murchas, como os de uma pessoa idosa.

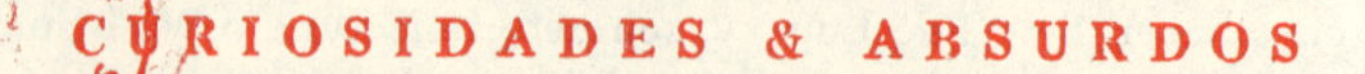

CURIOSIDADES & ABSURDOS

HEMORROIDAS

Muitos problemas podem surgir na região dentro e ao redor do ânus. O ramo da medicina que lida com essas enfermidades é conhecido como proctologia. A cirurgia proctológica inclui o tratamento de fístulas e abscessos perianais, verrugas e tumores anais, fissuras anais, prolapsos, incontinência anal e hemorroidas. As hemorroidas são varizes nas três veias do ânus. Para alguém deitado de costas com as pernas para cima, essas três veias estão localizadas no ponto às cinco horas, sete horas e onze horas, ou seja, para baixo à esquerda, para baixo à direita e para cima à direita. As hemorroidas geralmente não causam maiores problemas, exceto pela coceira e um pouco de perda de sangue. No entanto, caso o fluxo de sangue que passa pela veia varicosa seja obstruído, isso pode gerar uma dor repentina e bem intensa. Tal incidente pode ocorrer, por exemplo, após um período extenso em que o paciente fique sentado em um avião. Napoleão Bonaparte supostamente teria perdido a Batalha de Waterloo em decorrência de um problema assim. Caso os sintomas se tornem crônicos, uma hemorroidectomia (a remoção cirúrgica de hemorroidas) pode ser necessária. Também é possível tratar as hemorroidas amarrando-as com elásticos (ligadura de Barron), encolhendo-as por meio de uma injeção (escleroterapia) ou queimando-as por eletrocoagulação. Durante a Idade Média, queimava-se as hemorroidas por meio do uso de um bastão de cobre aquecido até ficar em brasa, preso por um tubo de chumbo frio, que era colocado na hemorroida. Os jornais desempenharam um papel de destaque no desenvolvimento das hemorroidas: caso você leve um jornal, uma revista em quadrinhos, o seu celular ou laptop para o banheiro com você e fique sentado na privada lendo, isso fará com que a pressão nas veias de seu ânus fique alta demais por muito tempo. Portanto, não fique sentado na privada por mais tempo do que o necessário!

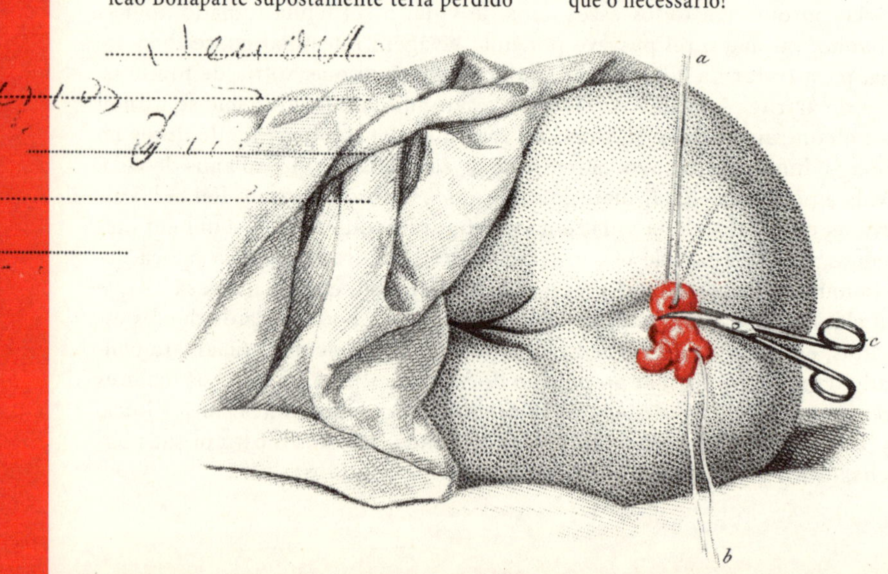

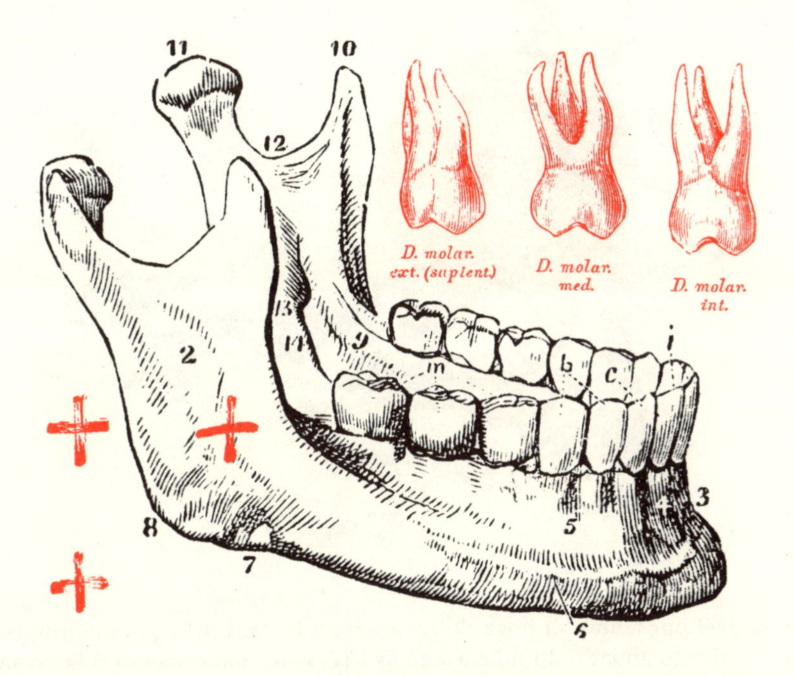

Em uma ocasião em específico as coisas deram bem errado. Ao puxar seu instrumento, o arrancador de dentes do rei arrancou não só um dente podre com seu alicate, mas também um pedaço da mandíbula com uma parte do palato do monarca. Não se sabe o que aconteceu com o infeliz dentista depois disso, mas o rei desenvolveu uma infecção grave e ficou com um abscesso no osso de sua mandíbula superior. Obviamente, o próprio dente podre pode ter sido a causa desse abscesso. Neste caso, seria possível que um pedaço de osso infectado pudesse se soltar com o dente arrancado — o dentista não poderia fazer absolutamente nada em relação a isso. De qualquer forma, Luís ficou tão mal que chegou a se temer por sua vida. Diversos cirurgiões foram convocados para tratá-lo. Eventualmente, os cirurgiões abriram a mandíbula ainda mais para liberar o pus do abscesso e queimaram o restante da cavidade criada pelo abscesso com um ferro em brasa — tudo isso com o rei sentado em uma cadeira, sem anestesia.

Um dos cirurgiões deve ter ficado atrás do rei para lhe segurar a cabeça com as duas mãos, mantendo-a firme e talvez pressionando-a contra o encosto da cadeira. A mão direita teria de ficar na testa do rei e a esquerda em seu maxilar inferior. Dessa forma, esse mesmo cirurgião também ficaria

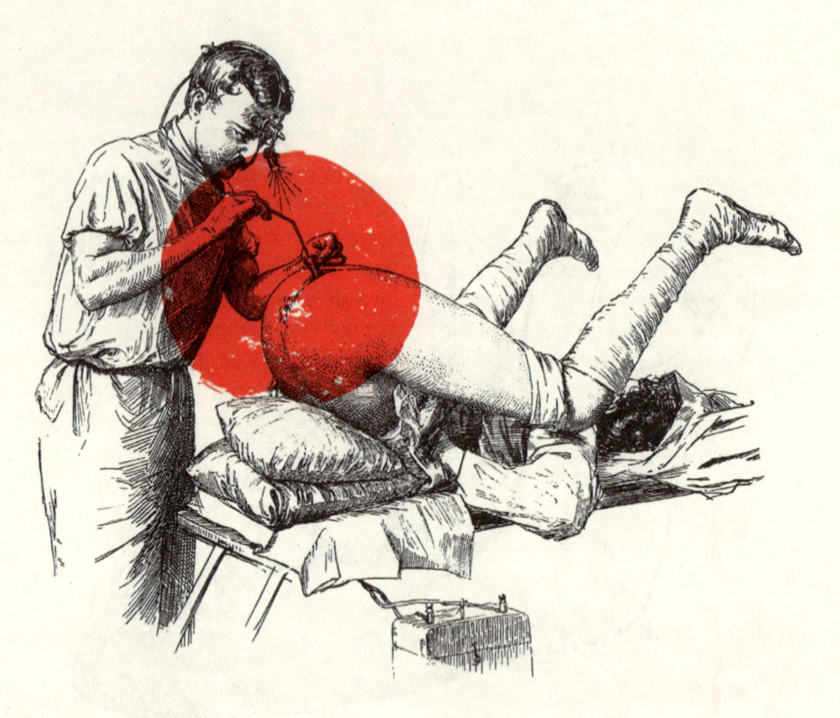

responsável por manter a boca do rei aberta à força. Um segundo cirurgião deve ter ficado ao lado do rei e usado as suas mãos para manter o lábio superior para fora do caminho, para garantir uma boa visão do maxilar superior. Um terceiro provavelmente ficou próximo à lareira, para aquecer o ferro até que ficasse quente como brasa. Sentado em uma posição delicada à força, o rei deve ter morrido de medo ao ver o ferro em brasa se aproximando. A combinação do calor em sua boca com a fumaça fedorenta e a dor excruciante deve ter lhe tirado o fôlego, no entanto, Luís suportou bravamente essa provação e logo se recuperou. Mas ele ficou com um buraco no palato, entre as cavidades oral e nasal. Isso fazia com que a sopa e o vinho saíssem de seu nariz quando ele os sorvia. O som do rei comendo passou a ser ouvido do lado de fora, no corredor do palácio.

O rei tinha o costume de receber seus convidados sentado em sua *chaise percée*, uma cadeira equipada com um penico. Por isso, enquanto estava em uma audiência ou enquanto consultava seus conselheiros, Luís podia estar fazendo suas necessidades em público. Havia um jovem nobre na corte cuja única tarefa era manter o *derriére* [traseiro] do rei limpo. O rei nunca teve de se ocupar com essa tarefa por conta própria. Não se sabe se foi em função desses hábitos de toalete, ou pela quantidade de vezes que Luís costumava cavalgar, em função de certas preferências sexuais, ou em decorrência das mais de 2 mil lavagens intestinais registradas pelos médicos, ou talvez o rei tenha tido vermes no intestino (a informação não chegou de maneira totalmente compreensível até nós), mas no dia 15 de janeiro de 1686 surgiu um inchaço perto do ânus de Luís XIV. Em 18 de fevereiro, comprovou-se que se tratava de um abscesso, que estourou no dia 2 de maio, formando uma fístula que, apesar de ser tratada com compressas quentes e outras lavagens intestinais, negava-se a fechar.

A palavra fístula vem do termo em latim para tubo, cachimbo ou flauta. Uma fístula anal é conhecida como fístula perianal, o que significa "fístula na região do ânus". Trata-se basicamente de uma pequena passagem, um minúsculo túnel oco entre os intestinos e a pele, como se uma criatura diminuta tivesse roído seu caminho para fora do reto. No entanto, a fístula anal não é causada por pequenas criaturas, mas sim por bactérias.

Uma fístula perianal sempre se inicia com uma pequena ferida na membrana mucosa do reto, no interior do ânus. As inúmeras bactérias nas fezes podem causar a infecção da ferida. Então, a infecção pode se tornar um abscesso e, assim como ocorre com abscessos, o pus se forma e exerce pressão na área próxima à região afetada. Ao redor do reto, os tecidos próximos ao intestino são muito mais resistentes do que aqueles mais distantes do intestino. Por isso, um abscesso adjacente ao reto tende a se afastar do intestino, passando a penetrar nos tecidos mais macios até eventualmente se tornar um abscesso debaixo da pele.

Quanto mais pus se desenvolve no abscesso perianal, maior fica a pressão. O paciente passa a sofrer com dores fortes e febre. Esses devem ter sido os sintomas sentidos por Luís XIV entre março e abril daquele ano. Eventualmente, a pele fica sob tanta pressão que ela termina estourando, liberando todo o pus fedorento. Foi isso que ocorreu com o rei no início de maio. A partir daí, a pressão diminui, a febre cai e as dores cessam; no entanto, a passagem da pequena ferida na membrana mucosa retal até a pele quase nunca se cura sozinha, deixando para trás uma fístula persistente.

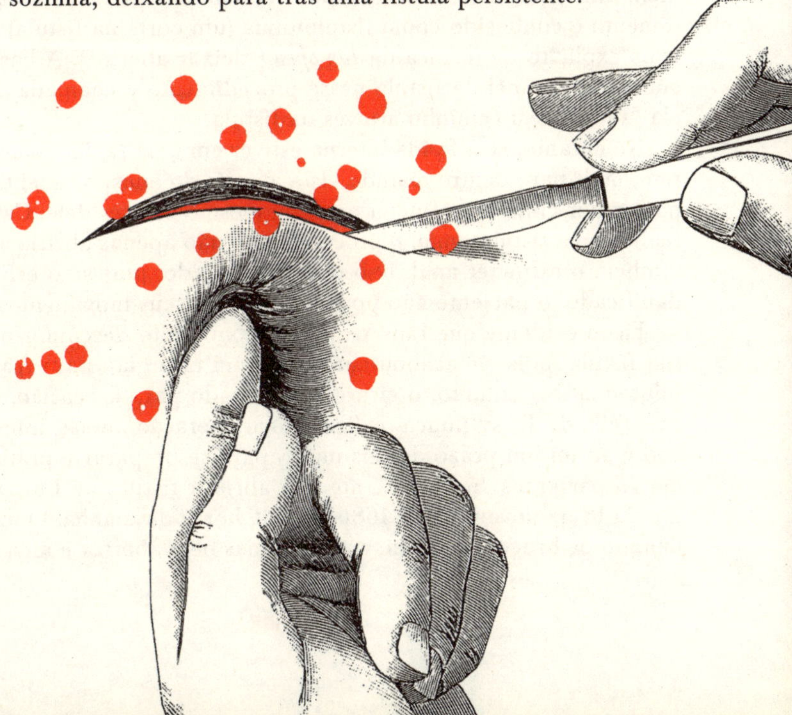

Ainda não sabemos por que um abscesso perianal deixa um túnel que se recusa a cicatrizar por conta própria. Talvez seja devido às grandes quantidades de bactérias que estão presentes de forma contínua no reto, ou pode ser em função do muco que é produzido permanentemente pela membrana mucosa. Uma fístula pode ficar latente por um bom tempo, sem causar nenhum desconforto ou apresentar nenhum sintoma, mas a passagem também pode se encher de pus a qualquer momento, formando um novo abscesso. Isso significa que uma vez que se tenha sofrido de um abscesso perianal, existe uma grande chance de recorrência. Em alguns casos, o túnel da fístula pode se tornar tão largo que gases intestinais e até mesmo fezes podem ser liberados através dessa passagem, o que é bem problemático, pois o paciente não tem controle sobre isso. Considerando que uma fístula geralmente não traz tantos sintomas quanto os apresentados pelo rei, Luís XIV devia estar passando por esse mesmo tipo de desconforto.

Quando o cirurgião está tratando uma fístula perianal, é importante que se busque distinguir entre os dois tipos existentes. Se a ferida interna estiver localizada em um ponto bem baixo do reto, próximo ao ânus, o túnel da fístula sairá abaixo do esfíncter anal. É como se o cirurgião inserisse uma haste fina através do túnel, partindo do orifício na pele do lado de fora até o orifício na membrana mucosa do lado de dentro, para então abrir o túnel até a haste, de um orifício até o outro. Dessa forma, ao se abrir o túnel ao longo de todo o seu comprimento, isso faz com que as duas pequenas feridas em cada extremidade da fístula se tornem uma grande ferida "regular". Então, essa ferida aberta pode cicatrizar, porque a fístula não está mais lá. O cirurgião deixa a ferida aberta ao invés de suturá-la, dando indicações de que se lave a ferida seis vezes ao dia com bastante água e que se espere até melhorar. Após seis semanas, tudo terá se curado *per secundam*. Tal procedimento é conhecido como fistulotomia (um corte na fístula) ou pelo nome mais explícito de técnica de *lay open* ("deixar aberto"). A haste usada para encontrar o túnel da fístula nesse procedimento é chamada de sonda, pois ela "sonda" seu caminho através da fístula.

No entanto, se a ferida interna estiver em uma região mais para cima no reto, mais para dentro quando vista através do ânus, o túnel da fístula pode passar por cima do esfíncter anal, ou mesmo através dele. Caso o cirurgião realize uma fistulotomia, o procedimento não apenas abriria a fístula, como também o esfíncter anal. Isso deve ser evitado, pois se o esfíncter anal for danificado, o paciente não poderá controlar seus movimentos intestinais.

Ficou evidente que Luís XIV estava com muito desconforto por causa de sua fístula, pois ele acabou chamando um cirurgião para realizar uma fistulotomia. No entanto, o cirurgião chamado para a ocasião, Charles-François Félix de Tassy, nunca realizara uma operação dessas antes. Por isso, ele pediu ao rei um prazo de seis meses para se preparar e praticar a cirurgia em 75 pacientes "normais", até que abriu a fístula de Luís XIV na manhã do dia 18 de novembro de 1686, às sete horas da manhã. O monarca estava deitado de bruços na cama, com as penas bem abertas e uma almofada sob

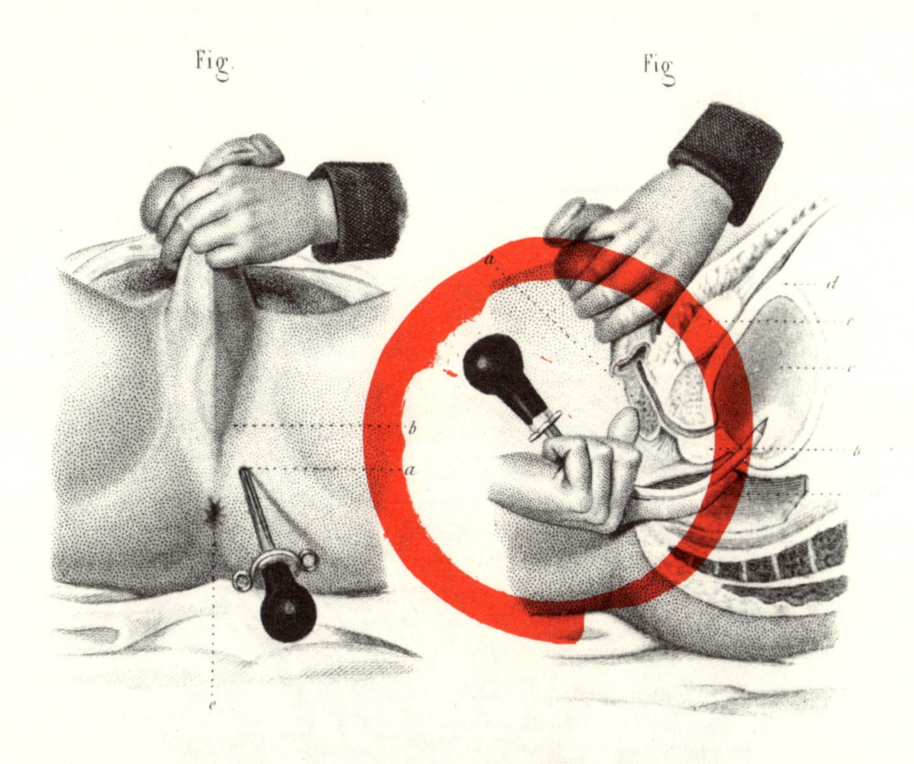

a barriga. Também estavam presentes a sua esposa, a marquesa de Maintenon; seu filho, o delfim; seu confessor, o padre François de la Chaise; seu médico, Antoine d'Aquin; e seu primeiro-ministro, o marquês de Louvois, que lhe segurou a mão durante a cirurgia.

O cirurgião criara dois instrumentos especificamente para a cirurgia: um enorme retrator anal e um engenhoso bisturi cujo corte tinha um formato de foice — uma lâmina dotada de uma sonda semicircular na ponta. Tais aparelhos lhe permitiram sondar e abrir o túnel da fístula através do mesmo movimento circular. Portanto, De Tassy combinara as duas ferramentas necessárias para se realizar uma fistulotomia em uma só — unindo a sonda e a faca. De início, De Tassy abriu as avantajadas nádegas de Luís XIV, pois o rei não era nada magro. Assim, De Tassy pôde examinar exatamente o ponto onde a ferida externa se encontrava e determinar a que distância do ânus ela estava, se estava na frente ou atrás do ânus, à esquerda ou à direita. Então, De Tassy inseriu seu dedo na cavidade real para sentir a abertura interna, caso houvesse uma ferida ali. Até aquele momento, o rei não sentira nenhuma dor, apenas um desconforto e certo constrangimento. A partir daí, o cirurgião deve ter pedido ao paciente para que não se movesse enquanto introduzia o retrator e lentamente girava o parafuso, para abrir o ânus. Com um pouco de sorte e sob a luz certa, a ferida interna deve ter ficado visível. É possível que os espectadores tenham se acotovelado por cima dos ombros do cirurgião para darem uma olhada.

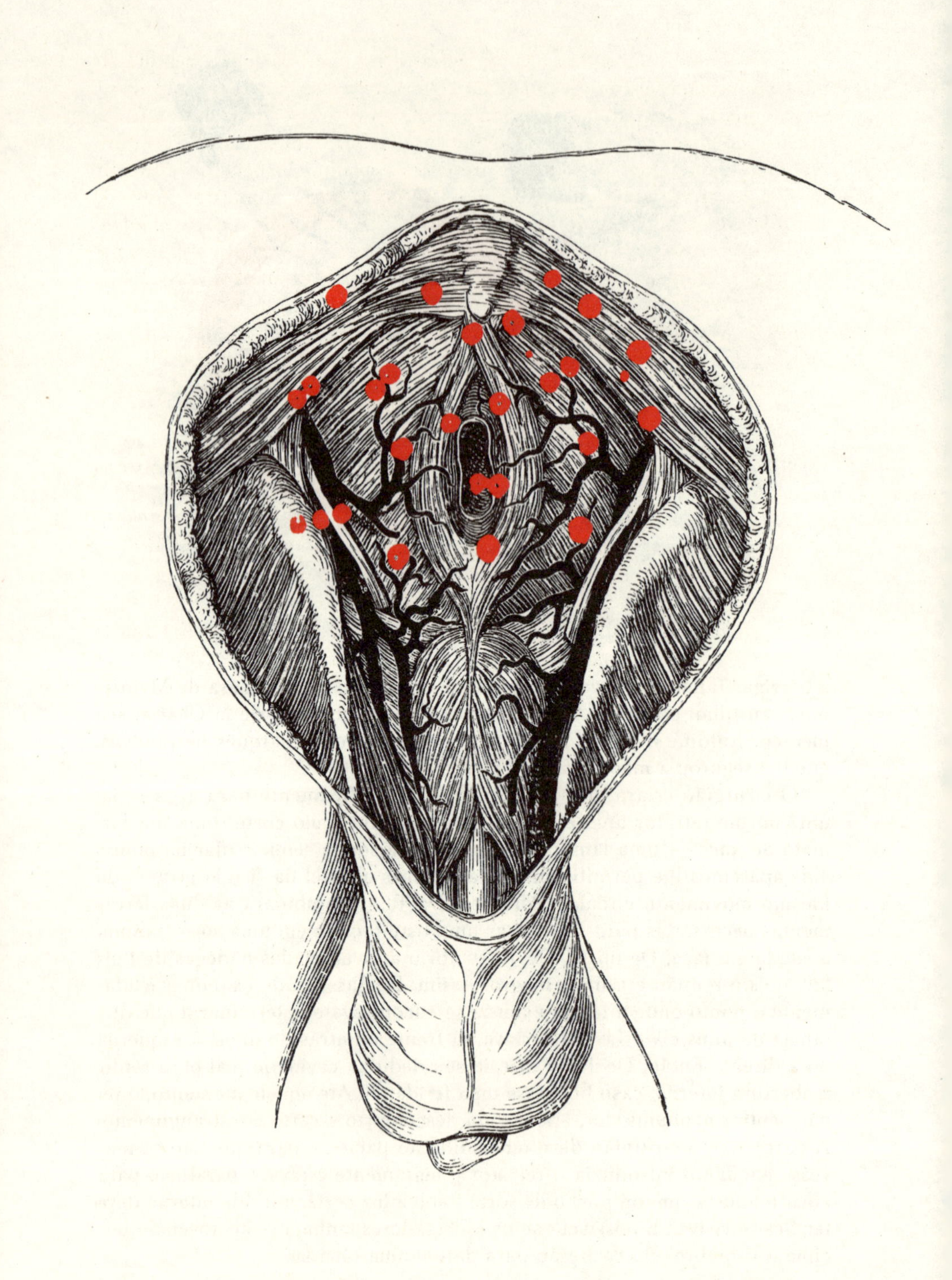

Neste ponto, o cirurgião teve de avisar o rei que iria doer, mas que ele deveria permanecer imóvel por mais alguns instantes. De Tassy introduziu sua "sonda-faca de fístula" na ferida externa da fístula, empurrando-a ferida adentro de forma suave e firme, até alcançar a ferida interna. Esse procedimento foi bem doloroso. Todos os presentes suavam de expectativa, torciam para que a cirurgia não durasse muito. Ao notar que a ponta de sua sonda se projetara para fora da ferida interna, De Tassy sabia que a parte mais difícil — ao menos para ele — tinha terminado. No entanto, para o infeliz paciente, o pior ainda estava por vir. Em uma só tirada rápida, De Tassy puxou a lâmina através da fístula. O rei supostamente teria se limitado a cerrar os dentes, sem gritar. A fístula fora aberta. Então, De Tassy prontamente removeu o grande retrator anal e estancou o sangramento com um chumaço de bandagens. O paciente deve ter sentido um pouco de sangue descendo pelas pernas, mas esse fluxo logo foi interrompido.

Luís XIV se recuperou completamente em um mês, conseguindo não só sair de sua cama, mas também voltando a andar a cavalo. O rei não tinha nenhuma vergonha de seu problema de saúde no ânus — a França inteira estava ciente da enfermidade e dividira com o monarca as semanas de ansiedade na expectativa por sua melhora. Felizmente, a cirurgia se provou um sucesso e o rei sobreviveu. Por um tempo, chegou a ser moda na corte de Versalhes usar bandagens na calça, para imitar o corajoso rei. A fistulotomia se tornou conhecida como *La Grande Óperation* ou *La Royale.* Conta-se que Félix de Tassy chegou a ser convidado por ao menos trinta membros da corte para realizar a mesma operação neles, mas De Tassy foi obrigado a decepcioná-los, pois nenhum deles estava de fato acometido por uma fístula. Em janeiro de 1687, o compositor da corte, Jean-Baptiste Lully, conduziu a execução do magnífico *Te Deum* em homenagem à recuperação do rei (foi aí que ele bateu com o bastão de maestro em seu dedão do pé).

Considerando o resultado favorável da operação e por não existirem registros do rei ter passado a sofrer de incontinência, ele provavelmente teve uma fístula "baixa", o que significa que seu esfíncter anal deve ter sido poupado. Félix de Tassy teve a sorte de ter que realizar apenas uma fistulotomia simples. Mas como são tratadas as fístulas que surgem mais acima no reto?

Há mais de 2 mil anos, Hipócrates já tinha uma solução para esse problema. Durante o século V a.C., ele foi o primeiro a mencionar o método seton, que utiliza um fio simples. O médico grego descreveu uma sonda feita de estanho flexível, cuja extremidade traseira tinha uma abertura de olho como o de uma agulha. Hipócrates pegou um fio feito de linhas de linho e crina de cavalo entrelaçadas e passou pelo olho da sonda. Então, primeiro ele inseriu o dedo indicador no ânus do paciente e depois introduziu a sonda através da ferida externa da fístula. A seguir, Hipócrates empurrou a sonda pelo túnel da fístula até sentir sua ponta encostar seu dedo indicador, dentro do reto do paciente. Hipócrates dobrou a sonda e a puxou pelo ânus. Assim que o fio estava passando pela fístula, chegando ao reto e saindo novamente pelo ânus, Hipócrates amarrou as duas pontas.

A primeira função desse fio passando pelo canal da fístula era manter o túnel aberto, assim, caso pus se formasse, ele escorreria pelo fio. Isso impedia que um abscesso se desenvolvesse ou se repetisse. Então, o fio foi amarrado com mais força, com o intuito de que nos dias e semanas seguintes ele gradualmente cavasse seu caminho através dos tecidos do esfíncter anal. Isso ocorre tão lentamente que as fibras musculares danificadas deixadas pelo fio teriam tempo de cicatrizar novamente. Ou seja, tratava-se de uma fistulotomia em câmera lenta, que terminava por poupar o esfíncter anal do paciente. O fio usado por Hipócrates era capaz de cortar em função de sua porção feita de linho grosso. No entanto, esses fios de linho poderiam se romper antes da hora, por isso foram interligados com crina de cavalo, pois ela permitiria que se puxasse um novo fio de linho através da fístula sem que se precisasse usar a sonda de estanho de novo.

Hoje em dia, há uma ampla variedade de métodos para se testar no tratamento das fístulas anais altas. Pode-se, por exemplo, enchê-las com várias substâncias ou selá-las com membrana mucosa. No entanto, o método mais utilizado continua sendo o ponto seton clássico de Hipócrates, com um fio simples que corta lentamente os tecidos. Em vez de linho e crina, passaram a ser usados materiais sintéticos e elásticos, mas o efeito é o mesmo e tende a trazer resultados satisfatórios.

É óbvio que Félix de Tassy não aprendeu seu método nos livros de Hipócrates, já que ele usou uma lâmina em vez de um fio para tratar a fístula do rei. É possível que ele tenha lido sobre esse método relacionado ao trabalho de John Arderne de Newark-on-Trent, um cirurgião inglês que foi bem-sucedido no tratamento das fístulas. Arderne escreveu um manual sobre fístulas no ano de 1376, no qual havia ilustrações de seus métodos operacionais e dos instrumentos que ele mesmo criara. Arderne não costumava usar um método extravagante, limitando-se a tratar todas as fístulas com fistulotomias simples. No entanto, ele ainda obteve resultados melhores do que os de seus colegas. Sua fama provavelmente foi fruto da aplicação de suaves cuidados pós-operatórios, que permitiam que as fístulas abertas cicatrizassem melhor do que aquelas que eram operadas por seus colegas cirurgiões. Arderne preferia estancar o fluxo de sangue da ferida com um pedaço de pano em vez de utilizar um ferro em brasa, costumava limpar a ferida com água no lugar das pomadas corrosivas usadas na época e não empregava lavagens intestinais. Luís XIV também se beneficiou desses mesmos cuidados pós-operatórios mais brandos.

Arderne trabalhou como cirurgião militar durante a Guerra dos Cem Anos, tendo visto um número extenso de cavaleiros sofrendo com fístulas. Os cavaleiros costumavam usar armaduras pesadas ao cavalgar, o que aumentava o peso com que seus corpos batiam contra as selas nos cavalos, tudo isso enquanto o suor causado por seus esforços, medo e pelo calor escorria pelas costas e terminava na fenda entre suas nádegas. Essa irritação contínua costumava levar a um abscesso perto do cóccix, que terminava estourando, causando uma ferida que parecia uma fístula perianal.

Com o tempo, entretanto, provou-se que essa condição se tratava de outra coisa. Exatamente o mesmo problema com que John Arderne se deparara no século XIV, entre os cavaleiros cujo corpo ficava batendo contra as selas de cavalo, terminou reaparecendo cerca de seiscentos anos depois, desta vez em uma guerra bem diferente, mas que também forçava os soldados a sofrerem impactos em seus cóccix. Desta vez, não se tratava de cavaleiros montados, mas sim de soldados em jipes durante a Segunda Guerra Mundial. O jipe fora projetado para ser dirigido em terrenos acidentados, no entanto, seus assentos eram duros e não tinham suspensão. Isso fez com que dezenas de milhares de soldados norte-americanos ficassem semanas a fio internados em hospitais, sendo tratados por abscessos que surgiram em suas nádegas.

Em tais casos, a infecção (conhecida como cisto pilonidal) surge em uma posição um pouco mais para cima do que um abscesso perianal e não se inicia no reto. Sua causa ainda não foi totalmente elucidada, mas o cisto pilonidal sempre ocorre no mesmo local, no ponto do nosso corpo que existe porque a evolução fez com que deixássemos de ter uma cauda. Uma pequena área permanece após o nascimento onde nossas caudas ficariam, um ponto onde o suprimento de sangue para o tecido subcutâneo é menor do que o ideal e há mais chances de crescimento de pelos sob a pele. Algumas pessoas têm uma pequena covinha na pele bem nesse local. O cabelo subcutâneo pode causar uma infecção cheia de pus, especialmente se a área estiver sempre irritada, como

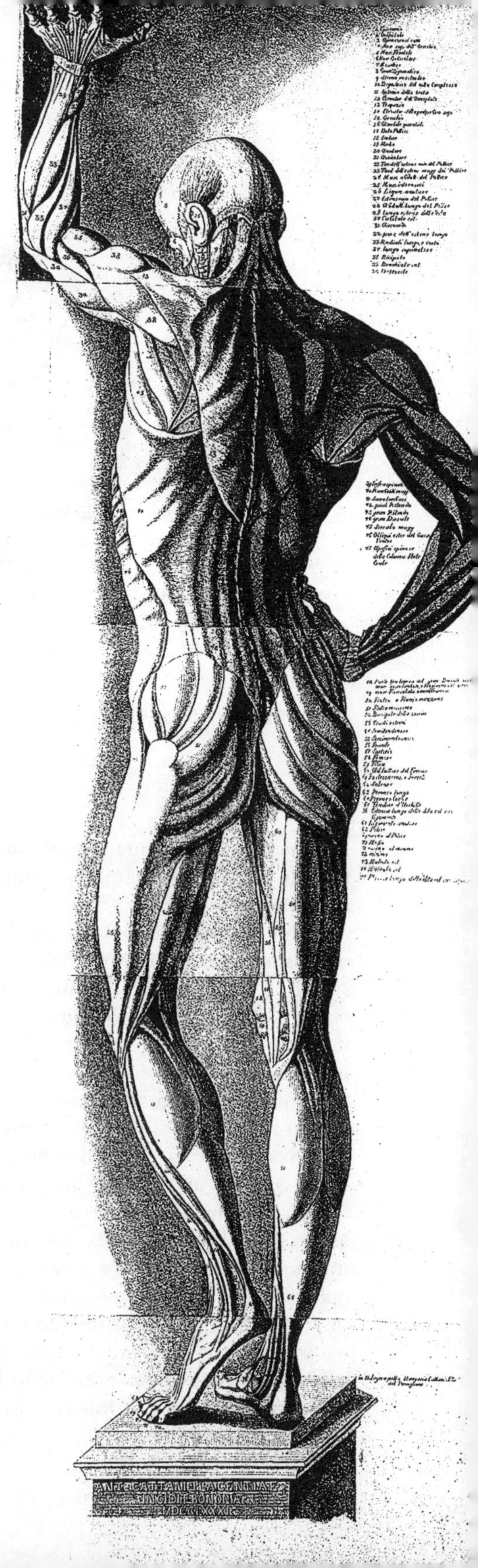

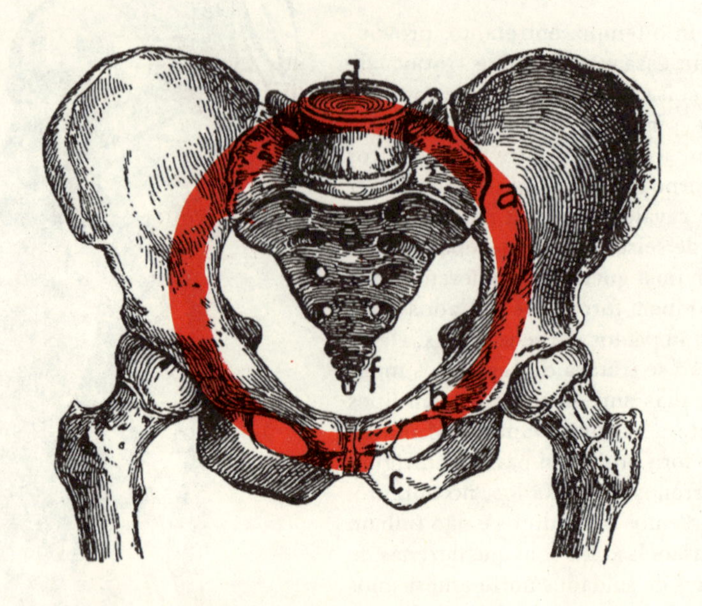

A, ilium ; b, ischium ; c, os pubis ; d, last lumbar vertebra
e, sacrum ; f, coccyx.

acontecia com os soldados pilotando jipes. Por isso, um cisto pilonidal infectado é conhecido também como "doença do assento de jipe" ou "doença dos pilotos de jipe".

John Arderne não notara que os abscessos dos cavaleiros eram diferentes das fístulas perianais verdadeiras, e essa distinção também não foi feita no século XVII. O rei Luís XIV, entretanto, certamente não foi acometido por um cisto pilonidal. Um cisto pilonidal não forma um túnel aberto (uma fístula), mas sim uma passagem sem saída (sinusal) através da qual Félix de Tassy nunca teria conseguido puxar seu bisturi criado especialmente para tratar as fístulas. Essas duas enfermidades são mais comuns em pessoas com pênis do que em pessoas com útero, sendo que as fístulas perianais tendem a se desenvolver a partir de certa idade um pouco mais avançada — entre os 30 e os 50 anos — do que os cistos pilonidais. Na época que desenvolveu sua fístula, Luís XIV estava com 48 anos de idade. As fístulas perianais às vezes são causadas pela doença de Crohn ou por inflamações dos intestinos, mas sua causa tende a não ser evidente. No caso de Luís XIV, é possível que as condições pouco higiênicas de Versalhes tenham cumprido um papel importante no desenvolvimento da condição. Devido à falta de água potável e à inexistência de geladeiras, as pessoas que moravam na corte real tinham as mesmas chances da população normal de sofrerem com regularidade de diarreias causadas por intoxicações alimentares. Além disso, o Rei Sol não

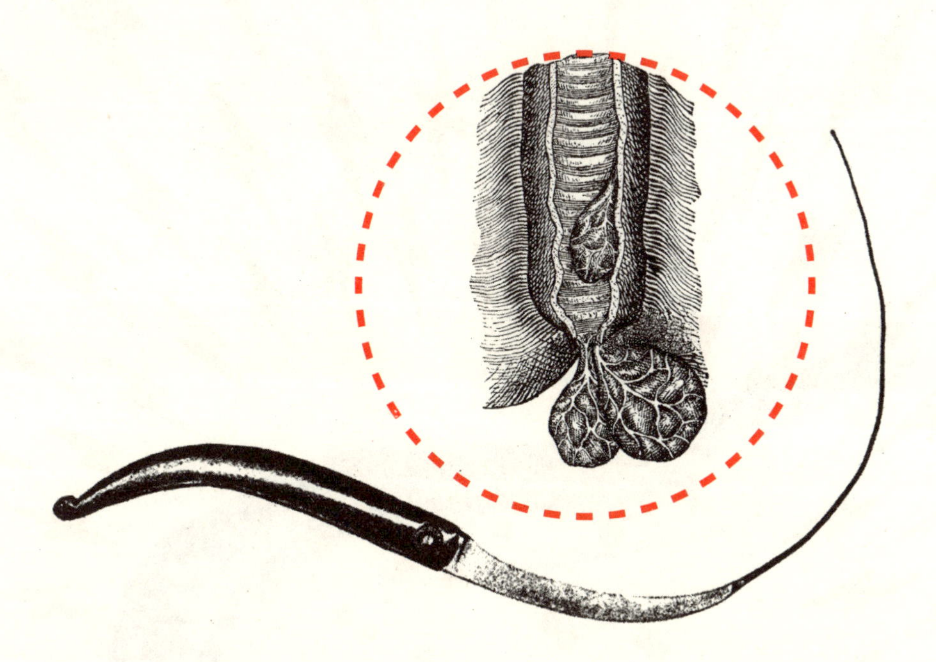

tomava banho. O monarca fedia tanto que certa vez, durante a visita de um embaixador, o rei se mostrou tão amigável que chegou a abrir uma janela na sala, para que seu convidado não se ofendesse com seu mau cheiro.

Após realizar a cirurgia no rei, Félix de Tassy nunca mais empunhou um bisturi. Costuma-se atribuir essa decisão ao nível de estresse excessivo pelo qual ele passou. Todavia, é mais provável que essa decisão tenha sido fruto da generosa pensão, da propriedade rural e do título da corte que De Tassy recebeu do rei. Seu bisturi "sonda-faca de fístula" se encontra em exibição no Museu da História da Medicina, em Paris, na França.

Naquela época, a cirurgia ainda não era considerada uma profissão honrada. Mas isso estava prestes a mudar. A Europa inteira ouviu falar da fistulotomia realizada no rei. William Shakespeare chegou a escrever uma peça no gênero da farsa, *Bem Está o Que Bem Acaba*, na qual a fístula do rei francês tem uma importância central para a trama. Também surgiram canções e piadas que tiravam sarro de Luís XIV. Ou seja, todos estavam falando do ocorrido. O sucesso da fistulotomia evidenciou a falta de proficiência dos médicos, que empregavam purgantes, lavagens intestinais, poções e sangrias. No século subsequente à operação realizada em Luís XIV, a popularidade dos cirurgiões atingiu um nível sem precedentes até ali.

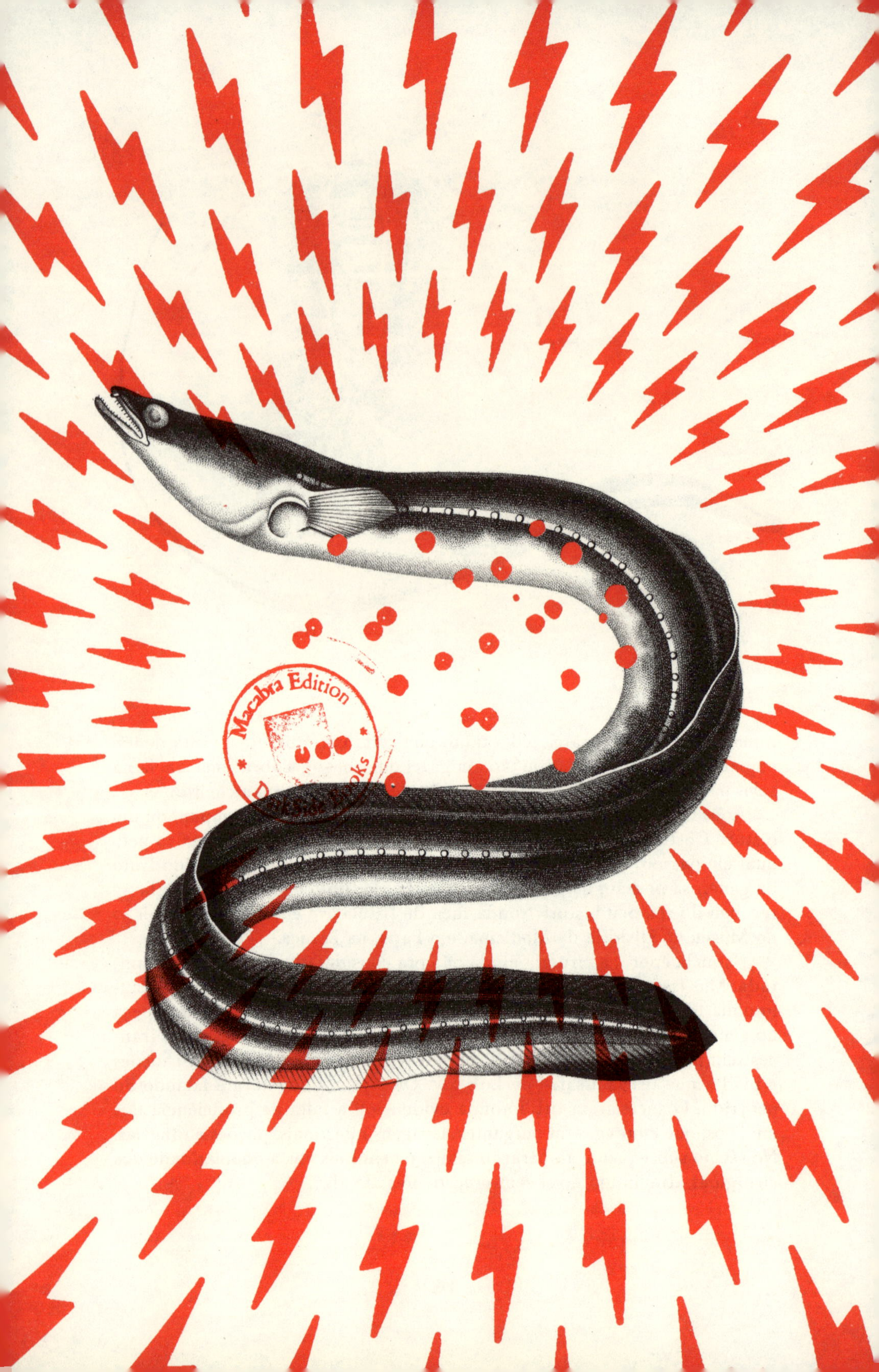
Macabra Edition
DarkSide Books

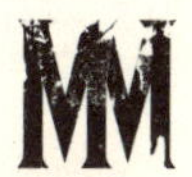

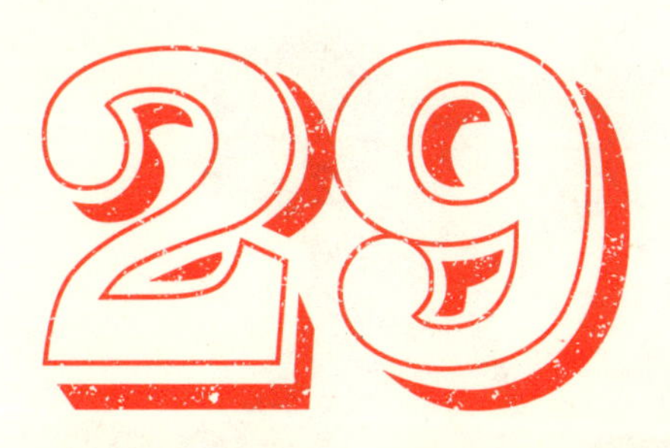

ELETRICIDADE

600 Volts: A Enguia Elétrica do Zoológico Natura Artis Magistra

Em 2013, foi realizada em Amsterdã, no Zoológico Artis, a curiosa cirurgia para retirar o tumor de uma enguia elétrica. A cirurgia e seus preparativos demonstram os cuidados necessários para lidar com cargas elétricas na área cirúrgica — algo necessário não somente quando se trata de um procedimento em um animal elétrico.

Os cirurgiões utilizam a eletricidade cotidianamente. Dependendo da voltagem, condutividade e frequência, a eletricidade pode ser inofensiva, útil, obstrutiva, perigosa ou letal. Em 1º de março de 2013, realizou-se em Amsterdã uma operação extraordinária que apresentou de forma evidente os perigos da eletricidade. No entanto, tal operação não foi realizada por um cirurgião e tampouco em uma sala de cirurgia de um hospital. A cirurgia aconteceu no Zoológico Artis e foi realizada por Marno Wolters, um veterinário responsável pelo atendimento de uma grande variedade de animais. Obviamente, os cirurgiões se restringem aos mamíferos, mais especificamente a uma única espécie de primata. No entanto, a maioria das operações realizadas nos *Homo sapiens* também pode ser feitas em outros animais. Os avanços da cirurgia também ajudam a veterinária a evoluir. As operações de esterilização e de castração fazem parte do trabalho diário de um veterinário, que além delas também realizam cesarianas em cães, operações de estômago em vacas e abdominoplastias

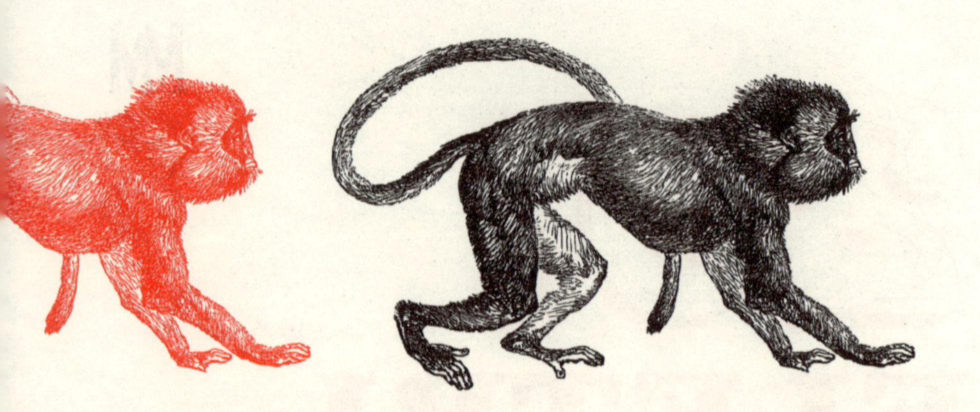

em porcos barrigudos. Os veterinários também reparam hérnias abdominais em cavalos, consertam ossos fraturados em guepardos e conduzem operações dentárias em hipopótamos.

No contexto de suas pesquisas científicas, há cirurgiões que realizam operações nos minúsculos estômagos e intestinos de camundongos. Ainda assim, seria algo curioso e inédito que se realizasse, por exemplo, uma operação esofágica em um flamingo, uma angioplastia nas artérias carótidas no pescoço de uma girafa, uma operação pulmonar em uma tartaruga, uma apendicectomia em um coala (cujo apêndice tem 2 metros de comprimento) ou se a glândula tireoide de um tigre fosse operada — se isso sequer fosse possível. E que tal fazer uma cirurgia de coração aberto em uma baleia (cujo coração é grande suficiente para caber um ser humano de pé) ou uma rinoplastia em um elefante?

A cirurgia ocorrida no Zoológico Artis não foi menos ilustre e, levando em conta o animal que foi operado, também foi bem perigosa. Wolters realizou sua operação em um *Electrophorus electricus*, uma enguia elétrica. Fazia muitos anos que o animal nadava no aquário do zoológico, mas em algum momento ele desenvolvera um inchaço no abdômen. As enguias elétricas são peixes com cerca de um metro e meio de comprimento e que possuem a capacidade de gerar choques elétricos, o que os torna mais perigosos do que uma tomada elétrica debaixo da água.

Não há nada de extraordinário em um animal capaz de gerar eletricidade. Cada célula de um corpo cria de forma contínua um campo elétrico entre seu interior e o mundo exterior. As voltagens geradas pelo nosso próprio corpo são muito fracas, mas ainda assim elas são fortes o suficiente para serem facilmente medidas. Por exemplo, podemos medir a corrente elétrica do cérebro com um eletroencefalograma (EEG) ou a do coração com um eletrocardiograma (ECG). As células nervosas utilizam essa carga elétrica para transferir sinais. Nossos cérebros são um enorme centro regulador que funciona a partir da eletricidade. É necessária muita energia para se gerar e manter toda essa eletricidade. Cerca de um quinto de todo o oxigênio de que precisamos vai para o cérebro, para suprir a energia elétrica de que esse órgão necessita.

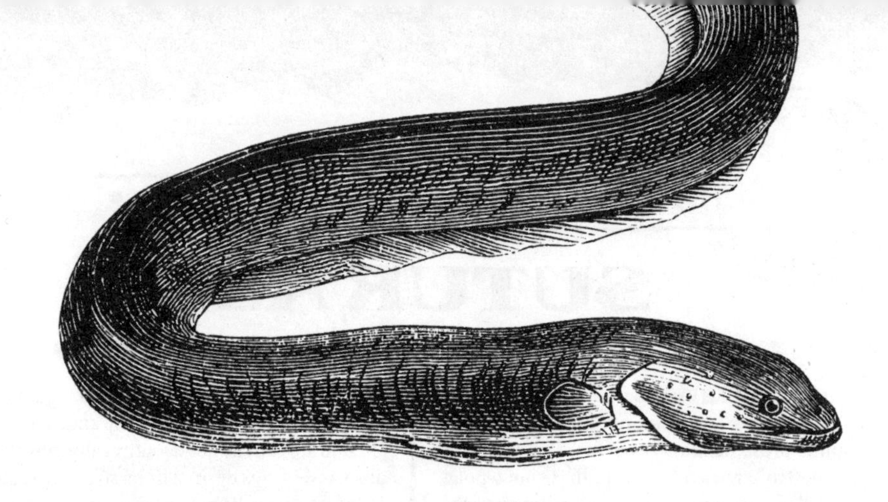

Os órgãos utilizados pela enguia elétrica para gerar eletricidade são únicos. Ao invés de gerar suas correntes elétricas individualmente, as enguias as produzem em série, fazendo com que a potência da carga seja cumulativa. Isso permite às enguias produzir tensões elétricas bem altas. Considerando as grandes quantidades de oxigênio necessárias para que as enguias gerem toda essa eletricidade — quantidades bem maiores do que um peixe é capaz de extrair da água por meio de suas guelras —, as enguias elétricas precisam vir à superfície da água com regularidade, para inalarem oxigênio extra direto do ar.

Uma enguia elétrica possui três órgãos que produzem eletricidade. Todos os três estão localizadas em sua cauda, que representa quase todo o comprimento do peixe. O órgão de Sachs emite impulsos elétricos fracos que o peixe emprega como uma espécie de radar para sentir o seu entorno e traçar o seu caminho (pois seus olhos são muito pequenos). Esse mesmo órgão é utilizado para localizar presas, que podem ser paralisadas por uma carga elétrica produzida no órgão de Hunter. O terceiro órgão "principal" é usado quando o peixe se encontra em perigo — este órgão é capaz de gerar uma carga de 600 volts, capaz de imobilizar qualquer animal nas proximidades, inclusive seres humanos.

Fazia várias semanas que o abdômen da enguia elétrica do Zoológico Artis estava inchado, forçando sua cabeça para cima. Normalmente, o abdômen de uma enguia elétrica é pequeno e quase imperceptível, localizado entre a cabeça e a enorme cauda elétrica. De início, os veterinários do zoológico acharam que o peixe estava comendo demais ou constipado. No entanto, a redução da ingestão de alimentos e a administração de laxantes não ajudaram a enguia a se recuperar. Os antibióticos também não tiveram efeito, portanto, provavelmente não se tratava de uma infecção. Ao que tudo indicava, o peixe deveria estar com um câncer. A cada dia, seu sofrimento se tornava mais evidente, e então os veterinários decidiram examiná-lo e ver se havia algo que eles pudessem fazer. Isso significava que eles precisariam remover o peixe de seu tanque, tirar um raio x e realizar uma biópsia — ou seja, remover cirurgicamente um pequeno pedaço do inchaço e examiná-lo sob microscópio. Obviamente, a enguia elétrica entenderia tudo isso como uma ameaça e usaria suas cargas de 600 volts contra seus guardiães. Tal reação

SUTURAS

As suturas são feitas usando uma ferramenta especial chamada porta-agulha, que é capaz de manter a agulha presa de maneira firme. Um cirurgião que é destro segura o porta-agulhas com o polegar e o dedo anelar da mão direita. Em sua mão esquerda, ele segura um fórceps que se parece com uma pinça e que serve para levantar o tecido e puxar a agulha do porta-agulhas. As agulhas para sutura são curvas, com o intuito de que o tecido seja manipulado o mínimo possível durante a costura. Essas agulhas são descartáveis e o fio de sutura já vem preso nelas. Tanto a agulha quanto a linha vêm em embalagens esterilizadas e fechadas por dentro de um pacote de dupla camada. A camada externa do pacote pode ser aberta sem que seja necessário encostar na sua camada interna. Por isso, tanto o cirurgião quanto seu assistente podem encostar na embalagem externa sem tocar a camada interna. Isso garante que nenhuma bactéria seja transmitida quando o cirurgião recebe a agulha. Existem agulhas afiadas, agulhas de ponta sem fio, agulhas cortantes e agulhas de tamanho grande e pequeno. Quanto aos fios, há fios de sutura absorvíveis e não absorvíveis, fios de uma linha só e outros que são feitos de várias linhas entrelaçadas. Todas essas diferentes combinações de linhas e agulhas são embaladas separadamente, vindo em diferentes espessuras e com resistências variáveis. A força de resistência da linha é expressa por meio de um número. O número 1 é bem grosso, 2 é mais grosso ainda e assim por diante, até o número 5. Uma linha de sutura de número 0 é mais fina, mas a maioria delas é mais fina ainda. Essas linhas são indicadas por uma série de zeros. A linha dois-zeros (00) é mais fina que 0. A linha três-zeros (000) é de uma espessura comum para ser utilizada em uma sutura na pele. Os vasos sanguíneos são costurados com fios seis-zero, que são muito finos, enquanto as linhas com doze-zeros — mais finas do que um fio de cabelo humano — são utilizadas em microcirurgias.

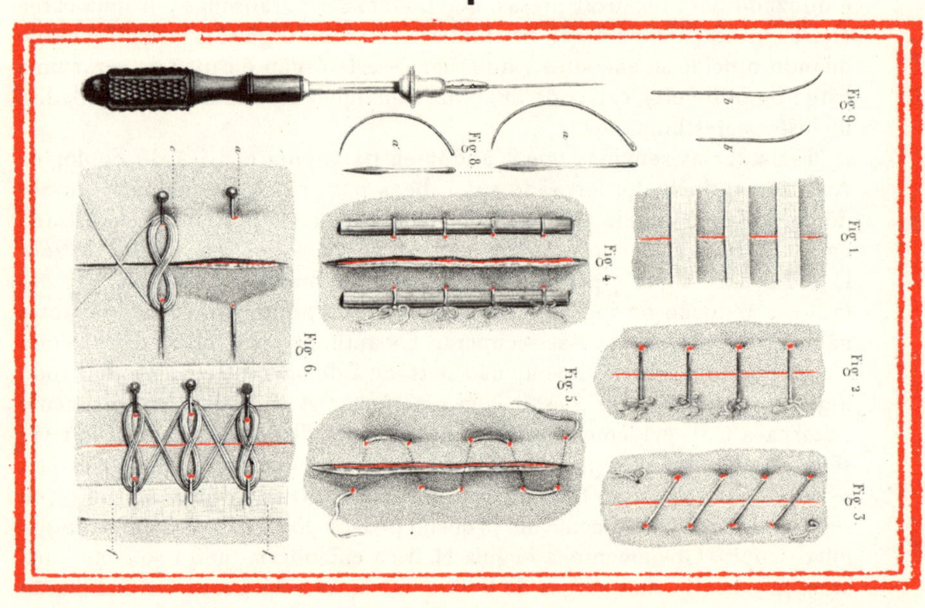

deixaria o animal exausto, tornando necessário que a enguia obtivesse um suprimento extra de oxigênio. Em suma, tratava-se de um empreendimento arriscado não só para os seres humanos, mas também para o próprio peixe. Por isso, a operação teve de ser cuidadosamente planejada.

Essa não foi a primeira cirurgia da história a ser realizada em uma enguia elétrica. O Zoológico Artis entrou em contato com veterinários de Chicago, nos Estados Unidos, pois eles haviam realizado o mesmo procedimento em 2010. Todas as preparações foram realizadas e anotadas em um registro. Um fato importante para se considerar era que a enguia elétrica só emite cargas elétricas quando quer, mas nunca de forma inconsciente. Ou seja, ela não seria capaz de soltar choques se estivesse dormindo, o que trazia duas vantagens: em primeiro lugar, o peixe estaria sob anestesia, possibilitando que a operação fosse realizada sem medo de choques elétricos; em segundo lugar, a profundidade do sono da enguia poderia ser medida de maneira simples, pelo uso de um voltímetro instalado na água — quanto menor fosse a carga medida, melhor o anestésico estaria funcionando.

A operação foi realizada em uma galeria atrás do grande salão do histórico aquário do zoológico. Todos usaram luvas especiais de eletricista e os dois tratadores responsáveis pela captura e movimentação da enguia chegaram a usar macacões de borracha. A mesa cirúrgica era feita de um pedaço de calha de PVC, sobre a qual o peixe pôde ser colocado tanto para o raio x quanto para a biópsia. Usando uma rede, a enguia foi transferida para um tanque de plástico cheio de água, no qual se bombeou oxigênio extra. Enquanto o anestésico (Tricaína) era adicionado à água, os choques elétricos eram medidos com um voltímetro simples. Ao longo de uma hora, a intensidade dos choques baixou e os movimentos do peixe diminuíram.

Uma vez que a enguia estava totalmente adormecida, ela foi retirada da água e colocada na mesa de operação, cujo desenho parecia um escoadouro. O voltímetro apontava não haver mais correntes elétricas. A boca do peixe passou a ser continuamente banhada com a solução de Tricaína. O tamanho do inchaço se tornou bem visível e pelo toque eles puderam identificar algumas partes duras na barriga inchada. Um raio x foi realizado. Usando luvas de borracha, Wolters realizou uma pequena incisão na pele logo acima do tumor. Uma enguia elétrica não tem escamas, mas sim uma pele tal qual à de uma enguia real, o que facilitou o trabalho de Wolters. Ele pôde remover um pequeno pedaço do tecido do abdômen e costurou a ferida com um fio absorvível. É importante que se use uma sutura que não se dissolva muito rapidamente quando se opera um peixe. Nos animais de sangue quente, uma ferida costuma cicatrizar em duas semanas, mas os peixes são animais de sangue frio, portanto, seu metabolismo é muito mais lento. Por isso, uma sutura realizada em um peixe precisa permanecer no lugar por seis a oito semanas, a fim de garantir que a ferida se cicatrize de maneira adequada. Após a pequena operação, o peixe foi colocado em um tanque de água doce até despertar. Logo a enguia voltou a se mexer e os primeiros choques que ela soltou imediatamente foram de alta tensão.

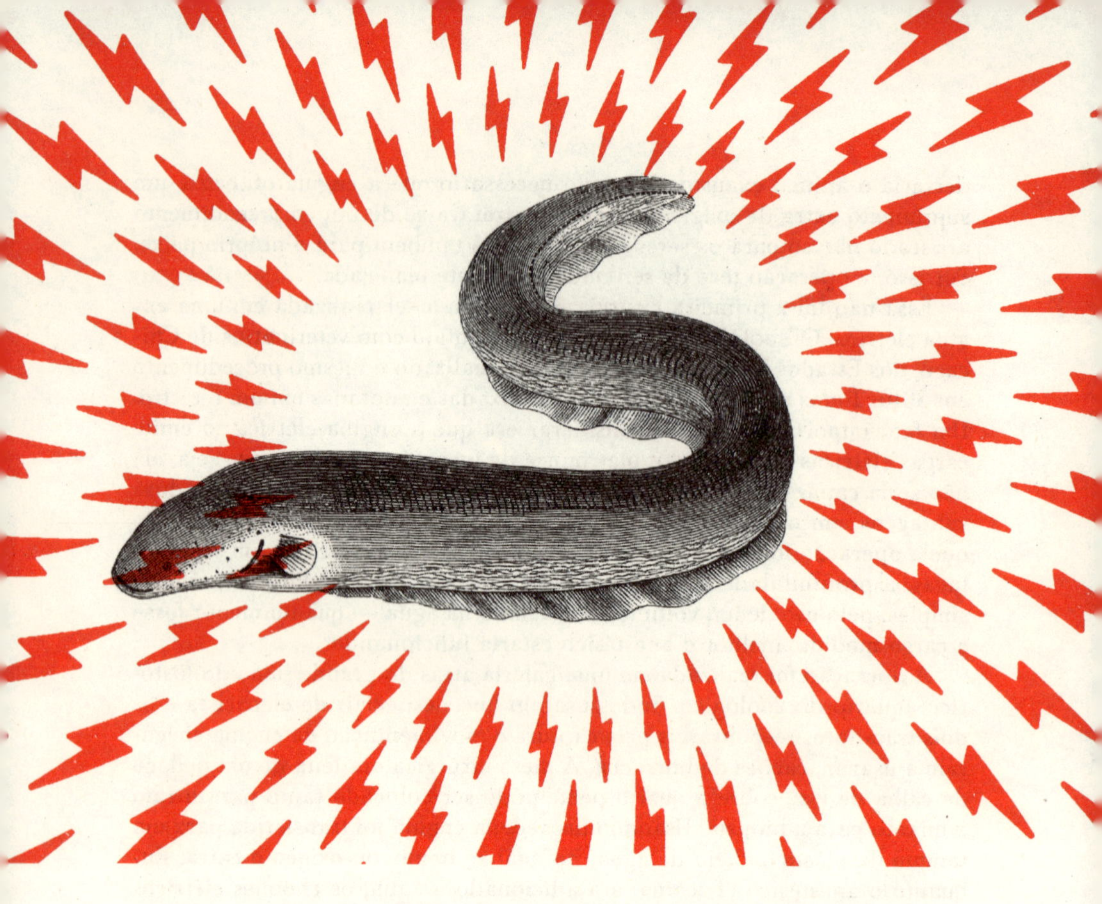

Entretanto, cerca de uma hora depois ficou evidente que havia algo de errado com a enguia elétrica. Seus choques deixaram de ser regulares e se tornaram menos ativos. Então ela subitamente emitiu uma única descarga elétrica de alta voltagem e parou completamente de se mexer. O peixe estava morto. Foi como se ela tivesse exalado seu último suspiro na forma de eletricidade. Será que a anestesia e a operação foram muito estressantes? Ou talvez o tumor canceroso tenha sido um fardo grande demais para a enguia suportar?

Após a morte da enguia, Wolters realizou uma autópsia em seu cadáver. O tumor dela era gigantesco e se espalhara para o fígado e o baço. Mais tarde, testes de microscópio provaram que se tratava de um câncer metastático de pâncreas, o que explicava o rápido crescimento do tumor. Ou seja, mesmo se a cirurgia não fosse realizada, as perspectivas do peixe eram bem sombrias. É possível que a morte após o fim da anestesia tenha poupado a enguia de um sofrimento ainda maior.

A eletricidade que Wolters e sua equipe tiveram de levar em conta para realizar a operação era imprevisível. Os cirurgiões (que operam pessoas) também precisam estar cientes dos perigos da eletricidade durante a realização de seu trabalho cotidiano; por outro lado, felizmente a quantidade de eletricidade em uma sala de cirurgia pode ser regulada e controlada. Durante uma operação, a eletricidade está presente em todos os lugares. Tanto a máquina respiratória operada pelo anestesista quanto os instrumentos que monitoram os batimentos cardíacos, o nível de oxigênio e a pressão arterial funcionam movidos por eletricidade. A mesa de operação necessita de eletricidade para se mover, as luzes obviamente são elétricas, assim como o equipamento usado para as cirurgias de buraco de fechadura. As máquinas de raio x móveis produzem quilovolts de carga elétrica. Há também computadores dentro da sala de cirurgia, utilizados para registrar e recuperar dados médicos, além de monitores de vídeo para assistir a operação e checar as fotografias de raio x. Tudo isso funciona por causa da eletricidade. Além disso, existem também alguns métodos de preparação para as cirurgias que dependem da eletricidade, trazendo-a bem mais perto do paciente e da equipe cirúrgica do que se esperaria em uma situação segura assim. Por exemplo, quase nenhuma operação realizada hoje em dia poderia ser feita sem eletrocoagulação. A eletrocoagulação é aplicada por meio de uma espécie de faca elétrica, que foi desenvolvida a partir de uma combinação do bisturi com um ferro de marcar. Durante a eletrocoagulação, o paciente recebe uma carga elétrica. E mesmo assim trata-se de um procedimento seguro.

Na Idade da Pedra, os cirurgiões usavam pedras. Abraão de Ur utilizava uma faca feita de pedra para realizar circuncisões. Os gregos usavam bisturis de bronze, os romanos usavam o ferro e nós usamos o aço. Nos últimos cem anos, graças aos avanços tecnológicos, novos tipos de lâmina foram criados. A piezoeletricidade (mais conhecida por causa dos sistemas de sonar dos submarinos) é aplicada durante as operações por meio de um instrumento especial que usa vibração para dissecar e estancar o sangramento. Pouco tempo depois do poder da radiação (energia nuclear) passar a ser utilizado, os raios gama começaram a ser usados na área cirúrgica por meio de uma ferramenta conhecida como faca gama. Logo após o desenvolvimento das micro-ondas utilizáveis (para cozinhar, por exemplo), a técnica também foi introduzida na cirurgia. O mesmo também se aplica à tecnologia dos lasers. No entanto, o instrumento mais bem-sucedido de todos continua sendo o simples bisturi elétrico, que passou a ser usado nas cirurgias pouco depois da ampla introdução da eletricidade na vida cotidiana (por meio da lâmpada elétrica).

Os primeiros experimentos com o uso cirúrgico de filamentos elétricos para estancar sangramentos por cauterização (conhecido como eletrocauterização, vindo da palavra latina *cauterium*, que significa "ferro em brasa") foram realizados em 1875. No entanto, o filamento estava muito quente e acabou cauterizando os tecidos ao redor da incisão, atingindo uma área bem mais ampla do que a que se pretendia. Além disso, tratava-se de um procedimento lento e impreciso, para não dizer perigoso.

O físico francês Jacques-Arsène d'Arsonval foi quem deu o próximo passo. Ele sabia que a eletricidade gerava principalmente calor em seu ponto de maior resistência. O corpo humano é grande o bastante para conduzir eletricidade sem muita resistência e ela também poderia fluir livremente através do metal do bisturi. Portanto, o ponto de maior resistência era exatamente aquele onde o bisturi e o corpo entravam em contato, mais especificamente na pequena área de tecidos ao redor da ponta do bisturi elétrico, precisamente onde esse calor era necessário para surtir efeito cirúrgico. Além disso, o calor só era gerado quando ocorria o contato entre o bisturi e os tecidos.

D'Arsonval percebeu que a potência da corrente elétrica, que é prejudicial ao corpo humano, poderia ser mantida em um nível baixo caso a energia fosse transferida por meio de uma corrente alternada e não contínua. A corrente alternada (CA) é o mesmo tipo de eletricidade que sai das tomadas nas paredes das nossas casas. Em princípio, ela é letal e tem um efeito paralisante sobre nossos nervos, coração e músculos. No entanto, o médico francês descobriu que esses efeitos indesejáveis da corrente alternada desaparecem quando a frequência é elevada o suficiente, acima de 10 mil hertz.

Uma faca elétrica é conectada a um gerador por um fio. Então, o gerador deve ser ligado ao paciente por um segundo fio, para completar o circuito elétrico. Assim, o paciente se torna ele próprio parte do circuito. Hoje em dia, esse segundo fio é conectado ao paciente por meio do que geralmente é chamado de "placa do paciente", que se trata de um esparadrapo adesivo descartável que é colado na sua coxa. O cirurgião nunca inicia uma operação antes de perguntar à equipe se a "placa foi aplicada".

O calor interrompe o fluxo de sangue e transforma as proteínas no sangue e nos tecidos próximos do estado líquido para o sólido, tal como uma clara de ovo se solidifica ao ser cozida. Essa propriedade específica das proteínas é conhecida como coagulação. Quando esse processo é induzido por meio da eletricidade, ele se chama eletrocoagulação. Se a temperatura for elevada ao se aplicar ainda mais calor em uma pequena área de tecidos, toda a água presente nas células se evapora repentinamente, fazendo com que elas explodam antes que as proteínas consigam coagular. Assim, o efeito disso não é o de estancar o sangramento, mas sim de cortar os tecidos.

Nos anos 1920, o engenheiro norte-americano William Bovie levou o princípio da eletrocoagulação ainda mais longe. Ele desenvolveu um gerador capaz de regular de forma muito mais eficaz o nível de energia presente nos tecidos. Bovie foi capaz de fazer isso ao aumentar a frequência da corrente alternada para até 300 mil hertz. Seu gerador fornecia tal corrente em pulsos, da forma que é conhecida como corrente alternada modulada. Além disso, Bovie conseguia regular a voltagem. Assim, uma tensão mais alta foi compensada pela redução do número de pulsos por minuto, fazendo com que o nível total de energia não subisse demais. Isso permitiu que o efeito do calor aplicado pudesse variar e ser utilizado tanto para a coagulação quanto para incisões, tudo isso enquanto a corrente elétrica permanecia dentro dos limites seguros. Esse princípio continua a ser aplicado até hoje, exatamente dessa forma. Por isso, em muitos países do globo o dispositivo eletro-cirúrgico ainda é conhecido como "Bovie", em homenagem a seu inventor.

A primeira vez que o instrumento de Bovie foi utilizado em uma cirurgia foi por Harvey Cushing, o pioneiro da neurocirurgia, em Boston, nos Estados Unidos, no dia 1º de outubro de 1926. Cushing utilizou o instrumento

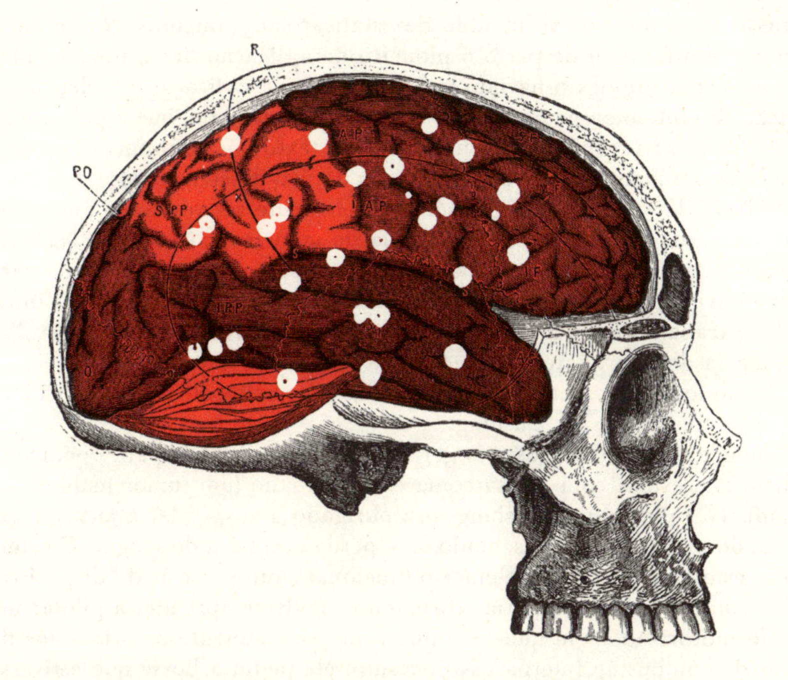

no único órgão do corpo humano onde o sangramento não pode ser interrompido simplesmente por meio da aplicação de pressão, usando grampos ou costurando pontos: o cérebro.

A maior parte do suprimento de sangue do cérebro, e também dos tumores na cabeça, é proveniente de pequenos vasos sanguíneos. Por isso, é óbvio que as operações para remoção de tumores cerebrais eram bem sangrentas. Cushing desenvolveu uma série de medidas de precaução para diminuir essa hemorragia. Com o intuito de interromper o sangramento, ele passou a utilizar pequenos grampos de prata que eram presos aos vasos sanguíneos e podiam ser deixados nos tecidos. Cushing também tinha o hábito de remover tumores cerebrais por meio de secções. Caso Cushing fosse obrigado a interromper uma operação devido à perda excessiva de sangue, ele costumava dar continuidade à cirurgia dali a alguns dias ou semanas, assim que os níveis sanguíneos do paciente estivessem recuperados. Para as cirurgias de grande porte, Cushing requisitava que um voluntário estivesse presente na sala de cirurgia, para que este pudesse doar sangue para o paciente caso fosse necessário. Na maior parte das vezes, esses voluntários eram estudantes de medicina que aproveitavam a oportunidade para observar de perto aquelas operações cerebrais pioneiras.

Cushing deixou registrado como transcorreu a operação na qual utilizou a eletrocoagulação pela primeira vez e publicou o registro em uma revista médica, com o intuito de atrair a atenção de seus colegas de profissão para a importância desse novo método de estancar sangramentos. No entanto, Cushing não foi nem de perto o pioneiro na aplicação dessa nova técnica — diversos cirurgiões o haviam precedido. Mas a aplicação da eletrocoagulação durante uma neurocirurgia foi tão bem-sucedida, que a publicação em 1926 dos surpreendentes resultados, cujo texto era do próprio Cushing, provou-se um marco decisivo na evolução do uso desse método.

Todavia, havia um problema sério que teria de ser resolvido antes que a eletrocoagulação pudesse ser utilizada de maneira mais ampla. Naquela época, ainda que a cidade de Boston já utilizasse a corrente alternada para levar eletricidade e iluminar as ruas e casas, o Hospital Brigham onde Cushing trabalhava ainda operava com uma rede de corrente contínua. Por isso, a sala de cirurgia teve de ser ligada à corrente alternada por meio de um fio vindo da rua, uma conexão realizada especialmente para a inovadora operação conduzida por Cushing.

Naquele dia, Cushing usou o gerador de William Bovie para operar um homem que estava com um sarcoma extracraniano (um tumor maligno no crânio). Três dias antes, Cushing fora obrigado a suspender a cirurgia em função do paciente ter apresentado uma perda excessiva de sangue. Cushing não se esforçou para compreender o funcionamento por trás do dispositivo de coagulação que empregaria, afirmando: "Pode-se aprender a pilotar um veículo motorizado sem que se conheça necessariamente os princípios do motor de combustão interna". No entanto, ele pediu a Bovie que estivesse presente na sala de operação. Caso Cushing precisasse regular a intensidade da corrente aplicada para conter o sangramento, Bovie poderia mexer nos botões da máquina para lhe dar uma voltagem maior ou menor, ou para regular os pulsos elétricos. Cushing reabriu a incisão da primeira operação e deu prosseguimento à remoção do tumor, pedaço por pedaço. Desta vez, ao invés de usar um bisturi e tesoura, ele utilizou a eletrocoagulação. Enquanto Cushing cauterizava o tumor, o cheiro de fumaça se tornou tão forte que os espectadores na galeria ficaram enjoados. O estudante de medicina que estava posicionado à espera caso fosse necessário doar sangue para o paciente desmaiou e caiu de sua cadeira. Mesmo assim, Cushing se convenceu da eficiência da eletrocoagulação na mesma hora — tratava-se de um método extraordinário.

Durante a próxima operação, ao remover um tumor de crânio de natureza semelhante, mas desta vez em uma menina de 12 anos de idade, Cushing contou novamente com a ajuda de Bovie e foi capaz de remover o tumor completamente em uma única sessão. Ambos os pacientes se recuperaram bem e não apresentaram nenhuma complicação. A partir daí, Cushing passou a utilizar o dispositivo criado por Bovie em todas as suas operações subsequentes. O uso dessa ferramenta lhe permitiu até mesmo realizar cirurgias que ele antes nunca ousara realizar. Escrevendo a um colega, Cushing disse: "Estou conseguindo fazer coisas dentro do crânio que nunca pensei que seriam possíveis". Pelo mundo todo, cirurgiões de uma ampla variedade de disciplinas passaram a seguir o seu exemplo.

A princípio, às vezes as coisas ainda davam errado. Durante uma operação no crânio, uma chama azul disparou do seio da face frontal aberto do paciente. Isso aconteceu porque uma faísca da eletrocoagulação incendiou o éter inflamável que o paciente estava inalando como anestésico, fazendo com que a chama escapasse pela abertura feita para a cirurgia. Depois disso, Cushing passou a garantir que o anestésico seria administrado por via retal e não por inalação. Em outra ocasião, Cushing levou um choque de um retrator de metal no qual ele apoiou o braço sem querer. A partir daí, por uns tempos, Cushing passou a usar instrumentos cirúrgicos e uma mesa de operação feitos de madeira, até Bovie encontrar uma solução melhor e ajustar as configurações de seu gerador.

Hoje em dia, várias medidas são tomadas para proteger tanto o paciente quanto a equipe cirúrgica de choques elétricos. A equipe usa luvas cirúrgicas de borracha; o paciente, a mesa de operação e todos os equipamentos elétricos são aterrados. A sala de cirurgia toda é uma gaiola de Faraday — há uma rede inteira de fios de cobre instalada nas paredes e portas para garantir que as cargas elétricas externas, tais como os raios ou sobrecargas da rede elétrica, não consigam entrar na sala e interromper a operação. Além disso, os complexos de operação modernos são isolados do mundo exterior. Em outras palavras: não há um único fio condutor elétrico que conduza diretamente para dentro das salas de cirurgia, pois todos os seus circuitos elétricos são alimentados por transformadores, além dos dados da rede de computadores serem transmitidos por cabos de fibra ótica.

O dispositivo de eletrocoagulação de Bovie praticamente não mudou em quase um século de uso. O aparelho foi aperfeiçoado e algumas pequenas alterações o deixaram mais seguro, assim como as circunstâncias nas quais ele é usado passaram a ter que cumprir requisitos bem mais rigorosos do que os da época pioneira de Cushing. Entretanto, embora todo o conceito de eletrocoagulação agora seja considerado completamente seguro, a carga administrada aos pacientes ainda é bastante similar àquela gerada por uma enguia elétrica — várias centenas de volts de eletricidade.

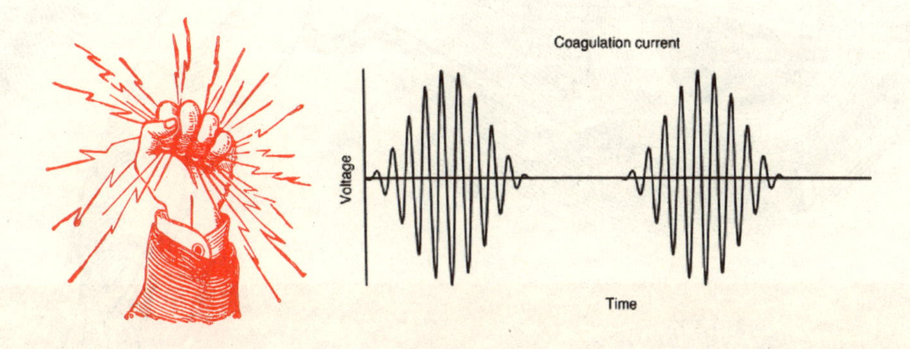

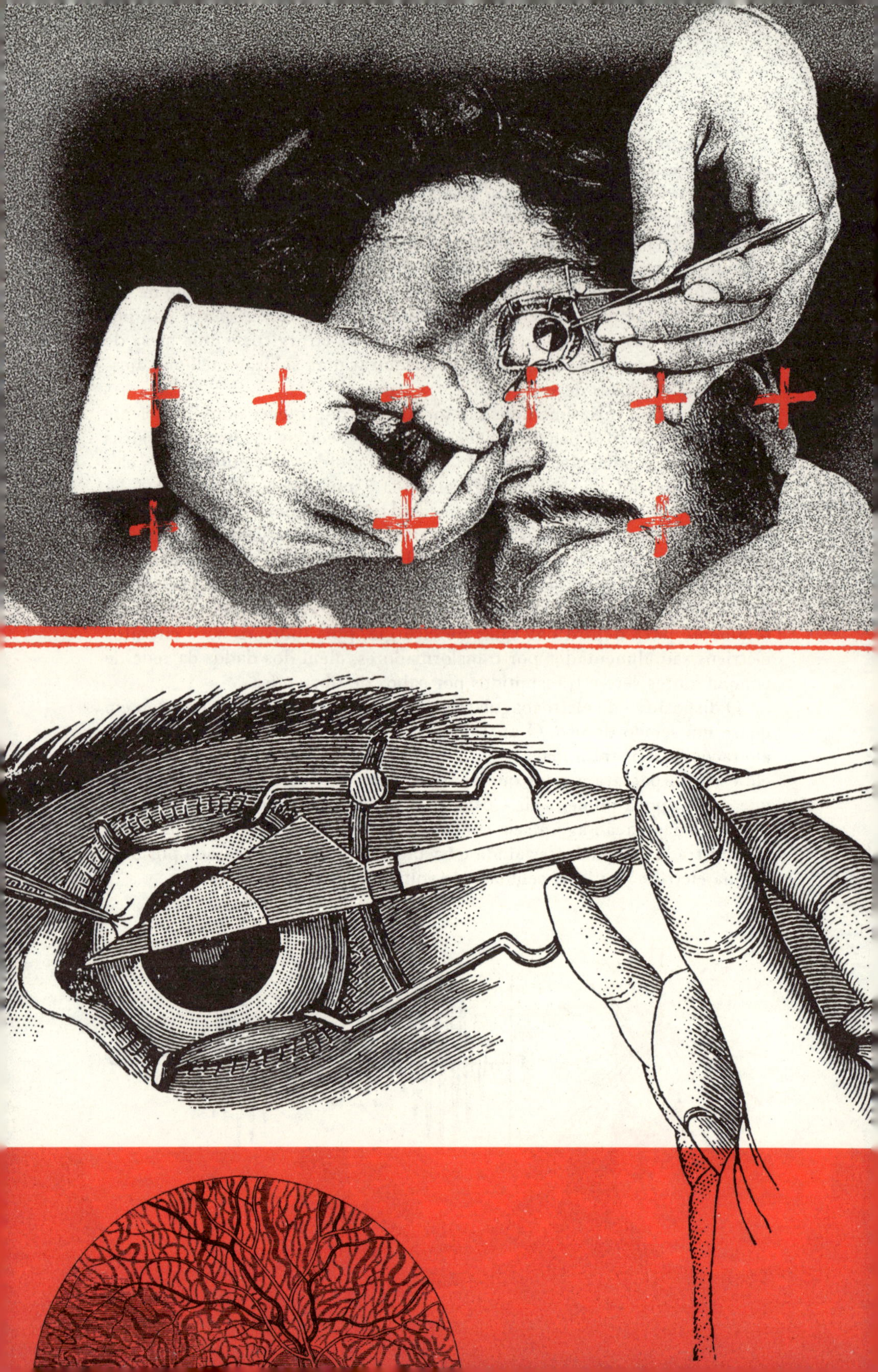

AVISTANDO O CIRURGIÃO DO FUTURO

Epílogo

Qualquer pessoa otimista que tente imaginar as possibilidades estranhas e maravilhosas de que os cirurgiões poderão ser capazes no futuro também acaba, no fundo, identificando as deficiências dos cirurgiões atuais. A ficção científica é um gênero literário que existe há mais de duzentos anos, sendo que, no decorrer desse período, muitas vezes os escritores tentaram imaginar do que um médico ou cirurgião seria capaz em uma época futura de possibilidades ilimitadas. Certas vezes, esses retratos nos trazem uma visão surpreendente, enquanto em outras eles acabam sendo ridiculamente ingênuos. A seguir, elenco o meu Top 10 de cirurgiões clássicos da ficção científica.

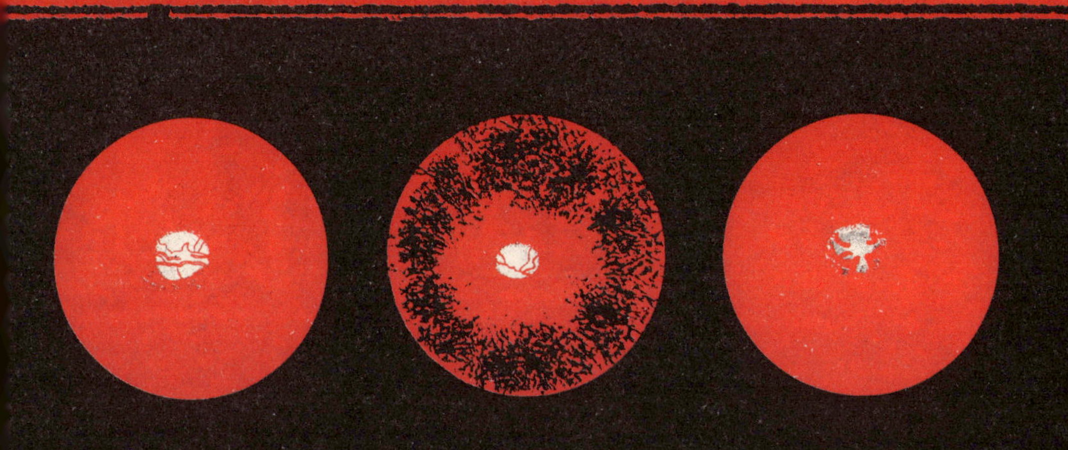

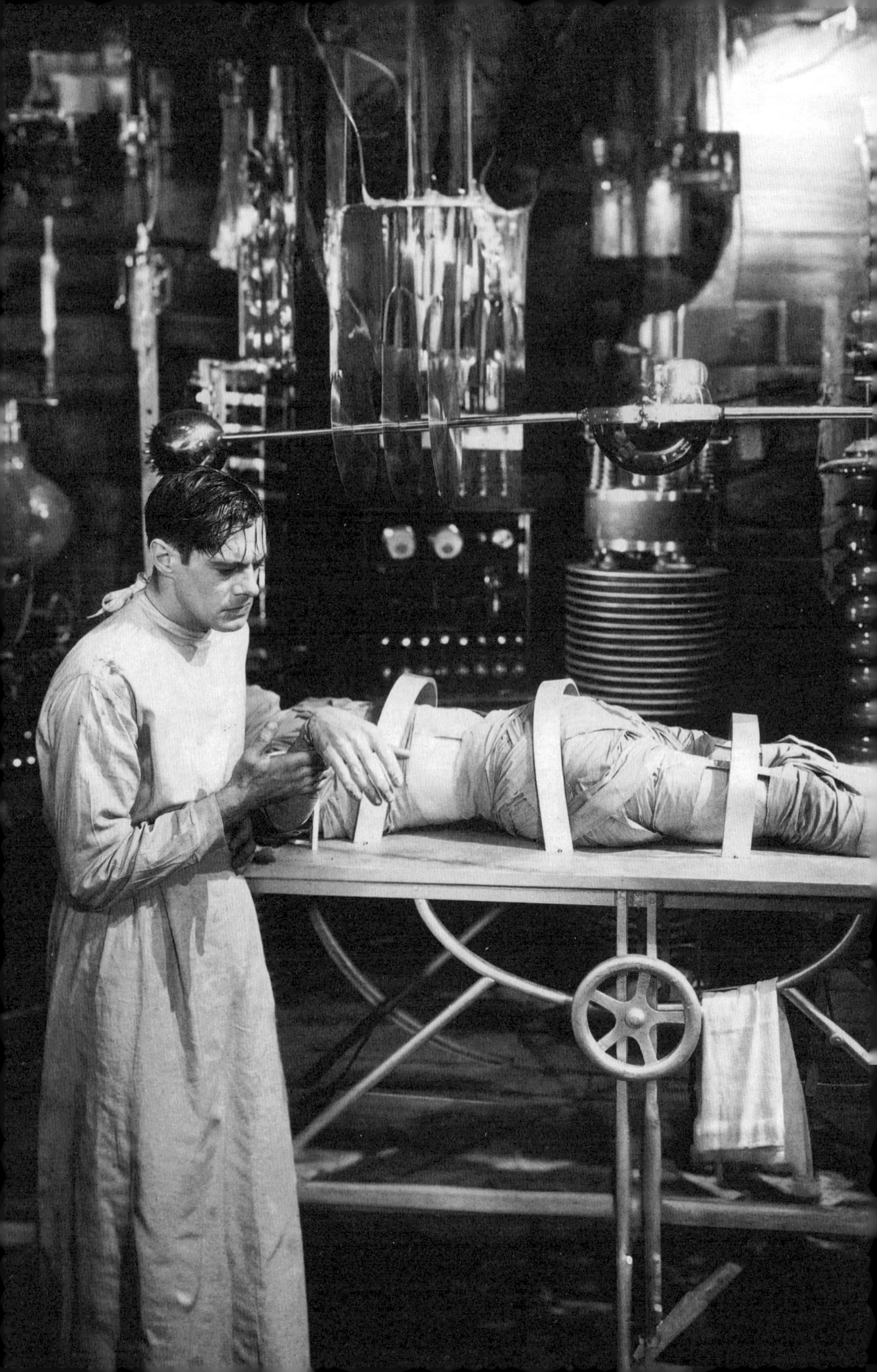

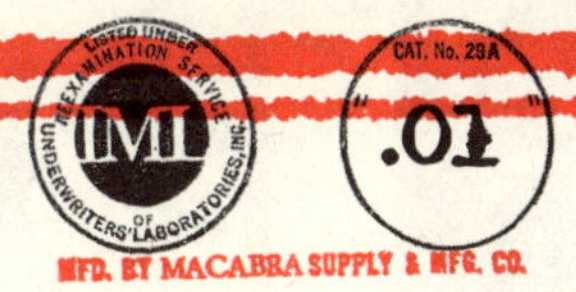

VICTOR FRANKENSTEIN

Frankenstein representou a versão definitiva do cirurgião cujos métodos são do tipo "faça você mesmo" e movidos por uma ambição insana. No romance de Mary Shelley de 1818, este médico louco constrói um novo ser a partir de pedaços de cadáveres, usando a ciência para trazer a criatura de volta à vida. Para seu grande espanto, o paciente se mostra um ser inteligente e com suas próprias opiniões. Victor termina sendo escravizado pela força de vontade da criatura, o que lhe custa sua saúde, seu casamento e, por fim, sua própria vida.

Ainda que a relação entre o cirurgião e seu paciente tenha mudado muito nos últimos cinquenta anos, felizmente essas mudanças não trouxeram as consequências negativas enfrentadas por Victor Frankenstein. A comunicação entre o paciente e seu cirurgião aumentou, em ambas as direções. No decorrer do século XX, os pacientes ainda tinham a tendência de se deixar levar para a sala de cirurgia como dóceis ovelhas, sem uma explicação evidente do que havia de errado com eles ou sobre o que o cirurgião estava prestes a lhes fazer. Caso sofressem de câncer, muitas vezes isso não lhes era dito de maneira expressa, e quando havia diferentes opções para o tratamento de sua enfermidade, muitas vezes cabia apenas ao especialista decidir qual seria o curso a seguir, sem qualquer discussão com o paciente.

Felizmente, as opiniões dos pacientes se tornaram mais presentes no consultório, conforme eles se organizaram por meio de grupos de apoio e passaram a exigir mais informações sobre os resultados de suas cirurgias. Um paciente moderno tende a encher o cirurgião de perguntas antes de concordar com qualquer operação — o que está mais do que certo. É óbvio que isso pode ser difícil para o cirurgião, mas ainda que as opiniões ou exigências de um paciente possam testar o autocontrole do médico até o seu limite, tais dúvidas nunca se tornam tão ruins a ponto de custarem ao cirurgião sua saúde, seu casamento ou sua própria vida. Por outro lado, hoje em dia os cirurgiões também tomam o cuidado de se proteger, gastando o tempo necessário para explicar o máximo possível sobre as doenças e seus tratamentos para os pacientes. Obviamente, essa enxurrada de informações pode se tornar assustadora para o paciente, que nem sempre fica satisfeito ao aprender sobre uma lista inteira de possíveis riscos, complicações e efeitos colaterais. Ainda assim, esse procedimento se tornou uma característica fixa da relação médico-paciente moderna. A desvantagem dessa melhora de comunicação é que os pacientes modernos não têm mais a mesma confiança em seus médicos que os pacientes de antigamente tinham. Eles agora procuram uma segunda opinião com mais frequência, o que leva ao fenômeno do "comércio médico" e ao consumo excessivo dos serviços de saúde.

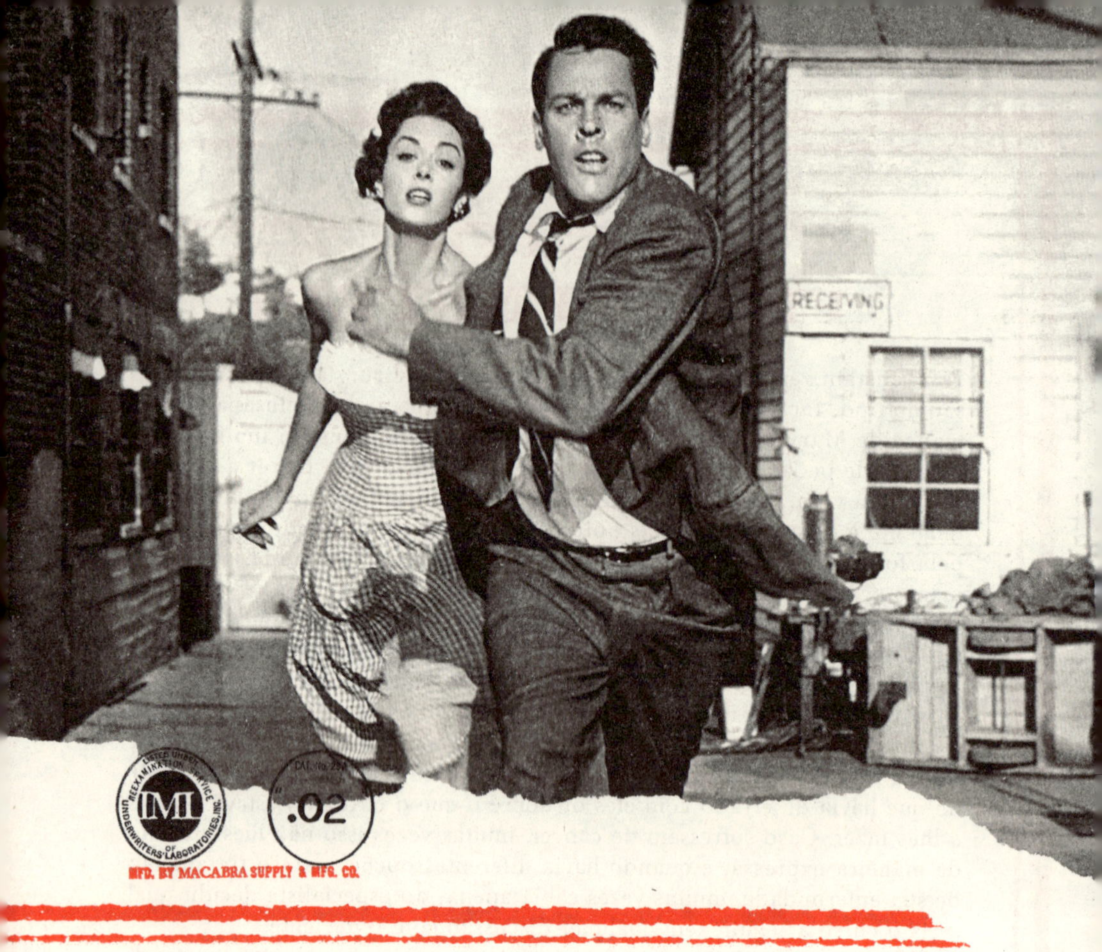

MILES BENNELL

O dr. Miles Bennell era um homem que, apesar de dizer a verdade, não era levado a sério. Em *Vampiros de Almas*, filme lançado em 1956 e dirigido por Jack Finney, os pacientes de Bennell se transformam em extraterrestres de comportamento vegetativo, um após o outro, mas ninguém acredita no seu testemunho — com a exceção, talvez, de seu psiquiatra.

Hoje em dia, os cirurgiões são obrigados a reportar os casos anormais e outras calamidades à inspeção sanitária. A partir daí, um inquérito deve ser estabelecido a fim de analisar quais seriam as circunstâncias normais do caso e como é possível que elas não se apliquem mais à situação anormal em questão. Então, um plano de ação é esboçado para sugerir uma série de pontos de melhoria que devem ser avaliados após um período determinado. Os pacientes insatisfeitos com o seu tratamento médico ou com a forma como foram tratados por seus cuidadores médicos podem apresentar uma reclamação ao funcionário ou ao departamento de reclamações do hospital. Hoje, todas as reclamações são levadas a sério — sejam elas provenientes de médicos ou de pacientes —, por mais estranhas que as queixas possam parecer.

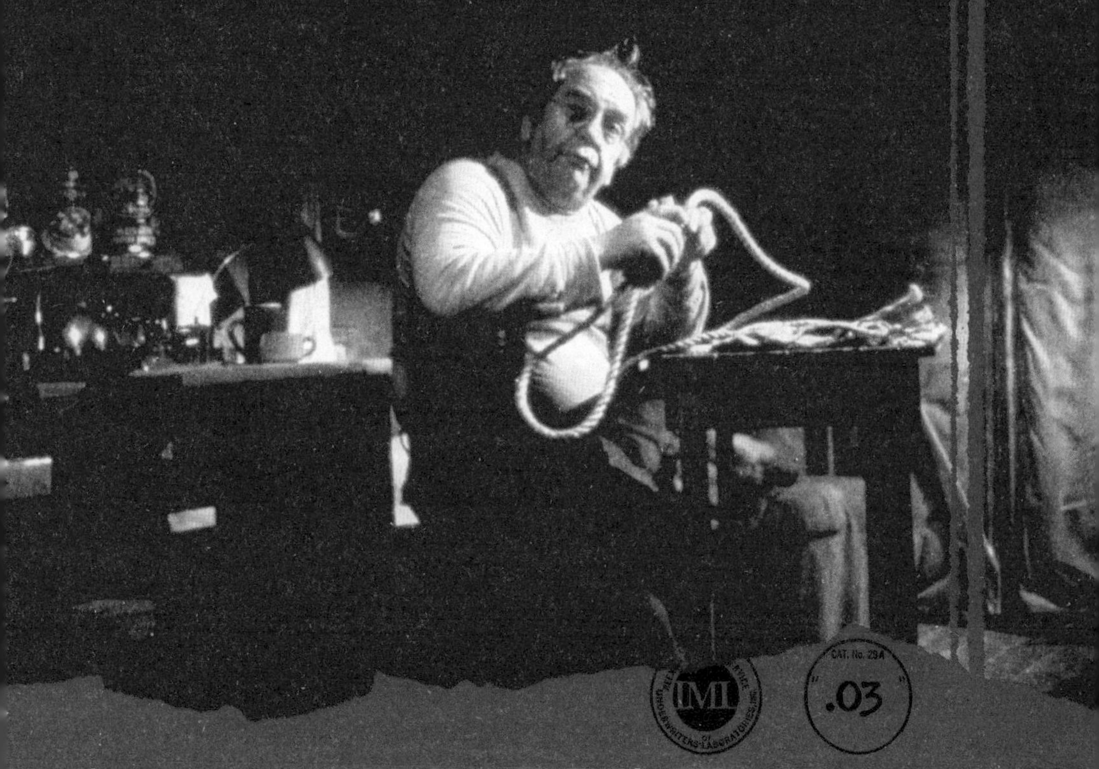

DR. BLAIR

Em *O Enigma de Outro Mundo*, filme de 1982 dirigido por John Carpenter, um cirurgião é infectado durante a realização de seu trabalho, tornando-se então um monstro. Isso acontece porque um ser extraterrestre chega a uma estação de pesquisa científica na Antártida e começa a tomar o lugar dos pesquisadores. Após cada assassinato, Blair tem de realizar uma autópsia no cadáver deformado e, por fim, ele próprio se infecta (detalhe: ele não estava usando uma máscara cirúrgica). Ele decide se afastar do grupo e se transforma n'A Coisa.

Os cirurgiões operam cotidianamente com facas, agulhas e outros instrumentos cortantes que podem machucá-los. Os fluidos corporais do paciente também podem borrifar nos olhos do cirurgião ou entrar em suas pequenas feridas. Por isso, os cirurgiões estão sempre preocupados em evitar infecções. Eles usam luvas ao tocar qualquer coisa, todos se vacinam contra a hepatite B, além de usarem máscaras cirúrgicas, óculos e toucas para se protegerem durante as operações. Apesar de todos esses cuidados, as doenças ainda podem ser transmitidas ao cirurgião. Isso pode ocorrer em função de um pequeno orifício nas finas luvas de borracha causado por uma agulha ou pela ponta do bisturi, ou por uma gota perdida de fluido que consegue chegar ao seu olho. Então, é necessário requisitar ao paciente para que ele faça um teste de HIV e de hepatite C. Caso o teste de HIV seja positivo, o cirurgião deve tomar medicamentos antirretrovirais por um mês para diminuir os riscos de infecção, além de praticar apenas sexo seguro para evitar mais contaminação. A infecção pelo HIV e por outros vírus é um risco ocupacional para quem trabalha com cirurgias.

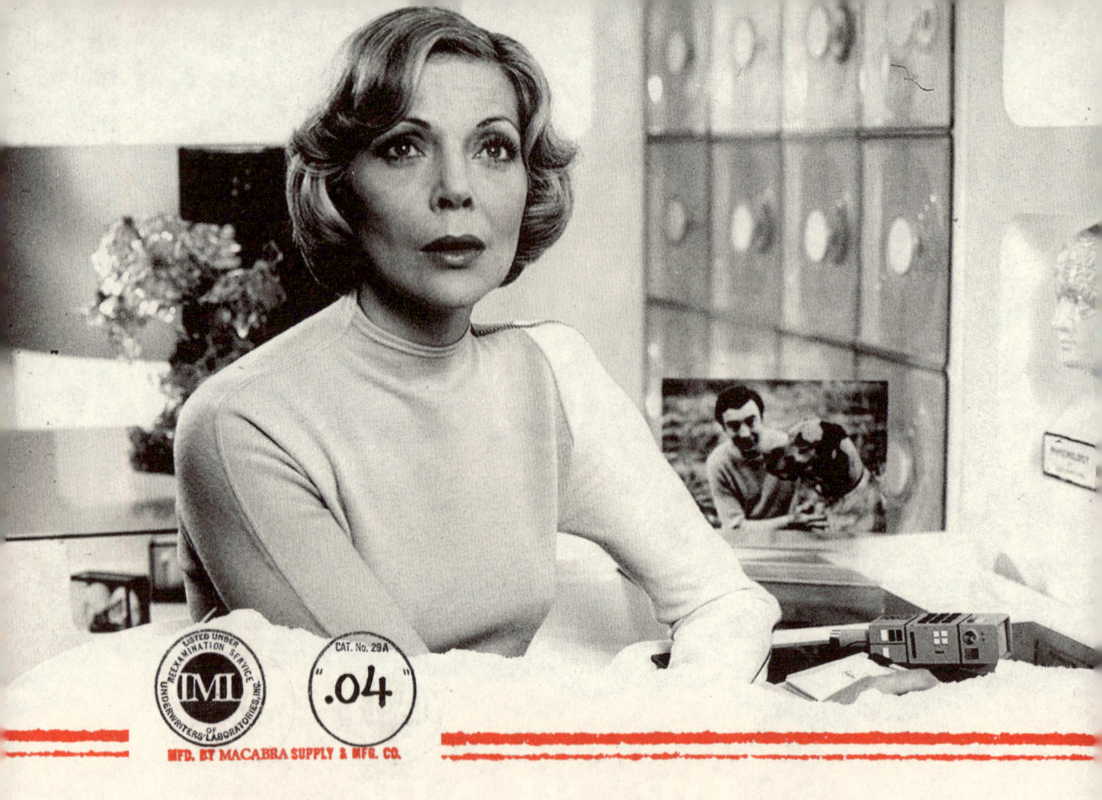

HELENA RUSSELL

Para os espectadores dos anos 1970, Helena Russell era uma médica que trabalhava em um futuro não muito distante. Ela era uma das personagens da série *Espaço: 1999* [*Space: 1999*], exibida pela BBC entre 1975 e 1977. Como o título sugere, a história se passa em uma versão alternativa do ano de 1999. Na trama, a Lua é arrancada de sua órbita ao redor da Terra, o que torna o futuro bastante imprevisível para os colonos lunares da Moonbase Alpha. Russell é a cirurgiã da base — uma mulher cirurgiã era uma escolha criativa bem futurista para a década de 1970.

Não há qualquer aspecto da medicina cirúrgica que a torne imprópria para ser praticada por mulheres. Como se sabe, as mulheres podem lidar com a mesma quantidade de carga física, responsabilidade, ritmo de trabalho e turnos noturnos que os homens — e tão bem quanto eles. Além disso, elas também são dotadas do mesmo nível de discernimento técnico. A mente das mulheres é dotada do mesmo nível de capacidade para assuntos técnicos quanto a dos homens e, além disso, tende a ser mais fácil para elas do que para eles lidar com os aspectos sociais do trabalho. Ainda assim, as cirurgiãs representam uma minoria. No entanto, conforme a proporção de cirurgiãs cresce rapidamente, pode ser que isso mude em um futuro não muito distante. No ano de 1999, entretanto, as cirurgiãs ainda eram relativamente raras — nos Países Baixos, elas representavam uma em cada oito cirurgiões, enquanto na Inglaterra as cirurgiãs em atendimento eram apenas 3% do total de profissionais da área.

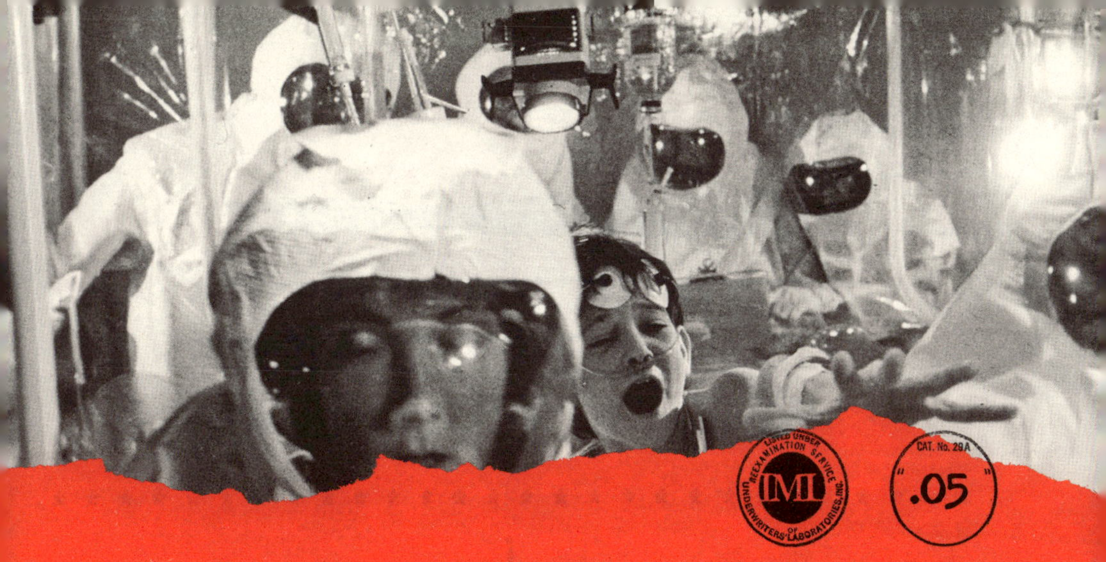

OS HOMENS DE ROUPAS BRANCAS

No filme dirigido por Steven Spielberg lançado em 1982, *E.T. – O Extraterrestre*, um grupo de médicos anônimos a serviço de uma organização secreta do governo realizam uma operação desumana no E.T., um ser extremamente fofinho. Sem pedirem autorização, eles tomam conta da casa onde o jovem Elliott mora e transformam a sala de estar em uma sala de operação. Por não se darem ao trabalho de primeiro ouvir o paciente, ou mesmo Elliott e sua família, os médicos se mostram incapazes de compreender que o único problema do E.T. é que ele está com saudades de casa — o que só deixa a situação ainda pior.

As fronteiras da área cirúrgica estão sempre se expandindo. Isso leva muitos a questionarem se todo esse progresso é realmente necessário. Nas últimas décadas, estamos ouvindo cada vez mais alguns lemas como "procurar atingir não apenas o máximo da capacidade humana, mas também desejar fazer isso da maneira mais humana possível", ou "devemos ir além de adicionar anos à vida e adicionar também vida aos anos". Tomar uma decisão acertada em termos de realizar ou não uma operação significa encontrar um bom equilíbrio entre os benefícios para o paciente (em termos tanto de duração quanto de qualidade de vida) e os riscos do procedimento em si. As opiniões tanto do paciente quanto do cirurgião devem pesar nessa decisão. Os pacientes recebem um código de tratamento baseado em seus próprios desejos e na natureza e prognóstico de sua doença. Ao escolherem o tratamento completo e sem restrições, isso significa que tudo será feito para curar o paciente e salvar sua vida. Mas também é possível que certos limites específicos sejam combinados de mútuo acordo, por exemplo, que tudo deve ser tentado pelo médico, menos a ressuscitação, caso ela seja necessária. Ao se escolher um tratamento de completa limitação, isso significa que nada mais será feito para salvar a vida do paciente, sendo tomadas apenas as medidas que tornam o fim de sua vida o mais confortável possível.

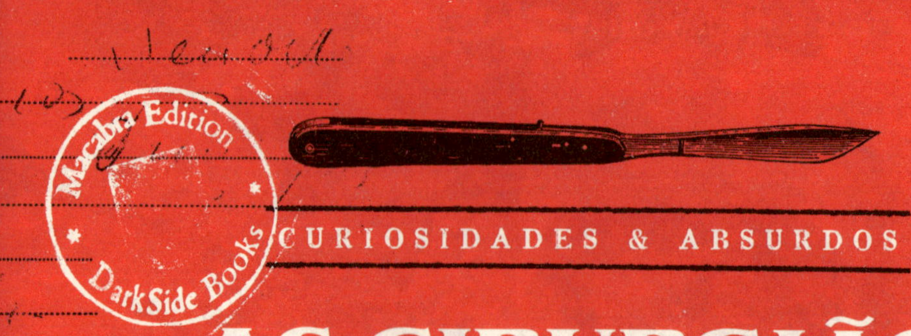

CURIOSIDADES & ABSURDOS

AS CIRURGIÃS

Ainda que hoje em dia a noção de que a medicina cirúrgica pode ser praticada tanto por homens quanto mulheres faça parte do senso comum, essa profissão tem sido tão dominada por homens nos últimos duzentos anos que ainda parece que as cirurgiãs empunhando um bisturi são algo novo. No entanto, cirurgiãs respeitadas sempre existiram. Por volta do ano 1000 d.C., o cirurgião Abu al-Qasim Khalaf ibn al-Abbas Al-Zahrawi, mais conhecido como Albucasis de Córdoba, escreveu que as mulheres que estivessem sofrendo de cálculos na bexiga receberiam um tratamento melhor se fossem atendidas por uma cirurgiã. Mais descrições sobre as habilidades das cirurgiãs também podem ser encontradas na literatura francesa do século XII. Na Itália, já no século XIII, as mulheres passaram a ser treinadas para se tornarem cirurgiãs. Na mesma época, na França, a viúva de um cirurgião recebeu a autorização para assumir a clínica de seu falecido marido. Entre os mais de 3 mil cirurgiões que se formaram em Salerno no século XIV havia dezoito mulheres. Nesse mesmo século, o rei da Inglaterra também tinha uma cirurgiã da corte, ao invés de um cirurgião. Todavia, após a Idade Média ocorreram duas grandes mudanças de atitude que praticamente levaram ao desaparecimento das cirurgiãs: a caça às bruxas do século XVI e o excesso de pudor do século XIX, sendo que este prevaleceu até pelo menos 1968. Nos Países Baixos, entre 1945 e 1990, a proporção de mulheres entre os cirurgiões recém-registrados era de cerca de 3%. Entre 1990 e 2000, essa proporção aumentou para 12%. Em 2010, 25% dos cirurgiões em atividade e 33% dos cirurgiões em formação eram mulheres. Em 2016, 11,1% dos cirurgiões em atividade na Inglaterra eram mulheres.

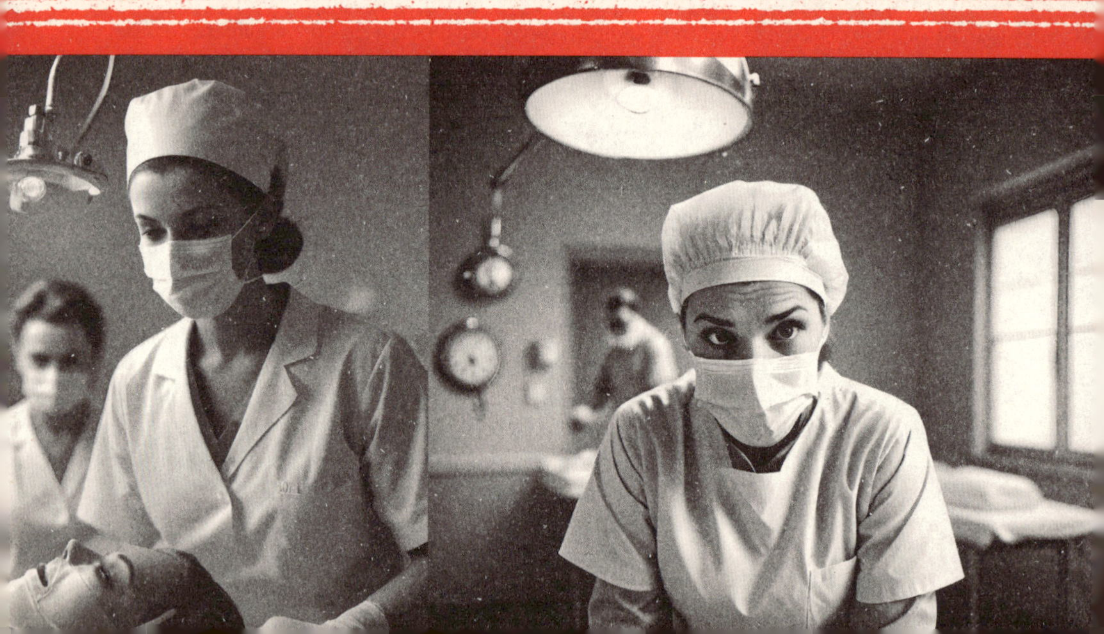

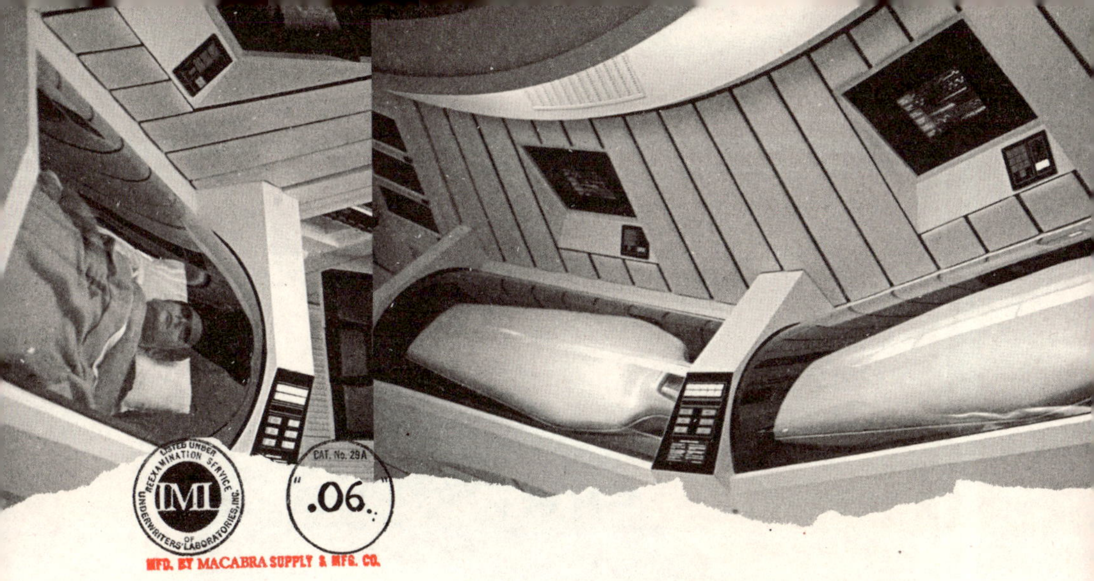

OS TRÊS MÉDICOS DORMINDO EM SONO CRIOGÊNICO

Em *2001: Uma Odisseia no Espaço*, filme de 1968 dirigido por Stanley Kubrick, três médicos passam toda a viagem da espaçonave *Discovery One* em sono profundo. Eles foram colocados em hibernação criogênica no início da missão para serem acordados quando a nave chegasse a seu destino, o planeta Júpiter. No entanto, enquanto eles estão em dormido profundamente, sem suspeitar de nada, o computador de bordo HAL 9000 rouba o controle da nave. O "departamento de TI" assume o total controle sobre a monitoração dos três médicos e decide pôr um fim às suas vidas.

Em algum momento durante a bolha da internet, em meados da década de 1990, deu-se início a um processo definitivo de informatização dos sistemas de saúde. Os cirurgiões também tiveram de seguir o ritmo da época e acatar essas mudanças. Qualquer um que optasse por não aceitá-las ficou para trás de vez. Os registros médicos, prescrições e cartas de referência escritos à mão estão se tornando relíquias do passado. Hoje, todo hospital moderno tem prontuários eletrônicos que registram de maneira digital todos os tratamentos, internações, resultados de exames e complicações que ocorram. O número de pessoas que trabalham como secretários e secretárias de médicos diminuiu exponencialmente, fazendo com que agora os cirurgiões tenham muito mais trabalho para fazer por conta própria. Ainda que tudo sobre as cartas e arquivos eletrônicos soe maravilhoso na teoria, sabemos que esses sistemas são incapazes de produzir uma saída de informações sem que exista uma entrada também. A informatização não foi capaz de impedir um aumento acentuado no volume de trabalho administrativo com que os cirurgiões e outros especialistas médicos precisam lidar. Ainda não há — infelizmente — nenhuma chance de os computadores assumirem totalmente as tarefas realizadas pelos médicos humanos.

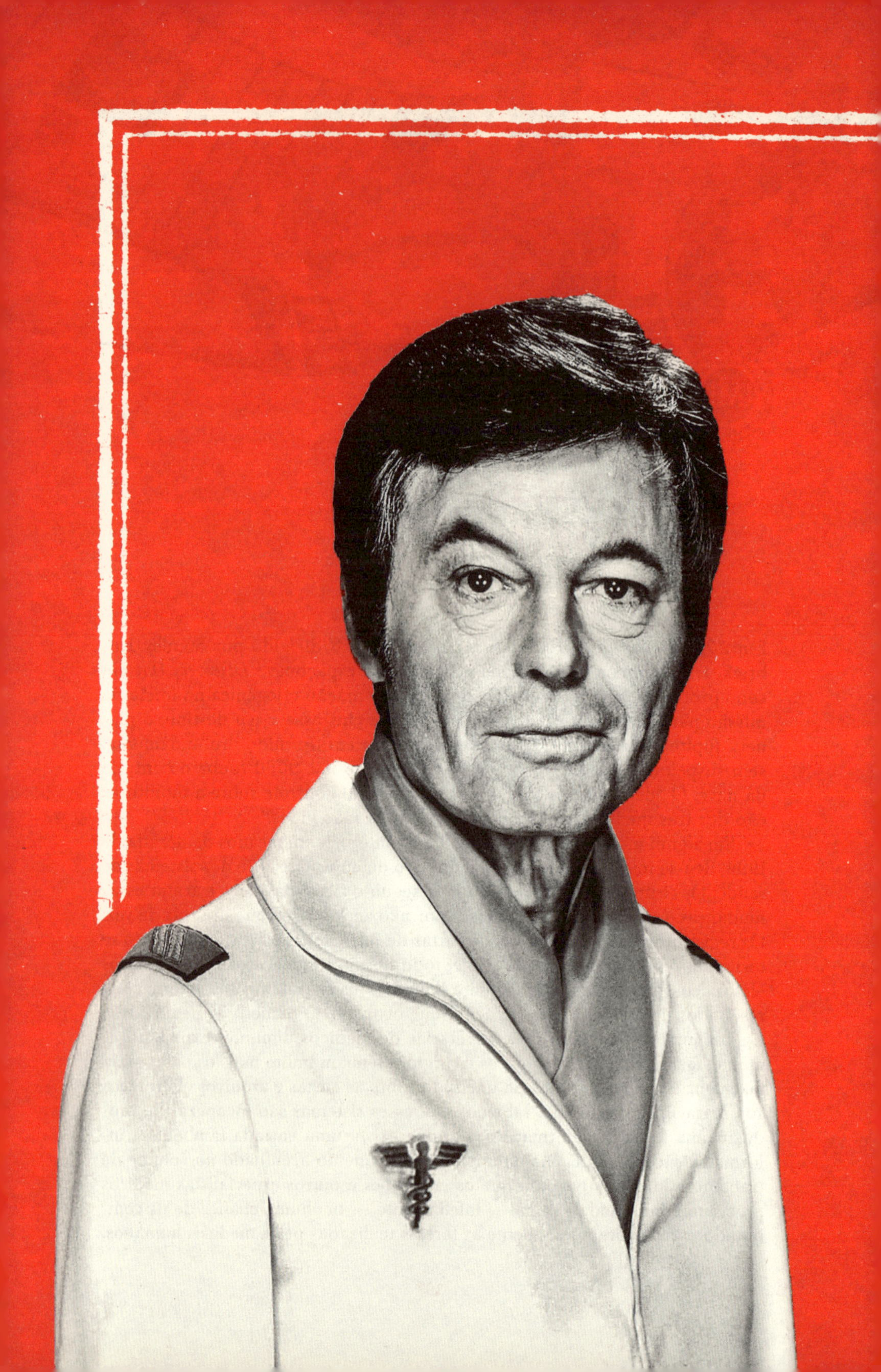

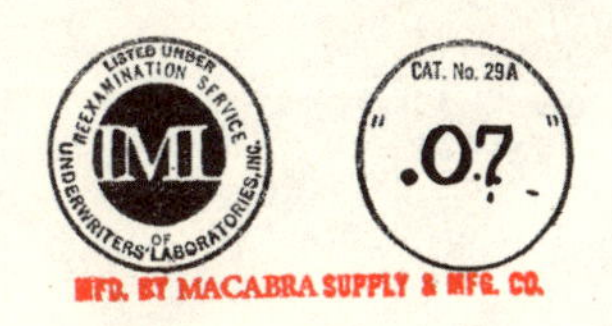

LEONARD MCCOY

Leonard McCoy era o silencioso médico a bordo da USS *Enterprise* na série *Jornada nas Estrelas*, criada por Gene Roddenberry e exibida de 1966 a 1969. Para um homem do século XXIII, McCoy tem um comportamento bastante antiquado. Ele não quer saber de tecnologia ou da lógica fria de seu parceiro de treino, o sr. Spock. O trabalho de McCoy como cirurgião também não é fundamentado em evidências, e sim no bom e velho conselho de que seus pacientes devem descansar, manter uma rotina saudável e higiene pessoal. Os pacientes são colocados para descansar e dormir profundamente na enfermaria limpa e arrumada, com espaço para atender quatro pessoas. Sob o comando de McCoy não há atalhos quando se trata de cuidados pós-operatórios a bordo da *Enterprise*.

Para o senso comum, o repouso no leito está inextricavelmente ligado aos cuidados pós-operatórios. Durante a década de 1960, quem poderia imaginar que ficar deitado na cama faz mais mal do que bem durante a importante fase de recuperação após uma cirurgia? McCoy tinha um pequeno dispositivo de tamanho mais ou menos similar ao de um smartphone, que era capaz de dar-lhe um diagnóstico detalhado do paciente, bastando movê-lo para frente e para trás sobre quem precisasse ser examinado. Seus tratamentos também eram futuristas, ainda que apenas porque McCoy fosse capaz de recuperar rapidamente todos os membros da tripulação que eram atacados por alienígenas e sem deixá-los com nenhuma deficiência ou cicatriz. No entanto, não havia nada de futurista em seu método pós-operatório, mesmo com tantos tratamentos de alta tecnologia envolvidos — assim como nos grandes hospitais do século XVII, McCoy basicamente colocava seus pacientes na cama e esperava que eles se recuperassem.

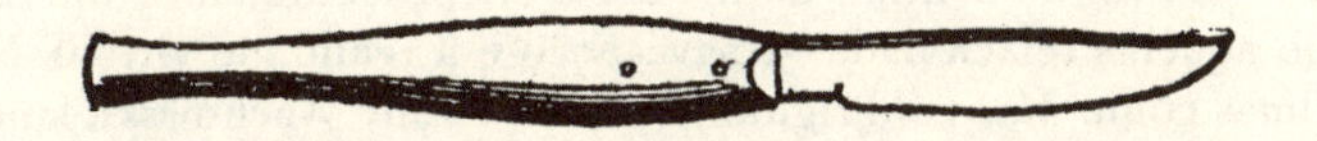

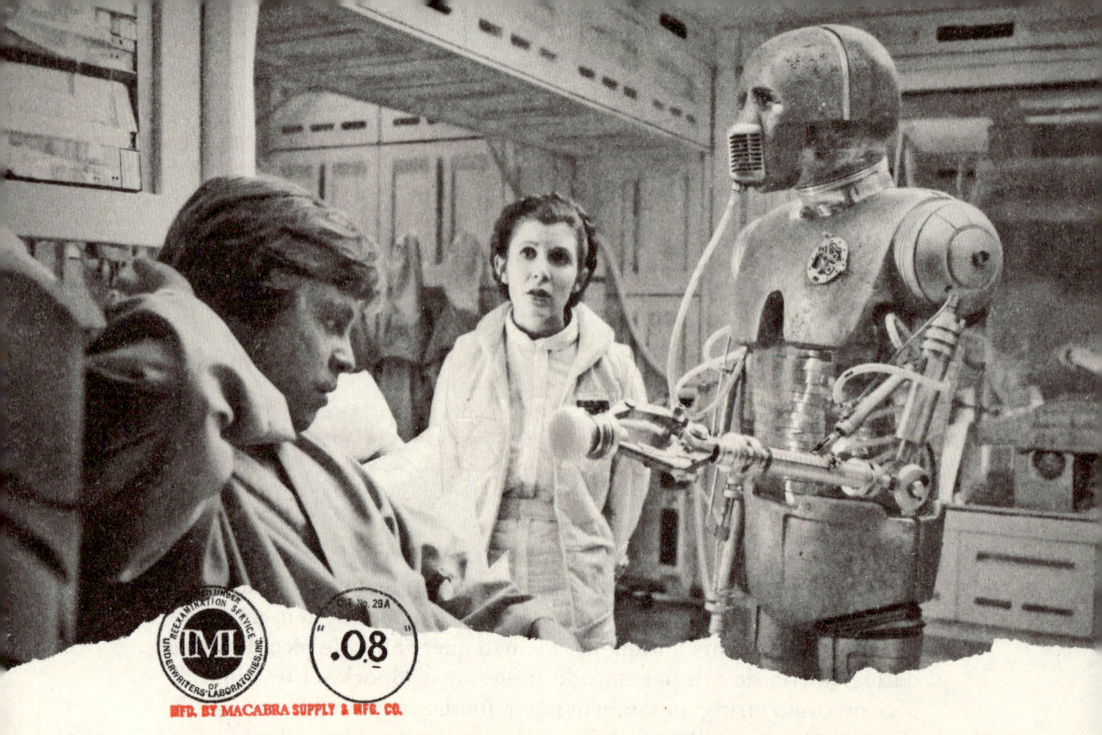

O CIRURGIÃO ROBÔ

No épico filme *Star Wars: O Império Contra-Ataca*, criado por George Lucas e lançado em 1980, um robô anônimo coloca uma prótese mecânica em Luke Skywalker após o jovem herói perder a mão direita em sua batalha do bem (a Força) contra o mal (o lado sombrio da Força). Ao mesmo tempo que passa pela cirurgia, Luke se dá conta de que o vilão Darth Vader, responsável por decepar a mão do herói com uma espada laser, é na verdade seu pai. Contos de fadas mal-feitos como esse sempre precisam ter um final feliz. Então, em uma espécie de *deus ex machina*, o robô substitui o membro decepado de Luke por uma outra mão biônica. Ainda que nesse futuro da história Luke Skywalker seja um paciente satisfeito, os cirurgiões parecem ter se tornado completamente supérfluos.

Inovações tecnológicas de tirar o fôlego foram conquistadas nos últimos trinta, quarenta anos. Operações mais e mais complexas se tornaram possíveis, usando incisões cada vez menores. É de se notar, todavia, que a robótica não desempenhou um papel muito importante nesse rápido progresso. Há algumas operações abdominais que podem ser realizadas usando um robô, mas este não pode ser pré-programado — um cirurgião sempre tem de controlá-lo em tempo real. Além disso, a cirurgia robótica não oferece novas opções de tratamentos: tratam-se dos mesmos procedimentos que podem ser realizados sem a ajuda de robôs. No entanto, existem outras tecnologias que são mais interessantes no sentido de melhorar os procedimentos operacionais, tais como aquelas relacionadas à navegação e à realidade virtual. Neste aspecto, filmes como *Matrix* (dirigido por Lana e Lilly Wachowski, lançado em 1999) e *O Vingador do Futuro* (dirigido por Paul Verhoeven, lançado em 1990) trazem uma imagem mais realista do futuro da cirurgia do que *Star Wars*.

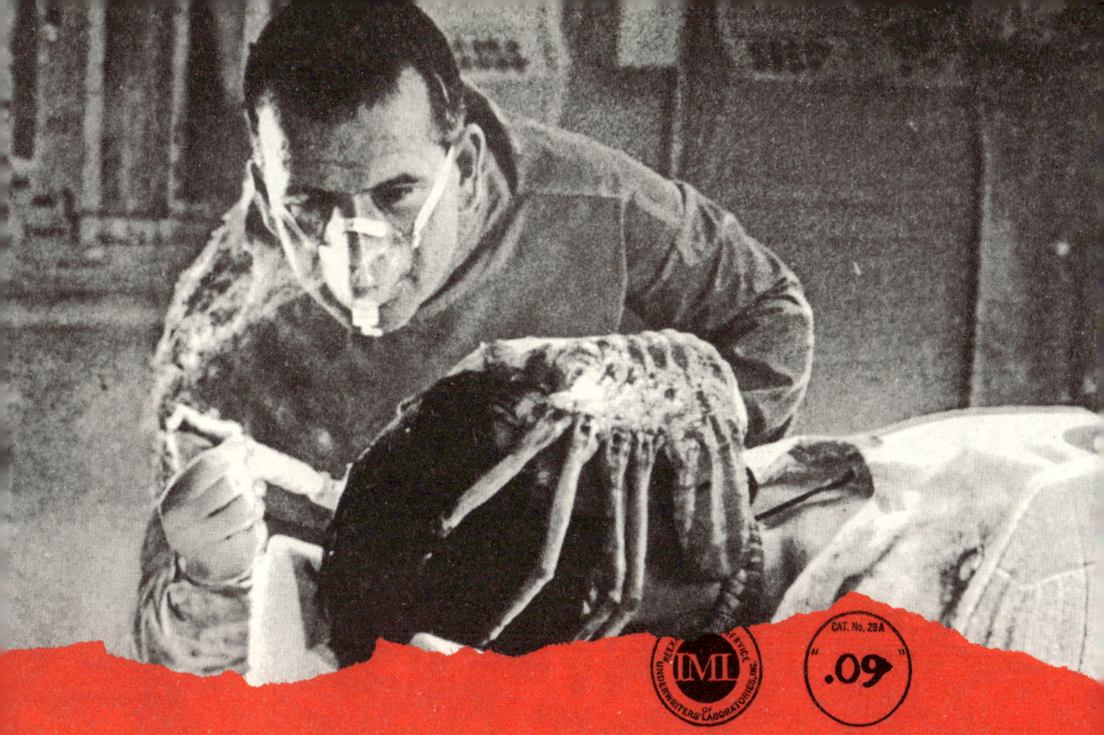

DR. ASH

Ash é o médico a bordo do cargueiro espacial *Nostromo* no filme de 1979, *Alien – O Oitavo Passageiro*, dirigido por Ridley Scott. Quando um alienígena que parece saído de um pesadelo surge a bordo, explodindo do peito de um dos membros da tripulação, o dr. Ash interrompe os esforços do restante da tripulação em destruir o monstro. A tripulação então o mata e descobre que ele não era humano, mas sim um androide mecânico que seguia de forma acrítica suas instruções pré-programadas. A empresa que é dona e opera a espaçonave dera ao androide algumas ordens secretas, cuja intenção era procurar por vida alienígena. Portanto, Ash era um médico que seguia ao pé da letra as instruções do conselho de diretoria, mesmo às custas de seus próprios colegas.

Os médicos especialistas são os responsáveis por determinar o tipo de cuidado que seus pacientes recebem. Com cada paciente, eles decidem o que deve ser feito e a melhor forma de fazê-lo. Essa prática é do interesse do hospital, mas as diretorias também têm outros interesses, como equilibrar seus custos de maneira responsável. Embora em alguns casos a mesma quantidade de cuidados possa ser fornecida por um orçamento menor, uma equipe com menos treinamento, utilizando materiais mais baratos e trabalhando com menos estrutura e equipamentos são fatores que podem trazer impacto negativo na qualidade do serviço prestado. Os cirurgiões acabam dependendo muito da política hospitalar, então precisam acompanhar de perto sua condução — o problema é que eles dispõem de menos tempo para isso. Por fim, as políticas de saúde dentro e fora do hospital ficam nas mãos de administradores e médicos não especializados em cirurgia, o que impacta no processo como um todo.

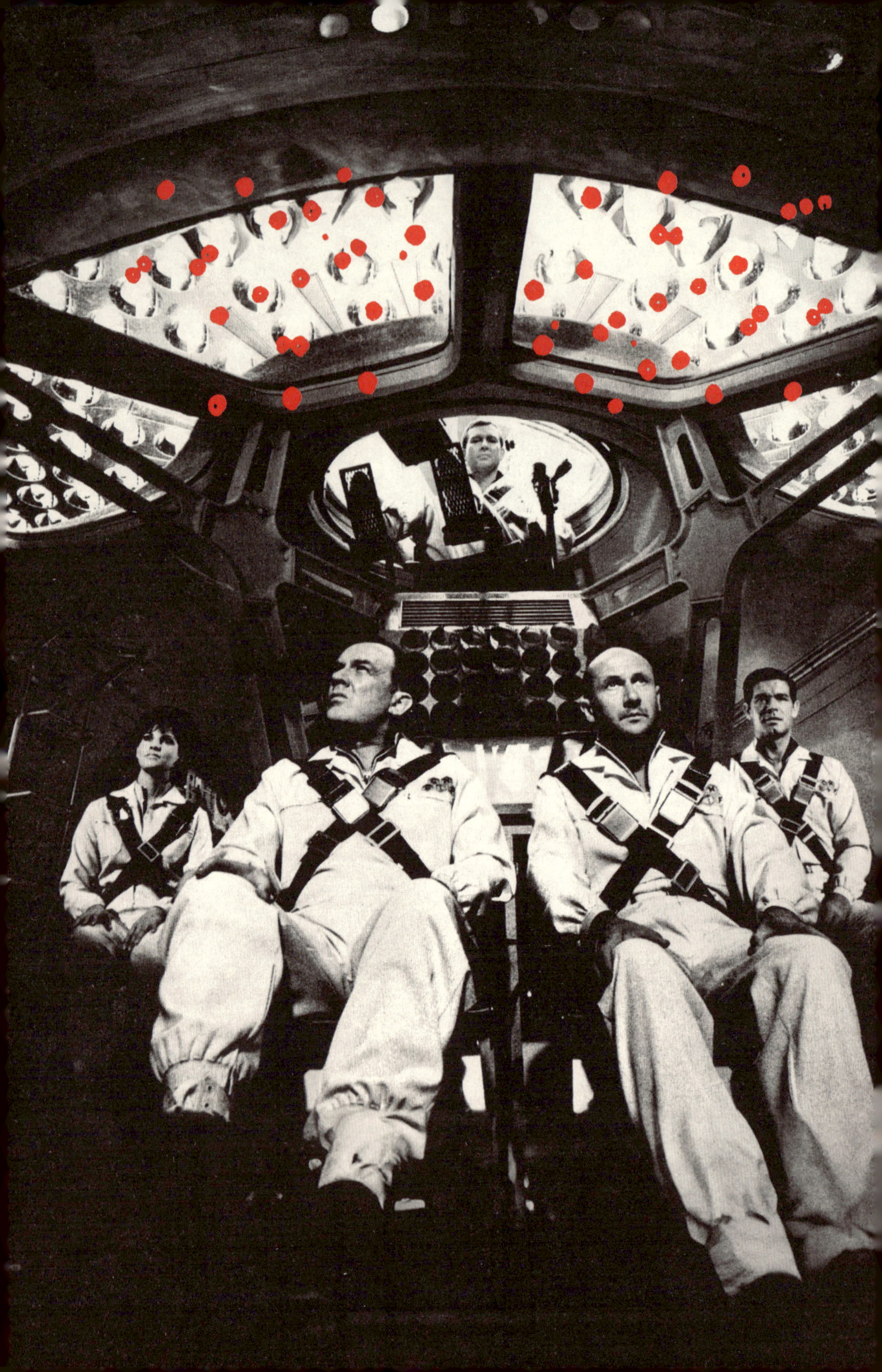

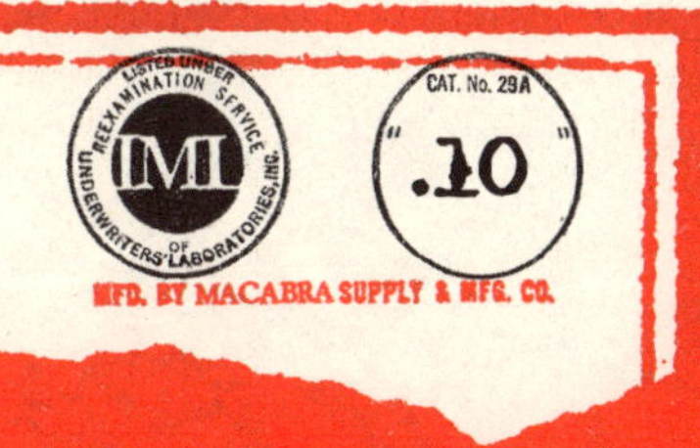

PETER DUVAL

Peter Duval é o belo cirurgião a bordo do submarino *Proteus* em *Viagem Fantástica*, filme lançado em 1966 e dirigido por Richard Fleischer. Na história, um renomado cientista do Bloco Oriental deserta para o Ocidente, então bate sua cabeça e sofre uma hemorragia cerebral. Somente uma cirurgia de mínima invasão pode remover o coágulo de sangue no cérebro do cientista — e esse detalhe é encarado de forma bem literal por este filme de ficção científica. Por meio de uma tecnologia futurista, um submarino nuclear — com tripulação e tudo — é reduzido ao tamanho de um glóbulo vermelho e injetado no pescoço do homem. Mas o submarino se perde pelo caminho e precisa seguir um trajeto muito mais emocionante na direção do cérebro, que passa pelo coração e pelo ouvido interno. Para piorar a situação, revela-se que foi um grave erro trazer um médico internista na viagem. Conforme a trama evolui, torna-se evidente que o internista, dr. Michaels, é na verdade um espião que está sabotando os planos bem-intencionados do restante da equipe. Ainda assim, Michaels sofre o destino que merece ao ser devorado por um glóbulo branco. O cirurgião duro na queda Peter Duval pode então vestir seu traje de mergulho e, contando com a ajuda da bela Raquel Welch ao seu lado, dar início ao processo de atirar no coágulo de sangue com um grande canhão de laser.

Somente um cirurgião poderia ter escrito essa história! Infelizmente, até hoje os coágulos sanguíneos não são tratados por cirurgiões que pilotam submarinos em miniatura, mas sim por meio do uso de medicamentos administrados por médicos especialistas em áreas não cirúrgicas. Estamos falando de um tratamento minimamente invasivo, mas bem menos divertido do que o do filme.

O tratamento de mínima invasão é um conceito-chave para a cirurgia do futuro. Atualmente, as operações estão se tornando cada vez menores e levando menos tempo para serem realizadas, com o intuito de que o paciente passe por menos desconforto e sofra menos inconveniências. Além disso, hoje em dia os pacientes precisam realizar menos operações do que antes, pois algumas doenças já podem ser tratadas facilmente com medicamentos ou procedimentos não cirúrgicos. Mesmo assim, os cirurgiões nunca deixarão de existir ou serão substituídos por robôs ou por outra tecnologia computacional. Sempre existirá a necessidade de uma pessoa capaz de utilizar uma lâmina para salvar a vida dos outros, reparar danos, remover tumores e aliviar o sofrimento alheio.

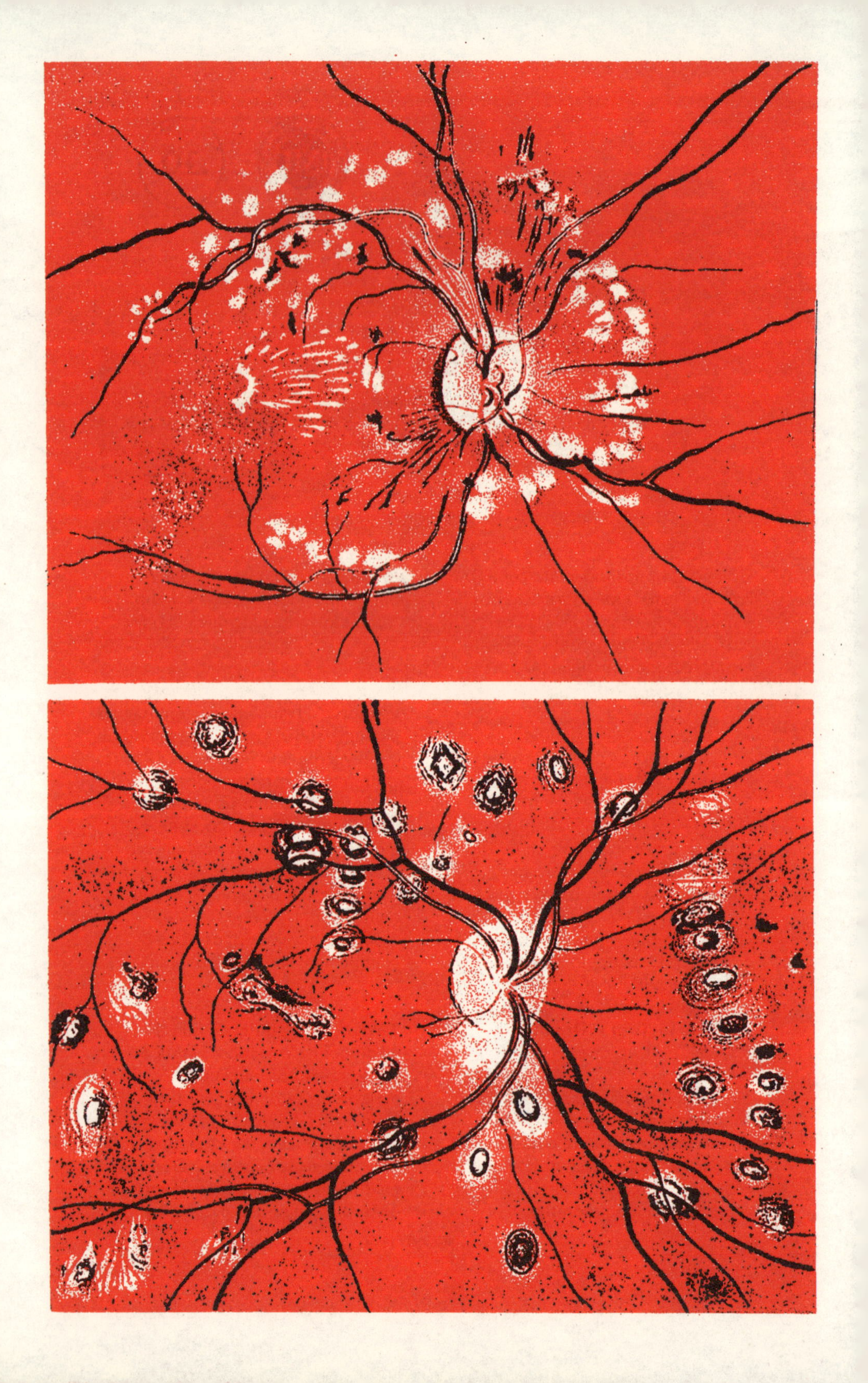

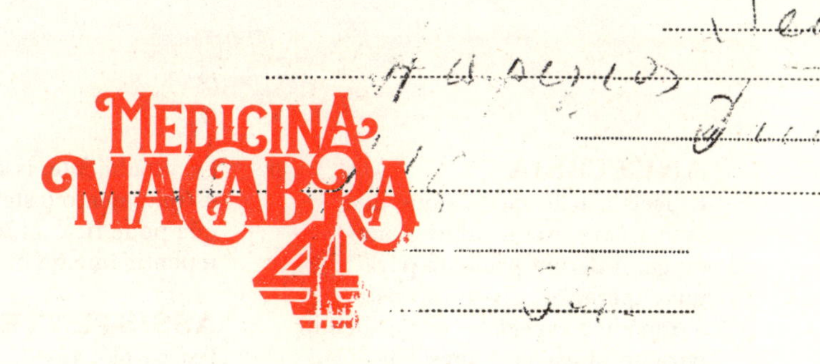

GLOSSÁRIO

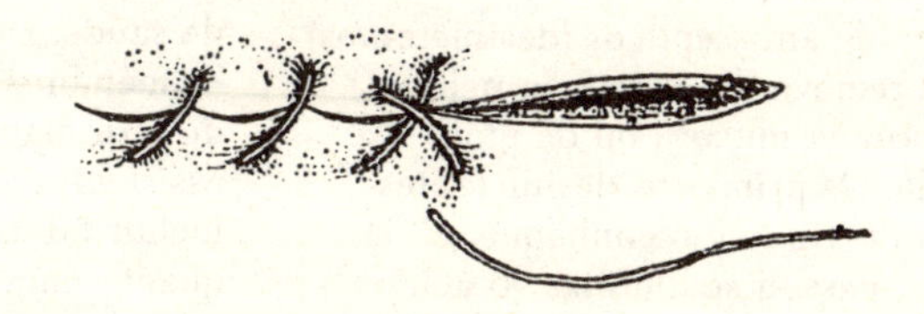

ABDÔMEN

Conhecido informalmente como barriga. A palavra grega "laparos" é usada pelo campo cirúrgico para se referir ao abdômen. Por exemplo: laparotomia significa "abrir a cavidade abdominal".

ABSCESSO

Acúmulo de pus sob pressão entre os tecidos do corpo. Para evitar que um abscesso avançado piore, ele deve ser aberto. Tal prática na cirurgia é expressa pelo aforismo em latim *"ubi pus, ibi evacua"*, que significa "onde houver pus, extraia-o". Abrir um abscesso e drenar o pus é um procedimento cirúrgico. O acúmulo de pus em uma cavidade pré-existente é conhecido como um empiema. *Ver* **Pus**, **Incisão** e **Drenagem**.

AGUDO

Súbito ou imediato (não confundir com urgente). Trata-se do oposto de crônico, persistente e não súbito. Hiperagudo significa muito repentino. Subagudo significa rápido, mas não repentino.

AMPUTAÇÃO

Remoção parcial ou completa de um membro. Vindo do latim "amputare", que significa "podar".

ANAMNESE

Termo cujo significado literal é "de memória". Trata-se de perguntar ao paciente sobre a natureza, gravidade, desenvolvimento e duração de seus sintomas. Se o médico descobre os sintomas de um paciente por meio de outras pessoas, isso é chamado de hetero-anamnese. A anamnese é a primeira parte do exame de um paciente. A seguir, realiza-se um exame físico e, caso seja necessário, os exames complementares. *Ver* **Sintoma**.

ANATOMIA

Termo cujo significado literal é "descobrir cortando". Trata-se da descrição da estrutura macroscópica de um ser vivo. Os desvios de anatomia normal do corpo podem ser causados por diferenças naturais (variações anatômicas) ou por uma doença ou distúrbio (anatomia patológica).

ANESTESIA

Especialização médica que lida com a anestesia local, regional ou geral de um paciente para uma operação. Um anestesista é o médico especialista qualificado para administrar a anestesia.

ANTISSEPSIA, ANTISSÉPTICO

O uso de antissépticos (desinfetantes) para remover bactérias da pele, membrana mucosa ou de uma ferida. Os primeiros desinfetantes foram o vinho e o conhaque. Mais tarde, passou-se a utilizar o ácido carbólico, mas este era muito prejudicial aos tecidos corporais. Hoje em dia são utilizados produtos químicos que contêm iodo ou cloro. A simples limpeza com água e sabão também serve para desinfetar até certo ponto, o que explica o motivo para os cirurgiões lavarem as mãos com tanta frequência.

ARTÉRIA

Vaso sanguíneo que transporta o sangue do coração e cujo fluxo está sujeito a uma alta pressão (pressão arterial). As artérias aparecem na cor vermelha nos livros de anatomia, pois o sangue rico em oxigênio tem um tom vermelho-vivo. As artérias pulmonares são excepcionais, porque o sangue que elas transportam do coração para os pulmões é pobre em oxigênio.

ARTÉRIAS BLOQUEADAS

Ver **Arteriosclerose**.

ARTERIOSCLEROSE

Doença inflamatória das artérias. A parede interna da artéria é afetada pelo acúmulo de colesterol, o que leva a uma inflamação. Isso cria um tecido cicatricial onde o carbonato de cálcio passa a se depositar. Eventualmente, isso leva ao estreitamento (estenose) da artéria, que pode ficar gradualmente ou repentinamente bloqueada (oclusão).

ASSISTENTE

Pessoa que auxilia. Um assistente médico é um profissional de saúde que apoia o trabalho de médicos e outros profissionais de saúde. Durante as cirurgias, os membros da equipe de apoio do cirurgião são chamados de assistentes cirúrgicos e podem incluir tanto outros cirurgiões quanto uma equipe paramédica.

ATEROSCLEROSE

Ver **Arteriosclerose**.

AUTÓPSIA

Exame de cadáveres. *Ver* **Obdução**.

BASEADO EM EVIDÊNCIAS

Tomar decisões e agir com base em resultados publicados pela literatura médica. Ao contrário de seguir a "opinião de especialistas", ao decidir e agir baseado naquilo que alguém que alega ser um especialista diz que faria ou não. As evidências podem ter diversos graus de confiabilidade. Quanto maior o número total de pacientes a partir da qual uma determinada conclusão é calculada, mais confiável é a evidência. As evidências podem levar ao surgimento de diretrizes nacionais acerca da estrutura para os provedores de tratamentos de saúde.

BIÓPSIA

Remoção de um pedaço de tecido para a realização de testes adicionais — por exemplo, uma análise sob microscópio. Uma biópsia excisional envolve a remoção de todo o tecido afetado. Já em uma biópsia incisional, apenas uma parte do tecido afetado é removida e se deixa o restante no lugar. *Ver* também **Excisão, Incisão**.

BISTURI
Lâmina cirúrgica. Antigamente era uma lâmina de peça única, com o corte e o cabo unidos. Na cirurgia moderna, esse tipo de bisturi foi quase totalmente substituído por uma alça separada na qual as lâminas descartáveis podem ser encaixadas. *Ver* **Lanceta**.

CÂNCER
Doença maligna na qual as células do corpo se isolam dos mecanismos normais de controle do organismo e passam a se multiplicar de forma autônoma às custas do restante do corpo. Um tumor canceroso é invasivo, ou seja, capaz de ativamente romper as barreiras do corpo. O câncer de pele, de membrana mucosa ou de tecido glandular é chamado de carcinoma, o câncer de células sanguíneas é conhecido como leucemia e os cânceres que acometem todos os outros tecidos recebem o nome de sarcoma.

CAQUEXIA
Desnutrição grave, emagrecimento severo.

CARDIOCIRURGIA
Cirurgia cardíaca. Não confundir com cardiologia, que se trata do ramo da medicina que trata das doenças cardíacas cujo tratamento não requer cirurgias.

CATETER URINÁRIO
Ver **Dreno**.

CHOQUE
Ver **Sistema circulatório**.

CICATRIZ
Ver **Ferida, Cicatrização de feridas, Cura**.

CICATRIZAÇÃO
Cicatrizar e curar são duas formas de "tornar as pessoas melhores de volta". No entanto, ao contrário da cura, a cicatrização deixa suas marcas no corpo do paciente na forma de cicatrizes. *Ver* **Cura, Cirurgião, Cirurgia**.

CICATRIZAÇÃO DE FERIDAS
A recuperação de uma ferida que deixa uma cicatriz. A cicatrização primária da ferida é o processo de preenchimento da ferida pelo tecido conjuntivo, que funciona como uma ponte sobre a abertura no tecido. Esse processo só ocorre caso a ferida esteja limpa, as bordas da ferida sejam pressionadas por vários dias para se juntarem e se houver um suprimento adequado de sangue atingindo o leito da ferida e as bordas da ferida. Já na cicatrização secundária de ferida, a princípio ela permanece aberta e gradualmente se enche com um novo tecido conhecido como tecido de granulação. A pele ou a membrana mucosa então se fecham sobre esse novo tecido. *Ver* **Ferida**.

CIRCUNCISÃO
Termo cujo significado literal é "cortar ao redor". A circuncisão completa é a remoção total do prepúcio do pênis.

CIRURGIA
O termo é proveniente das palavras gregas *kheir* ("mão") e *ergon* ("trabalho"), seu significado é "trabalho manual" e a arte de curar. Historicamente, costumava haver uma separação evidente entre a cirurgia e o restante da medicina,

que se restringia a curar doenças sem usar as mãos. Para a medicina moderna, tornou-se óbvio que os cirurgiões também são médicos e que os médicos que não realizam incisões também usam as mãos. No entanto, a distinção entre curar e cicatrizar mantém a diferença entre as duas abordagens (usando incisões ou não). *Ver* **Cura**.

CIRURGIÃO
Termo cujo significado literal é "trabalhador manual". Um médico especialista qualificado para tratar pacientes por meio de operações. Restringe-se a doenças e moléstias que podem ser tratadas cirurgicamente. As especializações cirúrgicas são conhecidas como disciplinas de "corte".

CLAUDICAÇÃO INTERMITENTE
Privação de oxigênio nos músculos da perna ao caminhar, devido ao estreitamento das artérias que fornecem sangue às pernas, o que causa uma dor que se interrompe imediatamente durante o repouso. *Ver* **Isquemia**.

COMPLICAÇÃO
Consequência danosa indesejada (e não intencional) de uma doença, distúrbio ou operação. Não deve ser confundida com efeitos colaterais, que também são consequências indesejáveis das formas de tratamento, mas não são inesperadas. As complicações são inerentes aos tipos de tratamento, sejam estes cirúrgicos ou não, portanto, geralmente elas não podem ser atribuídas a erros humanos. *Ver* **Morbidez**.

CRÔNICO PERSISTENTE
Condição ou enfermidade que não é repentina. *Ver* **Agudo**.

CUIDADOS DE FIM DE VIDA
Quando se interrompe todo o tratamento contra uma doença fatal com o objetivo de fazer com que o final da vida do paciente seja o mais confortável possível. *Ver* **Paliativo**.

CURA
Recuperar a saúde sem deixar marcas no corpo. *Ver* **Cicatrização**.

CURVA DE APRENDIZADO
Diminuição da probabilidade de complicações e de óbito de um paciente (morbidade e mortalidade) conforme o cirurgião, equipe ou hospital ganham mais experiência em determinada operação. Eventualmente, o risco de morbidade ou mortalidade diminui a tal ponto que ganhar mais experiência não surte mais efeito. A partir daí, considera-se que a curva de aprendizado está "concluída" ou "alcançada". Uma curva de aprendizado típica requer mais de cem pacientes para ser concluída.

DERRAME
Perda de função de parte do cérebro devido a uma hemorragia ou infarte cerebral. O termo médico oficial é acidente vascular cerebral (AVC) . *Ver* **Infarto**.

DESLOCAMENTO
Quando um osso ou uma articulação sai do lugar. Também é referido como luxação. Uma fratura-luxação é quando o paciente sofre com as duas coisas ao mesmo tempo, tanto a luxação quanto a fratura. *Ver* **Reposicionamento**.

DIAGNÓSTICO

Identificar o que está errado com o paciente — a natureza da enfermidade, sua causa e sua gravidade.

DIVIDIR

Abrir uma estrutura ou órgão de maneira cirurgicamente responsável por meio de corte ou queima. Um intestino pode ser dividido usando um grampeador médico. Um vaso sanguíneo é dividido cortando-o e amarrando-o com uma sutura. *Ver* **Sutura**.

DRENO

Substantivo: Um tubo ou tira que é inserido através de uma abertura no corpo para que algo seja drenado — por exemplo, o ar da cavidade torácica (dreno de tórax) ou pus de uma cavidade de abscesso. A maioria dos drenos é feita de borracha ou silicone. O cateter urinário é um tipo especial de dreno que é inserido na bexiga através da uretra. *Verbo:* Drenar fluidos, mais especificamente utilizado nas incisões em abscessos para remover o pus. Uma intervenção cirúrgica completa é popularmente conhecida como uma "incisão e drenagem", que se abrevia como "I e D". Em alguns casos, o dreno é deixado após a cirurgia na incisão ou inserido através de uma incisão secundária (contraincisão) para permitir que o pus que ainda está no abscesso ou que venha a se formar possa ser retirado. *Ver* **Abscesso**.

EFEITO COLATERAL

Ver **Complicação**.

ELETIVA

Não obrigatória, opcional. Uma cirurgia eletiva é um procedimento cirúrgico para o qual existe uma alternativa razoável. Isso significa que tal operação pode ser planejada e há tempo suficiente para adiá-la ou não a realizar, isso caso ela seja realmente necessária.

EMBOLIA

Quando algo que pode causar danos no sistema circulatório é transportado pela corrente sanguínea. Um coágulo de sangue de trombose na perna, por exemplo, pode fechar parte do pulmão (embolia pulmonar). O mesmo pode ocorrer com o tecido adiposo da medula óssea após uma fratura. Durante uma cirurgia carotídea, a presença de ar nas artérias carótidas do pescoço (embolia aérea) pode causar um infarto cerebral.

EMBRIOLÓGICO

Relativo ao desenvolvimento de um organismo antes do nascimento. A partir do momento que um embrião é reconhecível o bastante para se tornar semelhante ao animal que ele se tornará, ele passa a ser conhecido como um feto.

ERRO MÉDICO

Ver **Complicação**.

ESTENOSE

Estrangulamento de um dos intestinos, vaso sanguíneo ou qualquer outra estrutura oca. A estenose de uma artéria leva a sintomas sentidos durante a atividade física. *Ver* **Arteriosclerose**.

ESTÉRIL

1. Incapaz de produzir descendentes.
2. Completamente livre de quaisquer patógenos, também conhecido como asséptico. Não confundir com antisséptico. Instrumentos cirúrgicos, jalecos de cirurgião e luvas são esterilizados com raios gama ou com vapor quente sob alta pressão.

ESTOMA

Abertura, boca. Utilizado principalmente para uma saída dos intestinos na pele do abdômen. Um nome melhor é *anus praeternaturalis*, literalmente "ânus além do natural". Um estoma do intestino delgado é conhecido como ileostomia ou jejunostomia, enquanto o do intestino grosso é conhecido como colostomia.

EXCISÃO

Cortar fora. Remover algo completamente por meio de um corte. *Ver* **Incisão, Circuncisão, Biópsia, Ressecção.**

EXPECTATIVA

Espera sob vigilância, com o paciente sendo monitorado de perto, mas sem que (ainda) seja dado algum tratamento. *Ver* **Tratamento conservador, Tratamento invasivo.**

EXPOSIÇÃO

Liberação (se necessário por meio de uma dissecção) de uma estrutura ou tecido anormal, incluindo os tecidos dos arredores imediatos, com o intuito de prover uma visão nítida de toda a estrutura e sobre como ela se relaciona àquilo que está ao seu redor.

FATOR DE RISCO

Uma situação que causa um risco de ocorrência de uma doença ou complicação. Por exemplo, desnutrição, obesidade, diabetes e tabagismo são quatro importantes fatores de risco para a má cicatrização de feridas.

FERIMENTO

Brecha de uma barreira no corpo. Uma abertura na pele geralmente é descrita simplesmente como uma ferida, enquanto uma fenda na membrana mucosa é chamada de úlcera. Uma ferida tem bordas e um leito de ferida. A cicatrização de uma ferida depende da presença de bactérias na ferida, da quantidade de tecido morto, do suprimento de sangue que banha as bordas da ferida e o leito da ferida, assim como do estado nutricional do paciente. Uma ferida curada deixa uma cicatriz, pois o processo depende de tecido conjuntivo extra que preenche a abertura no tecido.

FÍSTULA

Duas pequenas feridas conectadas entre si por um túnel que atravessa os tecidos do corpo. Ela pode ligar uma cavidade a outra, ou uma cavidade e o lado de fora do organismo. Uma fístula anal, por exemplo, conecta uma ferida no reto a outra na pele. A palavra tem origem no termo em latim para tubo, cano ou flauta.

FLUTUAÇÃO

Um sintoma perceptível ao se pressionar um lado de um inchaço cheio de fluido, o que faz com que ele se projete para o outro lado. Como esse efeito não ocorre com um inchaço preenchido por um material sólido, a verificação da flutuação serve para esclarecer se o inchaço é líquido ou sólido. Por exemplo, um abscesso em estágio evoluído é líquido, enquanto um inchaço sem um abscesso é sólido. *Ver* **Pus, Incisão, Drenagem.**

FRATURA

Osso quebrado.

GANGRENA

Falecimento de um tecido vivo, tal como a pele ao redor de uma ferida, um dedo do pé ou um membro inteiro. O membro morto (ou parte dele) pode secar e murchar. Isso leva à mumificação e, na melhor das hipóteses, à rejeição dessa parte do corpo pelo organismo. Também é possível que os tecidos mortos apodreçam e liberem fluidos e pus que podem entrar na corrente sanguínea. Por isso, a gangrena úmida é mais perigosa do que a gangrena seca. A gangrena pode ser causada pela obstrução de uma artéria ou por uma ferida infectada com bactérias agressivas. Algumas bactérias produzem gás, o que aumenta a disseminação da gangrena — isso é conhecido como gangrena gasosa.

GINECOLOGISTA
Médico especialista em obstetrícia e no tratamento cirúrgico dos órgãos reprodutivos femininos.

GLÓBULOS BRANCOS
Leucócitos é o nome coletivo para diferentes células que podem estar ativas tanto no sangue quanto do lado de fora dos vasos sanguíneos, onde podem se mover para qualquer tecido do corpo.

GOTA
Doença inflamatória causada pelo acúmulo de cristais de ácido úrico nas articulações. Um sintoma típico dessa enfermidade é a presença de um dedão do pé dolorido e inflamado. O termo "gota" costumava ser utilizado para qualquer queixa de dores de causas desconhecidas.

HEMATÚRIA
Presença de sangue na urina.

HÉRNIA
Ruptura de um tecido que normalmente deveria apresentar resitência, por consequência, algo acaba se projetando através da hérnia. Uma abertura em um dos discos intervertebrais da coluna pode causar uma hérnia no pescoço ou nas costas, enquanto uma ruptura na parede abdominal pode levar ao surgimento de uma hérnia abdominal.

HOMEOPATIA
Método terapêutico que consiste em ministrar ao paciente pequenas doses de uma substância que, em doses elevadas, seria capaz de produzir sintomas semelhantes aos da doença que se pretende combater. *Ver* **Sangria**.

IDIOPÁTICO
Sem uma causa facilmente identificável. Não confundir com "*e causa ignota*" (e.c.i.), do latim para "de causa desconhecida".

ÍLEO
Bloqueio da passagem dos conteúdos dos intestinos no intestino delgado. Provoca vômitos e inchaço do abdômen. Um íleo mecânico, a obstrução do intestino delgado, é causado por uma constrição, um tumor ou um bloqueio interno, tal como uma bola de pelo. Um íleo paralítico acontece quando o movimento natural dos intestinos (peristaltismo) é paralisado, forçando a passagem dos conteúdos dos intestinos a paralisar. Um íleo não deve ser confundido com obstrução do cólon, que interrompe o fluxo de fezes pelo intestino grosso.

INCIDÊNCIA
Um número que indica a frequência com que uma determinada doença ocorre em um específico grupo populacional e que geralmente é expresso em números de casos por 100 mil a cada ano. Não confundir com prevalência. *Ver* **Prevalência**.

INCISÃO

Termo cujo significado literal é "cortado em", tratando-se da simples ação de realizar um corte com um bisturi. Uma incisão na cavidade abdominal também é conhecida como secção, como a cesariana. *Ver* **Excisão, Circuncisão, Biópsia, Dreno.**

INCONTINÊNCIA

A incapacidade de se reter as fezes ou a urina.

INDICAÇÃO

Para a área cirúrgica, trata-se da razão para se realizar uma operação.

INFARTO

Mortificação de todo ou de uma parte de um órgão em decorrência da obstrução de uma artéria (ou de um ramo de uma artéria) que fornece o sangue rico em oxigênio. Um infarto em parte do cérebro é conhecido como acidente vascular cerebral. Um infarto em todo ou em parte de um membro é chamado de gangrena. *Ver* **Isquemia.**

INFECÇÃO

Ver **Inflamação.**

INFLAMAÇÃO

Uma reação nos tecidos do corpo que se caracteriza pela ativação de células inflamatórias e pela dor, vermelhidão, inchaço, calor e perda das funções da área afetada. Uma infecção é uma inflamação causada por um vírus ou outro patógeno vivo, tal como uma bactéria, levedura, fungo ou parasita. A maior parte das infecções provoca uma inflamação, mas nem todas as inflamações são causadas por infecções.

INTENSIFICADOR DE IMAGEM DE RAIOS X

Fluoroscopia. Método que usa imagens de raios x para exibir fraturas ao vivo em um monitor. A máquina de raios x pode ser utilizada durante uma operação. Neste caso, os presentes na sala de cirurgia têm de usar jaquetas de chumbo para se protegerem da radiação.

ISQUEMIA

Falta de oxigênio em todo ou parte de um órgão ou membro causada pelo suprimento insuficiente de sangue rico em oxigênio como, por exemplo, em função do estreitamento de uma artéria. Os sintomas incluem dor e perda de função, que ocorrem ou pioram à medida que o órgão ou membro é utilizado de maneira mais intensa, já que tal uso aumenta a demanda por oxigênio. A isquemia extrema leva a um infarto irreversível e à mortificação dos tecidos. *Ver* **Claudicação intermitente.**

LANCETA

Lâmina especial usada para se realizar a sangria. Por exemplo, era costume fazer uma incisão na dobra do cotovelo. A forma especial dessa lâmina era projetada para garantir que o corte não fosse muito profundo. *Ver* **Sangria.**

LAPAROTOMIA

Abertura do abdômen por meio de uma incisão. Comparar com a laparoscopia, que se trata de uma cirurgia de abdômen do tipo buraco de fechadura ("keyhole"). *Ver* **Prefixo "-tomia", Abdômen.**

LAVAGEM INTESTINAL

Lavar os intestinos através do ânus. Por um longo período que chega até os dias atuais, continuaram sendo aplicadas de forma generalizada e entusiástica como uma forma de aliviar uma grande quantidade de enfermidades, apesar de existirem poucas evidências de que as lavagens intestinais sejam eficazes. Além disso, seu uso excessivo pode trazer efeitos colaterais que vão desde danos pequenos até alguns bastante graves.

LAXANTE
Um laxante ou purgativo para causar diarreia, como o óleo de rícino.

LIGADURA
Suturar um vaso sanguíneo que esteja sangrando com o uso de um fio. Existe um procedimento estabelecido para se colocar uma ligadura. Primeiro, o cirurgião fixa um grampo na ferida que está sangrando. Assim que o sangramento parar por completo, um assistente passa um fio atrás do tecido logo abaixo do grampo e realiza um nó. Tal processo requer comunicação. O assistente diz "sim" quando termina, e então o cirurgião cuidadosamente abre o grampo médico. Então, o assistente diz "obrigado" caso a sutura pareça ter controlado o sangramento. Daí, o cirurgião remove o grampo totalmente e o devolve à enfermeira. A enfermeira então entrega uma tesoura ao cirurgião, que a usa para cortar as pontas do fio da sutura.

LINFA
Fluido tecidual. Líquido claro que se localiza entre as células transportado pelo sangue. Pequenos vasos linfáticos removem o excesso de fluido linfático de forma separada. O fluido linfático do intestino delgado, conhecido como quilo, também contém gorduras provindas dos alimentos, o que lhe dá uma cor leitosa. *Ver* **Linfonodos.**

LINFONODOS
Nódulos cujo tamanho não ultrapassa meio centímetro onde os vasos linfáticos se concentram. Ao se agruparem, os linfonodos formam estações linfáticas na grande rede de vasos linfáticos do corpo. *Ver* **Linfa**, **Metástase**, **Radical**.

LITOTOMIA
Remoção cirúrgica de uma pedra da bexiga (litotomia significa "tirar" ou "cortar pedra"). Anteriormente, aqueles que realizavam operações com este fim eram chamados de litotomistas.

LOCAL
Usado para designar uma localização do corpo que não pertence anatomicamente a uma determinada região descrita, tal como a testa, o dedo mínimo, o umbigo ou o pâncreas. *Ver* **Regional**.

LUXAÇÃO
Deslocamento. *Ver* **Deslocamento**, **Reposicionamento**.

MACROSCÓPICO
Aquilo que é visível a olho nu, em contraste com o que é microscópico, ou seja, que é pequeno demais para ser visto a olho nu.

MESENTÉRIO
Anexo através do qual o intestino delgado se conecta à parte posterior da cavidade abdominal por todo o seu comprimento e pelo qual correm os vasos sanguíneos tanto na direção quanto saindo do intestino. O mesentério tem uma forma de leque, o que faz com que do lado do intestino ele tenha 6 metros de comprimento, enquanto a parte presa à parede abdominal tem apenas 30 centímetros. Do ponto onde se conecta à parte posterior da cavidade

abdominal até o intestino, também tem cerca de 30 centímetros. Portanto, é longo o suficiente para permitir que o intestino seja posicionado na mesa de operação quando a cavidade abdominal é aberta.

METÁSTASE

Termo cujo significado literal é "deslocamento". É o que ocorre quando as células cancerosas se desprendem de um tumor e formam um novo tumor em outra parte do corpo. A metástase pode ser direta, através das bordas de uma cavidade ou superfície, ou por meio dos vasos sanguíneos para uma região mais remota do corpo, por exemplo, através da veia porta para o fígado, ou através das artérias para os ossos ou para o cérebro, ou ainda através dos vasos linfáticos para os linfonodos.

MÉTODO RÁPIDO

Forma de cuidados pós-operatórios destinada a restaurar as funções normais do paciente o mais rápido possível. O método inclui comer e beber, sair da cama e caminhar, assim como a remoção de tubos e cateteres.

MORBIDADE

Do latim *morbus*, cujo significado é "doença". No campo cirúrgico, a palavra é usada para descrever a ocorrência de complicações. Pode ser expressa por meio da porcentagem de chance de uma complicação específica vir a ocorrer no caso de uma determinada operação. *Ver* **Complicação, Mortalidade**.

MORTALIDADE

Palavra vinda do latim *mors*, cujo significado é morte, mortalidade quer dizer o risco de morte. No campo cirúrgico, significa a morte resultante de uma doença ou de uma operação. Pode ser expressa por meio da porcentagem de chance de um paciente vir a falecer de uma determinada doença ou procedimento cirúrgico.

NARCOSE

Ver **Anestesia**.

NECROSE

Tecido morto. Cortar fora o tecido morto é chamado de necrotectomia.

OBDUÇÃO

Autópsia.

OBESIDADE

Excesso de peso corporal que representa um risco à saúde, calculado a partir da comparação com outras pessoas do mesmo sexo, raça, idade e altura. No Ocidente, os adultos são considerados obesos quando seu índice de massa corporal (IMC: peso em quilogramas dividido pelo quadrado do seu comprimento em metros) for maior de 25. Por exemplo, o limite de obesidade do IMC para pessoas asiáticas é menor.

OCLUSÃO

Bloqueio de um dos intestinos, ou de um vaso sanguíneo ou qualquer outra estrutura oca do corpo. Uma artéria bloqueada pode causar um infarte ou uma gangrena. *Ver* **Arteriosclerose**.

ORTOPEDIA

Cirurgia ortopédica. O significado literal do termo é "endireitar uma criança". Originalmente, a ortopedia era uma disciplina cuja função era colocar suspensórios, talas, palmilhas e calçados ortopédicos com o intuito de corrigir as deformidades dos ossos. Ainda que tais métodos não envolvessem procedimentos cirúrgicos, a ortopedia acabou se tornando uma disciplina especializada de "corte", com operações sendo realizadas na estrutura musculoesquelética do corpo. Atualmente, a principal atividade dos cirurgiões ortopédicos é a substituição de articulações por próteses.

PALIATIVO
Tratamento focado em reduzir a dor sem curar suas causas. Cuidados paliativos são tratamentos que visam tanto prolongar a vida do paciente terminal quanto melhorar sua qualidade de vida, mas sem que haja uma perspectiva de cura completa. Comparar com o tratamento curativo. *Ver* **Cuidados de fim da vida**, **Curativo**.

PATOLÓGICO
Desvio da condição normal e saudável. O termo patologia significa "o estudo das doenças", mas também é usado para descrever o departamento em um laboratório ou hospital que realiza exames microscópios de tecidos e autópsias.

PER PRIMAM
Na primeira instância. A cura *per primam* é a cicatrização primária de feridas. *Ver* **Cicatrização de feridas**.

PER SECUNDAM
Na segunda instância. A cura *per secundam* é a cicatrização secundária de feridas. *Ver* **Cicatrização de feridas**.

PERIANAL
Ao redor do ânus, nas proximidades do ânus ou relacionado ao ânus.

PERÍNEO
Termo cujo significado literal é ao redor da abertura através da qual nascemos. A área entre as nádegas e a parte inferior do abdômen. Inclui o assoalho pélvico com o ânus, vagina, escroto e pênis.

PERITÔNIO
O revestimento interno da cavidade abdominal. A infecção do peritônio é conhecida como peritonite.

PORTA-AGULHA
Instrumento cirúrgico usado para segurar firmemente a agulha de sutura e guiá-la através dos tecidos.

PÓS-NATAL
Após o parto. A depressão pós-parto é um distúrbio psicológico, tratando-se de uma forma de depressão sofrida por mulheres após darem à luz.

POSIÇÃO DE LITOTOMIA
O paciente fica deitado de costas com ambas as pernas no ar. Essa posição fornece uma visão clara do períneo. Tal posição é usada preferencialmente para cirurgias no ânus, vagina, escroto e pênis. Desde a época de Luís XIV, também é a posição preferida para a realização de partos.

PREFIXO "DIS-"
Prefixo que significa "anormal" ou "problemático". Disfagia quer dizer "dificuldades de engolir". Dispareunia significa "interação problemática", sendo utilizada para descrever problemas físicos durante as relações sexuais.

PREFIXO "EC-" OU "EX-"
Prefixo que significa "fora". Uma lumpectomia ou tumorectomia, por exemplo, é a remoção de um tumor. *Ver* **Excisão**.

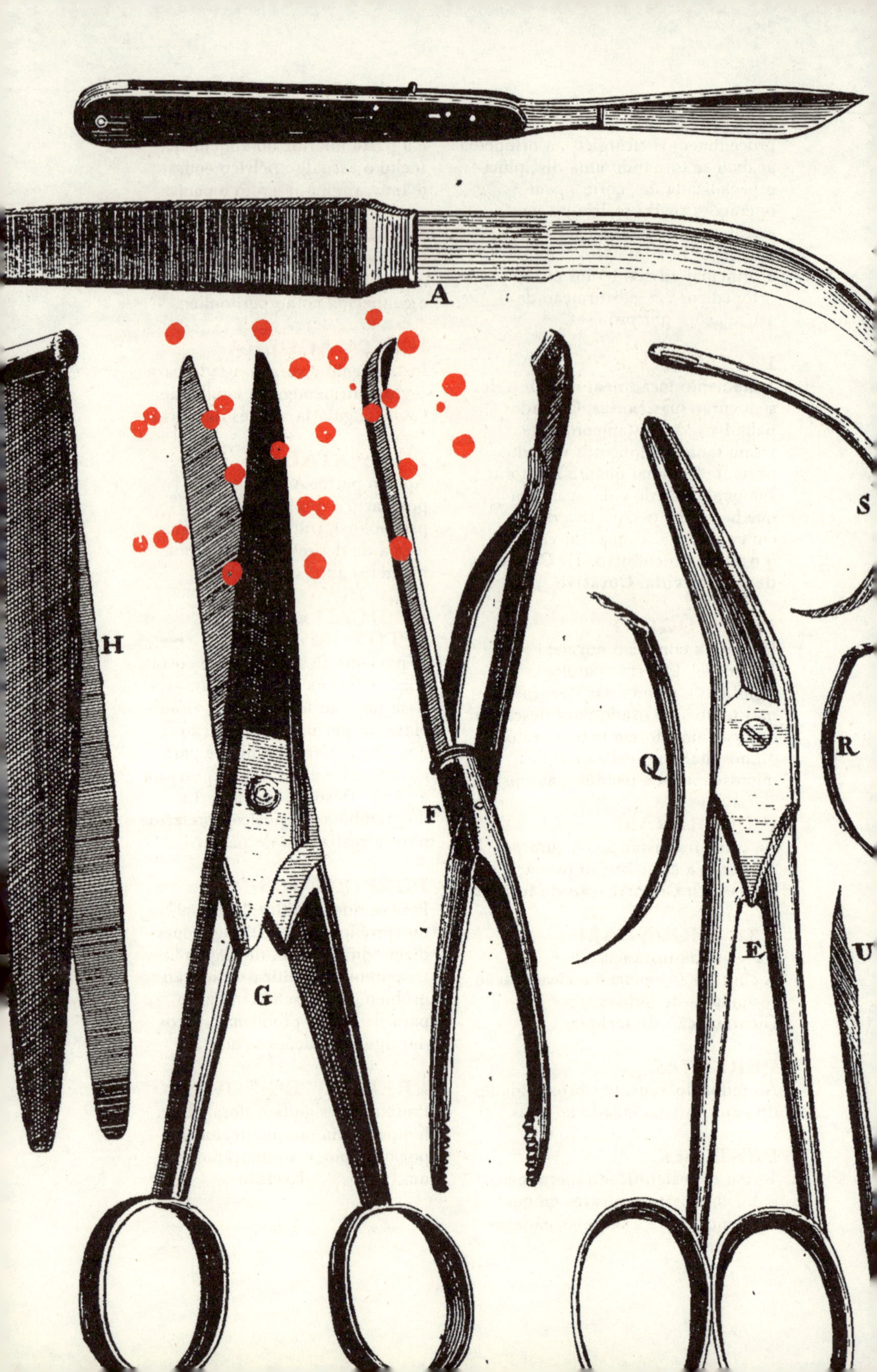

A
H
G
F
Q
E
R
S
U

PREFIXO "HEMI-"

Prefixo para "metade" que geralmente é utilizado para indicar uma metade direita ou esquerda. Hemiparesia significa semiparalisado, seja do lado direito ou esquerdo do corpo. A hemicolectomia é a remoção cirúrgica ("-ectomia") da metade ("hemi-") do intestino grosso (cólon). Não confundir com "hema-" ou "hemo-", que são relativos ao sangue.

PREFIXO "SIM-" OU "SIN-"

Prefixos que significam "junto" ou "ao mesmo tempo". O sentido literal do termo simpósio é "beber juntos". A palavra síndrome significa a coincidência contínua de diferentes anormalidades e doenças.

PREVALÊNCIA

O número de casos de uma determinada doença entre um grupo populacional em um determinado momento. A prevalência geralmente é expressa em números de pacientes por mil. *Ver* **Incidência**.

PRIMÁRIO

Ver ***Per primam***.

PRIMUM NON NOCERE

Um princípio básico da medicina que significa literalmente "em primeiro lugar, não fazer nenhum mal". Ou seja, ao menos não tornar uma situação pior do que ela já é. Em certos casos, um cirurgião precisa piorar uma situação ao realizar uma operação para então, em um próximo instante, torná-la melhor. Nesses casos, as vantagens e desvantagens a longo prazo devem ser consideradas. Nem sempre se pode tomar uma decisão acerca da realização de um procedimento cirúrgico com base no *primum non nocere*. Os cirurgiões fariam um trabalho melhor se seguissem o princípio de "faça aos outros apenas aquilo que gostaria que fizessem a você".

PROGNÓSTICO

Prospecto de como uma doença terminará, as chances de que ela termine bem ou mal, o tempo necessário para a recuperação, os sintomas ou complicações que podem ser esperados.

PRÓTESE

Substituição temporária ou permanente de parte do corpo por algo artificial, por exemplo, uma perna artificial, um dente falso, um vaso sanguíneo artificial, um ossículo artificial no ouvido, um quadril ou ombro artificial.

PUS

Líquido produzido por infecções, composto por células inflamatórias mortas (glóbulos brancos), bactérias, tecido e fluido tecidual. Diferentes patógenos causam tipos diferentes de pus, com cheiro, cor e textura característicos. Um abscesso subcutâneo típico (furúnculo) gera um pus cremoso e amarelo-claro, com um leve cheiro de queijo. Um abscesso ao redor do ânus tem um cheiro forte de fezes. Os abscessos nos dentes são os que têm mais cheiro desagradável. *Ver* **Abscesso, Dreno**.

RADICAL

O significado literal do termo é "raízes e tudo". O termo é usado na área cirúrgica relacionado a ressecções ou excisões. Isso significa uma remoção não apenas de um órgão ou de uma parte deste, mas também dos linfonodos que o acompanham. A ressecção radical também é conhecida como extirpação, cujo significado é o mesmo. *Ver* **Total, Metástase, Linfonodos.**

REGIONAL
Relativo a uma região do corpo que tem sua própria artéria e veia, que transportam sangue nas duas direções (tanto vindo do coração quanto na direção deste). Entre os exemplos estão a parte superior do abdômen, o pescoço e a parte inferior da perna. *Ver* **Local.**

RELATÓRIO OPERATÓRIO
Registro documentado de um procedimento cirúrgico no prontuário do paciente. Um relatório deve ser feito a cada operação, no qual se descreve o procedimento em todos os detalhes, desde a posição do paciente na mesa de operação e como a desinfecção da pele foi realizada até como se fez a última sutura e a aplicação do curativo. O relatório também deve conter os nomes do paciente, do cirurgião, do assistente e do anestesista, além da data, a natureza e indicação da operação.

REPOSICIONAMENTO
No caso de uma fratura deslocada, ação cirúrgica que envolve puxar ou empurrar os ossos fraturados de volta ao lugar. Uma articulação deslocada também pode ser reposicionada. Um ombro deslocado pode ser reposicionado usando o método de Hipócrates (colocar um pé na axila do paciente e puxar o braço estendido) ou a manobra de Kocher. *Ver* **Deslocamento.**

RESSECÇÃO
Termo cujo significado literal é "cortar" ou "tirar". Na prática é comparável à excisão (cortar fora).

RESSUSCITAR
Termo cujo significado literal é "reviver" ou "restaurar a vida". Todas as ações necessárias para manter uma vítima ou paciente vivo em uma emergência.

RESULTADO (DO TRATAMENTO)
O total de resultados obtidos por um médico, equipe ou instituição de cuidado no tratamento de uma doença específica, incluindo as consequências negativas, tais como morbidade e mortalidade, tanto a curto quanto a longo prazo. Uma medida comum para o cálculo de resultados tende a ser a taxa de sobrevida por um prazo de cinco anos, ou seja, a porcentagem de pacientes que ainda estão vivos cinco anos após a operação.

SANGRIA
Procedimento de deixar o sangue fluir para fora do corpo. Era usado até meados do século XIX para tratar todos os tipos de enfermidades. Seus efeitos benéficos eram unicamente baseados em superstição. *Ver* **Lanceta.**

SECUNDÁRIO
Ver ***Per secundam.***

SÍFILIS
Uma infecção crônica que é sexualmente transmissível. É causada pela bactéria *Treponema pallidum.* Causa a destruição de tecidos, por exemplo, da face, e pode atingir o sistema nervoso central. Tal doença debilitante era onipresente no século XIX e não pôde ser tratada com sucesso até depois da Segunda Guerra Mundial, por meio do uso de antobióticos.

SINAL
Ver **Sintoma**.

SINTOMA
Uma mudança nas funções normais do corpo que é notada pelo paciente. Portanto, um médico não pode observar os sintomas, apenas ser informado sobre eles pelo paciente. A primeira etapa do exame médico do paciente é perguntar a ele sobre a natureza, gravidade e desenvolvimento dos sintomas. Tal etapa é conhecida como anamnese. Qualquer anormalidade que o médico observa ou evoca no paciente é conhecida não como sintoma, mas sim como sinal. A identificação dos sinais é a segunda etapa, conhecida como exame físico ou clínico.

SÍNUS
Uma cavidade com uma abertura para o exterior. O contrário de uma fístula, que une duas aberturas.

SISTEMA CIRCULATÓRIO
O sistema de circulação do sangue através dos vasos sanguíneos, sob pressão arterial e impulsionado pelo coração. O choque é uma falha do sistema circulatório.

SISTEMA NERVOSO
Nome do conjunto formado pelo cérebro, coluna vertebral e os nervos.

SONDA
Instrumento em forma de bastão que é usado para sondar a profundidade de uma ferida ou fístula.

SUFIXO "-TOMIA"
O sufixo "-tomia" significa "cortar". Uma laparotomia envolve abrir o abdômen, uma toracotomia significa abrir o peito (tórax) e a craniotomia significa abrir a cabeça (crânio). O sufixo "-ectomia" significa "cortar fora". A lumpectomia ou tumorectomia é o corte de um tumor. A paratireoidectomia é a remoção de uma glândula paratireoide. Agora tente dizer isso dez vezes seguidas e bem rápido!

TECIDO
Um grupo de células no qual todas possuem a mesma função. Os tecidos individuais têm estruturas, funções e propriedades específicas, além de geralmente contarem com os seus próprios vasos sanguíneos para fornecer oxigênio e nutrientes. Uma parte do corpo geralmente é formada por diferentes tipos de tecidos, tais como a pele, tecido subcutâneo, tecido conjuntivo, tecido muscular, tecido nervoso, tecido glandular, osso e cartilagem.

TECIDO SUBCUTÂNEO
Conhecido também como subcutâneo ou hipoderme, a camada de gordura e tecidos conjuntivos imediatamente abaixo da pele. A obesidade nas mulheres é caracterizada pelo aumento da espessura dessa camada subcutânea (nos homens, a obesidade é caracterizada principalmente pelo acúmulo de gordura nos tecidos gordurosos do abdômen ao redor dos intestinos). Vasos sanguíneos superficiais, nervos sensoriais e vasos linfáticos percorrem a camada subcutânea.

TORACOTOMIA
Incisão para abrir a cavidade torácica (tórax). A toracoscopia, ou cirurgia buraco de fechadura ("keyhole") no peito é outro procedimento que também serve para acessar a cavidade torácica. *Ver* **Prefixo "-tomia", Tórax**.

TÓRAX
Peito. *Ver* **Toracotomia**.

TORNIQUETE

Uma faixa amarrada de maneira firme em torno de um membro. Se a pressão que o torniquete gera for maior que a pressão sanguínea, todo o sangramento de um membro será interrompido. Se a pressão sanguínea estiver baixa, o sangue será represado no membro e o torniquete pode ser utilizado para facilitar a extração de sangue de uma veia. *Ver* **Sangria**.

TOTAL

Significa completo. No campo cirúrgico, isso significa incluir as margens mais externas. *Ver* **Radical**.

TRANSPLANTAÇÃO

Transferência de tecidos, separando-os completamente do corpo. *Ver* **Transposição**.

TRANSPOSIÇÃO

Método cirúrgico de transferência de tecidos sem separá-los por completo. *Ver* **Transplante**.

TRATAMENTO CONSERVADOR

Aquele que é realizado sem intervenções cirúrgicas ou qualquer outro acesso direto ao corpo. Por exemplo, os tratamentos feitos por meio de medicamentos. *Ver* **Expectativa, Invasivo**.

TRATAMENTO CURATIVO

Aquele que visa a atingir a cura completa de uma doença, mesmo que isso possa reduzir a qualidade de vida do paciente. Trata-se do tipo de tratamento contrário ao paliativo, no qual o tratamento não visa mais à recuperação completa. *Ver* **Paliativo**.

TRATAMENTO INVASIVO

Tratamento que envolve a entrada direta no corpo por meio de uma operação ou pelo uso de um cateter, tal como na intervenção coronária percutânea (ICP). Em contraste com o tratamento de uma doença por uso de medicamentos ou por outros meios não invasivos. O tratamento minimamente invasivo visa a diminuir as desvantagens de uma operação. *Ver* **Expectativa, Conservador**.

TRAUMA

Lesão ou ferida (o termo foi originado do grego antigo) causada por um impacto externo. Isso é sempre levado em consideração literalmente na área cirúrgica. Entre os exemplos de trauma estão: acidente de carro, uma queda, um golpe, uma ferida de bala, uma facada ou um soco. Portanto, traumático significa "causar uma lesão ou ferimento". As pinças cirúrgicas têm pequenas protuberâncias pontiagudas que são projetadas para agarrar os tecidos com firmeza sem machucá-los ou esmagá-los, por isso são chamadas de "pinças atraumáticas". A traumatologia é o ramo da medicina cirúrgica que trata das feridas causadas por traumas.

TRÍADE

Combinação fixa de três sintomas ou sinais que ajudam a predizer um determinado diagnóstico. Por exemplo, a tríade de sintomas de um mau cirurgião: em primeiro lugar, culpar as circunstâncias pelas complicações e não sua própria (falta de) capacidade; em segundo lugar, priorizar sua própria experiência pessoal no lugar de evidências científicas; em terceiro lugar, não demonstrar respeito por sua equipe cirúrgica.

TROMBOSE

Formação de um coágulo em um vaso sanguíneo. A trombose em uma veia (trombose venosa) leva ao acúmulo de líquido tecidual que fica obstruído de seguir pela corrente sanguínea. A trombose em uma artéria pode levar à gangrena ou a um infarto.

TUMOR

Termo cujo significado literal é crescimento ou inchaço. Em teoria, pode se referir a qualquer inchaço, mas na prática passou a ser utilizado apenas para falar sobre crescimentos anormais de tecidos. Esses crescimentos podem ser benignos (não cancerosos) ou malignos (cancerosos). A tumorectomia é a remoção de um tumor. *Ver* **Câncer, Ressecção, Excisão, Total, Radical**.

UROLOGISTA

Médico especialista que se ocupa com as cirurgias nos rins, nas vias urinárias, na bexiga e nos órgãos genitais masculinos.

VALOR DO PH

Expressão química que indica o nível de acidez de um líquido: pH 7 é neutro, menor é mais ácido e maior é mais alcalino. O pH ideal do corpo humano é de 7,4.

VEIA

Vaso sanguíneo que transporta sangue para o coração. O adjetivo relacionado a tais vasos é "venoso". Nos livros de anatomia, as veias são representadas em azul. O sangue pobre em oxigênio apresenta um tom vermelho escuro que assume um tom azul quando visto através da parede fina de uma veia. As veias têm válvulas venosas para impedir que o sangue flua de volta para baixo por causa da gravidade. As veias pulmonares são vasos sanguíneos especiais que também transportam sangue para o coração, no entanto, como esse sangue é proveniente dos pulmões, ele é rico em oxigênio. A veia porta transporta sangue dos intestinos para o fígado, não para o coração.

VENTILAÇÃO ARTIFICIAL

Processos que assumem a respiração de um paciente de forma artificial. Isso pode ser feito seja pelo uso de uma máscara sobre a boca e o nariz, por meio da inserção de um tubo na traqueia pela boca ou pelo nariz (intubação), ou ao se realizar uma abertura na frente do pescoço para fornecer acesso direto à traqueia (traqueotomia). A ventilação pode ser fornecida por um balão manual ou por um ventilador mecânico. A forma mais simples de ventilação é a respiração artificial (boca a boca).

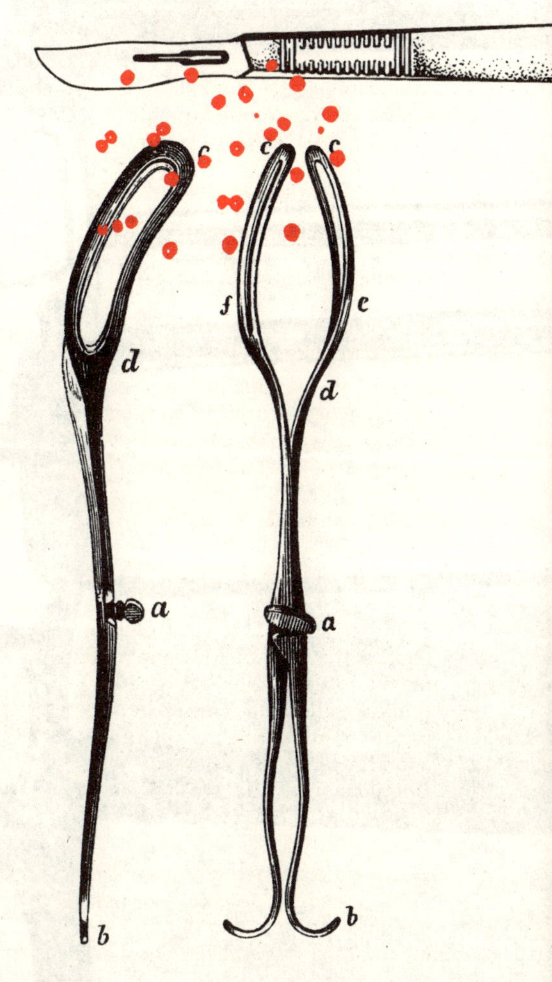

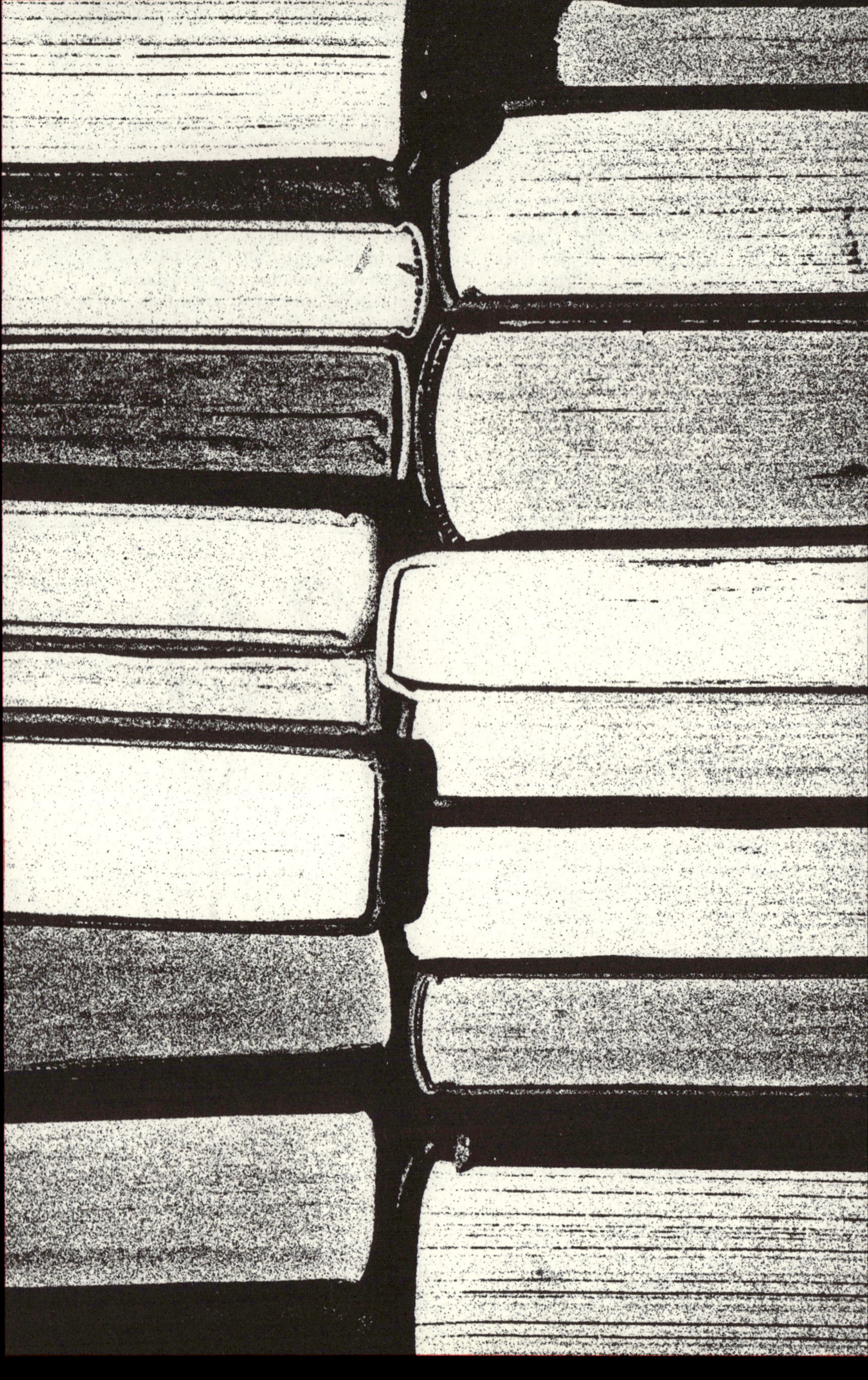

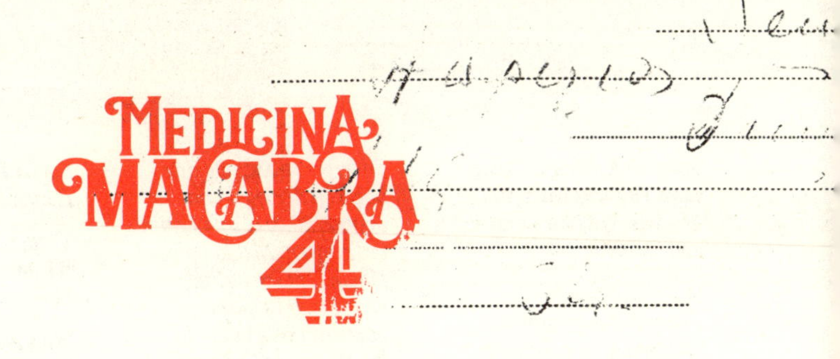

BIBLIOGRAFIA

LIVROS DE INTERESSE GERAL

ALTMAN, LAWRENCE K. "Doctors Call Pope Out of Danger; Disclose Details of Medical Care". In:, Suplemento do *New York Times*, 24 maio 1981.

CONAN DOYLE, ARTHUR. *Sherlock Holmes's Greatest Cases* (Crime Masterworks). Londres: Orion, 2002.

DEKKER, PAULINE; KANTER, WANDA. *Nederland Stopt! Met Roken*, Amsterdam: Uitgeverij Thoeris. www.nederlandstopt.nu, 2008.

ELLIS, HAROLD. *Operations that Made History*. Cambridge: Cambridge University Press, 1996.

FARLEY, DAVID. *An Irreverent Curiosity: In Search of the Church's Strangest Relic in Italy's Oddest Town*. Nova York: Gotham Books, 2009.

HARTOG, J. *History of Sint Maarten and Saint Martin*. Philipsburg, NA: Sint Maarten Jaycees, 1981.

HASLIP, JOAN. *The Lonely Empress: Elizabeth of Austria*. Londres: Phoenix Press, 2000.

HERÓDOTO (HERODOTUS). *The Histories* (ed. John M. Marincola, trad. Aubrey de Sélincourt). Londres: Penguin Classics, 2003.

HIBBERT, CHRISTOPHER. *Queen Victoria: A Personal History*. Londres: HarperCollins, 2000.

SANTORO, EUGENIO; RAGNO, LUCIANO. *Cento Anni di Chirurgia: Storia e Cronache della Chirurgia Italiana nel XX Secolo*. Edizioni Scientifiche Romane, 2000.

LIFTON, DAVID S. *Best Evidence: Disguise and Deception in the Assassination of John F. Kennedy*. Nova York: Macmillan, 1980.

MATYSZAK, PHILIP. *Ancient Rome on Five Denarii a Day: A Guide to Sightseeing, Shopping and Survival in the City of the Caesars*. Londres: Thames & Hudson, 2007.

Men Who Killed Kennedy, The. History Channel, A&E Television Networks, 1988.

MULDER, MIMI; DE JONG, ELLA. *Vrouwen in de heelkunde: Een cultuurhistorische beschouwing*, Overveen/ Alphen a/d Rijn: Uitgeverij Belvedere/ Medidact, 2002.

NORWICH, JOHN JULIUS. *The Popes: A History*. Chatto & Windus, 2011.

NULAND, SHERWIN B. *Doctors: The Biography of Medicine*. Amsterdam: Uitgeverij Anthos, 1997.

PAHLAVI, FARAH DIBA. *An Enduring Love: My Life with the Shah – A Memoir*. Nova York: Miramax, 2004.

PIPES, RICHARD. *The Unknown Lenin: From the Secret Archives*. New Haven/Londres: Yale University Press, 1996.

Report of the President's Commission on the Assassination of President John F. Kennedy. Washington, DC: United States Government Printing Office, 1964.

Das Wiener Endoskopie Museum: Schriften der Internationalen Nitze-Leiter-Forschungsgesellschaft für Endoskopie, vol. 1 e 3. Viena: Literas Universitätsverlag GmbH, 2002.

SCOTT, R.H.F. *Jean-Baptiste Lully*. Londres: Peter Owen, 1973.

SEDGWICK, ROMNEY (ed.). *Lord Hervey's Memoirs.* Londres: William Kimber and Co., 1952.

SERVICE, ROBERT. *Lenin:A Biography.* Cambridge, MA: Belknap Press, 2000.

SZULC, TAD. *Pope John Paul II: The Biography*. Londres: Simon & Schuster, 1995.

TANNER, HENRY. "Pope's Operation is Called Successful". In: Suplemento do *The New York Times*, 6 ago. 1981.

TULP, NICOLAES. *De drie boecken der medicijnsche aenmerkingen. In 't Latijn beschreven. Met koopere platen. Tot Amstelredam, voor Jacob Benjamyn, boeck-verkooper op de hoeck van de Raem-steegh achter d'Appelmarck.* 1650.

TULPII, NICOLAI. *Observationes medicae.Editio Nova,Libro quarto auctior et sparsim multis in locis emendatior*. Amsterdam: apud Danielem Elsevirium, 1672.

TUMARKIN, NINA. *Lenin Lives! The Lenin Cult in Soviet Russia*. Cambridge, MA: Harvard University Press, 1997.

Vospominaniya o Vladimire Il'iche Lenine, vol. 1–8. Moscou, 1989-91.

WILKINSON, RICHARD. *Louis XIV*. Abingdon/Nova York: Taylor & Francis, 2007.

Worsley, Lucy. *Courtiers: The Secret History of the Georgian Court,*. Londres: Faber & Faber, 2010.

PUBLICAÇÕES MÉDICAS

AUCOIN, M.W.; R.J., WASSERSUG. "The Sexuality and Social Performance of Androgen-Deprived (Castrated) Men Throughout History: Implications for Modern Day Cancer Patients". In: *Social Science & Medicine*, dez. 2006, 63(12): 3162-73.

BEECHER, H. K. "The Powerful Placebo". In: *Journal of the American Medical Association*. 1955,

BERGQVIST, D. "Historical Aspects on Aneurysmal Disease". In: *Scandinavian Journal of Surgery*, n. 97, 2008: 90-9.

BERNSTEIN, J.; T.A., Quach. "Perspective on the Study of Moseley et al.: Questioning the Value of Arthroscopic Knee Surgery for Osteoarthritis". In: *Cleveland Clinic Journal of Medicine*. Maio, 2003, 70(5): 401, 405-6, 408-10.

Bretlau, P.; Thomsen, J.; Tos, M.; Johnsen, N.J. "Placebo Effect in Surgery for Ménière's Disease: A Three-Year Follow-Up Study of Patients in a Double Blind Placebo Controlled Study on Endolymphatic Sac Shunt Surgery". In: *American Journal of Otolaryngology*. Out. 1984, 5(6): 558-61.

BREWSTER, D.C. ET AL. "Guidelines for the Treatment of Abdominal Aortic Aneurysms: Report of a Subcommittee of the Joint Council of the American Association for Vascular Surgery and Society for Vascular Surgery". In: *Journal of Vascular Surgery*, 2003, 37(5): 1106-17.

CHANDLER, J.J. "The Einstein Sign: The Clinical Picture of Acute Cholecystitis Caused by Ruptured Abdominal Aortic Aneurysm". In: *New England Journal of Medicine*. 7 jun. 1984, 310(23): 1538.

COHEN, J.R.; GRAVER, L.M. "The Ruptured Abdominal Aortic Aneurysm of Albert Einstein". In:, *Surgery, Gynecology & Obstetrics*. Maio 1990, 170(5): 455-8.

DUDUKGIAN, H.; ABCARIAN, H. "Why Do We Have So Much Trouble Treating Anal Fistula?". In: *World Journal of Gastroenterology*. 28 jul. 2011, 17(28): 3292-6.

EASTCOTT, H.H.G.; PICKERING, G.W.; ROB, C.G. "Reconstruction of Internal Carotid Artery in a Patient with Intermittent Attacks of Hemiplegia". In: *Lancet*, 1954, 2: 994-6.

FRANCIS, A.G. "On a Romano-British Castration Clamp Used in the Rights of Cybele". In: *Proceedings of the Royal Society of Medicine*. 1926, 19 (Section of the History of Medicine): 95–110.

GARCÍA SABRIDO, J.L.; POLO MELERO, J.R.. "E = mc2/4 Men and an Aneurysm". In: *Cirugía Española*, marc. 2006, 79(3): 149-53.

George Androutsos, G. '*Le phimosis de Louis xvi (1754 -1793) aurait-il été à l'origine de ses difficultés sexuelles et de sa fécondité retardée*'. In: *Progres en Urologie*, 2002, vol. 12: 132-7.

Gilbert, S. F.; Zevit, Z. "Congenital Human Baculum Deficiency: The Generative Bone of Genesis 2:21–23". In: *American Journal of Medical Genetics*, 1 jul. 2001, 101(3): 284-5.

Halsted, W.S. "Practical Comments on the Use and Abuse of Cocaine". In: *New York Medical Journal*, 1885, 42: 294-5.

Hee, R. van. "History of Inguinal Hernia Repair". Institute of the History of Medicine and Natural Sciences, University of Antwerp, Belgium, *Jurnalul de Chirurgie*, 2011, 7(3): 301–19;

Hjort Jakobsen, D.; Sonne, E.; Basse, L.; Bisgaard, T.; Kehlet, H. "Convalescence After Colonic Resection With Fast-Track Versus Conventional Care". In: *Scandinavian Journal of Surgery*, 2004, 93(1): 24-8.

Horstmanshoff, H.F.J.; Schlesinger, F.G. "De Alexandrijnse anatomie: Een wetenschappelijke revolutie?". In: , *Tijdschrift voor Geschiedenis*. Leiden University, , 1991, 104: 2-14.

Kahn, A. "Regaining Lost Youth: The Controversial and Colorful Beginnings of Hormone Replacement Therapy in Aging". In: *Journals of Gerontology Series A: Biological Sciences and Medical Sciences*, 2005, 60(2): 142-7.

Lascaratos, J.; Kostakopoulos, A. "Operations on Hermaphrodites and Castration in Byzantine Times (324-1453 ad)". In: *Urologia internationalis*, 1997, 58(4): 232-5.

Lerner, V.; Finkelstein, Y.; Witztum, E. "The Enigma of Lenin's (1870–1924) Malady". In: *European Journal of Neurology*, jun. 2004; 11(6): 371-6.

Lichtenstein, I.L.; Shulman, A.G. "Ambulatory Outpatient Hernia Surgery. Including a New Concept, Introducing Tension-Free Repair". In: *International Journal of Surgery*, jan.-mar. 1986, 71(1): 1-4.

McKenzie Wallenborn, W. "George Washington's Terminal Illness: A Modern Medical Analysis of the Last Illness and Death of George Washington". In: *The Papers of George Washington*, 1999.

Mattox, K.L.; Whisennand, H.H.; Espada, R.; Beall Jr, A.C. "Management of Acute Combined Injuries to the Aorta and Inferior Vena Cava". In: *American Journal of Surgery*, dez. 1975, 130(6): 720-4.

Moseley, J.B.; O'Malley, K.; Peterson, N.J., et al. "A Controlled Trial of Arthroscopic Surgery for Osteoarthritis of the Knee". In: *New England Journal of Medicine*, 2002, 347: 87-8.

Pinchot, S.; Chen, H.; Sippel, R. "Incisions and Exposure of the Neck for Thyroidectomy and Parathyroidectomy". In: *Operative Techniques in General Surgery*, jun. 2008, 10(2): 63-76.

Riches, Eric. "The History of Lithotomy and Lithotrity". In: *Annals of the Royal College of Surgeons of England*. 1968, 43(4): 185-99.

Spriggs, E.A. "The Illnesses and Death of Robert Walpole". In: *Medical History*. Out. 1982, 26(4): 421-8

Vadakan, V. "A Physician Looks at the Death of Washington". In: *Early America Review*. Inverno/primavera, 2005, 4(1).

Voorhees, J.R. et al. "Battling blood loss in neurosurgery: Harvey Cushing's embrace of electrosurgery". In: *Journal of Neurosurgery*. Abr. 2005, 102(4): 745-52.

Wilson, J.D.; Roehrborn, C. "Long-Term Consequences of Castration in Men: Lessons From the Skoptzy and the Eunuchs of the Chinese and Ottoman Courts". In: *Journal of Clinical Endocrinology and Metabolism*. Dez. 1999, 84(12): 4324-31.

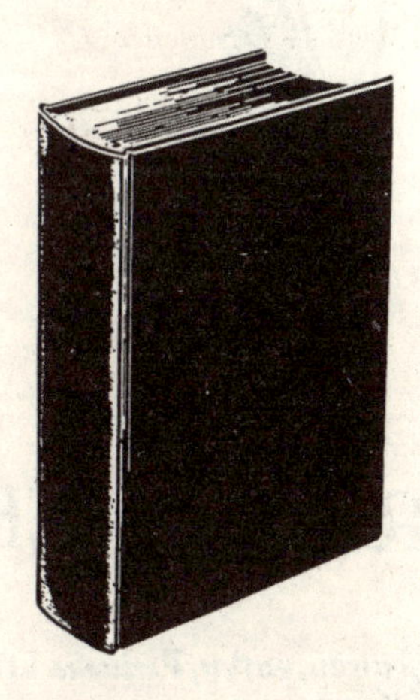

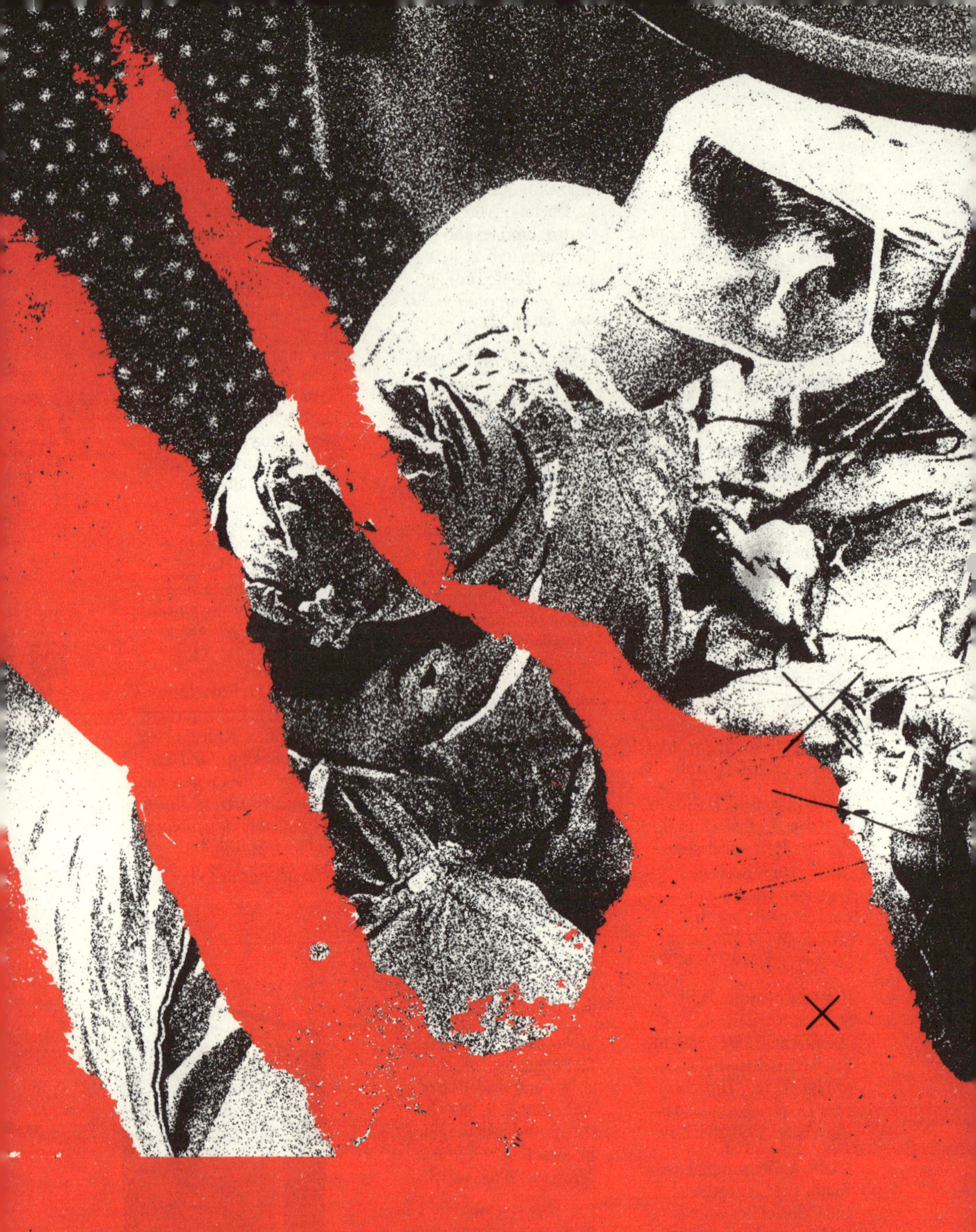

ATERALIS ΣΚΕΛΕΤΟ
NATIO.

THE

[illegible], [illegible], sincipitis, verticis, Parietalia. Locus hic apud Avicēnā
exemplari falsus est.
autem [illegible], temporum, Aurium: Singulorum [illegible]
finālis & mamillaris, & ad os iugale processus, partes existunt.
[illegible] [illegible] etzem bametzab, Coronale: interdū ob protensam ad na
urum, geminum apparet, quod nonnulli in omnibus mulieribus esse

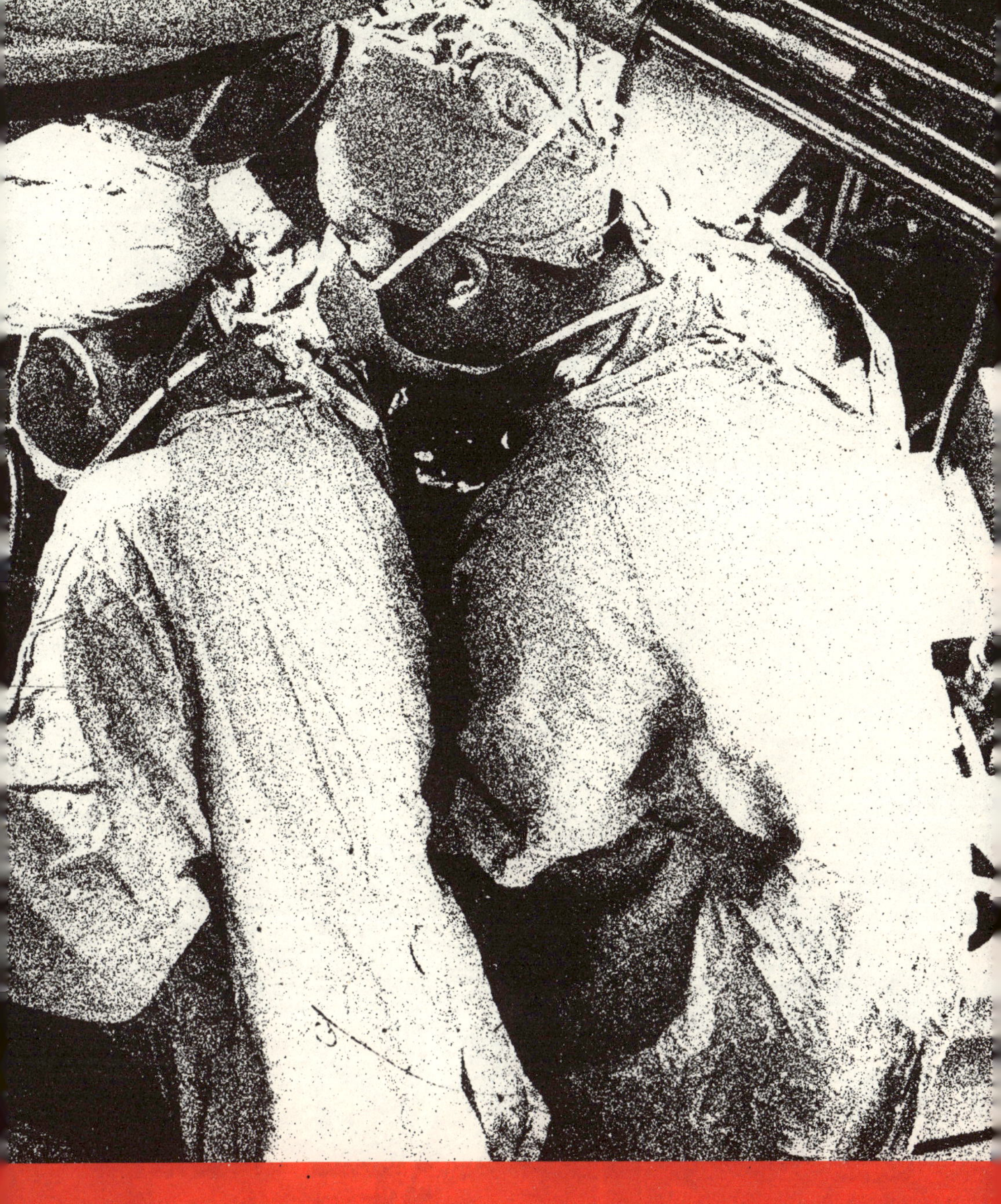

ÍNDICE REMISSIVO

TORY

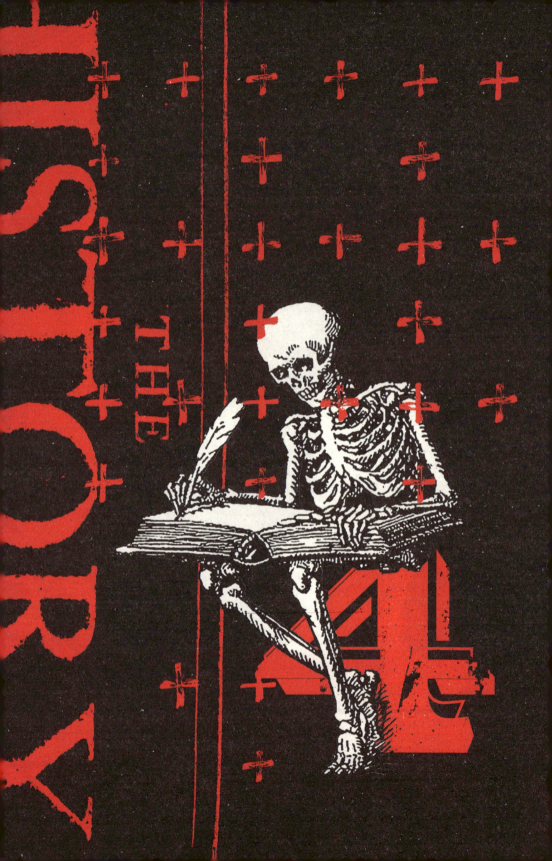
THE
4

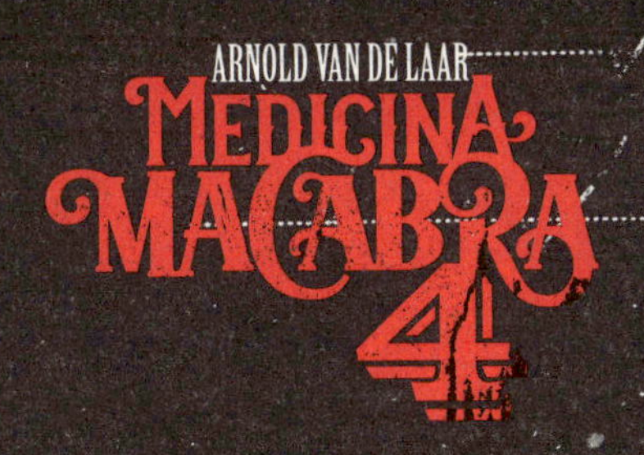

ÍNDICE REMISSIVO

A.

ÍNDICE REMISSIVO

B.

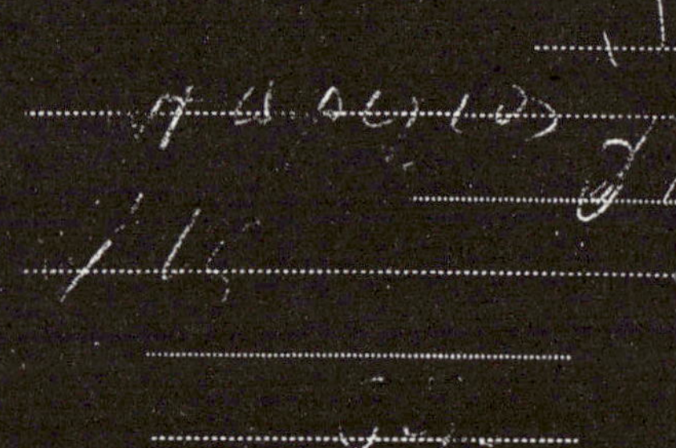

C.

D.

ÍNDICE REMISSIVO

G.

H.

I.

J.

T.

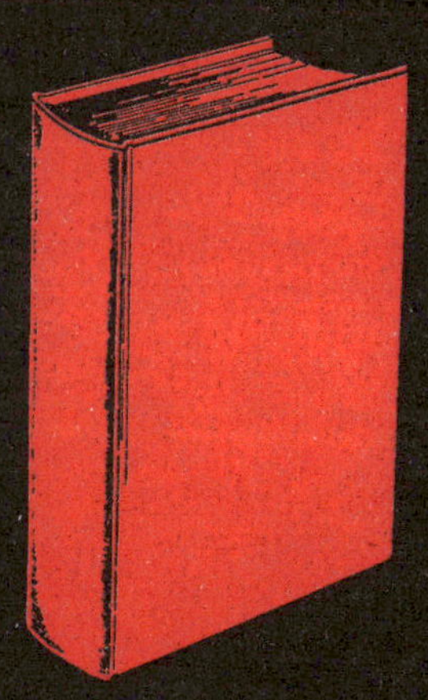

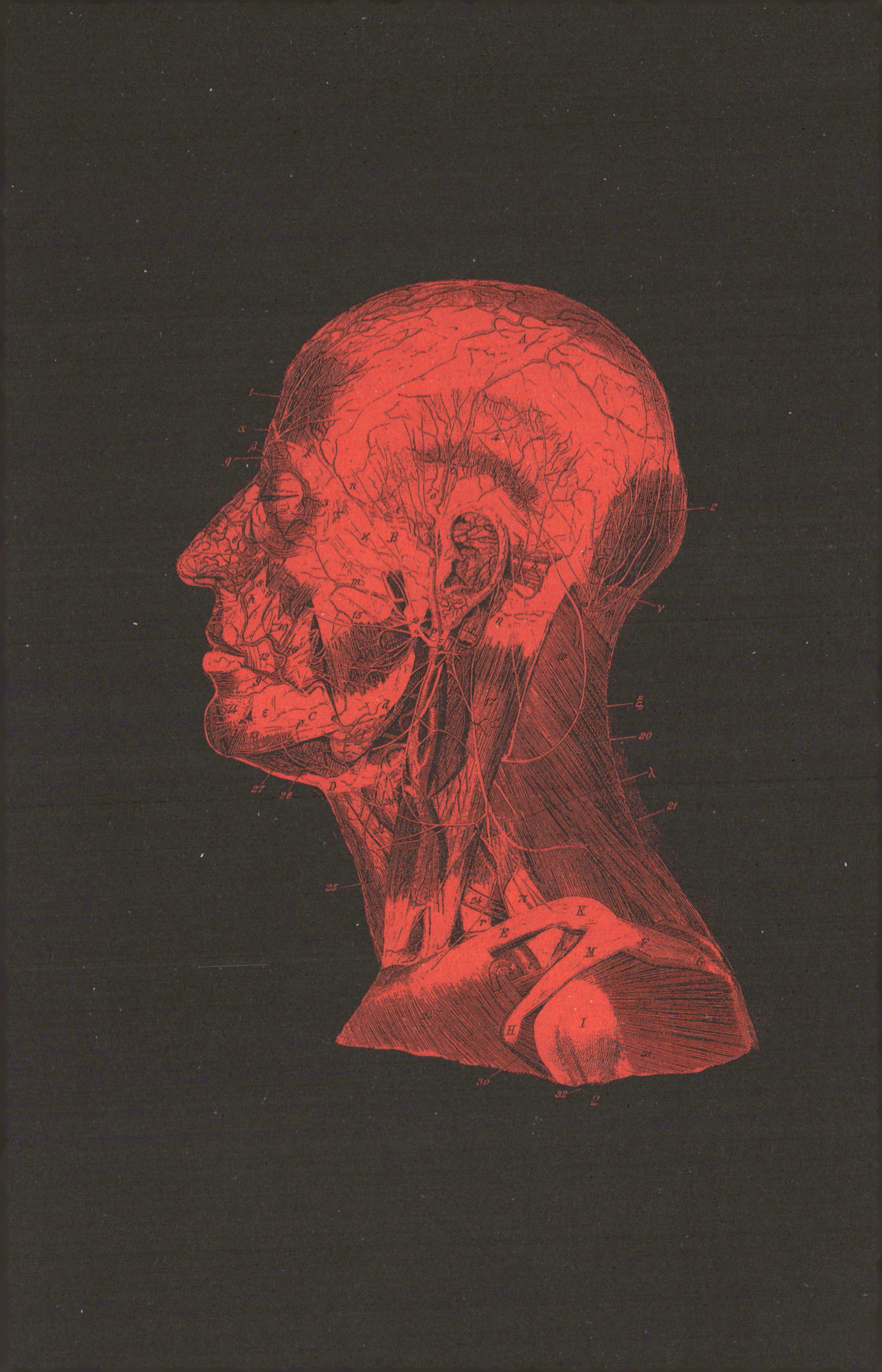

A
1
α
β
q
B
2
ν
ξ
20
λ
21
D
27
28
25
K
E
F
G
M
I
H
30
32

A partir desse dia, a filosofia natural, em particular a química, no sentido mais abrangente do termo, tornou-se quase minha única ocupação. [...] Minha dedicação era, a princípio, flutuante e incerta; ganhou força conforme continuava e logo se tornou tão ardorosa e impaciente que, muitas vezes, quando as estrelas desapareciam à luz da manhã, eu ainda estava ocupado em meu laboratório. [...] Ninguém, a não ser aqueles que as tenham experimentado, pode compreender as seduções da ciência. [...] Um dos fenômenos que atraíram de modo peculiar minha atenção foi a estrutura do corpo humano e, decerto, de qualquer animal dotado de vida. Por isso, muitas vezes perguntei-me de onde procedia o princípio da vida. Era uma pergunta arrojada e considerada sempre um mistério; no entanto, quantas coisas estaríamos prestes a conhecer se a covardia ou o descuido não impedissem nossas pesquisas?

Frankenstein

MARY SHELLEY

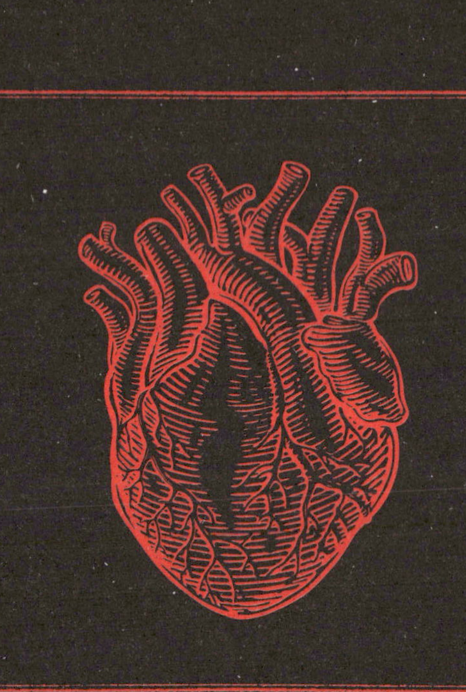

AGRADECIMENTOS

Os relatos deste livro são baseados em eventos reais das vidas de pacientes bem conhecidos e outros nem tão conhecidos assim, tendo sido escritos embasados em fontes históricas, entrevistas e reportagens publicadas pela mídia, biografias e no trabalho de outros autores sobre as pessoas em questão. Os capítulos aqui presentes não pretendem ser uma reprodução exata e completa de fatos históricos, mas sim uma interpretação deles sob uma perspectiva cirúrgica. Entre 2009 e 2014, os relatos foram publicados em formato resumido pela *Nederlands Tijdschrift voor Heelkunde*, a revista da Associação Holandesa de Cirurgia Médica editada por Victor Kammeijer. Gostaria de demonstrar minha gratidão a Boris Liderov por sua correta interpretação da fonte russa acerca da operação de Lênin; a Agatha Hielkema por suas informações adicionais sobre a legislação médica holandesa; a Marno Wolters e o Zoológico Natura Artis Magistra em Amsterdã por sua entrevista sobre a enguia elétrica; à minha esposa, Laverne, e aos meus colegas Maurits de Brauw, Eric Derksen, Eric van Dulken e Thomas Nagy por suas sugestões e ideias sobre o material deste livro; e também a Pleun Snel por sua leitura do manuscrito e suas críticas construtivas. Um último agradecimento a todos os talentos da editora DarkSide.

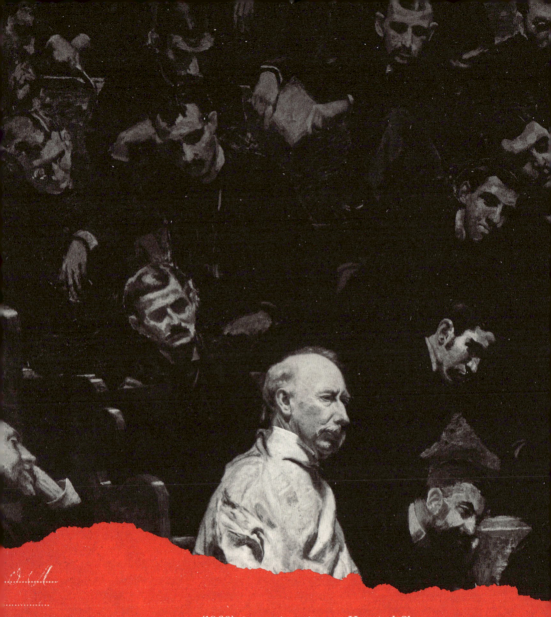

ARNOLD VAN DE LAAR (1969) é um cirurgião no Hospital Slotervaart em Amsterdã, especializado em cirurgia laparoscópica. Durante as aulas de biologia na escola, Arnold van de Laar ficou fascinado com o funcionamento do corpo humano e seguiu estudando medicina na Universidade Belga de Leuven. Após viajar pelo mundo — Himalaias, Butão, Tibete, Nepal, Caxemira e extensivamente pela África —, Van de Laar assumiu seu primeiro emprego como cirurgião geral na ilha caribenha de Sint Maarten. Ele começou a escrever sobre história da cirurgia na revista médica holandesa *Nederlands Tijdschrift voor Heelkunde* em 2009. Atualmente, vive em Amsterdã com sua esposa e dois filhos, onde, como um verdadeiro holandês, vai de bicicleta para o trabalho todos os dias. Este é seu primeiro livro.

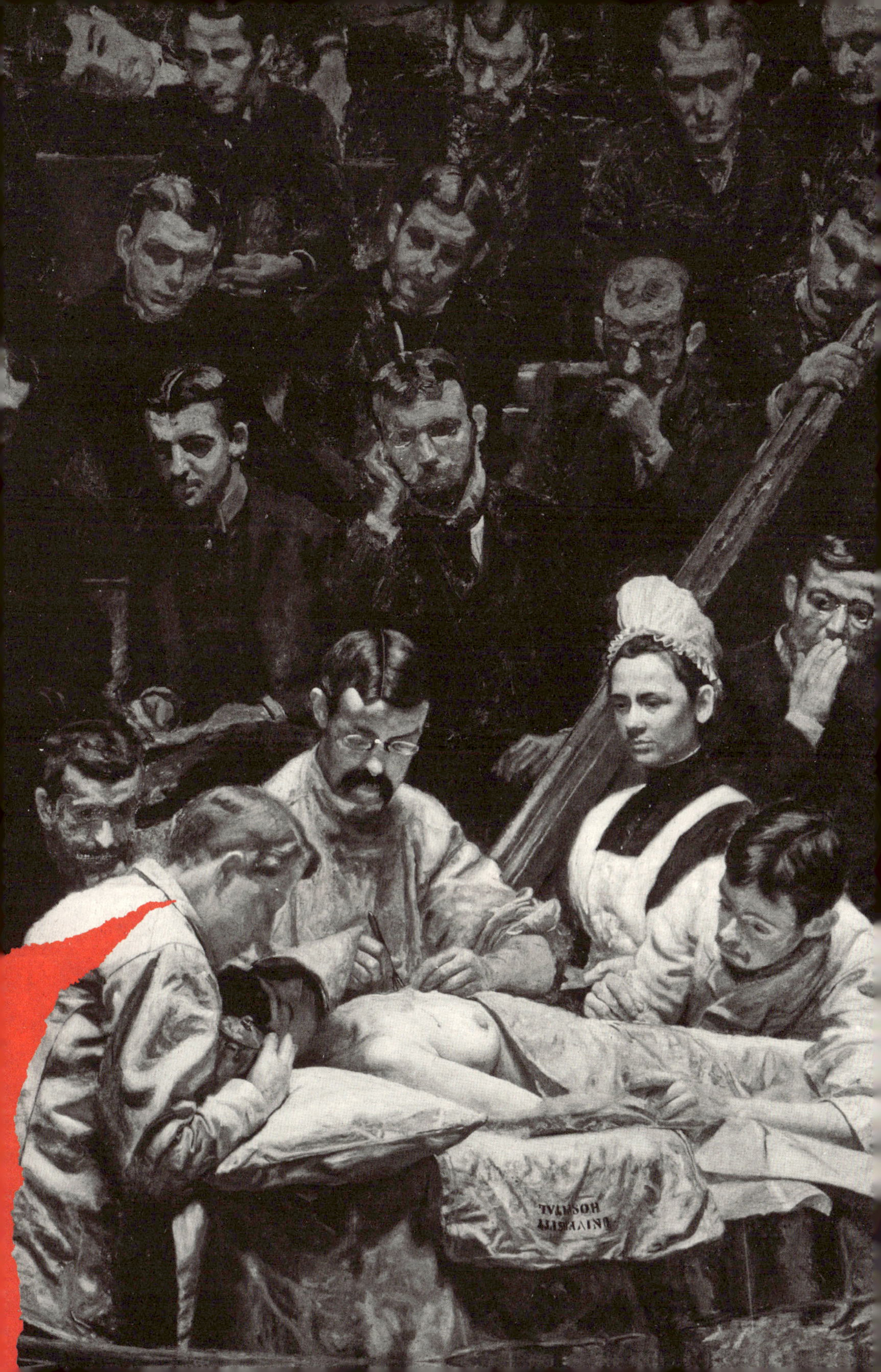

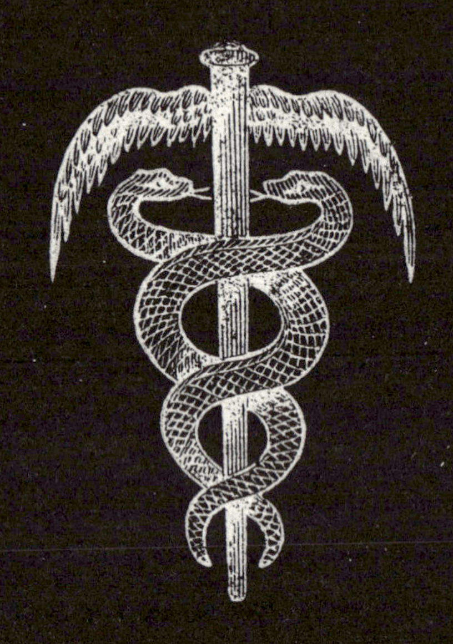

MACABRA™
DARKSIDE

life —— death

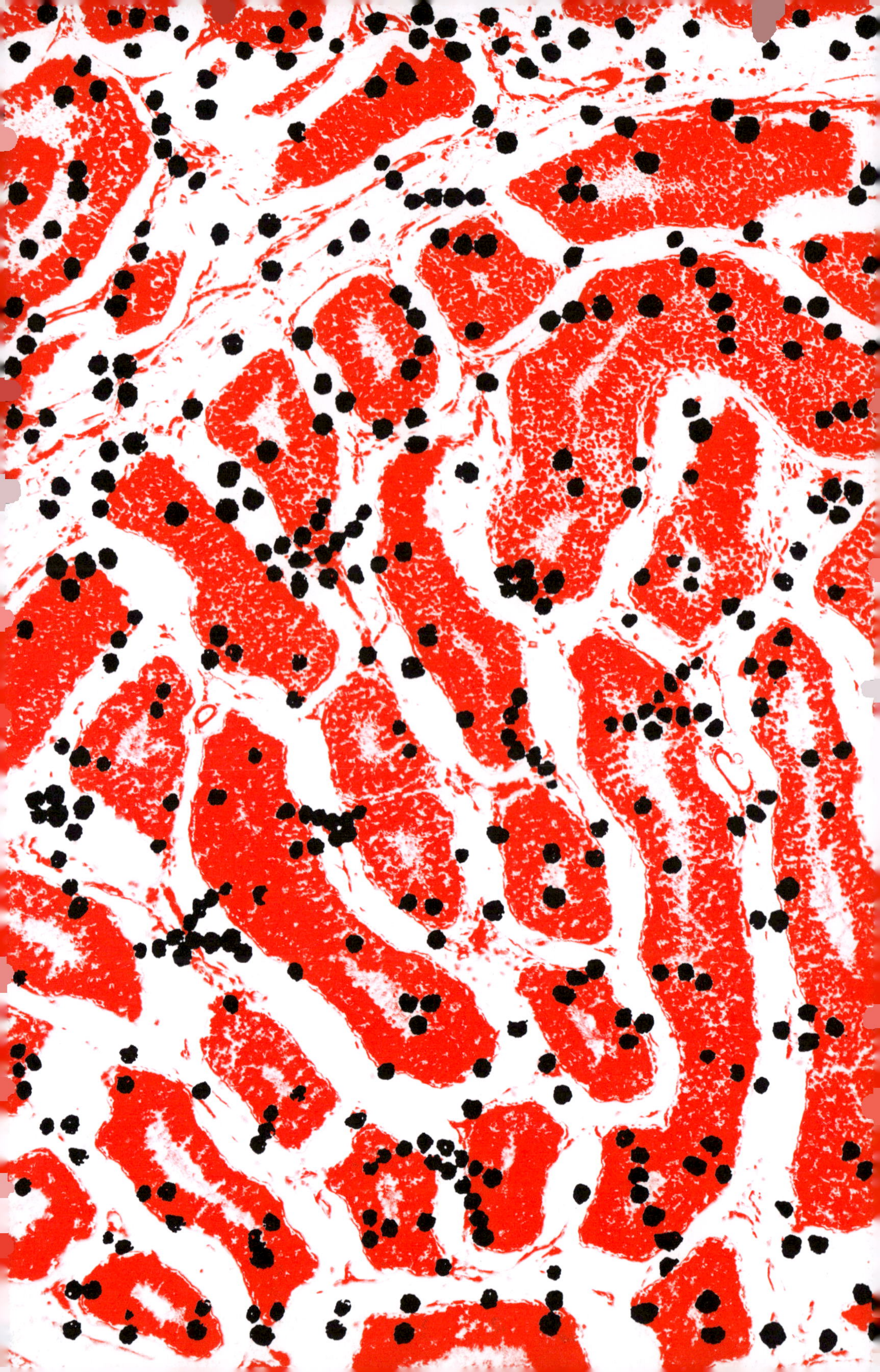

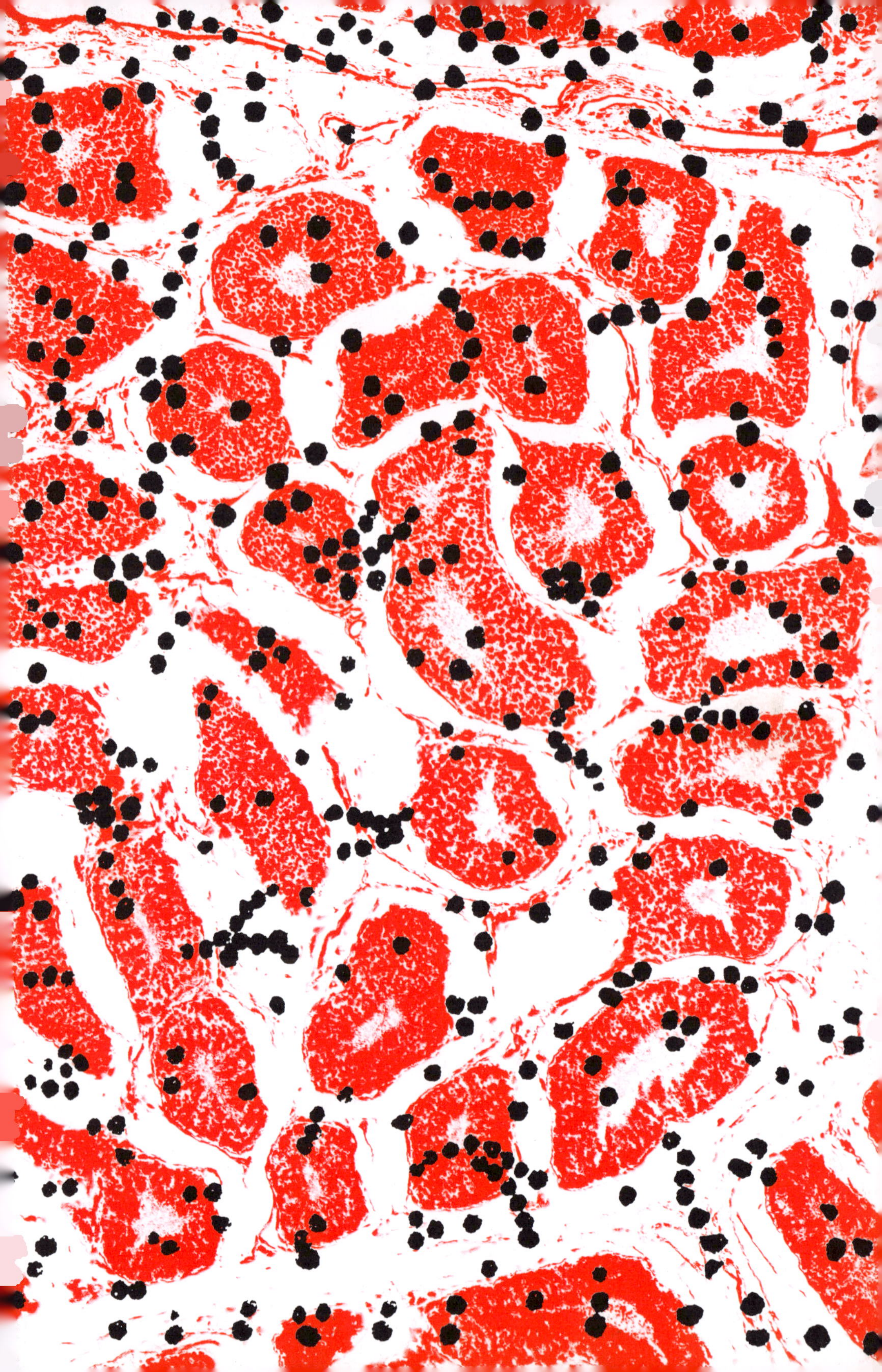